Praktische gynaecologie

Praktische gynaecologie

Prof.dr. M.E. Vierhout
Prof.dr. F.B. Lammes

Achtste, herziene druk

Bohn Stafleu van Loghum
Houten 2005

© 2005 Bohn Stafleu van Loghum, Houten

Alle rechten voorbehouden. Niets uit deze uitgave mag worden verveelvoudigd, opgeslagen in een geautomatiseerd gegevensbestand, of openbaar gemaakt, in enige vorm of op enige wijze, hetzij elektronisch, mechanisch, door fotokopieën, opnamen, of enige andere manier, zonder voorafgaande schriftelijke toestemming van de uitgever.
Voorzover het maken van kopieën uit deze uitgave is toegestaan op grond van artikel 16b Auteurswet 1912 j° het Besluit van 20 juni 1974, Stb. 351, zoals gewijzigd bij Besluit van 23 augustus 1985, Stb. 471 en artikel 17 Auteurswet 1912, dient men de daarvoor wettelijk verschuldigde vergoedingen te voldoen aan de Stichting Reprorecht (Postbus 3060, 2130 KB Hoofddorp). Voor het overnemen van (een) gedeelte(n) uit deze uitgave in bloemlezingen, readers en andere compilatiewerken (artikel 16 Auteurswet 1912) dient men zich tot de uitgever te wenden.

Samensteller(s) en uitgever zijn zich volledig bewust van hun taak een zo betrouwbaar mogelijke uitgave te verzorgen. Niettemin kunnen zij geen aansprakelijkheid aanvaarden voor onjuistheden die eventueel in deze uitgave voorkomen.

ISBN 90 313 4650 0
NUR 876

Omslagontwerp:	Ontwerpbureau NEO, Arnhem
Foto omslag:	Hysterosalpingogram
Tekeningen:	Chris Bor, afdeling Medische fotografie en illustratie, Academisch Medisch Centrum, Amsterdam

Eerste druk 1984	Vijfde, herziene druk 1992
Tweede, herziene druk 1985	Zesde, herziene druk 1997
Derde, herziene druk 1989	Zevende, herziene druk 2000
Vierde, herziene druk 1989	Achtste, herziene druk 2005

Prof.dr. M.E. Vierhout is hoogleraar in de gynaecologie aan het UMC St Radboud van Nijmegen.
Prof.dr. F.B. Lammes is emeritus hoogleraar in de gynaecologie aan de Universiteit van Amsterdam.

Bohn Stafleu van Loghum
Het Spoor 2
Postbus 246
3990 GA Houten
www.bsl.nl

Ten geleide

Sinds het verschijnen van de eerste druk 1982 is er veel veranderd, niet alleen in het vakgebied maar ook bij allen die zorg bieden aan patiënten met gynaecologische klachten. Nu, bij de achtste druk, was daarom een algehele herziening noodzakelijk. Het was hoog tijd om de verantwoordelijkheid voor het boek door te geven aan de volgende generatie, aan iemand die grote eigen ervaring had met de beoefening van het vakgebied en die tegelijk ook betrokken was bij het onderwijs. Met veel enthousiasme heeft prof.dr. M.E. Vierhout, die recent Rotterdam verlaten heeft om het hoogleraarschap in Nijmegen te aanvaarden, deze taak op zich genomen. Dit heeft in eerste instantie geleid tot het aanbrengen van wijzigingen in de bestaande tekst en op sommige plaatsen, zoals bij het hoofdstuk over prolaps en incontinentie, ook al tot een nieuwe versie.

F.B. Lammes

De uitbreiding van het vakgebied is nu zo groot geworden dat voor enkele onderwerpen de hulp werd ingeroepen van experts die optimaal zijn ingevoerd in de subspecialismen. Zo heeft prof.dr. D.D.M. Braat de revisie op zich genomen van het hoofdstuk over infertiliteit en heeft dr. J. van der Velden hetzelfde gedaan voor de oncologische onderwerpen. Drs. L. Dukel zorgde voor enkele karakteristieke echoplaatjes. Toegevoegd werden portretten van karakteristieke patiënten met een probleem zoals dat zich op het spreekuur kan presenteren (MEV) en bij ieder hoofdstuk een opsomming van de kernpunten. Voorts werd aan elk hoofdstuk een historisch vignet toegevoegd (FBL), niet zozeer als aansporing om het boek ter hand te nemen maar eerder om de relativiteit aan te geven van kennis en inzichten die op een bepaald moment bestaan.

Bij de eerste drukken stond als doelgroep vooral de student in het basiscurriculum voor ogen, maar geleidelijk werd er steeds meer rekening mee gehouden dat het boek gebruikt wordt door huisartsen en assistenten in opleiding tot gynaecoloog. Nog steeds wordt getracht in het boek een evenwicht te vinden tussen deze vrij sterk verschillende groeperingen. Beide auteurs hopen dat de aandacht wordt gecontinueerd die het boek in de laatste twee decennia heeft gekregen naast reeds bestaande Nederlandse literatuur. Een goede wisselwerking met de lezers is hiervoor noodzakelijk, zodat als vanouds kritisch commentaar en suggesties zeer op prijs worden gesteld.

M.E. Vierhout
F.B. Lammes

Inhoud

Deel 1

Ten geleide V

1 Gynaecologische anamnese 1

2 Gynaecologisch onderzoek 9
  2.1 Algemeen 10
  2.2 Abdomen 10
  2.3 Genitalia externa 10
    2.3.1 Vulva 11
    2.3.2 Prolaps 11
  2.4 Genitalia interna 12
    2.4.1 Speculumonderzoek 12
    2.4.2 Bimanueel onderzoek 14
    2.4.3 Rectaal toucher 15
    2.4.4 Echografie 16
  2.5 Onderzoek van kinderen 16

3 Vulva 19
  3.1 Congenitale afwijkingen 21
  3.2 Trauma's 23
  3.3 Vulvitis 24
    3.3.1 Bacteriële infecties 25
    3.3.2 Virale infecties 27
    3.3.3 Schimmelinfecties 28
    3.3.4 Parasitaire infecties 28
    3.3.5 Hormonale oorzaken van vulvitis 28
  3.4 Dermatologische afwijkingen 29
  3.5 Pruritus vulvae 30
  3.6 Vulvoperineale dysesthesie 30
  3.7 Tumoren 31
    3.7.1 Cysten 31
    3.7.2 Benigne tumoren 31
    3.7.3 Maligne tumoren 31

4 Vagina 37
  4.1 Congenitale afwijkingen 37
    4.1.1 Hymenale atresie 37
    4.1.2 Aplasia vaginae 37
    4.1.3 Septa in de vagina 39

4.2 Colpitis of vaginitis *39*
    4.2.1 Fluor vaginalis *39*
    4.2.2 Specifieke vormen van vaginitis *41*
    4.2.3 Fluor bij kinderen *45*
4.3 Tumoren *48*
    4.3.1 Benigne tumoren *48*
    4.3.2 Maligne tumoren *48*
    4.3.3 DES-problematiek *49*

5 Cervix *51*
5.1 Fysiologie *51*
    5.1.1 Cervixslijm *51*
    5.1.2 Ectropion *52*
    5.1.3 Transformatiezone *52*
5.2 Onderzoekmethoden *52*
    5.2.1 Cytologisch onderzoek *52*
    5.2.2 Colposcopie *55*
    5.2.3 Biopsie *56*
    5.2.4 Endocervixcurettage *56*
5.3 Goedaardige aandoeningen *56*
    5.3.1 Cervicitis *56*
    5.3.2 Cervixpoliepen *57*
    5.3.3 Cervixcondylomen *57*
5.4 Kwaadaardige aandoeningen *58*
    5.4.1 Cervixcarcinoom *58*
    5.4.2 Premaligne afwijkingen *59*
    5.4.3 Infiltrerend cervixcarcinoom *63*
    5.4.4 Speciale situaties *68*
    5.4.5 Screening *69*

6 Corpus uteri *71*
6.1 Onderzoekmethoden *71*
    6.1.1 Echoscopie *71*
    6.1.2 Hysteroscopie *72*
    6.1.3 Curettage *72*
    6.1.4 Radiologie *72*
6.2 Congenitale afwijkingen *73*
    6.2.1 Aplasie *73*
    6.2.2 Fusiestoornissen van de buizen van Müller *73*
6.3 Verworven afwijkingen *74*
    6.3.1 Afwijkingen na curettage *74*
    6.3.2 Afwijkingen na sectio *75*
6.4 Ontstekingen *75*
    6.4.1 Endometritis *75*
    6.4.2 Pyometra *76*
6.5 Goedaardige tumoren *76*
    6.5.1 Endometriumpoliep *76*
    6.5.2 Myomen (vleesbomen) *77*

6.6 Kwaadaardige tumoren *83*
    6.6.1 Endometriumcarcinoom *83*
    6.6.2 Mesodermaal menggezwel *88*

7 Endometriose *91*
7.1 Frequentie *92*
7.2 Lokalisatie *92*
7.3 Etiologie *93*
    7.3.1 Transplantatietheorie *93*
    7.3.2 Metaplasietheorie *93*
    7.3.3 Metastaseringtheorie *93*
7.4 Pathologische anatomie *93*
7.5 Kliniek *93*
    7.5.1 Symptomatologie *94*
    7.5.2 Onderzoek *94*
    7.5.3 Differentiële diagnose *94*
    7.5.4 Therapie *95*
7.6 Adenomyose *96*
7.7 Stromatosis *97*
7.8 Endosalpingiosis *97*

8 Tuba *99*
8.1 Congenitale afwijkingen *99*
8.2 Ontstekingen *99*
    8.2.1 Pathogenese *99*
    8.2.2 Pathologische anatomie *100*
    8.2.3 Symptomen *101*
    8.2.4 Onderzoek *101*
    8.2.5 Differentiële diagnose *102*
    8.2.6 Therapie *103*
    8.2.7 Complicaties *104*
8.3 Overige benigne afwijkingen *105*
    8.3.1 Endometriose *105*
    8.3.2 Hydrosalpinx *105*
    8.3.3 Haematosalpinx *105*
    8.3.4 Torsie *105*
8.4 Kwaadaardige tumoren *105*

9 Ovarium *107*
9.1 Functionele vergrotingen: retentiecysten *108*
    9.1.1 Follikelcyste *108*
    9.1.2 Polycysteus ovarium *108*
    9.1.3 Luteïnecysten *108*
    9.1.4 Endometriosecysten *109*
9.2 Proliferatieve vergrotingen: echte tumoren *109*
    9.2.1 Epitheliale tumoren *109*
    9.2.2 Gonadale stromaceltumoren *110*
    9.2.3 Kiemceltumoren *111*

   9.2.4 Embryologisch verdwaalde celnesten *112*
 9.3 Kliniek van ovariumtumoren *113*
   9.3.1 Symptomatologie *113*
   9.3.2 Onderzoek *113*
   9.3.3 Differentiële diagnostiek *117*
   9.3.4 Complicaties *118*
 9.4 Therapie van ovariumtumoren *119*
   9.4.1 Algemene indicatiestelling *119*
   9.4.2 Benigne tumoren *121*
   9.4.3 Maligne tumoren *121*
 9.5 Profylactische ovariëctomie *126*

Deel 2

10 De menstruele cyclus *129*
 10.1 Fysiologie *129*
   10.1.1 Centrale regulatie *129*
   10.1.2 Ovariële cyclus *131*
   10.1.3 Endometriële cyclus *132*
   10.1.4 Overige cyclische veranderingen *133*
 10.2 Menarche *134*
   10.2.1 Puberteitsontwikkeling *134*
   10.2.2 Pubertas precox *136*
   10.2.3 Pubertas tarda *136*
   10.2.4 Gestoorde lengtegroei *136*
   10.2.5 Gestoorde cyclus *136*
   10.2.6 Gestoorde mammaontwikkeling *137*
 10.3 Menopauze *137*
   10.3.1 Symptomen *137*
   10.3.2 Therapie *139*
 10.4 Amenorroe *142*
   10.4.1 Centrale oorzaken *142*
   10.4.2 Perifere oorzaken *144*
   10.4.3 Onderzoek bij amenorroe *147*
   10.4.4 Therapie van amenorroe *149*
   10.4.5 Hirsutisme *150*
 10.5 Meno- en metrorragie en overige cyclusstoornissen *151*
   10.5.1 Oorzaken *151*
   10.5.2 Diagnostisch en therapeutisch beleid bij een patiënte met metrorragie of menorragie *155*
 10.6 Dysmenorroe *157*
   10.6.1 Primaire dysmenorroe *157*
   10.6.2 Secundaire dysmenorroe *158*
 10.7 Premenstruele spanning *158*
 10.8 Menstruatieverschuiving *159*

11 Fertiliteitsstoornissen *161*
11.1 Oorzaken *162*
- 11.1.1 Oorzaken bij de vrouw *162*
- 11.1.2 Oorzaken bij de man *164*
- 11.1.3 Oorzaken onverklaard *165*

11.2 Analyse *165*
- 11.2.1 Anamnese *166*
- 11.2.2 Gynaecologisch onderzoek *166*
- 11.2.3 Specifiek onderzoek *166*

11.3 Behandeling *171*
- 11.3.1 Ovulatiestoornissen *171*
- 11.3.2 Tuba-afwijkingen *173*
- 11.3.3 Cavumafwijkingen *174*
- 11.3.4 Cervixafwijkingen *174*
- 11.3.5 Testisafwijkingen *175*
- 11.3.6 Kunstmatige inseminatie *175*
- 11.3.7 Adoptie *176*

12 Abortus en extra-uteriene graviditeit *177*
12.1 Oorzaken van abortus *177*
- 12.1.1 Aanlegstoornissen *177*
- 12.1.2 Maternale oorzaken *178*
- 12.1.3 Uterusafwijkingen *178*
- 12.1.4 Immunologische oorzaken *178*
- 12.1.5 Iatrogene oorzaken *178*
- 12.1.6 Traumatische oorzaken *178*
- 12.1.7 Psychische oorzaken *178*

12.2 Klinisch beloop *178*
- 12.2.1 Abortus imminens *179*
- 12.2.2 Abortus incipiens *180*
- 12.2.3 Abortus completus *180*
- 12.2.4 Abortus incompletus *180*
- 12.2.5 Septische abortus *180*
- 12.2.6 Missed abortion *181*
- 12.2.7 Habituele abortus *182*

12.3 Beleid bij spontane abortus *182*
12.4 Abortus provocatus *183*
- 12.4.1 Technieken *183*

12.5 Mola hydatidosa *185*
- 12.5.1 Symptomatologie *186*
- 12.5.2 Beleid *186*

12.6 Extra-uteriene graviditei *188*
- 12.6.1 Oorzaken *188*
- 12.6.2 Pathologische anatomie *189*
- 12.6.3 Symptomen *189*
- 12.6.4 Onderzoek *190*
- 12.6.5 Differentiële diagnostiek *191*
- 12.6.6 Valkuilen *192*

12.6.7 Therapie *194*
12.6.8 Interstitiële zwangerschap *194*
12.6.9 Cervicale zwangerschap *195*
12.6.10 Abdominale zwangerschap *195*

13 Uterovaginale prolaps *197*
13.1 Symptomatologie *198*
    13.1.1 Verzakkingsgevoel *198*
    13.1.2 Balgevoel *198*
    13.1.3 Mictieklachten *198*
    13.1.4 Defecatieproblematiek *198*
    13.1.5 Decubitus *198*
    13.1.6 Pijnklachten *198*
    13.1.7 Dyspareunie *199*
    13.1.8 Vaginale flatus *199*
13.2 Diagnostiek *199*
    13.2.1 Prolaps van de uterus *199*
    13.2.2 Prolaps van de vagina *199*
    13.2.3 Combinatie van uterus- en vaginaprolaps *199*
13.3 Onderzoek *199*
13.4 Therapie *201*
    13.4.1 Pessarium *201*
    13.4.2 Chirurgie *202*
13.5 Profylaxe *203*

14 Incontinentie *205*
14.1 Urine-incontinentie *205*
    14.1.1 Typen incontinentie *205*
    14.1.2 Ernst van de incontinentie *207*
    14.1.3 Onderzoek *208*
    14.1.4 Behandeling *209*
14.2 Fecale incontinentie *211*
    14.2.1 Oorzaken *211*
    14.2.2 Sfincterdefecten *212*
    14.2.3 Rectumfistels *213*

15 Anticonceptie *215*
15.1 Reversibele methoden, te gebruiken door de man *215*
    15.1.1 Coitus interruptus *215*
    15.1.2 Condooms *216*
15.2 Reversibele methoden, te gebruiken door de vrouw *216*
    15.2.1 Periodieke onthouding *216*
    15.2.2 Mechanische methoden *216*
    15.2.3 Orale anticonceptie *217*
    15.2.4 Intra-uterine device *218*
15.3 Permanente methoden *225*
    15.3.1 Sterilisatie van de man *225*
    15.3.2 Sterilisatie van de vrouw *225*

16 Gynaecologische operaties *231*
    16.1 Vulva *232*
        16.1.1 Biopsie *232*
        16.1.2 Marsupialisatie *232*
        16.1.3 Vulvectomie *232*
        16.1.4 Verwijdingsplastiek *232*
        16.1.5 Radicale vulvectomie *232*
    16.2 Vagina *233*
        16.2.1 Voorwandplastiek (colporrhaphia anterior) *234*
        16.2.2 Achterwandplastiek (colporrhaphia posterior) *235*
        16.2.3 Complicaties *235*
    16.3 Cervix *236*
        16.3.1 Hysteroscopie en curettage *236*
        16.3.2 Vacuümcurettage *236*
        16.3.3 Portibiopsie *237*
        16.3.4 Conisatie *238*
        16.3.5 Shirodkar-cerclage *238*
        16.3.6 Lisexcisie en cryocoagulatie *238*
    16.4 Adnexoperaties (tuba en/of ovarium) *238*
        16.4.1 Laparoscopie *238*
        16.4.2 Cystectomie *239*
        16.4.3 Oöforectomie *239*
        16.4.4 Tubaoperaties *240*
        16.4.5 Salpingo-oöforectomie *240*
    16.5 Uterusextirpatie (hysterectomie) *241*
        16.5.1 Indicaties *241*
        16.5.2 Soorten *242*
        16.5.3 Methodieken *243*
        16.5.4 Complicaties *244*
        16.5.5 De radicale uterusextirpatie (Wertheim) *244*
    16.6 Stressincontinentieoperaties *244*
        16.6.1 TVT *244*
        16.6.2 Colposuspensie *245*
    16.7 Operatieverslag *245*

17 Seksuele disfuncties *247*
    17.1 Oorzaken *248*
    17.2 Vormen van seksuele disfunctie *249*
        17.2.1 Stoornissen in het seksueel verlangen *249*
        17.2.2 Problemen bij de coïtus *249*
        17.2.3 Problemen met het orgasme *252*

Bijlage: FIGO-stadiëring van gynaecologische maligne tumoren *255*

Bijlage: Lijst van gynaecologisch interessante websites *263*

Register *265*

1 Gynaecologische anamnese

De anamnese geeft niet alleen informatie over de klachten van de patiënte, maar vormt ook het eerste contact. De anamnese biedt een goede gelegenheid om de basis te leggen voor een vertrouwensrelatie. Het onderzoek wordt daarna gemakkelijker omdat een deel van de angst is weggenomen. Men past heel ongemerkt de anamnese aan, zodat er meer een gesprekssituatie ontstaat. Suggestieve vragen dienen te worden vermeden en men moet vooral voorkomen dat de anamnese lijkt op een verhoor. Het gebruik van voorgedrukte formulieren is daarom een nadeel, alhoewel de systematiek en de volledigheid er juist door worden bevorderd Voor sommige specifieke onderdelen (bijvoorbeeld bekkenbodemklachten) zijn gevalideerde vragenlijsten die men kan gebruiken. Deze kunnen nooit de anamnese vervangen maar kunnen een waardevolle methode zijn om een bepaalde klacht verder uit te diepen en te structureren.
De lengte van de anamnese kan verschillend zijn. Soms kan men snel de hoofd- van de bijzaken scheiden, dan weer zal in het eerste contact alleen sprake zijn van luisteren en komt men pas later tot schriftelijke ordening van de gegevens. De klacht van de patiënte wordt vastgelegd in de omschrijving zoals zij die zelf geeft. Het gevaar is steeds aanwezig dat tijdens het opnemen van de anamnese reeds een geclassificeerde diagnose wordt gesteld. Men kan pas na voltooiing van de anamnese met het onderzoek tot een differentiële diagnose komen.

Naam, leeftijd, burgerlijke staat, beroep
Meestal zijn de basisgegevens al bekend via de administratie. Het al of niet gehuwd zijn heeft minder importantie dan vroeger en is veelal niet relevant voor het beleid, maar vormt toch een onmisbaar gegeven. Het beroep is van belang om de klachten te taxeren. Ook bij de huisvrouw is het goed om te weten wat zij vroeger voor werkzaamheden heeft gedaan. Men kan dan op de goede golflengte de anamnese afnemen en zeker ook tot een betere uitleg komen na het consult. Evenzo is het nuttig te weten wat de leeftijd en het beroep zijn van de partner.

Gynaecologische voorgeschiedenis
Na een eerste oriëntatie over de hoofdklacht zal men geïnformeerd willen worden over voorafgaande relevante ziekten, ziekenhuisopnamen en operaties. Zeker bij gynaecologische opnamen is gedetailleerde informatie nodig. Meestal weet de vrouw precies welke specialist benaderd kan worden voor exacte gegevens. In dat geval zal men moeten weten onder welke naam zij toen bekend was en wat haar vroegere adres was. De vraag of er in het verleden sprake is geweest van een geslachtsziekte is onnodig confronterend en het antwoord is ook niet bepalend voor het verdere onderzoek. Mocht er naderhand aanleiding toe zijn, dan kan deze kwestie altijd nog worden besproken.

Verloskundige voorgeschiedenis
Exacte gegevens over de pariteit, zoals het aantal bevallingen, het beloop en de eventuele kunstverlossingen of complicaties zijn onmisbaar voor een goede beoordeling van gynaecologische klachten. Het woord abortus

heeft een geheel andere betekenis gekregen, zodat gevraagd moet worden naar miskramen. Van belang is ook te vragen naar een eventuele buitenbaarmoederlijke zwangerschap en hoe deze is behandeld. Meestal maakt de vrouw zelf melding van een abortus provocatus. Wanneer dit niet gebeurt en men een mogelijk rationeel verband met een zwangerschapsafbreking wil achterhalen, kan dit altijd nog in de loop van het onderzoek worden gevraagd. Wat betreft het aantal kinderen is het gewenst om te weten hoeveel er in leven zijn, hoeveel er nog thuis wonen en wat de leeftijd is van het oudste en jongste kind.

Menstruele cyclus
Om te voorkomen dat men het vergeet, kan men het beste allereerst de datum van de eerste dag van de laatste menstruatie vastleggen. Beginnen met een dergelijk exact gegeven heeft zijn voordelen. Lang niet altijd blijkt dit gegeven gemakkelijk verkrijgbaar. Er is vaak onzekerheid en de datum moet worden gereconstrueerd aan de hand van familiegebeurtenissen. Is de datum bekend, dan zal men zekerheid willen hebben dat ook de patiënte begrijpt dat het om de éérste dag van de laatste menstruatie gaat. Voorts vraagt men of deze laatste menstruatie normaal van aspect en duur was en of deze net zoals anders of wellicht korter of langer was dan gebruikelijk. Het gevaar bestaat namelijk dat een *innestelingsbloeding* van een jonge zwangerschap geïnterpreteerd wordt als de laatste menstruatie. Het verloop van de cyclus is soms moeilijk te achterhalen. Wanneer men vraagt: 'Om de hoeveel tijd bent u ongesteld?', hoort men soms een opvallend korte periode. Waarschijnlijk noemt de vrouw dan de periode die ze vrij is van bloeding. Beter is te vragen hoe lang het duurt van de eerste dag van de menstruatie tot de volgende eerste dag. Soms moeten we haar op weg helpen met een voorbeeld: 'Stel de menstruatie begint op 1 maart, wanneer verwacht u dan de volgende menstruatie?' Een gebruikelijke notering van de cyclus is: 28 d./3-5 d., reg.

Al naar gelang van het cyclusverloop onderscheiden we:
- *ante-* of *postponerende* cyclus: de menstruatie komt steeds eerder dan de 28e dag of steeds later;
- *oligo-* of *polymenorroe*: de cyclus is langer dan zes weken of korter dan 21 dagen;
- *hypo-* of *hypermenorroe*: de hoeveelheid bloedverlies is minder of meer dan normaal;
- *menorragie:* de duur van het bloedverlies is langer dan 7 dagen;
- *metrorragie:* onregelmatig bloedverlies tussen de menstruaties;
- *'spotting'*: zeer gering intermenstrueel bloedverlies.

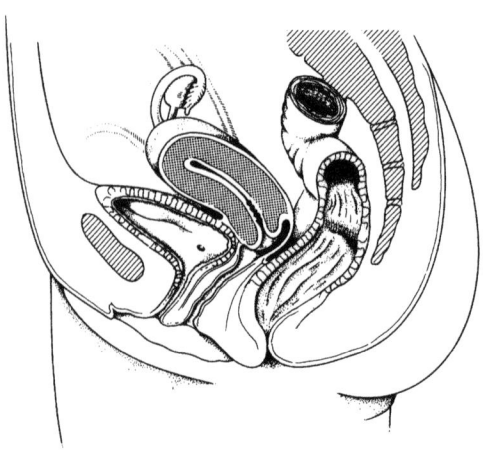

Figuur 1.1 *Sagittale doorsnede van het vrouwelijk bekken. De hoek tussen corpus en cervix, de flexie, is minder groot dan de hoek tussen cervix en vagina, de versie. Het cavum Douglasi (de excavatio rectouterina) reikt zeer diep tot achter de vaginastop. De blaas zit los verbonden met de voorzijde van de cervix, zodat het trigonum van de blaas omhoog gaat als de cervix uit het kleine bekken wordt verplaatst.*

'Weinig' kan dus betekenen: weinig in de tijd (oligomenorroe) of weinig in hoeveelheid (hypomenorroe). Zo kan 'veel' betekenen: poly- of hypermenorroe.

In de praktijk worden hypermenorroe en menorragie nogal eens door elkaar gebruikt. Een slordigheid die niet altijd te vermijden is

als de vrouw onduidelijk aangeeft of het overvloedige bloedverlies ook samengaat met een langere duur in dagen. Van essentieel belang is het maken van een onderscheid met de *metrorragie*. Hiervan spreekt men als er onregelmatig bloedverlies bestaat tussen de menstruaties. Soms is de cyclus hierdoor niet meer te herkennen. Vaak wordt in de praktijk de combinatie 'meno-metrorragie' gebruikt.
De klacht van een te overvloedige menstruatie komt veel voor. Men zal dit willen preciseren en objectiveren. Een indruk verkrijgt men door te vragen naar het aantal keren dat per dag verband moet worden verwisseld en met de vraag of het nog mogelijk is om tampons te gebruiken. Illustratief kunnen de maatregelen zijn die de vrouw voor de nacht neemt, zoals inpakken met plastic of het gebruik van luiers. Deze nadere aanvullingen zijn van belang omdat het hemoglobinegehalte lang niet altijd een indruk geeft over de ernst van het bloedverlies. Surinaamse en Antilliaanse vrouwen spreken van 'veel vloeien' als zij veel fluor bedoelen. Wanneer er stolsels worden verloren, spreekt de vrouw van 'stukken of brokken'. Er is dan ook sprake van meer dan normaal bloedverlies, omdat normaliter de aanwezige fibrinolytische enzymen uit het vervallende endometrium voldoende zijn om de stolling te verhinderen. Praktisch kan het zijn om de patiënte een menstruatiekalender mee te geven, waarop zij het bloedverlies met een kruisje kan aangeven (zie fig. 10.6). Er zijn kaartjes in de handel met voorgetekende maandverbandpatronen, die gebruikt kunnen worden voor een meer exacte inschatting van de hoeveelheid bloedverlies. Informatie over de *menarche*, de eerste optredende menstruatie, is vooral van belang bij endocriene stoornissen. Het woord *menopauze* wordt gebruikt voor het tijdstip van de laatste menstruatie. Dit moment is dus alleen in

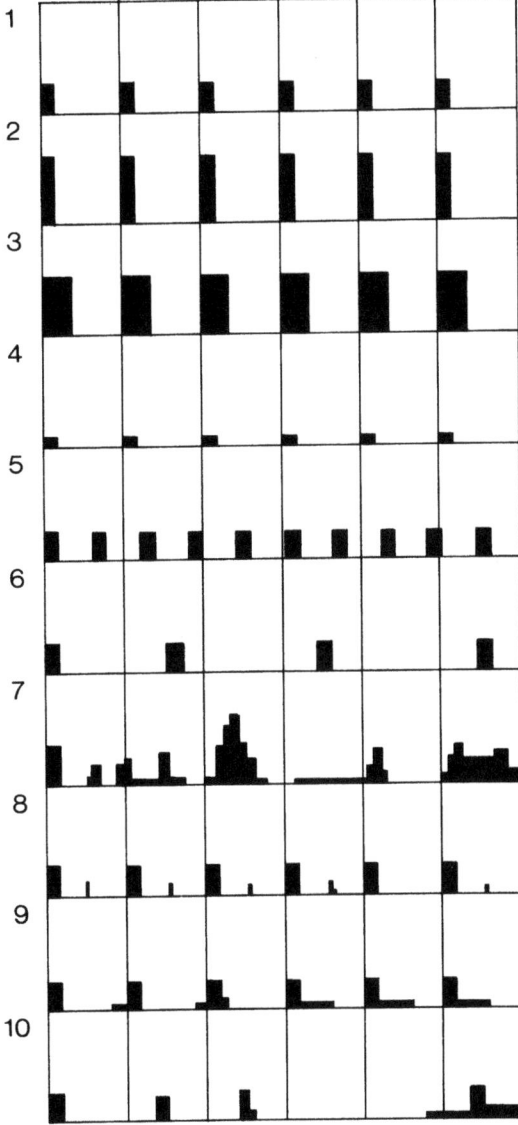

Figuur 1.2 *Verschillende menstruatiepatronen. 1 Normale cyclus: 28 dagen/5 dagen, met redelijk matig bloedverlies. 2 Hypermenorroe: de hoeveelheid is toegenomen, bij zelfde duur en frequentie. 3 Menorragie: de duur, het aantal dagen, van het bloedverlies is toegenomen. 4 Hypomenorroe: de hoeveelheid is afgenomen, bij zelfde duur en frequentie. 5 Polymenorroe: de frequentie is toegenomen zonder effect op de hoeveelheid. 6 Oligomenorroe: de frequentie is verlaagd tot eenmaal per 6 à 8 weken. 7 Metrorragie: geheel onregelmatig patroon, zonder herkenbare regelmaat. 8 Tussenbloeding, bij geringe hoeveelheid ook wel 'spotting' genoemd. 9 Anteponerend of postponerend bloedverlies, vlak voor of na de menses. 10 Metrorragie die volgt op een amenorroe, zoals bij een persisterende follikel of een abortus.*

een retrospectie vast te stellen. De periode na deze laatste bloeding noemt men de *postmenopauze*. *Overgang* en *climacterium* gebruikt men om de periode rond de menopauze aan te geven. Een exacte begrenzing van deze periode is niet gebruikelijk, deze wordt bepaald door de aanwezigheid van de typisch climacteriële klachten. Tot slot zal men vragen of er *contactbloedingen* bestaan. Soms wordt dit bloedverlies na de coïtus als primaire klacht gebracht.

Men spreekt van dysmenorroe indien de menstruatie met meer dan normale pijn gepaard gaat. Is dit het geval sinds de menarche, dan spreekt men van *primaire dysmenorroe*. Ontstaat het op latere leeftijd, na een ruime periode zonder klachten, dan spreekt men van *secundaire dysmenorroe*. Het verschil is van belang voor de etiologie en de therapeutische mogelijkheden. Het is vaak moeilijk om de dysmenorroe te objectiveren. De ongesteldheid gaat immers altijd gepaard met enig onwelbevinden en soms met wat kramp of pijn in de rug. Vooral bij de primaire dys-

Gynaecoloog of vrouwenarts

Al in zeer oude geschriften, zoals de papyrus van Ebers en de werken van Hippocrates, worden gynaecologische problemen behandeld. Maar aan het begin van onze jaartelling vinden we de 'Gynaecologia' van Soranus van Efeze, een handschrift dat geheel gewijd is aan de ziekten van de vrouw en dat ook de anatomie bespreekt. Obstetrische en gynaecologische problematiek komen wisselend ter sprake. Het was meestal de vroedvrouw (wijze vrouw, 'sage femme') die zich ontfermde over 'vrouwengeheimenissen'. Meestal ging het om fluor, menstruatiestoornissen of problemen rond een jonge zwangerschap die al of niet gewenst was. Vanzelfsprekend ging het ook over het 'uytsakken der lijfmoeder', de prolaps die veroorzaakt werd door de vele bevallingen. Aan het eind van de achttiende eeuw maakte de ontdekking van anesthesie en antisepsis een geheel andere chirurgie mogelijk en ontwikkelde de gynaecologie zich tot een afzonderlijk vakgebied.

Bij veel gynaecologische operaties komen bij de indicatiestelling en de keuze van de ingreep geheel andere aspecten aan de orde dan bij de algemene chirurgie. Steeds moet worden afgewogen welke gevolgen de ingreep heeft bij deze vrouw voor haar essentiële functies inzake voortplanting en seksualiteit. Zo zal een prolaps anders behandeld worden als de vrouw nog kinderen kan verwachten dan wanneer zij al een hoge leeftijd heeft bereikt. En zo zal bij een jonge vrouw zonder kinderen bij klachten van een grote uterus myomatosus een geheel andere, behoudende operatie worden verkozen dan wanneer er geen kinderen meer gewenst zijn. De gynaecoloog zal daarom vaak tot zijn beleid komen zowel vanuit zijn verloskundige achtergrond als op grond van zijn ervaring met patiënten die ongewenst kinderloos zijn of kampen met seksuologische problematiek.

Reeds bij het afnemen van de anamnese zal rekening gehouden moeten worden met de onderlinge afhankelijkheid van de bijzondere fysiologische functies van de vrouw en met haar positie in de maatschappij. Sommige gynaecologen kiezen daarom ook bewust voor het woord 'vrouwenarts' ter omschrijving van hun beroep. In sommige Europese landen heeft de gynaecoloog zich zelfs ontwikkeld tot de specifieke huisarts van de vrouw, die zij direct kan raadplegen. Maar ook de grenzen van het vakgebied variëren sterk in de landen om ons heen. Zo beschouwt de Belgische en Duitse vrouwenarts de behandeling van mamma-aandoeningen tot zijn taakgebied, terwijl in Engeland en Nederland deze noodzaak niet wordt erkend. Te verwachten valt echter dat er met de vervaging van de Europese grenzen in Nederland veranderingen in het vakgebied gaan optreden. Gelukkig ontwikkelen die zich echter steeds meer in de richting van interdisciplinaire werkgroepen dan in die van een herverkaveling van de vakgebieden.

menorroe is de ernst moeilijk te schatten. Wanneer de klacht echter voor de patiënte een duidelijk probleem vormt, is daarmee de norm vastgelegd. Meer indruk krijgt men met de vraag of het werk ervoor verzuimd wordt, het bed wordt opgezocht en er medicijnen voor worden gebruikt.
Premenstrueel syndroom (PMS) is een begrip waaronder een aantal klachten worden verstaan die premenstrueel aanwezig zijn. De meest voorkomende zijn: geïsoleerd dan wel in combinatie optredend, gespannen en pijnlijke borsten, opgeblazen gevoel, stemmingsveranderingen en depressie.

Fluor
Overmatige vaginale afscheiding vormt nogal eens de primaire klacht. Men zal geïnformeerd willen zijn over:
- de kleur (wit, bruin of eventueel met bloedmenging);
- het aspect (brokkelig, dun of slijmerig);
- de reuk (foetide: stinkend);
- het al of niet gepaard gaan met jeuk;
- de tijdrelatie (hoe lang het bestaat, wanneer het begon, wellicht een andere partner);
- welke geneesmiddelen er werden gebruikt.

De hoeveelheid fluor is een subjectief begrip. Er is altijd wel enige vaginale afscheiding, vooral tijdens de ovulatie. Enige indruk verkrijgt men door te vragen hoe dikwijls men zich moet verschonen en of er al of niet gebruik moet worden gemaakt van verband.

Pijn
Vooral bij pijnklachten kan een nauwkeurige anamnese aanwijzingen geven voor de diagnose. Reeds de wijze waarop de vrouw over haar pijn spreekt leert ons wat de pijn voor haar betekent. We vragen naar de exacte lokalisatie, en om de plaats ook zelf aan te geven. Wijst ze met haar vinger, wrijft ze of strijkt ze met de rug van haar hand? Straalt de pijn uit in het been, en op welke wijze (ischialgiform of langs de mediale zijde van het bovenbeen)? Pijn afkomstig uit tuba of ovarium wordt meestal diffuus, vlak boven de lies aangegeven, ook wel eens mediaal langs de dij

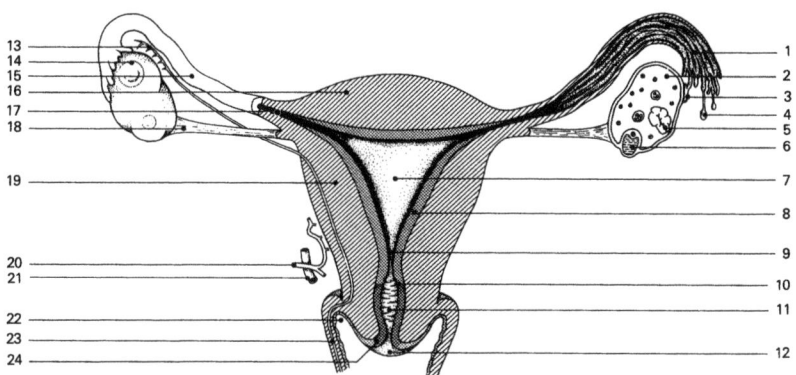

Figuur 1.3 *Transversale doorsnede door uterus en adnexa. 1 Ampulla van de tuba, overgaande in de trechter (het infundibulum) met de fimbriae. 2 Primordiale follikel. 3 Fimbria ovarica. 4 Hydatide van Morgagni. 5 Corpus luteum. 6 Follikel van De Graaf. 7 Cavum uteri. 8 Endometrium. 9 Istmus met ostium anatomicum internum. 10 Ostium histologicum internum. 11 Endocervixkanaal met spleetvormige klieropeningen (arbor vitae). 12 Ectocervixgedeelte van de portio. 13 Restanten van het oerniersysteem (epoophoron, paroophoron) met restant van de mesonephrosbuis (gang van Wolff). 14 Follikel van De Graaf. 15 Istmus van de tuba. 16 Fundus uteri. 17 Pars intramuralis van de tuba (interstitialis). 18 Ligamentum ovarii proprium. 19 Myometrium. 20 Arteria uterina. 21 De ureter kruist onder de arterie door naar de blaas. 22 Fornix lateralis van de vagina. 23 De gang van Wolff heet hier buis van Gartner. 24 Grens tussen plaveisel- en endocervixepitheel (de SCJ).*

door prikkeling van de n. genitofemoralis. Bij intestinale klachten en adhesies wordt de pijn meestal diffuus rond de navel aangegeven. Lumbale rugpijn is meestal niet van gynaecologische aard, vooral niet als er lokale drukpijn bestaat of een afhankelijkheid van stand en beweging. De aard van de pijn (zeurend, stekend, koliekachtig, brandend, knagend) brengt ons meestal niet veel verder tot de diagnose, maar wel naar de belevingswaarde voor de patiënte. De intensiteit kan meestal worden geschat naar de mate waarin de pijn het werk en de slaap bemoeilijkt.

Van groot belang is de *tijdrelatie*: hoe begon de pijn? Is dit plotseling en op de minuut nauwkeurig aan te geven, waardoor de gedachten uitgaan naar een torsie of een bloeding, of was er een geleidelijke toeneming zoals bij ontstekingsprocessen? Hoe lang duurde de pijn, waren er exacerbaties en heeft ze het vroeger wel eens gehad? De relatie met de *cyclus* kan van belang zijn. Als de pijn begon in aansluiting aan de menstruatie kan dat wijzen op een ontsteking. Bij endometriose begint de pijn meestal reeds enkele dagen voor de menstruatie, terwijl pijn in het midden van de cyclus verband kan houden met de ovulatie. Een basaletemperatuurcurve kan soms nuttig zijn om een relatie van de pijn met de cyclus te achterhalen (zie fig. 11.1).

Etiologisch belangrijk kan het verband zijn met de coïtus, de defecatie, de mictie en het verband met bewegingen. Pijn bij gaan zitten op een harde stoel is een objectief symptoom wijzend op een proces dat samenhangt met de bekkenbodem of de organen die daarmee indirect verbonden zijn, zoals de adnexa. Wanneer de pijn gepaard gaat met braken of misselijkheid, geeft dit aanwijzingen in de richting van een peritoneale prikkeling. Collapsneiging ontstaat reeds bij gering bloedverlies in de peritoneale holte, zoals bij een beginnende tubaire abortus.

Anticonceptie

Oriëntatie hierover is geen beladen vraag. Wanneer men 'de pil' gebruikt, kan dit ook wel eens berusten op een regulering van de cyclus, zonder anticonceptienoodzaak, dus enige voorzichtigheid is op zijn plaats. Men zal willen weten welk merk pil gebruikt wordt, hoe lang reeds en waarom er wellicht van merk werd veranderd. Ook het achterwege blijven van anticonceptie kan soms een belangrijk gegeven zijn en leiden tot verdere analyse.

Mictieklachten

Onwillekeurig urineverlies vormt nogal eens de reden om een gynaecoloog te consulteren. Men vraagt naar de aard van het urineverlies: inspannings- of stressincontinentie als er urineverlies optreedt bij lichamelijke inpanning zoals hoesten en tillen; aandrangs- of urge-incontinentie als de vrouw door de aandrang wordt overvallen en het toilet niet meer haalt. Het is van belang geïnformeerd te zijn over de aard en de wisselfrequentie van het opvangmateriaal. De mictiefrequentie zowel overdag als 's nachts, eventueel pijn en branderigheid bij de mictie of anderszins bemoeilijkt plassen zijn van belang. Bij incontinentieklachten is het cruciaal te weten welke impact de klacht heeft op het leven van de patiënte.

Prolapsklachten

Bij oudere vrouwen zal men ook vragen naar verzakkings- of prolapsgevoel. Dit uit zich met name doordat de vrouw een bal ziet of voelt nog net in of reeds buiten de vagina. Deze klachten nemen in de loop van de dag toe. Veelgehoorde klachten bij verzakking zijn ook een zeurend, vervelend gevoel in liezen of lage rug.

Defecatieklachten

Obstipatie komt veel voor bij vrouwen en is slecht omschreven. Een speciale vorm hiervan is de geobstrueerde defecatie waarbij de vrouw het gevoel heeft dat de ontlasting de verkeerde kant opgaat: richting vagina. Dit kan duiden op een rectokèle waarin de ontlasting 'vastloopt'. Met vingers in de vagina of op het perineum (digitatie) probeert ze de ontlasting de goede kant op te sturen.

Fecale incontinentie komt veel meer voor dan

men vroeger dacht en kan het gevolg zijn van een bij de bevalling opgelopen totaalruptuur. Men onderscheidt in oplopende ernst: verlies van flatus, van dunne en van gevormde ontlasting. Een apart begrip is 'soiling' waarbij ongemerkt kleine hoeveelheden ontlasting worden verloren (remsporen in de onderbroek). *Loze defecatiedrang* is een kenmerkend symptoom, veroorzaakt door bloed in het cavum Douglasi, zoals bij een EUG. Naar deze klacht moet bewust worden gevraagd, aangezien de patiënte het niet als symptoom onderkent.

Algemeen welbevinden
Klachten over koorts en vermindering van eetlust komen meestal vanzelf naar voren.

De deurknop

Het leek een simpel consult: de sjieke dame wou graag even haar uitstrijkje door de gynaecoloog laten maken. Immers, 'die huisartsen prutsen maar een beetje aan'. Die discussie ging ik maar niet aan: kansloos. Gewoon doen.
Vijf minuten later dacht ik haar de hand te kunnen schudden met een telefonische afspraak om de uitslag te kunnen vertellen. Maar toch, ze was nerveus geweest en had me driemaal gevraagd of alles normaal was wat ik evenzoveel malen had bevestigd. Op mijn empathische blik van 'is er nog iets' was ze niet ingegaan. Ook na het weer aankleden was er een onrust die pas duidelijk werd toen ze, met de deur al in de hand, vroeg of ik ook op geslachtsziekten had getest. Toen ik dat ontkennend beantwoordde knapte er wat en barstte ze in tranen uit. Het verhaal kwam er in horten en stoten uit: manlief was 'vreemd gegaan' op zakenreis. Hij had dit opgebiecht maar durfde zich niet te laten testen. Na tien minuten huilen heb ik haar alsnog hierop getest en erop aangedrongen om haar man te overtuigen hetzelfde te laten doen. Toch wel dapper van haar, dacht ik.

Gewichtsverlies wordt niet altijd spontaan vermeld. Bij cyclusstoornissen zal men bewust vragen naar eventuele vermageringskuren.

Familieanamnese
Bij endocrinologische afwijkingen, zoals hirsutisme en oligomenorroe, zal men georiënteerd willen zijn over het vóórkomen bij de moeder, tantes en zusters in verband met de prognose. Ovariumtumoren komen soms familiair voor.

Psychosociale problematiek
In de gynaecologie komen veelvuldig psychosomatisch getinte klachten voor, waarbij chronische onbegrepen buikpijn de koploper is. Men moet zich dus bewust zijn dat achter een klacht een diepere, psychische hulpvraag kan schuilen. Het is lang niet altijd mogelijk deze goed te duiden, laat staan op te lossen. Men dient zijn eigen beperkingen hierin ook te kennen. In ieder geval zal men in voorkomende gevallen met de nodige prudentie deze mogelijkheid sonderen, hetgeen lang niet altijd gewaardeerd wordt door de patiënte. Indien men een sterke psychosociale component vermoedt en men zichzelf niet capabel acht om dit bespreekbaar te maken dan wel op te lossen, zal men naar een meer deskundige moeten doorverwijzen.

Seksuele anamnese
De betrokkenheid van de mens bij de seksualiteit is vooral in de gynaecologie zeer duidelijk. Meestal worden klachten zoals dyspareunie (pijn bij het vrijen) en verminderd seksueel verlangen (libidoverlies) spontaan naar voren gebracht, soms is er een verhulling met klachten over buikpijn of een brandende mictie. Eigenlijk is geen gynaecologische anamnese compleet zonder de vraag: 'Zijn er nog problemen met de seksualiteit?' Een gesprek omtrent de seksualiteit kan soms gemakkelijker gebeuren na het onderzoek. Bij oudere patiënten kan een gespreksbrug behulpzaam zijn: 'Heeft u bloedverlies bij het vrijen?', 'Heeft u pijn bij het vrijen?', 'Heeft u normale gevoelens bij het vrijen?' Niet iedere vrouw

vindt het plezierig dat als vanzelfsprekend wordt verondersteld dat er sprake is van een *hetero*seksuele relatie, vandaar de voorzichtige inleiding.
Wanneer men de mogelijkheid veronderstelt van incest of een ander seksueel trauma, zal men kunnen vragen naar 'negatieve seksuele ervaringen in het verleden'. Deze vraag is nogal confronterend, maar geeft aan dat een gesprek hierover mogelijk is. Het is dan veel belangrijker te weten *dat* er iets is gebeurd dan te weten *wat* er is gebeurd. Bij de analyse van bijvoorbeeld onbegrepen buikpijnklachten of dyspareunie kan dit van belang zijn.

Voor een goede anamnese is enige speurzin noodzakelijk. Wat er destijds niet gebeurde of wat nu niet verteld wordt, kan erg belangrijk zijn. Een vol spreekuur is een ernstige bedreiging, soms moet men na een snelle oriëntatie een nieuwe afspraak maken waarop meer tijd beschikbaar is.
Bij een discrepantie tussen de klachten en de bevindingen dient men zich af te vragen of er andere beweegredenen voor het consult waren. Maakte de moeder zich zorgen, is er wellicht iemand in de familie recent overleden, wat vindt de man ervan?
Het aanleggen van een *tijdlijn* met een visuele vastlegging van de klachten ten opzichte van de essentiële gebeurtenissen is soms verhelderend. Een te snelle diagnose tijdens de anamnese, zeker voordat men de patiënte onderzocht heeft, leidt tot fouten. Een psychogene oorzaak kan pas worden aangenomen nadat door grondig onderzoek andere oorzaken zijn uitgesloten.
Soms vallen er stiltes in de anamnese, die erop wijzen dat er een gebied genaderd wordt waarover de patiënte aarzelt te spreken. De anamnese kan dan zeker worden tot een kunst. Maar juist in de gynaecologie blijft het daarbij steeds een laveren tussen optimale betrokkenheid en distantie.

Kernpunten

Een goede gynaecologische anamnese omvat ten minste:
- uitdiepen van de hoofdklacht;
- obstetrische en gynaecologische voorgeschiedenis;
- menstruele cyclus;
- mictieklachten;
- defecatieklachten;
- prolapsklachten;
- pijnklachten;
- afscheidingsklachten;
- psychosociale en seksuele oriëntatie.

2 Gynaecologisch onderzoek

Het gynaecologisch onderzoek geeft veel informatie wanneer het kundig wordt uitgevoerd. Kundig slaat dan vooral op de kunst om de vrouw te onderzoeken met gevoel voor de situatie waarin zij zich bevindt, en op het vermogen om zoveel mogelijk haar angst voor het onderzoek weg te nemen. Bij de anamnese werd hiervoor reeds de basis gelegd. Uitleg van het onderzoek en een vriendelijke maar correcte benadering maken het meestal mogelijk dat de patiënte zich goed kan ontspannen. De onderzoeker moet zich realiseren dat allerlei verdringingsmechanismen van de eigen seksualiteit kunnen worden ingeschakeld, waardoor het werk objectief mogelijk is. Deze verdringingsmechanismen hebben het gevaar dat er een overreactie optreedt, wat kan leiden tot een zekere jovialiteit, waarbij de belasting wordt onderschat die de onderzoeksituatie voor de vrouw heeft. Ook in grote poliklinieken waar veel onderwijs gegeven wordt, bestaat het gevaar dat het respect voor de beschroomdheid van de vrouw ondergeschikt raakt. Niet voor niets spreekt men al eeuwenlang van de *regio pudenda* (schaamstreek).

Belangrijke details zijn: een afgescheiden kleedruimte met een spiegel waarbij de kleedkamer zo is gelokaliseerd dat de patiënte niet ontkleed door de spreekkamer hoeft te lopen, een goede verwarming van de onderzoekkamer, zo mogelijk geen koude vloertegels, een goede verlichting en een kraakheldere stoel, tactisch opgesteld ten opzichte van een eventueel opengaande deur. Het is van belang om elke stap die men neemt aan te kondigen zodat de vrouw zich er niet door overvallen voelt. Bij de aanwezigheid van een derde persoon hoede men zich ervoor een gesprek buiten de patiënte om te gaan voeren.

In Nederland is het niet gebruikelijk om de patiënte tijdens het onderzoek met een laken af te dekken. Als zij afkomstig is uit de Verenigde Staten, dan is zij dit zo gewend dat ze zich erg ongemakkelijk voelt zonder deze 'drape' en zal zij deze service op prijs stellen. Islamitische vrouwen zullen een duidelijke voorkeur hebben voor een vrouwelijke onderzoeker, wat niet altijd kan. In dat geval kan men een laken over de benen of het gelaat leggen om het onderzoek minder belastend te maken en de schaamte te beperken.

In het buitenland is een 'chaperonne' in de vorm van een verpleegkundige of receptioniste tijdens anamnese en onderzoek zeer gewoon, zo niet vereist. In Nederland is dat zeker niet het geval en voor een goede anamnese ook minder gewenst. Bij kinderen echter is de aanwezigheid van de moeder bijna een noodzaak en ook menige jonge adolescent zal het op prijs stellen als deze mogelijkheid geboden wordt. Allochtone vrouwen komen meestal vanzelf reeds de spreekkamer binnen met een vrouwelijk familielid, dat vaak ook als tolk behulpzaam is.

Een verrijdbaar krukje is prettig om ontspannen de inspectie van vulva en het speculumonderzoek te kunnen doen. Het geeft voor de patiënte een indicatie van rust: 'Ik ga er eens rustig voor zitten.'

Op elke gynaecologische kamer hoort een handspiegel die men kan gebruiken om de patiënte tijdens het onderzoek mee te laten kijken.

Toegedekt, wat toegedekt moest zijn

Als de Grieken, na de val van Troje, naar huis willen varen is de wind weggevallen. Voorspeld wordt dat er pas een goede wind zal opsteken als het meisje Polyxena geofferd wordt. 'Dapper schikte zij zich in haar lot. De offerpriester huilde toen hij met tegenzin de borst die ze hem aanbood, moest treffen. Wankel in de knieën stortte ze ter aarde, geen spoor van angst op haar gelaat, tot aan haar laatste zucht. Ja, zelfs met aandacht voor haar kleed, opdat het, bij het vallen, met kuis fatsoen bedekken zou, wat toegedekt moest zijn.' (Ovidius XIII 476-480, vertaling van d'Hane-Scheltema)

De schaamstreek wordt al eeuwen als zodanig omschreven. Het gynaecologisch onderzoek mag voor de arts dan misschien routine zijn geworden, voor de patiënt is dat allerminst het geval. Zonder opvallende nadruk moet de arts daarvan blijk geven. Ook met de inrichting van de onderzoekruimte moet daarmee rekening worden gehouden.

Hier in Nederland bedekt de arts de schaamstreek tijdens het onderzoek niet met een laken zoals in de Verenigde Staten, maar een vrouw die aldaar is opgegroeid zal deze geste zeer op prijs stellen. Zo is ook het schaamtegevoel bij een islamitische vrouw vaak diep geworteld. Als het onvermijdelijk is dat zij door een man wordt onderzocht, zal ze soms liever haar gezicht met haar omslagdoek hebben afgedekt. Zo voelt ze zich gevrijwaard in haar schaamte en zo wordt ze niet te veel belemmerd door haar schuldgevoel.

'Schaambeen' en 'schaamstreek', maar dit wil niet zeggen dat onze voorouders niet ter zake konden komen als het nodig was. Schaamte is niet hetzelfde als preutsheid, en zo kregen venusheuvel en kittelaar hun naam. Het vestibulum, de ruimte van de vulva tussen en rond de hymenale ring, werd zelfs zo benoemd in analogie met de voorhof van de Romeinse tempel.

2.1 Algemeen

De beoordeling van de constitutie en de habitus was vroeger een belangrijk deel van het onderzoek. Het is goed om ook nu oog te hebben voor asthenie, dysproporties en adipositas. Bij een mannelijk beharingspatroon zal men zich afvragen of er sprake is van hirsutisme, virilisatie of hypertrichosis. Het onderzoek van de mammae wordt in Nederland niet systematisch betrokken bij het gynaecologisch onderzoek. Steeds vaker zal de vrouw zelf hierom verzoeken en kan men de gelegenheid gebruiken om haar het zelfonderzoek te leren.

2.2 Abdomen

Bij de *inspectie* zal men letten op littekens, striae, abnormale welvingen, adipositas en beharingspatroon, en of ook de onderbuik meebeweegt met de ademhaling. *Auscultatie* geeft informatie omtrent de aard van de peristaltiek en soms hoort men ook opvallende vaatgeruisen. De *palpatie* begint in de bovenbuik, in ieder geval op de plaats waar het minst pijn wordt aangegeven. De beste informatie krijgt men wanneer men naast de patiënte zit en met vlakke, op elkaar liggende warme handen voorzichtig palpeert. De spierspanning en een eventueel reactief verzet kan zo het best worden beoordeeld terwijl tumoren kunnen worden afgegrensd en beoordeeld worden op consistentie. Een verdenking op ascites zal men willen bevestigen door *percussie*. De palpatie van de liezen is bij adipositas pas goed mogelijk bij gestrekt bovenbeen, omdat anders vergrote lymfeklieren of een hernia kunnen worden gemist.

2.3 Genitalia externa

Het gynaecologisch onderzoek vindt plaats op de gynaecologische stoel, waarvan de steunen vaak even op maat moeten worden bijgesteld. Een volle blaas maakt een adequaat onderzoek onmogelijk. De vrouw is geneigd om zich wat terug te trekken van de rand van de stoel door een sterke lendenlordose. Men zal vaak de nates (billen) wat over de rand van de stoel moeten helpen.

2.3.1 Vulva

De mons veneris geeft informatie omtrent het beharingspatroon. Bij *inspectie* worden systematisch de onderdelen van de vulva bezien: labia majora, minora, clitoris en urethra (zie fig. 3.1), waarbij men let op verkleuringen, ulceraties, ragaden of tumoren. Men laat vervolgens de vrouw wat persen, zodat de introitus zich opent, terwijl men met de linkerhand de labia minora spreidt. In het vestibulum is de hymenale ring dan meestal zichtbaar, evenals de fossa navicularis, gelegen achter de fourchette. Men kan nu schatten welk speculum gebruikt zal worden en of het noodzakelijk is om dit te bevochtigen. Soms is er ook enige fluor zichtbaar. Een eventuele prolaps is te beoordelen.

2.3.2 Prolaps

Bij verdenking op uterovaginale prolaps vraagt men de patiënte maximaal te persen om deze optimaal te kunnen inspecteren. Als regel kan dit in liggende houding maar een enkele keer, als er anamnestisch een forse prolaps is die niet zichtbaar te maken is, kan men het onderzoek in staande houding herhalen. Men beoordeelt de aard en de ernst van de prolaps die systematisch in kaart wordt gebracht. Men onderscheidt hierbij het voorste compartiment (urethrocystokèle), het middencompartiment (cervix of vaginatop en eventueel enterokèle) en het achterste compartiment (rectokèle). Als referentiepunt gelden de resten van het hymen, die altijd goed herkenbaar zijn. Men drukke zich uit in centimeters ten opzichte van het hymen (bijvoorbeeld 'descensus uteri tot 3 cm voorbij het hymen') en

benoemt alle drie compartimenten op deze manier.
Het kan soms zeer verhelderend zijn om de patiënte een handspiegel te geven en haar zelf afwijkingen te laten aanwijzen of om haar juist iets uit te leggen. Het allereerste gynaecologisch onderzoek heeft dan ook vaak een didactisch element. Het *hymen* met alle fysiologische variaties is soms heel anders dan het maagdenvlies zoals de vrouw zich dat voorstelt. Zo kan men ook beter spreken van 'binnenste' dan van 'kleine' schaamlippen, om te voorkomen dat de vrouw ten onrechte denkt dat zij afwijkend gebouwd is. Inspectie en palpatie van het *perineum* kunnen soms onverwachte bevindingen opleveren, zoals een endometriosehaardje in een episiotomielitteken of een perianale fistelopening.

Na tachtig jaar nog

Zesentachtig was ze en 'nog elke dag in de tuin bezig hoor dokter'. Vandaag voor het eerst in haar lange leven bij de gynaecoloog. Niet dat het nou ernstig was, alleen een beetje bloedverlies en 'die tijd heb ik toch wel gehad hoor'. Gelukkig bleek het allemaal onschuldig maar de impact van dit gynaecologische onderzoek was groter dan ik had gedacht en bleek goed verborgen herinneringen weer tot leven te roepen.
'Weet u dokter', zei ze toen ik haar van de gynaecologische stoel afhielp, 'als jong meisje mocht van mijn vader de deur van de wc nooit dicht. Ik vond dat vreselijk en schaamde me diep. Hij gluurde dan als je erop zat. Het was verder een heel lieve man hoor! Ik heb dat nooit aan iemand durven vertellen.' 'Nou ja', zei ze berustend, 'zo ging dat vroeger.' Ik knikte maar wat en hielp haar naar het kleedhokje. Ze kwam er verder niet meer op terug en ik heb het maar zo gelaten. Tijd heelt niet alle wonden maar maakt ze soms wat minder schrijnend.

2.4 Genitalia interna

2.4.1 Speculumonderzoek

Voor routinegebruik is het eendenbekspeculum volgens Seyfferth met de lange handvatten het gemakkelijkst. Een nadeel is de forse spreiding van de introitus vaginae die optreedt bij openen en het gevaar van inklemmen van de hymenale rand bij sluiten. Het Cusco-speculum zonder handvatten heeft het voordeel dat de introitus bij het openen minder wordt opgerekt en is daarom vooral geschikt voor nulliparae. Het Trélat-speculum heeft twee stelschroeven, waardoor men het speculum kan loslaten en beide handen vrij heeft. Plastic specula hebben vaak scherpe randen en spreiden soms haperend of onvoldoende. Alvorens het speculum in te brengen wordt gecontroleerd of de randen niet te ruw zijn geworden door corrosie. Men bemerkt dan tevens of het speculum te koud aanvoelt en zo nodig kan men het opwarmen onder de kraan. Bevochtiging is aan te bevelen, in het bijzonder in de postmenopauze. Zuinigheid met crème is aangewezen, opdat een betrouwbaar onderzoek van de portio en de fluor mogelijk blijft. Sinds de toepassing van het Papanicolaou-strijkje vindt het speculumonderzoek bij voorkeur plaats vóór het tou-

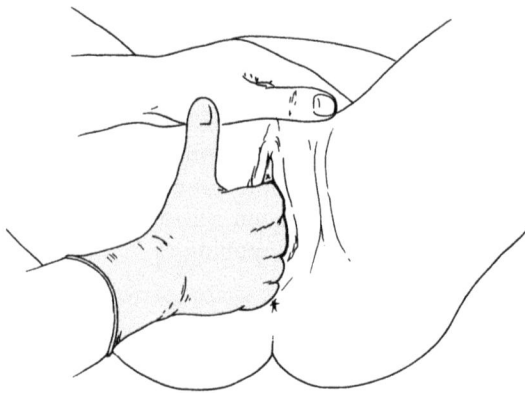

Figuur 2.1A *De inwendige hand houdt de duim opzij. De pink en de ringvinger zijn verborgen in de palm van de hand. De uitwendige hand palpeert zoveel mogelijk met de palmaire zijde en niet met de vingertoppen.*

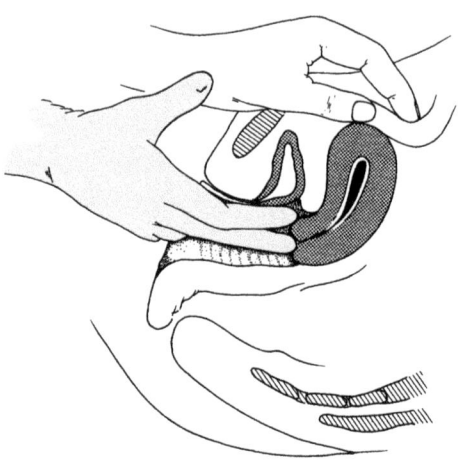

Figuur 2.1B *De uterus ligt in anteversie-flexie. De middelvinger zoekt in de portio het ostium externum en drukt de uterus op, terwijl de wijsvinger in het voorste gewelf de voorzijde van de uterus palpeert.*

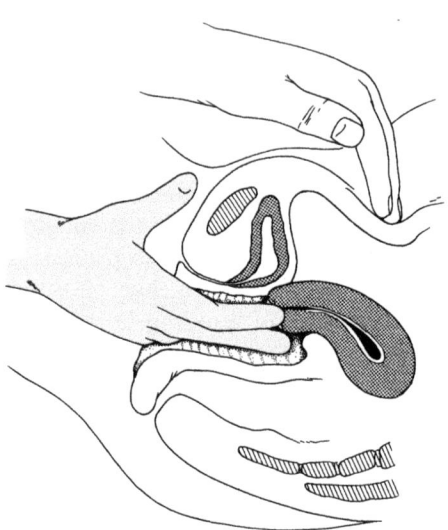

Figuur 2.1C *De uterus ligt in retroflexie. De wijsvinger drukt de uterus omhoog, terwijl de middelvinger in het achterste gewelf de fundus voelt in het cavum Douglasi. De uitwendige hand palpeert op deze tekening te veel met de vingertoppen, waardoor de buikspieren zich gaan aanspannen.*

cher. Het inbrengen van het speculum gaat het gemakkelijkst wanneer men de volgende drie aanwijzingen in acht neemt.
- De persparadox: wanneer de vrouw perst, opent zich de introitus en kan men gemakkelijker iets in de vagina brengen.
- De richting van de vagina loopt vrij steil naar achteren in een hoek van 45°, en niet in de horizontale of lengterichting van de vrouw.
- De voorwand van de vagina is zeer gevoelig door het verloop van de urethra, terwijl de commissura posterior en de achterwand druk goed kunnen verdragen.

De 'handleiding' is nu als volgt: terwijl men de vrouw laat persen of wat 'tegendruk' laat geven, brengt men in schuine stand, de urethra ontziend, het speculum in de goede richting sacraalwaarts naar binnen. Men vermijdt de voorwand door enige druk uit te oefenen in perineale richting. Pas wanneer het speculum geheel is ingebracht, opent men de bek en kijkt men waar een stukje portio zichtbaar is. Het gladde, iets roze oppervlak van de portio is meestal gedeeltelijk zichtbaar. Wanneer men zo weet waar de portio zich bevindt, trekt men het speculum al openend iets terug en vangt de portio in het vizier. Bij een retroversie 'kijkt' de portio naar voren en komt men met het speculum nogal eens terecht in de voorste fornix, kenbaar doordat de rugae hier duidelijker uitgesproken zijn dan in het achterste gewelf. Soms kan lichte druk van de linkerhand boven de symfyse het gemakkelijker maken de portio te vinden.

Men beoordeelt *de portio* en kijkt of er sprake is van een rode hof, een ectropion of van een ulceratief aspect. Een blauwpaarse verkleuring van de portio – *lividiteit* – kan wijzen op een zwangerschap. Deze aanwijzing voor hyperemie van het kleine bekken ziet men

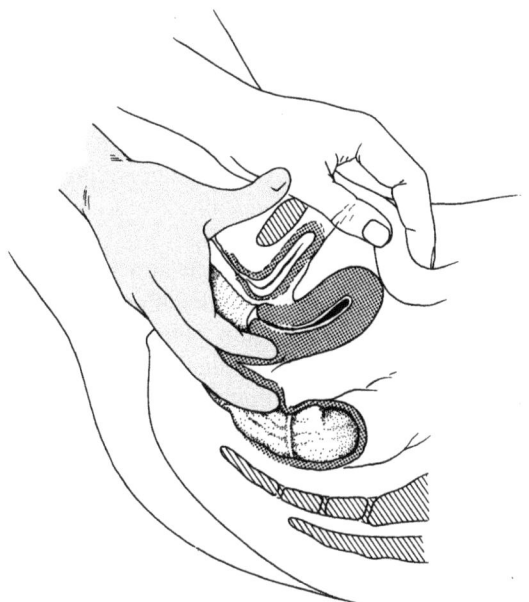

Figuur 2.1D *Rectovaginaal onderzoek. Het cavum Douglasi, parametrium en paracolpium kunnen alleen op deze wijze goed worden onderzocht.*

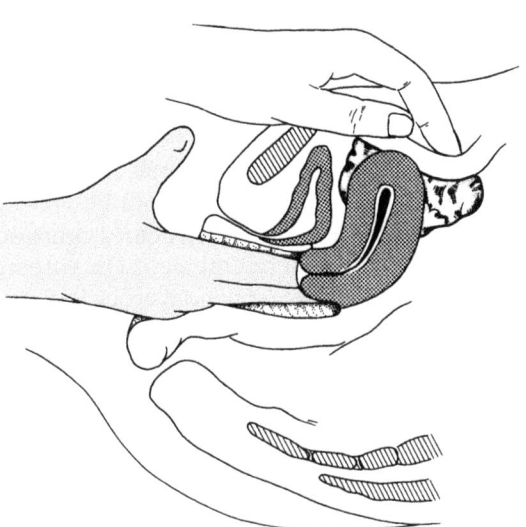

Figuur 2.1E *Inwendig onderzoek van een adnextumor. De twee vingers van de inwendige hand hebben de portio verlaten en zijn geplaatst in de laterale fornix. Zij zijn naar dorsolateraal gericht. De uitwendige hand glijdt van de uterus af en de beide handen voelen tezamen wat zich ertussen bevindt.*

soms ook vlak voor de menstruatie. Men let op de kwaliteiten van de cervixslijmprop: helder, draden trekkend, troebel of sanguinolent. Het ostium externum is meestal nauwelijks geopend. Het kleurloze draadje van een IUD is soms moeilijk te herkennen. In de achterste fornix zijn bij endometriose soms blauwe 'besjes' doorschemerend zichtbaar. Deze zijn vrijwel bewijzend voor endometriose. Op oudere leeftijd zijn de fornices vrijwel verdwenen. Een strijkje voor een cytologisch onderzoek kan nu worden gemaakt en eventueel ook cervixkweken en fluoronderzoek. Langzaam haalt men het speculum terug, terwijl men *de zijwanden* inspecteert; ook een eventuele descensus van de uterus wordt nu duidelijk. Het speculum wordt terstond in een bak desinfecterende vloeistof gedompeld om uitdrogen te voorkomen. Huishoudelijk schoonmaken en tien minuten uitkoken is voldoende, maar ook noodzakelijk voor het HPV. Het bezit van een virgospeculum is noodzakelijk om ook een vrouw in de postmenopauze adequaat te kunnen onderzoeken.

2.4.2 *Bimanueel onderzoek*

Wanneer het speculumonderzoek efficiënt is uitgevoerd, zal ook het bimanuele onderzoek meestal goed mogelijk zijn (fig. 2.1). De relaxatie kan soms worden verbeterd door de vrouw diep te laten ademhalen. De vingers van de gehandschoende hand worden van een glijmiddel (bijvoorbeeld echogel of Hibitanecrème) voorzien. Bij een multipara is de introitus meestal gemakkelijk toegankelijk. Bij de nullipara doet men er goed aan in twee tempi binnen te komen. Bij een virgo toucheert men alleen met de wijsvinger of rectaal. De gynaecologische stoel heeft meestal een opstapje waarop men een voet kan plaatsen. De elleboog van de onderzoekende arm vindt nu steun op het bovenbeen, zodat voorkomen wordt dat het onderzoek te krachtdadig wordt uitgevoerd.
Terwijl de vrouw perst, opent zich de introitus. Men brengt dan eerst de middel- of wijsvinger schuin naar achteren in de vagina. De introitus wordt nu aangespannen en geopend, zodat nu ook de tweede vinger ingebracht kan worden, zonder dat de voorwand wordt beroerd. Ringvinger en pink worden verborgen in de hand, de duim wijst naar 11 of 1 uur, teneinde de clitoris te vermijden. De tweede hand, de uitwendige hand, geeft de mogelijkheid om een driedimensionale indruk te krijgen van het gehele kleine bekken, met de uterus als oriëntatiecentrum. Deze hand moet soepel op de buik palperen, met de palmaire zijde, dus niet als een star blok beton of met de toppen van de vingers. De uitwendige hand begint vrij hoog, vlak bij de navel, en kan daardoor dieper in het kleine bekken komen.

Uterus
De portio wordt opgezocht en de middelvinger zoekt het ostium externum. Vervolgens wordt de portio wat opgedrukt, zodat de uterus gevangen kan worden met de uitwendige hand. Men bepaalt eerst de *ligging:* anteversie-flexie (AVF), retroversie-flexie (RVF) of strekstand. De *grootte* geeft men aan als: normaal, kloek of klein. Bij een duidelijke vergroting van de uterus gebruikt men meestal een vergelijking met een zwangerschapsduur van 6, 8, 10 of 12 weken ('als 12 weken' is dan zo groot als een mannenvuist, 'als 16 weken' zo groot als het hoofdje van een neonatus). Wanneer de uterus naar links of naar rechts is verplaatst, spreekt men van sinistro- of dextro*positie*. Bij de adolescent is normaal een kleine uterus in sinistropositie in scherpe AVF. De *consistentie* geeft informatie over een eventuele graviditeit, maar de weekheid vindt men ook aan het einde van de menstruatiecyclus. De *vorm* en het *oppervlak* geven informatie over het eventueel bestaan van myomen. Tot slot bepaalt men de *mobiliteit* van de uterus, waarbij vanzelf duidelijk wordt of er *slingerpijn* of opdrukpijn bestaat. Vaak is deze reeds herkenbaar door een geringe beweging van de vingertoppen. Door chirurgen wordt nogal eens de term 'opstootpijn' gebruikt. Het testen op opstootpijn is echter niet alleen pijnlijk en vervelend voor patiënte

maar is dermate aspecifiek dat het geen reële informatie verschaft en dus achterwege moet blijven.

Adnexa

De uitwendige hand glijdt nu van de uterus af naar lateraal, terwijl de vingers van de inwendige hand zich van de portio naar het zijgewelf verplaatsen in de richting van het sacro-iliacale gewricht. De inwendige hand supineert en terwijl de inwendige vingers van achteren naar voren bewegen, voelt men tezamen met de uitwendige hand of er zich iets tussen uterus en bekkenwand bevindt. Een normale tuba of ureter is niet voelbaar. Het ovarium is meestal op deze wijze goed herkenbaar en voelt men als een kastanje onder de vingers doorglippen. Voorzichtig, gezien de specifieke pijn! In de postmenopauze is een 'normaal groot' ovarium een abnormale bevinding. Wanneer men naast de uterus een grote zwelling voelt, kan dit een adnextumor zijn, maar ook andere mogelijkheden moeten worden overwogen.

Bij tumoren zal men de *grootte* en *vorm* schatten en aangeven als 'circa ... cm' en niet in vruchtensoorten. Men vraagt zich af of de tumor gelobd is, of er een glad *oppervlak* is en of de *consistentie* week, cysteus, rubberachtig of hard is. Als de tumor mobiel is ten opzichte van de uterus en de bekkenwand, wil men weten in welke richting de tumor het gemakkelijkst is te bewegen, om zo een *steel* te lokaliseren. Een gesteeld subsereus myoom zal bij mobilisatie door de uitwendige hand uit het kleine bekken de uterus met zich meevoeren, terwijl een ovariumtumor de uterus dan juist in positie laat. De pijnlijkheid van de tumor kan peritoneale prikkeling aangeven. Een volle blaas of scybala (harde feces) zijn bekende valkuilen. Soms voelt men de vaatpulsaties van de a. uterina, weliswaar suggestief voor een zwangerschap, maar zeker niet bewijzend.

2.4.3 Rectaal toucher

Belangrijke aanvullende informatie kan met een rectaal toucher worden verkregen, omdat men rectaal hoger en ook achter de cervix kan komen. Bij een virgo of een kind heeft rectaal onderzoek zelfs de voorkeur. Vaak kan men door een gecombineerd rectovaginaal onderzoek een betere driedimensionale voorstelling krijgen. Het rectale onderzoek is altijd vervelend voor de vrouw. De anus moet met beleid worden gepasseerd: men moet rekening houden met een hoekverschil van 90° met het verdere rectum (zie figuur 2.1C). Vaak zal opnieuw een glijmiddel moeten worden aangebracht, terwijl de vinger enigszins roterend tegen de persdruk wordt ingebracht. Men voelt naar het cavum Douglasi, dat zich achter de cervix bevindt. Dit diepste punt van de peritoneale holte bevat nogal eens metastasen, ook van tumoren in de bovenbuik, voelbaar als kleine noduli. Endometriosis externa is eveneens op deze wijze karakteristiek te herkennen.

Het weefsel ter weerszijden van de cervix (het parametrium en ook het paracolpium) is rectaal goed voelbaar. Alleen op deze wijze is een beginnende uitbreiding van een cervixcarcinoom te evalueren. Differentiatie tussen entero- of rectokèle is mogelijk in combinatie met de rectaal gelegen vinger (fig. 13.1C), evenals het zoeken naar kleine rectovaginale fistels. Aan het einde van het onderzoek tast men ook de achterzijde van het rectum af om een klachtenvrije tumor van het slijmvlies te kunnen ontdekken. De vingers worden altijd geleidelijk teruggetrokken. Men reinigt hierna de vulva en het perineum met een klaarliggende tissue.

Bij bedlegerige patiënten kan men vaak een redelijke gynaecologische inspectie verrichten in de ligging volgens Sims. De vrouw ligt in linkerzijligging met een opgetrokken linkerbeen en de billen iets over de zijrand van het bed, waarbij de perineale regio zich nu enigszins presenteert. Wanneer men vervolgens met de linkerhand de billen spreidt, krijgt men een goede mogelijkheid om vulva en vagina (ook in speculo) te onderzoeken. Als men linkshandig is, zal men de vrouw vragen juist op de rechterzijde in gebogen houding te gaan liggen. Het bimanuele onderzoek kan het beste bij de patiënte in rugligging worden uitgevoerd.

2.4.4 Echografie

De kwaliteit van het echografisch onderzoek is in de laatste decennia zodanig verbeterd dat het in feite onderdeel is geworden van het gynaecologisch onderzoek. Op vrijwel elke gynaecologische onderzoekkamer staat tegenwoordig een echoapparaat. De combinatie van gynaecologisch onderzoek met echografie heeft meerwaarde boven de afzonderlijke onderzoeken; beide zijn complementair en synergistisch. De vaginale echografie wordt met een 7,5 mHz probe uitgevoerd en kan details van uterus en adnexa zichtbaar maken met vaak verbluffende beeldkwaliteit. Abdominale echografie, in de regel uitgevoerd met een 5 mHz probe, is in de gynaecologie minder gebruikelijk doordat het kleine bekken maar moeilijk te bereiken is, waardoor de beeldkwaliteit vaak minder is dan bij vaginale echografie. Bij adipeuze patiënten is het door de storende vetlaag vaak onmogelijk een goed beeld te verkrijgen.

Bij het noteren van het onderzoek vermeldt men ook de normale bevindingen, zodat de onderzoeker zelf of een ander later weet waar bewust naar gezocht is. Bij patiënten met acute buikklachten zal men niet alleen de datum maar vooral ook het *tijdstip van onderzoek* noteren, omdat evaluatie in de tijd vaak essentiële informatie geeft. Pas na afsluiting van anamnese en onderzoek kan men een differentiële diagnose opstellen in volgorde van waarschijnlijkheid. Elke genoemde mogelijkheid moet een reëel aanknopingspunt hebben met een abnormale bevinding bij anamnese of onderzoek. Alleen al het opschrijven van zo'n differentiële diagnose leidt tot nieuwe gedachten en niet zelden tot verwerping van de aanvankelijke diagnose. Op grond van de differentiële diagnose worden afspraken gemaakt voor specifieke onderzoekingen, zoals laparoscopie, hysteroscopie of röntgenfoto's.

2.5 Onderzoek van kinderen

Het is de kunst om het kind zelf actief te betrekken bij het onderzoek en daarbij gebruik te maken van de steeds aanwezige nieuwsgierigheid. Van nature bewaren peuters en kleuters het liefst enige afstand ten opzichte van vreemden, zodat deze kleintjes beter bij moeder op schoot kunnen blijven. Oudere kinderen laat men eerst de onderzoekkamer verkennen, met die merkwaardige stoel met beensteunen en de verstelbare lamp.
Als het eigenlijke onderzoek gaat beginnen, vraagt men het kind hierbij om hulp. Kikkers zijn aan kinderen nog steeds bekend, zodat vergelijking met de kikkerpositie of met rugzwemmen goed begrepen wordt. Bij kleuters kan de moeder helpen door het kind op haar schoot in de knieholten vast te houden en zo in goede positie te brengen. Oudere kinderen kunnen het beste op de onderzoekstoel gaan zitten, ook al vanwege de betere verlichting. Steeds moet men zich ervoor hoeden zelf het kind aan te raken, het liefst zit men zelf in eerste instantie op enige afstand met de handen op de rug. De moeder krijgt de taak een handspiegel zo vast te houden, dat het kind kan meekijken en zien wat het resultaat is als ze zelf de labia spreidt. Bij peuters kan de moeder met behulp van de eigen handjes van het kind een betere spreiding verkrijgen door enige tractie, het liefst in dorsolaterale richting; het vestibulum en de hymenale opening worden daardoor beter zichtbaar. Aan oudere kinderen kan men vragen, als de onwennigheid van de positie een beetje voorbij is, om de benen in de houders te leggen. De beenhouders moeten dan worden ingekort en naar binnen gedraaid. Het meisje krijgt zo de handen vrij om de labia zelf te spreiden. Als men het kind wat laat persen, opent de vagina zich vanzelf en is inspectie van het vestibulum en

van de hymenale ring mogelijk. Het is van belang veel te praten met het kind, het aan te moedigen om mee te kijken in de spiegel en om zelf mee te helpen met spreiden. Men kan dan vaak ook een stukje van de vagina inspecteren en vaststellen of daar ontstekingsverschijnselen zijn. Op deze wijze is het onderzoek zonder verdriet mogelijk en hoeft men zeker niet over te gaan tot narcose. Alleen als het nodig is om de gehele vagina te inspecteren met een speciaal kinderscoopje, zal men niet aan narcose en opname kunnen ontkomen. Een neusspeculum is bij vaginoscopie van een kind uit den boze, omdat het veel te kort is om ooit de gehele vagina en de portio te kunnen inspecteren en bij spreiden ook het hymen beschadigt.

Kernpunten

Bij een goed gynaecologisch onderzoek:
- heerst een sfeer van respect voor de positie van de patiënte;
- hoort geen haast;
- wordt uitgelegd wat er gaat gebeuren;
- hoort geen pijn of ruwheid;
- wordt uitgelegd wat er gaat gebeuren;
- worden systematisch alle onderdelen van het onderzoek afgewerkt;
- wordt niet onderbroken door telefoon of andere gesprekken.

3 Vulva

De vulva (fig. 3.1) omvat de mons veneris, de labia majora en minora, de clitoris en het vestibulum.
De *mons veneris* bestaat uit vetweefsel dat overgaat in de labia majora. De pubisbeharing heeft een horizontale bovengrens en reikt naar lateraal meestal tot aan de sulcus crurogenitalis.
De *labia majora* zijn huidplooien die dorsaal samenkomen in het perineum. De behaarde, wat rimpelige huid bevat talg- en zweetkliertjes en speciale apocriene zweetklieren, die verder alleen in de oksel worden aangetroffen. De huid is rijk gevasculariseerd en geïnnerveerd, de pigmentatie is iets sterker. In het onderliggende subcutane vetweefsel worden de eindvezels gevonden van het ligamentum rotundum (ligamentum teres uteri), dat via het lieskanaal hier eindigt. Soms is er nog een restant van de processus vaginalis van de peritoneale holte, die aanleiding kan geven tot een zogeheten cyste van Nuck.
De *labia minora* zijn twee dunne huidplooien, die zich vóór splitsen in het preputium en het frenulum van de clitoris en die achter samenkomen in de commissura posterior, ook wel fourchette genaamd. De labia minora wisselen individueel sterk in grootte. Soms is de grootte of de asymmetrie voor de vrouw duidelijk hinderlijk en zo nodig kan een eenvou-

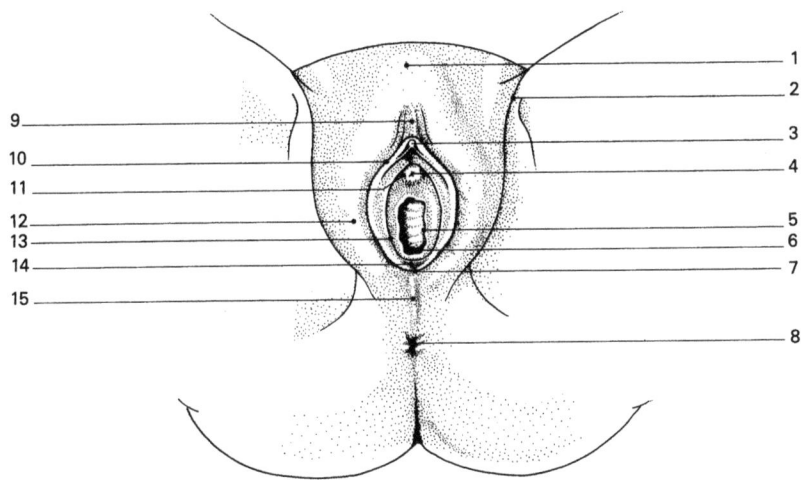

Figuur 3.1 *Vulva*. 1 Mons veneris. 2 Sulcus crurogenitalis. 3 Clitoris. 4 Urethra. 5 Hymenale ring. 6 Vagina met rugae. 7 Commissura posterior. 8 Anus. 9 Capuchon van de clitoris. 10 Labium minus. 11 Opening van de para-uretrale klieren van Skene. 12 Labium majus. 13 Opening van de glandula vestibularis major Bartholini op 7 uur in de sulcus numphohymenalis. 14 Fossa navicularis. 15 Perineum.

dige plastische correctie geschieden door excisie van een wigvormig stukje.

De *clitoris* ligt meestal verscholen onder het preputium, of liever met de Franse benaming: de *capuchon*. Bij virilisatie door androgene hormonen kan hypertrofie van de glans optreden.

Het *vestibulum* is het gebied tussen de labia minora en de hymenale ring. Het kuiltje achter de fourchette heet de fossa navicularis. Na kleuring van de vulva met een lugoloplossing ziet men de lijn van Hart, de grenslijn waar het glycogeenhoudende epitheel van de vagina begint.

Naast de urethra vinden we de duidelijke opening van de kliertjes van Skene. De uitvoergangen van de glandulae Bartholini liggen op 5 en 7 uur in de sulcus nymphohymenalis; men ziet ze nauwelijks (fig. 3.1). De glandulae vestibulares Bartholini liggen links en rechts vrij diep, onder het meer naar dorsaal gelegen gedeelte van het labium minus; normaliter is de klier niet palpabel.

Het *hymen* is een dunne met epitheel beklede membraan met een centrale opening die bij virgo's sterk individueel kan wisselen in vorm, plaats en grootte (zie fig. 3.2). Na de coïtus resteren de *carunculae myrtiformes*.

Inspectie van het hymen kan van belang zijn bij verdenking van seksueel misbruik. Na voorzichtig spreiden met de duimen naast het perineum (dus lager dan men in eerste instantie zou denken) laat men het kind persen, waarna vestibulum en hymen goed zichtbaar worden. De vorm van het hymen varieert individueel aanzienlijk, van een speldenknopvormige opening aan de voorzijde tot een rozetvormig hymen fimbriatus of een hymen dentatus. Allerlei anatomische variaties zijn beschreven. Meestal heeft de hymenale membraan een centrale circulaire opening met een dunne, gladde en gave rand (ovalis of anularis) of een sterk geplooide rand als fimbriae. Pas bij persen en opspannen door bilaterale druk ontplooit het hymen zich tot een gave, gladde rand. Niet iedereen is op de hoogte van de fysiologische variatiebreedte van het hymen, zodat vooral bij het hymen fimbriatus gemakkelijk wordt verondersteld dat het gaat om carcuncula myrtiformis en ten onrechte geconcludeerd wordt dat defloratie heeft plaatsgevonden. Een derde vorm die frequent voorkomt, is het hymen semilunaris, ook wel falciforme genoemd.

De dwarse diameter gemeten bij persen is afhankelijk van de leeftijd van het kind. Tot het tweede jaar is de maximale diameter 4 mm; van 2 tot 5 jaar maximaal 5 mm en daarna ongeveer evenveel millimeter als de leeftijd (dus 7 jaar maximaal 7 mm). Bij de menarche is de diameter 10 tot 15 mm. Meer en meer wordt aangenomen dat de diameter van de hymenale opening niet gebruikt mag worden als indicator voor seksueel geweld. Toch rechtvaardigt een scherp begrensde inkeping van de opening naar 6 uur of naar 1 of 10 uur daarvoor een sterke verdenking. Anderzijds kan een ogenschijnlijk intacte hymenale ring zo geleidelijk opgerekt zijn dat penetratie zonder scheurvorming kan plaatsvinden. Het is dus uitermate hachelijk om op grond van het

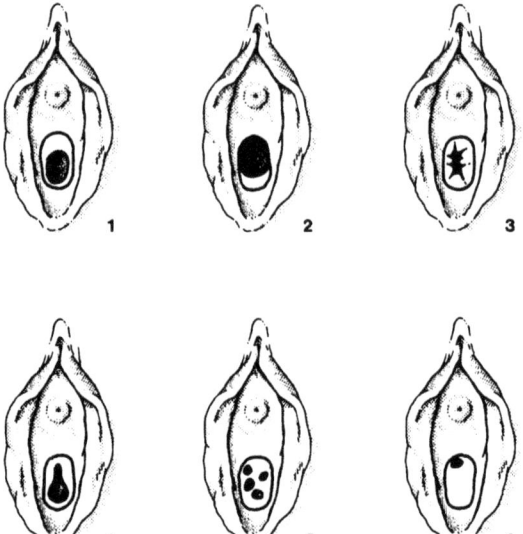

Figuur 3.2 *Verschillende vormen van het hymen. 1 Hymen anularis. 2 Hymen semilunaris (falciformis). 3 Hymen fimbriatus. 4 Hymen ovalis. 5 Hymen cribriformis. 6 Hymen microperforatus.*

onderzoek uitspraken te doen over eventueel seksueel misbruik. Beschadiging van het hymen door stomp uitwendig letsel is zeldzaam door de beschermende labia majora; even onwaarschijnlijk is letsel ten gevolge van een spagaat op ballet of gymnastiekles. Evenmin zal gauw een blessure optreden doordat tampons naar binnen gebracht zijn, aangezien de pijnlijkheid dit niet mogelijk maakt. Na de menarche kunnen juist bij het verwijderen van een gebruikte tampon defecten ontstaan. Bij twijfelgevallen doet men er goed aan het kind in knie-ellebooglligging te onderzoeken, waarmee juist de dorsale zijde van de hymenale rand goed zichtbaar wordt als gevolg van de invloed van de zwaartekracht op de buikinhoud. Men laat het kind op de knieën op de onderzoekbank plaatsnemen, met gespreide benen, waarbij men al pratende ervoor zorgt dat oogcontact mogelijk blijft alvorens men tot het onderzoek overgaat. Na spreiding blijkt nu dat de achterzijde van het vestibulum veel beter te inspecteren is en men meestal ook een stukje van de vaginawand kan beoordelen.

3.1 Congenitale afwijkingen

Vlak na de geboorte kunnen problemen ontstaan bij de bepaling van het geslacht door een te sterk ontwikkelde clitoris of door stoornissen in de embryonale sluitingsprocessen van de sinus urogenitalis. Behoedzaam overleg met de ouders en een snelle consultatie met een ervaren kinderarts zijn dan van belang. Het kan enige tijd duren voordat een zekere uitspraak gedaan kan worden over het juiste geslacht, maar een beslissing mag ook niet te lang worden uitgesteld, omdat de gender-identiteit zich bij het kind spoedig gaat ontwikkelen.
De embryologische ontwikkeling van de uitwendige vrouwelijke genitalia vormt slechts een onderdeel van de gehele geslachtsdifferentiatie. Op veel plaatsen kunnen stoornissen optreden. De meeste afwijkingen zijn te begrijpen wanneer men op de hoogte is van enkele basisprincipes van de geslachtsontwikkeling (zie fig. 3.3). Men moet hierbij steeds vier compartimenten beschouwen, die elk bij ieder embryo zijn aangelegd en die elk een eigen ontwikkeling doormaken: de gonaden, de buizen van Müller, de buizen van Wolff, de sinus urogenitalis en de uitwendige genitalia. De geslachtschromosomen bepalen de ontwikkeling van de gonaden. Ontbreekt een geslachtschromosoom (45XO), zoals bij het syndroom van Turner, dan wordt geen gonade aangelegd en ontwikkelt zich het embryo vanuit de basisvorm in de fenotypisch vrouwelijke richting. Ontbreekt op het Y-chromosoom in de seksedefiniërende regio (SRY) de testis-definiërende factor (TDF), dan ontstaat er geen testikel en ontwikkelt het embryo zich eveneens in fenotypisch vrouwelijke richting (syndroom van Swyer). Is er wel een testis aangelegd, dan bepalen de testiculaire hormonen of de differentiatie in mannelijke richting vanuit de basisvorm optreedt. De foetale testis vormt onder invloed van het maternale HCG twee hormonen; in de eerste plaats het anti-Müller-hormoon (MIF) dat de ontwikkeling van de buizen van Müller remt en in de tweede plaats het testosteron dat de ontwikkeling van de buizen van Wolff stimuleert. Het testosteron wordt ter plaatse van de sinus urogenitalis omgezet in dihydrotestosteron, dat noodzakelijk is voor de sluiting van de vulvaopening, de groei van de clitoris en ook de verplaatsing van de urethraopening naar de tip.

Androgenen die in de loop van de zwangerschap de vrouwelijke foetus beïnvloeden, hebben dus geen effect op de ontwikkeling van de buizen van Müller (tubae en uterus), maar wel op de ontwikkeling van de vulva. Zo kan er bij een genetisch vrouwelijk meisje een discrepantie gaan ontstaan tussen de vrouwelijke genitalia interna en de mannelijke genitalia externa. Men spreekt bij deze discrepantie tussen geno- en fenotype wel van vrouwelijk *pseudo-hermafroditisme*, 'pseudo-' omdat bij de zeer zeldzame 'echte' vorm zowel testis als ovarium aanwezig zijn. Androgenen kunnen zowel endogeen als exogeen in de zwangerschap de vrouwelijke foetus beïnvloeden. Men spreekt dan van masculinisatie of androgenisatie; dit in tegenstelling tot de virilisatie die optreedt wanneer ná de geboorte vermannelijking plaatsvindt.

De meest voorkomende oorzaak van problemen bij de geslachtsbepaling bij de geboorte is *congenitale bijnierhyperplasie*. Er is hierbij sprake van een enzymstoornis van de foetale bijnier waardoor een sterke endogene androgeenproductie plaatsvindt, die bij een meisje een vermannelijking geeft van de genitalia externa. De clitoris is te groot, de labia majora zijn sterk gegroefd als bij het scrotum en het perineum is stevig en te hoog, met een duidelijke vernauwing van de introitus. Men kent verschillende gradaties. Bij tijdige herkenning na de geboorte en optimale behandeling gaat deze vermannelijking niet verder. Soms is operatieve verkorting van de clitoris in de eerste levensmaanden noodzakelijk. Op adolescentenleeftijd zal vaak nog een vulvaplastiek noodzakelijk zijn om de introitus toegankelijk te maken. De fertiliteit is niet gestoord, alleen de baring kan bemoeilijkt zijn door een vernauwing van de bekkenuitgang.

Bij exogene toediening van androgenen aan de moeder in de zwangerschap, maar ook bij toediening van gestagenen, zoals danazol, kan masculinisatie van de foetus optreden. Ook bij endogene productie door een testosteronproducerende ovariumtumor in de zwangerschap ziet men deze androgenisatie, die kan maken dat een meisje bij de geboorte niet als zodanig wordt herkend.

Bij het syndroom van de testiculaire feminisatie ontbreken bij de genetische mannelijke foetus de receptoren voor het testosteron. De receptoren voor MIF zijn aanwezig, zodat de buizen van Müller in regressie gaan, terwijl het begin van de vagina en vulva zich in vrouwelijke richting blijven ontwikkelen (zie fig. 3.3). Een betere naam voor testiculaire feminisatie is: androgeeninsensitiviteitsyndroom (AIS). Bij deze discrepantie tussen mannelijk genotype en vrouwelijk fenotype spreekt men van mannelijk pseudo-hermafroditisme. Bij partiële stoornissen in testosteronreceptoren kunnen ingewikkelde mengvormen in het fenotype ontstaan.

Zeer zeldzaam zijn congenitale afwijkingen door stoornissen in de embryonale cloacasluiting, zoals bij exstrophia vesicae of bij de anus

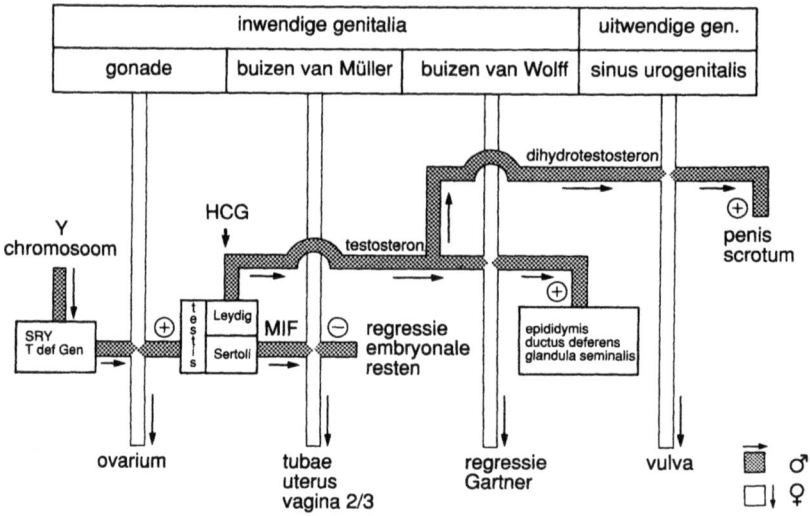

Figuur 3.3 *Geslachtsdifferentiatie. De ontwikkeling gaat in vrouwelijke richting, tenzij door een functionerende foetale testis een andere differentiatierichting wordt geïnduceerd (naar De Zegher, 1986).*

3.2 TRAUMA'S

vestibularis. Een verkleving van de labia minora kan ten onrechte de indruk geven van een congenitale afwijking (synechia vulvae, zie § 4.1.2).

3.2 Trauma's

Bij kinderen kan tijdens het spelen door een ongelukkige val een verwonding optreden. De rijke vascularisatie maakt dat zelfs bij kleine verwondingen veel bloedverlies optreedt of een groot hematoom ontstaat. Van groot belang is een exacte anamnese, om na te gaan of bij een dergelijke *'paalverwonding'* ook de kans heeft bestaan op een penetrerende verwonding. De moeder of de speelkameraadjes kunnen meestal vertellen hoe en waarop het kind terecht is gekomen. Wanneer de mogelijkheid bestaat van een penetrerende verwonding zal onderzoek onder narcose noodzakelijk zijn om eventuele penetratie naar de buikholte of het rectum op het spoor te komen. Kleine laesies hoeven niet te worden gehecht. Steeds zal men beducht moeten zijn op urineretentie door urethraoedeem. Grote hematomen worden niet geïncideerd doch behandeld met koude kompressen, waarna binnen enkele dagen de zwelling geleidelijk gaat verdwijnen.

Bij gevallen van *aanranding* of *verkrachting* is het beleid ervan afhankelijk of de vrouw aangifte wil doen. Is dat het geval, dan zal het onderzoek protocollair moeten geschieden met verzameling van bewijsmateriaal. In de grote steden zijn hiervoor afspraken gemaakt met de zedenpolitie. Voorop staat echter de opvang en begeleiding van het ernstige psychische trauma.

De uitgebreidheid van het onderzoek hangt af van de anamnestische gegevens. Laesies en hematomen worden nauwkeurig beschreven en vastgelegd. Speculumonderzoek is meestal noodzakelijk, ook voor verkrijging van mate-

---

Zij greep haar kans

Soms zorgt de natuur voor verwarring als tegelijkertijd zowel mannelijke als vrouwelijke geslachtskenmerken worden aangetroffen. Sinds eeuwen her spreekt men dan van een hermafrodiet. Ook de mythe over het ontstaan is al oud.

Hermaphroditus was de zoon van Aphrodite en Hermes. Zijn beide ouders waren in zijn goddelijk uiterlijk goed herkenbaar, maar het was niet aan hem besteed, hij moest niets hebben van de meisjes die hem bewonderden. Onder hen bevond zich de nymf Salmacis. Zij had hem vaak gezien als hij in de bossen op jacht was en ze had tevergeefs om zijn gunst geworven. Op een warme zomermiddag ontdekt ze dat hij, zich onbespied wanend, in een bosvijver in het water stapt om zich op te frissen na de jacht. Zij gooit haar kleren uit en springt bij hem in het water, 'omarmt hem ondanks zijn verzet, kust hem tegen zijn zin, streelt met haar handen onder water langs zijn tors vol onwil; zij klemt zich steeds, nu links, dan rechts tegen de jongen aan en houdt hem, hoe hij ook mag tegenstribbelen en rukken, hecht in haar greep. Hermaphroditus, koppig, onthoudt de nimf de lusten die ze najaagt. Zij roept vertwijfeld de goden aan die haar wens vervullen en hen beiden laat vergroeien. Aaneengeklit in stevige omhelzing zijn ze geen tweetal, maar een dubbel wezen dat noch vrouw noch man kan heten; het lijkt allebei en geen van beide.' Tot zover Ovidius in zijn Metamorfosen IV 274-388, in de vertaling van M. d'Hane-Scheltema.

Sinds mensenheugenis was men natuurlijk geïntrigeerd door de jongen die ondanks zijn fallus borsten krijgt en zelfs gaat menstrueren. Zo kan men bij een pasgeboren meisje met een ambigue genitaal gaan twijfelen: is er nu een te grote clitoris of is er toch sprake van een jongetje met een achtergebleven genitale groei?

riaal voor semenidentificatie en een gonorroekweek. De fornix posterior kan vooral gelaedeerd worden bij digitaal geweld. De anticonceptie zal vaak moeten worden veiliggesteld. De verdere begeleiding kan geschieden, als de vrouw dat wenst, in samenwerking met organisaties die hiertoe speciaal zijn opgericht.

Een trauma van geheel andere aard is de rituele besnijdenis die in sommige delen van Afrika, bijvoorbeeld in Somalië, nog plaatsvindt. Naar gelang de grootte van de infibulatie ('fibula' = doorn, de speld waarmee de wond bij elkaar werd gehouden) spreekt men van 'faraonische besnijdenis' of, bij een beperkte circumcisie, van 'sunna'. Afhankelijk van de uitgebreidheid van de circumcisie vindt men een litteken ter plaatse van de clitoris of een ernstige stenose van de introitus. Het gevolg van deze mutilatie kan zijn dat immissio niet kan plaatsvinden of dat er sprake is van een ernstige dyspareunie. Ook kan bij de partus een belemmering ontstaan. Zo nodig is de stenose relatief gemakkelijk diathermisch in de mediaanlijn te klieven. Ondanks alles is de culturele betekenis van de ingreep zo groot dat soms door allochtonen verzocht wordt om deze circumcisie te verrichten. Nederland volgt het beleid van Frankrijk en Engeland, waar dat wettelijk verboden is, niet alleen bij de pasgeborene maar ook post partum bij de moeder (de zogeheten reïnfibulatie).

Een ander etnologisch gynaecologisch probleem is het verzoek van Turkse en Marokkaanse meisjes om het hymen te herstellen voordat de huwelijksplechtigheid plaatsvindt. Niet geheel ten onrechte worden ernstige repercussies gevreesd wanneer door de echtgenoot of diens familie twijfel ontstaat of het hymen nog intact is.

Men bedenke dat in ongeveer 30-40% geen bloeding plaatsvindt bij de eerste coïtus! Het beste kan men dit verzoek bespreken tezamen met een maatschappelijk werkende die op de hoogte is van de culturele achtergronden. Meestal is een vriendin of vrouwelijk familielid al meegekomen en kan een praktische oplossing worden gevonden. Een chirurgische correctie van de carunculae tot een normaal hymen is echter niet mogelijk. Chirurgische schijnoplossingen die het gewenste effect zullen opleveren van de nuptiale bloeding zijn er wel, maar het stuit gynaecologen soms tegen de borst om mee te werken aan deze oplossing die zij als 'bedrog' beschouwen. Daar staat tegenover dat een islamitisch meisje, vanuit haar culturele achtergrond en ook op grond van de vaak reële bedreiging door haar omgeving, een duidelijke eigen stem heeft. Het probleem zal ook pas van de baan zijn als bij deze groep verdere emancipatie heeft plaatsgevonden.

3.3 Vulvitis

De ligging van de vulva maakt dat bacteriële infecties zeer gemakkelijk kunnen optreden. Toch komt vulvitis niet zo vaak voor, tenzij er sprake is van een verminderde weerstand of een speciale verwekker. Vaak is er dan sprake van vulvovaginitis. Niet zelden is er sprake van een seksueel overdraagbare aandoening of is er een verband met een huidafwijking op andere plaatsen. Samenwerking met de dermatovenereoloog is gewenst. Diabetes kan wel eens door vulvitis aan het licht komen. Bij kinderen komt seksueel misbruik vaker voor dan men vroeger dacht. Behoedzaam zal deze mogelijkheid soms moeten worden overwogen.

De anamnese geeft meestal aan of er sprake is van een acute of een chronische vulvitis. De symptomen wisselen, maar bestaan meestal uit pijn, jeuk, zwelling en soms dyspareunie. Bij onderzoek is er een diffuse zwelling van de labia. Soms is er een kenmerkend beslag of zijn er typische ulcera.

Branderigheid en pijn bij aanraken vormen bij *vestibulitis* soms de enige klacht. Bij nauwkeurige inspectie ziet men een fijne rode punctatie in het vestibulum, vooral op 5 en 7 uur. Dit klinische beeld is onlangs afgegrensd als 'vestibulodynie', ook wel vulvairevestibulitissyndroom (VVS) genoemd. Zie ook pagina 250. De oorzaak is nog niet opgehelderd. Bij microscopisch onderzoek vindt men een plasmocellulair ontstekingsinfiltraat rond kleine mucineuze kliertjes. De therapeutische waarde van lokale excisie is nog omstreden bij deze *vulvodynie* (zie ook pag. 250). Een gezamenlijke aanpak met een bekkenfysiotherapeut en een seksuoloog geeft soms nog de beste resultaten van dit syndroom, dat het dagelijks leven van jonge mensen ernstig kan verstoren. In sommige gevallen kan 'vestibulectomie', het verwijderen van het aangedane gebied, de oplossing bieden.

3.3.1 Bacteriële infecties

Ulceratieve infecties
Ulceratieve infecties zijn zeldzaam en komen voor bij lues, ulcus molle (Ducreyi) en tuberculose. *Lichen planus* is een zeldzame, oppervlakkige ulceratieve aandoening die ook kan worden aangetroffen in de vagina. Er zijn zeer ernstige klachten over pijn bij zitten en lopen, en van bloederige slijmige fluor. De seksualiteit is ernstig verstoord door de onmogelijkheid tot coïtus. Kenmerkend zijn de oppervlakkige, iets ulcererende, erosieve plekken in het vestibulum van de vulva en in de vagina, gelijkend op een schaafwond. Soms zijn er ook in de mond aan de binnenzijde van de wang typische netvormige afwijkingen. Histologische bevestiging van de diagnose is noodzakelijk. De oorzaak van deze 'desquamatieve vaginitis' is onbekend, een goede therapie is er niet. Lokale applicatie van corticoïden in een gel geeft soms enige verbetering. Pas na vele jaren kan een spontaan herstel optreden. Luetische ulcera zijn pijnloos en worden daarom zelden ontdekt. Bij de vrouw wordt de diagnose lues meestal pas gesteld in het secundaire stadium met vlakke roseolae. Evenmin ziet men in Nederland vaak lymphogranuloma venereum of ulcera van granuloma inguinale. Bij de ziekte van *Behçet* is er tevens sprake van ulceraties in de mond. Bij deze aften is er een relatie met oogafwijkingen en reumatische aandoeningen. Secundaire infec-

---

Het ging zo goed

Ze zitten samen tegenover me. Zij 22 jaar en volop in opleiding aan de PABO. In gedachten zie ik haar al voor me, voor de klas. Hij is wat ouder, een jaar of 26, en staat er al echt voor. Ze hebben na een jaar tobben de stoute schoenen aangetrokken. Eerst naar de huisarts, maar dat klikte niet, en vrijwel direct daarna naar de gynaecoloog. Met de tranen brandend achter haar ogen doet ze haar verhaal. Ze vrijen al enkele jaren en het ging zo goed. Maar vrij plotseling kwam er de pijn, eerst probeerde ze het te negeren maar nu gaat het echt niet meer. Als hij alleen maar naar haar wijst verkrampt ze al. Gelukkig is hij lief en begrijpend maar toch ... Met enige moeite laat ze zich toch goed nakijken nadat ik beloofd heb haar geen pijn te doen. Ze kan haar bekkenbodem nog wel ontspannen, maar inderdaad, alleen maar wijzen ernaar doet haar al krampen. De bevindingen zijn klassiek voor een vestibulodynie. Het aanraken met een wattenstokje doet al gemeen pijn en er zijn duidelijk rode gebiedjes in het vestibulum even uit de mediaanlijn. Kweken worden toch maar gedaan maar blijken zoals verwacht niks op te leveren. Het valt nog niet mee om de genese van de vestibulodynie aan het kritische stel uit te leggen en 'het zit toch niet tussen m'n oren dokter' valt enkele malen. Het feit dat het, zoals zo vaak, ook bij haar na een schimmeltje is begonnen overtuigt haar uiteindelijk. Er wordt uiteindelijk voor een gecombineerde behandeling van seksuoloog en bekkenbodemfysiotherapeut gekozen en eerst maar eens een periode helemaal niet proberen te vrijen. Ik kijk op de achtergrond mee. Gelukkig treft ze het met haar beide behandelaars en klikt het goed maar toch duurt het zeker een halfjaar voordat het weer goed gaat. En nog steeds is het niet zoals vroeger zegt ze. Ik moedig haar aan en ben optimistisch maar is dat terecht?

ties als gevolg van een *allergische dermatitis* ziet men bij het gebruik van deodorants, contraceptieve crèmes of condooms. Secundair kan vulvitis optreden bij vaginitis als gevolg van irritatie door bijvoorbeeld Trichomonasfluor. De bijkomende jeuk vergroot de irritatie. Primaire behandeling van de vaginitis brengt de oplossing. Soms kan duidelijke verlichting verkregen worden van de vulvitis door applicatie van het adstringerende Veielsdepwater, al of niet met 1% chloorhexidine. Bij atypische beelden moet men denken aan een HIV-infectie.

Bartholinitis

De glandula Bartholini bevindt zich onder het labium majus. De opening van de uitvoergang ligt nauwelijks zichtbaar in het vestibulum, aan de binnenzijde van het labium minus vlak naast de hymenale ring, op 5 en 7 uur. De ontsteking heeft een acuut verloop en wordt veroorzaakt door een menginfectie van Escherichia coli met streptokokken of stafylokokken. Gonorroe is lang niet altijd in het spel. De acute ontsteking geeft zwelling en secreetretentie die spoedig overgaat in abcedering. De patiënte heeft hevige pijn, hoge koorts, loopt moeilijk en zit nog maar op één kant.

Onderzoek
Het labium majus is vooral in het dorsale gedeelte diffuus gezwollen ter grootte van minstens een kippenei. Het labium minus is in de zwelling opgenomen. De huid is rood, glanzend en gespannen. Door de pijn is fluctuatie nauwelijks te onderzoeken, toch zal men moeten differentiëren van een ander lokaal ontstekingsproces, zoals perifolliculitis of hidradenitis.

Therapie
Na enkele dagen vindt spontane perforatie plaats, doch vanwege de pijn kan men daar niet altijd op wachten. Antibiotica komen meestal te laat, vertragen het beloop en zijn daardoor niet aangewezen. In de acute fase en bij aangetoonde fluctuatie is incisie en drainage geïndiceerd. Aan de binnenzijde van het labium kan met een puntmesje een incisie van 1 à 2 cm worden gemaakt in de lengterichting, waarna de overvloedige pus wegstroomt en de pijn is verdwenen. Lokale anesthesie hierbij is moeilijk, maar nauwelijks noodzakelijk. Lidocaïne-infiltratie is pijnlijk en geeft het risico van cellulitis, terwijl chloorethyl pijnlijker is dan de incisie zelf. Narcose heeft het voordeel dat een ruime blijvende opening kan worden gemaakt, door marsupialisatie. De

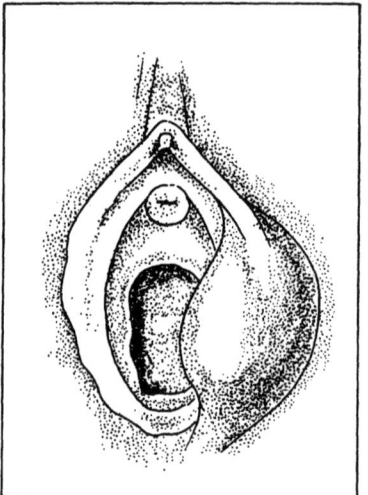 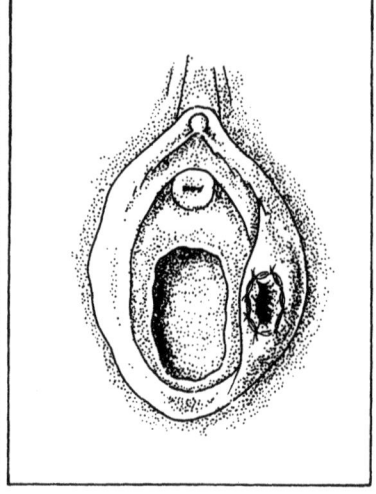

Figuur 3.4 *Marsupialisatie van een cyste van Bartholin.*

kans op een recidief is hierna minder groot, zodat simpele incisie als een noodoplossing moet worden beschouwd. De patiënte kan meestal zelf thuis met behulp van een handdouche of een zitbad met zout water en frequente vochtige verbandwisseling tot een spoedige genezing komen. Later, in de rustige fase, kan worden beslist over de verdere behandeling. Worden er geen afwijkingen meer gevonden, dan kan worden afgewacht. Bij een cyste of een recidief is marsupialisatie zeker de beste keuze (fig. 3.4). Een huidrondje ter grootte van een kwartje wordt aan de binnenzijde van het labium afgeprepareerd, waarna de cyste wordt geïncideerd. De cystenwand wordt nu met geknoopte hechtingen met de huid verbonden. Na enige tijd bereikt deze nieuwe afvoergang weer de normale afmetingen. De functie van de klier blijft zo behouden en de ingreep is ook minder laederend dan een totale extirpatie van de klier.

Folliculitis

Evenals in de axilla kan een uitgebreide folliculitis en hydradenitis optreden. Deze ontsteking met multipele pustels en abcesjes is moeilijk goed te behandelen. Incisie en drainage resulteren in lelijke littekens en holtetjes die snel weer ontsteken. Uitgebreide excisie vormt een oplossing, doch eerst kan altijd het vaak gunstige effect worden geprobeerd van een ovulatieremmer met anti-androgeen effect, zoals het cyproteron. Als primaire oorzaak moet de ziekte van Crohn worden overwogen.

3.3.2 Virale infecties

Papillomavirus (HPV)

Het papillomavirus komt frequent voor en veroorzaakt condylomata acuminata (zie pag. 35) en vrijwel zeker ook het intra-epitheliale carcinoom (VIN). Met moderne DNA-hybridisatietechnieken kunnen verschillende soorten van het HPV worden onderscheiden, die elk een andere pathogeniteit bezitten. Bij het cervixcarcinoom wordt hier verder op ingegaan.

Herpesvirus

Er is een toename van de incidentie van deze seksueel overdraagbare aandoening, die meestal veroorzaakt wordt door het herpessimplex-2-virus, in 20% door het type HSV-1. Voorafgaande aan de eruptie van de vesiculae zijn er prodromale symptomen van lokale branderigheid, gevoeligheid en algemene verschijnselen van neuralgie in bekken en benen. Na enkele dagen verschijnen de blaasjes die veranderen in zeer pijnlijke ulcera met een kenmerkend aspect: rond tot ovaal, iets verheven, op aften gelijkend, met een rode hof om een geel centrum. De zwelling en het purulente beslag kunnen zo imponerend zijn dat aan een maligniteit wordt gedacht. Koorts, hoofdpijn en algemene malaise zijn gebruikelijk. De pijn is zeer hevig en maakt sterke analgetica noodzakelijk. Na 48 uur mindert de pijn, om na zeven dagen te verdwijnen. Het klinische beeld kan worden bevestigd door een viruskweek. Cytologisch onderzoek van een deppreparaat geeft een karakteristiek celbeeld. Typering is van belang omdat bij HSV-1 de kans op recidief zeer klein is. Serologisch kunnen na drie weken antilichamen worden aangetoond. Subklinische infecties komen vaak voor, want bij epidemiologisch onderzoek worden verhoogde titers gevonden zonder dat klinische infecties zijn doorgemaakt. Serologisch onderzoek heeft geen waarde voor de diagnostiek van een recidief.

Therapie
Een specifieke behandeling ontbreekt. Vochtig verband met Burow-water geeft verlichting, maar vooral warme zitbaden, gevolgd door drogen met een haarföhn. Bij urineretentie is mictie in een warm bad een ongebruikelijke maar voor de patiënte weldadige oplossing. Soms is een tijdelijke blaaskatheter niet te vermijden. Zalf en andere lokale behandelingen geven vaak meer pijn en irritatie dan verlichting. De waarde van behandeling

met aciclovir is omstreden. Dit middel komt wel in aanmerking bij patiënten met een verminderde weerstand. Het gevaar van zelfinoculatie, vooral van de ogen, is aanwezig, zodat de patiënte hierover duidelijk moet worden geïnstrueerd. Sterke analgetica zijn de eerste dagen noodzakelijk, waarbij het voor de patiënte geruststellend kan zijn dat de pijn zeker zal verdwijnen na enkele dagen. Een (primo-)infectie met herpes in de zwangerschap kan tot een ernstige situatie leiden wanneer de vrouw met bestaande vulvalaesies in partu zou komen, wegens de risico's voor het kind. Een sectio wordt dan noodzakelijk om een gevaarlijke baringsweg te vermijden. Herpesvulvitis is berucht wegens kans op recidieven; het virus blijft rusten in zenuwganglia, ondanks de aanwezige antilichamen. De recidieven zijn minder pijnlijk en het beloop is korter van duur. Tussen de recidieven door is de patiënte meestal niet besmettelijk en het virus ook niet aantoonbaar. Bij frequente exacerbaties kan langdurige profylaxe met aciclovir worden overwogen.

Molluscum contagiosum
Kenmerkend zijn de kleine, pijnloze papels met een naveltje van een ingezonken centrale kazige witte kern. Ze worden ook gevonden aan de binnenzijde van de dij en elders op de huid. Ze worden veroorzaakt door een soort pokkenvirus. Ze verdwijnen meestal vanzelf binnen twee maanden en kunnen eventueel worden uitgecuretteerd.

HIV-aids
Door de verminderde immuniteit is de kans vergroot dat verschillende virale infecties uitgebreider en atypisch tot uiting kunnen komen, zoals herpes en VIN.

3.3.3 Schimmelinfecties

De schimmel *Candida albicans* komt overal voor, zodat er predisponerende factoren moeten zijn om de infectie in de vulva manifest te maken. Bij de Candida-vaginitis wordt hierop nader ingegaan, want er is altijd sprake van vulvovaginitis.

Symptomen
Opvallend is de pijnlijke, zeer uitgesproken jeuk. Bij onderzoek valt de felrode, iets glanzende huid op, met een typisch beslag van kleine klonterige witte fluor. De labia minora zijn oedemateus. Bij de chronische vorm, diabetes of adipositas toont de huid verdikking en lichenificatie met smalle fissuren. De diagnose wordt zo nodig bevestigd door middel van het KOH-preparaat (zie fluoronderzoek, § 4.2.1).

Therapie
Penselen met gentiaanviolet 2% in water, hoe ouderwets ook, geeft terstond verlichting en bij herhaalde toepassing ook genezing. Grote voorzorg is echter nodig om te voorkomen dat niet alles onder de intense, nauwelijks te verwijderen kleurstof komt. Meestal geeft men daarom de voorkeur aan specifieke antimycotica zoals imidazolcrème. Vrijwel altijd zal er ook Candida-vaginitis zijn die tegelijkertijd moet worden behandeld (zie § 4.2.2).

3.3.4 Parasitaire infecties

Schaamluizen (pediculosis pubis) kunnen de oorzaak zijn van een secundaire vulvitis en zijn gemakkelijk herkenbaar, wanneer men aan de mogelijkheid denkt. Scabies is in Nederland zeldzaam. Bij kinderen kunnen vulva-irritaties ontstaan door oxyuren.

3.3.5 Hormonale oorzaken van vulvitis

Voor de puberteit en na de menopauze is het epitheel van de vulva gemakkelijk kwetsbaar. Vooral bij kleuters kan een vulvitis ontstaan door verkeerde reiniging en defecatie of andere verontreiniging (zandbakvulvitis). Oudere vrouwen kunnen komen met klachten inzake een pijnlijke vulva en dyspareunie. Niet zelden blijkt dit laatste de hoofdklacht. Bij deze *atrofische vulvitis* vindt men behoudens een lichte roodheid, een atrofische huid en een relatief nauwe introitus geen specifieke afwijkingen. Lokale toepassing van oestrogeenhoudende crèmes geeft meestal een bevredigende oplossing.

3.4 Dermatologische afwijkingen

Alle chronische, jeukende huidafwijkingen van de vulva, al of niet gepaard met een witte *verkleuring*, werden tot voor kort samengevat onder de naam 'dystrophia vulvae'. Men onderscheidde een atrofische, een hypertrofische en een gecombineerde vorm. Dystrofie is echter een weinig specifiek, wat verwarrend begrip. In internationaal overleg is men nu gekomen tot de volgende indeling:
- lichen sclerosus;
- squameuze hyperplasie;
- andere dermatosen.

Elk van deze drie vormen kan al of niet gepaard gaan met epitheelatypie. Dan spreekt men van vulvaire intra-epitheliale neoplasie (VIN). Deze wordt in drie graden ingedeeld: VIN 1 (lichte dysplasie), VIN 2 (matige dysplasie) en VIN 3 (ernstige dysplasie). Meestal zal men pas tot een diagnose kunnen komen na pathologisch-anatomisch onderzoek. Een *vulvabiopsie* verricht men als volgt: alvorens de biopsieplaats met een dun naaldje te infiltreren met lidocaïne, laat men op de gevoelige punctieplaats eerst wat lidocaïnezalf inwerken. Vervolgens wordt geponst, met een disposable stansje met een diameter van 3-5 mm. Vervolgens wordt met een fijn pincetje het pijpje weefsel uitgelicht door het vast te pakken met een klein chirurgisch pincetje in de subcutis, waarna de subcutis vervolgens met een scherp schaartje wordt gekliefd. Zo wordt het oppervlak niet beschadigd voor diagnostiek en heeft de patiënte tijdens en na de ingreep nauwelijks hinder. Meestal is aanstippen met een $AgNO_3$-stift voldoende.

Lichen sclerosus

Bij lichen sclerosus ziet men een kenmerkend beeld: de vulva toont een witte verkleuring van de gladde, glimmende atrofische huid, de labia minora zijn verdwenen en de introitus is soms vernauwd. De afwijking breidt zich meestal achtvormig uit rond de anus, maar nooit in de vagina. In tegenstelling tot de gewone atrofie kan men deze afwijking ook bij een kind vinden. Het gevaar is dat de juiste diagnose wordt gemist en dat ten onrechte de verdenking van seksueel misbruik ontstaat. Bij histologisch onderzoek vindt men onder een zeer smalle epidermis kenmerkende veranderingen van de subcutis door hyalinisatie en verlies van fibrillaire structuren. Er zijn soms ook afwijkingen in kernbeeld en opbouw die passen bij VIN.

Therapeutisch is de jeuk goed te bestrijden met hydrocortisoncrème 1%. Vrij vaak wordt meteen gebruikgemaakt van clobetasolzalf 0,02%, waarmee vrijwel altijd de jeuk verdwijnt. De zalf moet eens per dag worden geappliceerd en meestal adviseert men de behandeling in het weekeinde te onderbreken. Er is in tegenstelling tot andere dermatologische indicaties geen bezwaar om deze behandeling zeer lang te continueren. Wanneer goede controle is bereikt, kan volstaan worden met zesmaandelijkse controle gezien het risico van het ontstaan van maligniteit. Er moet dan een lage drempel zijn om opnieuw te besluiten tot een biopsie bij hardnekkige lokale ontstekingsverschijnselen, zoals een ragade. Een enkele keer ontkomt men niet aan het besluit tot chirurgische verwijdering van het aangedane gebied. Een dergelijke kleine vulvectomie geeft een afdoende oplossing voor de soms obsederende jeuk en geeft tevens de mogelijkheid tot volledig pathologisch-anatomisch onderzoek. Het anatomische en functionele resultaat is meestal beter dan men veronderstelt. Men voorkomt tevens het risico dat ondanks alle grondige controles het ontstaan van een vulvacarcinoom over het hoofd wordt gezien.

Squameuze hyperplasie

Bij de squameuze hyperplasie (hyperplastische dystrofie) vindt men een verdikking van de huid met hyperkeratose en ragaden, lokaal of diffuus, al of niet wit van kleur. Bij histologisch onderzoek vindt men een verbreding van de epidermis in alle lagen met een onderliggend rondkernig infiltraat. Soms is er een duidelijke stoornis in de opbouw (VIN). De patiënte klaagt over jeuk die al jaren bestaat en soms ontstaan is op grond van een seniele atrofie.

Overige dermatosen

Bij de overige dermatosen vindt men specifieke dermatologische aandoeningen. In de differentiële diagnose zal men ook algemene huidaandoeningen moeten betrekken zoals lichen simplex en lichen planus. Samenwerking met de dermatoloog is noodzakelijk. Zo komt *psoriasis* solitair voor op de vulva: de dofrode, niet scherp begrensde, iets verheven plekken met witte schilfertjes worden door de gynaecoloog niet gauw als zodanig herkend. De typische VIN-laesies kunnen als zodanig miskend worden (zie § 3.7.3).

3.5 Pruritus vulvae

Hardnekkige jeuk van de vulva kan de arts voor grote problemen stellen. Wanneer voor het symptoom geen oorzaak wordt gevonden, wordt de klacht een ziekte op zichzelf. De vicieuze cirkel is duidelijk. Jeuk roept een krabreactie op, waardoor irritatie ontstaat en vervolgens een ontstekingsreactie. Doorbreken van deze cirkel door vaststelling van de oorzaak is de enige oplossing. Men zal niet alleen naar oorzaak maar ook naar lokalisatie moeten differentiëren: vulva, vagina of perianaal. Systematisch zullen verschillende oorzaken moeten worden uitgesloten:
– vaginale oorzaken (uitgebreid fluoronderzoek);
– vulvaire oorzaken zoals in dit hoofdstuk ter sprake komen;
– perianale oorzaken;

– allergische oorzaken, waarbij gedacht moet worden aan kunststof ondergoed, wasmiddelen en sprays, maar ook aan medicamenten;
– urologische oorzaken, zoals incontinentie of glycosurie;
– gegeneraliseerde aandoeningen, zoals bij avitaminosen, anemie, leverafwijkingen.

Psychogene oorzaken van deze lokale neurodermatitis mogen niet te snel worden verondersteld.
Wanneer geen oorzaak kan worden gevonden, is een lokale behandeling met antimycotica toch verantwoord, omdat de schimmelinfectie niet altijd gemakkelijk is vast te stellen. Hetzelfde geldt voor een behandeling met antihistaminica of hydrocortisonzalf.
Een uitvoerige seksuele anamnese kan allerlei oorzaken aan het licht brengen, waarbij gedacht wordt aan schuldgevoelens wegens masturbatie en vrees voor geslachtsziekten. Overleg met de dermatoloog kan soms tot de oplossing leiden, bijvoorbeeld wanneer de ziekte van Fox-Fordyce wordt herkend (retentie van apocriene zweetklieren).

3.6 Vulvoperineale dysesthesie

Bij oudere vrouwen komt een niet goed begrepen syndroom voor van pijnklachten, voornamelijk gelokaliseerd in het perineum, die maken dat men op één bil moet gaan zitten. Opvallend is dat de pijn nogal eens merkwaardig omschreven wordt: 'Het krioelt daar binnen', of 'Het is alsof er een schroef draait.' Soms zijn er vroeger prolapsoperaties uitgevoerd waarvan nog littekens te vinden zijn. Meestal vindt men bij palpatie, ook van het septum rectovaginale, geen afwijkingen. Het kan een invaliderende en niet te behandelen aandoening zijn waarbij veelal ook specifieke pijnbestrijding door pijnbehandelaars geen oplossing kan bieden.

3.7 Tumoren

3.7.1 Cysten

Bij palpatie is het verschil tussen cyste of tumor lang niet altijd duidelijk. Een *Bartholincyste* bevindt zich in het achterste gedeelte van het labium majus. Op dezelfde plaats kan zich een epitheliale *inclusiecyste* vanuit de vaginawand bevinden. In de huid van het labium majus komen nogal eens *retentiecysten* voor van talgklieren, herkenbaar door lichtgele, vlak onder de dermis gelegen, ronde of ovale cystetjes.
Een cysteuze tumor in het vetweefsel van het labium majus is meestal een *lipoom*; vaster is een *fibroom* of een *myoom*, uitgaande van de vezels van het ligamentum rotundum. De peritoneale *cyste van Nuck* komt voor, evenals een herniatie van een omentumslip in deze processus vaginalis van het peritoneum.

3.7.2 Benigne tumoren

Condylomata acuminata zijn multipele kleine, smalle, weke papillomateuze woekeringen, die zich uitbreiden in de vagina en op het perineum. Aanvankelijk zijn het er enkele, later talloze. De virale oorzaak blijkt ook uit het gelijktijdig voorkomen bij de partner. Vaak is er sprake van fluor en dyspareunie. Ze worden veroorzaakt door HPV, meestal type 6 of 11, zodat ook andere SOA's moeten worden uitgesloten. Bij kinderen is digitale infectie door de moeder mogelijk, doch aan seksueel misbruik moet worden gedacht. Spontane verdwijning treedt op, doch meestal wil de patiënte het spontane beloop niet afwachten. Podofyllotoxine bestaat in twee vormen te weten een aanstipvloeistof en een zalf die beide door de patiënte zelf kan worden aangebracht. Nieuw is imiquimod, een immunomodulerende crème; de ervaringen ermee zijn nog gering. Aanstippen met trichloorazijnzuur 50% na applicatie van lidocaïnezalf is ook zeer effectief. Soms is het aantal te groot en zal er moeten worden overgegaan tot diathermie of lasercoagulatie onder narcose, of tot excisie indien het een groot aaneengesloten gebied betreft. Een lokale verstoring van de immuniteitsreacties in de huid is de oorzaak van het onvoorspelbare beloop van deze infectie met het papillomavirus. De ervaring met interferon is nog gering.
Condylomata lata ziet men zelden in Nederland. De brede, weke, vlakke papels met een glad nattend oppervlak zijn onmiskenbaar voor de diagnose lues II.
Een *hidradenoom* ontstaat uit apocriene zweetklieren en is een kleine circumscripte cysteuze tumor onder de huid. Excisie is voldoende, verwarring op grond van het histologische beeld met een adenocarcinoom is mogelijk.
Endometriose kan zich als een vaste tumor voordoen, aan de bovenzijde van het labium majus of in een litteken van een episiotomie of ruptuur. Vaak is er een duidelijke pijnafhankelijkheid van de cyclus.
Een *benigne naevus* komt nogal eens voor en kan op deze plaats beter worden verwijderd. Pigmentverschuiving (lentigo) is herkenbaar als een grillige niet-verheven hypergepigmenteerde plek, zonder palpabele structuurveranderingen. Excisie is niet noodzakelijk.
Een *caruncula urethrae* is een ectropion van het urethraslijmvlies, dat zich voordoet als een rode, papillaire tumor op zes uur van het ostium urethrae. Er kunnen klachten zijn van irritatie. In dat geval is diathermische excisie en pathologisch-anatomisch onderzoek noodzakelijk.

3.7.3 Maligne tumoren

Maligne tumoren van de vulva zijn zeldzaam en vormen slechts 5% van alle maligne vrouwelijke genitale tumoren. Opmerkelijk is het voorkomen juist op hoge leeftijd. Op grond van histologisch onderzoek onderscheidt men verschillende typen.
Het *plaveiselcelcarcinoom* is de meest voorkomende maligne vulvatumor en vertoont meestal een duidelijke differentiatie met

hoornparels. Men kent ook een verrukeuze vorm, die alleen lokaal infiltreert zonder metastasen op afstand te geven. De tumor wordt meestal aangetroffen in een dystrofisch gebied met witte verkleuring en atrofie of hyperplasie. Een omringende normale dermis komt echter voor. Het voorstadium, een carcinoma in situ, is macroscopisch in verschillende vormen bekend. Het kan gevonden worden op jonge leeftijd in de vorm van een papulaire hyperkeratose met pigmentverschuiving (ziekte van Bowen) of, op latere leeftijd, als een scherp omschreven verheven rood gebied. Net als bij de cervix heeft men alles onder één noemer gebracht en spreekt men tegenwoordig van VIN (vulvaire intra-epitheliale neoplasie).

Bij VIN komt de patiënt met klachten van plaatselijk scherp omschreven jeuk van de vulva, dyspareunie en met de klacht van hinderlijk zichtbare papillaire veranderingen aan de vulva. Bij onderzoek wisselt het beeld van condylomateuze hyperkeratotische wratjes tot een vlekkerige verkleuring met velden van fijne fluwelige witte papilloompjes waartussen gehyperpigmenteerde gebieden. De aandoening breidt zich nogal eens perianaal uit en wordt veroorzaakt door het humane papillomavirus, meestal HPV-type 16 of 18. De ernst van de afwijking zal moeten worden vastgesteld op basis van verscheidene biopten. Als de situatie aldus in kaart is gebracht ('mapping') zal men het beleid kunnen bepalen. Gezien de uitbreiding zal men zich meestal kunnen beperken tot verwijdering van de meest hinderlijke en afwijkende gebieden door oppervlakkige excisie, mits geen infiltratie is vastgesteld. Laserdestructie leidt nogal eens tot een pijnlijk litteken. Spontaan herstel komt zelden voor en de ernstige functionele beperkingen in de seksualiteit maken het tot een ernstige aandoening die diep ingrijpt in het bestaan van de vaak jonge vrouw, terwijl adequate behandelingsmogelijkheden beperkt en vaak mutilerend zijn. In het uiterste geval zal men besluiten tot een 'skinning vulvectomy', met bedekking van het ontstane defect met een huidtransplantaat.

Het *basalecelcarcinoom* is zeldzamer dan het plaveiselcelcarcinoom. De diagnose wordt meestal pas bij histologisch onderzoek gesteld. Wegens het ontbreken van de kans op lymfekliermetastasen kan de tumor behandeld worden met lokale ruime excisie.

Een *adenocarcinoom* is vrijwel altijd afkomstig van de glandula Bartholini en meestal reeds herkenbaar door zijn lokalisatie. Op oudere leeftijd zal men een cyste op deze plaats altijd extirperen.

De *ziekte van Paget* is nog zeldzamer dan bij de tepel. Het karakteristieke aspect van dit intra-epitheliale adenocarcinoom is een rood, niet scherp omschreven gebied, vochtig en erosief, waarin grillige epitheeleilandjes voorkomen. Zo mogelijk verdient ruime excisie de voorkeur, omdat er nogal eens sprake is van een primaire tumor die uitgaat van een van de zweetkliertjes. Het proces groeit echter zeer langzaam en metastaseert zelden, zodat men bij een hoogbejaarde vrouw niet meteen tot chirurgie hoeft over te gaan.

Melanoom is zeer zeldzaam en ook in dit gebied berucht door de snelle metastasering en slechte behandelingsresultaten. Omdat een naevus pigmentosus in dit gebied een relatief grotere kans zou hebben om maligne te ontaarden, kiezen velen voor een profylactische verwijdering van een naevus, ook bij het ontbreken van klachten.

Symptomatologie

Jeuk en branderigheid vormen geruime tijd de enige klacht. Pijn is een laat symptoom. Soms heeft de patiënte zelf een tumortje of ulcus ontdekt. Een oudere vrouw, die nogal eens stram en adipeus is, onderzoekt zelden de vulva nauwkeurig, waardoor de tumor soms een duidelijke grootte heeft bereikt. Zij moet ook een duidelijke gêne overwinnen om met vulvaklachten haar huisarts te bezoeken. Ook is er nogal eens iatrogeen uitstel van de diagnose. Jeuk aan de vulva eist onderzoek en geen recept voor zalf.

Diagnose

Bij inspectie is vaak de diagnose al meteen

duidelijk door een exofytisch ulcus. Een biopsie geeft de noodzakelijke histologische diagnose. Heeft men te maken met een dystrofische afwijking, dan wordt de diagnose veel moeilijker te stellen. Pigmentverschuiving, papulae, ragaden en kleine ulcera zijn verdacht en nopen tot histologisch onderzoek; voor cytologie is geen plaats.

Uitbreiding en stadiëring
De tumor bevindt zich meestal op het labium majus, soms multipel (kissing ulcus). Vooral bij lokalisatie op de clitoris kan spoedig de urethraopening worden bereikt. Naast de uitbreiding per continuitatem, zoals naar perineum en vagina, breidt het plaveiselcelcarcinoom zich lymfogeen uit naar de liesklieren. Het kruisen van de lymfebanen in de mons veneris maakt dat met metastasering naar de contralaterale lies rekening moet worden gehouden. Onderzoek heeft duidelijk gemaakt dat positieve bekkenlymfeklieren vrijwel nooit voorkomen bij negatieve liesklieren. Palpatie van de liezen kan informatie geven of metastasen zijn opgetreden. Men zal dan noteren in hoeverre er nog mobiliteit ten opzichte van de onderlaag bestaat. Wanneer geen verdachte lymfeklieren in de liezen kunnen worden gepalpeerd, zijn metastasen aldaar echter allerminst uitgesloten. De kans op lymfogene metastasering is duidelijk afhankelijk van de grootte en de differentiatiegraad van de primaire tumor, vandaar dat de diameter – 2 cm – een belangrijke rol speelt bij de FIGO-stadiëring (zie aldaar, § 1). Zeer kleine tumoren, zoals het micro-invasief carcinoom van de vulva, kunnen reeds zeer vroeg lymfogeen gemetastaseerd zijn, zodat bij micro-infiltratie van meer dan 1 mm daarmee met het therapieplan rekening moet worden gehouden. De stadiëring wordt voltooid door een inwendig rectovaginaal onderzoek. Cytologie van de cervix is vooral van belang wegens het multipel voorkomen van maligniteit in dit gebied. Fout-positieve cervixcytologie door contaminatie kan misleidend zijn. Hematogene metastasen komen laat voor. Meestal overlijdt de patiënte bij een groot recidief aan de

---

Ik word er gek van, dokter!

Mevrouw Van der Heiden is 78 jaar en houdt altijd haar hoedje op tijdens het halfjaarlijks onderzoek. Ik heb haar van mijn voorganger 'geërfd'. Ze heeft een vervelende lichen sclerosus die soms een hele tijd rustig is maar bij tijd en wijle de kop weer opsteekt. Met name de jeuk hindert haar dan zeer: 'Ik word er gek van, dokter.' Vandaag is ze opstandig en bozig op het lot dat haar heeft opgezadeld met deze vervelende ziekte die nooit overgaat en haar het leven vergalt. En weet u dokter, 'je kunt er met niemand over praten'. Ik hoor blijkbaar niet tot iemand, denk ik even, maar ik ga na deze tirade toch maar over tot de inspectie. Ik schrik ervan deze keer. Het is veel onrustiger dan anders en de sporen van mevrouw Van der Heidens nagels zijn her en der tot bloedens toe herkenbaar. Naast de bekende wittige en atrofische gebieden zijn er nu ook enkele kleine ulcera. Sporen van nachtelijke krabpartijen of toch een beginnende maligniteit? Ik kan mijn ongerustheid niet verbergen voor mevrouw Van der Heiden. Ze kent me te goed na zeventien jaar. Bij het poliklinisch genomen biopt is ze opvallend coöperatief, alsof ze begrijpt dat het nu serieus is. Helaas moet ik haar na een week vertellen dat het foute boel is: in een der biopten is een plaveiselcelcarcinoom gevonden.

Ik zie haar pas na een halfjaar weer terug. Ze is behandeld in het academisch ziekenhuis en heeft een radicale vulvectomie ondergaan. Had het niet wat minder gekund, denk ik. Gelukkig geen nabestraling. Ze heeft een jas of misschien wel twee jassen uitgedaan en het is opeens een broos oud dametje geworden. Maar, zo vertrouwt ze me toe, ik ben wel van die verhipte jeuk af! Ik kijk haar na als ze de polikliniek uitloopt. Haar hoedje staat een beetje scheef lijkt me.

sepsis van een lokale ulceratie of aan een arteriële bloeding door erosie van de a. femoralis.

Therapie en prognose

Chirurgische behandeling is de therapie van keuze. De uitgebreidheid van de ingreep kan per geval verschillen, afhankelijk van de grootte en lokalisatie van de tumor. De standaardbehandeling bestaat uit ruime excisie van de tumor met unilaterale of bilaterale inguinofemorale lymfadenectomie via gescheiden incisies ('triple-incision technique'). Postoperatieve therapie wordt gegeven bij meer dan één lymfkliermetastase of bij één kliermetastase met extranodale tumorgroei. Alleen bij zeer geringe infiltratie (< 1 mm) kan men volstaan met lokale excisie. Ook bij een grotere tumor is er lang niet altijd sprake van lieskliermetastase, zodat men zoekt naar een goede methode om zonder uitgebreide incisie vast te stellen of er reeds metastasen in de liezen zijn. Palpatie van het liesgebied is hiervoor volstrekt onvoldoende. Meer mogelijkheden biedt onderzoek van de schildwachtklier. Deze kan in de lies zichtbaar gemaakt worden met behulp van een radioactieve markeerstof die in de buurt van de tumor wordt ingespoten. De sensitiviteit van dit onderzoek, die hoog lijkt, zal pas duidelijk worden na een langere follow-up van de patiënten; daarom vindt deze behandelingsstrategie nog steeds in trialverband plaats. Bij een grote mediaan gelokaliseerde tumor met palpabele lieskliermetastase zal men in het algemeen nog steeds kiezen voor verwijdering en bloc. Een dergelijke radicale vulvectomie heeft echter een grote morbiditeit wat betreft wondgenezing en lymfoedeem van de extremiteiten.

Wanneer de klieren zonder metastasen blijken, kan men rekenen op een vijfjaarsoverleving van 85 à 90%. Bij positieve klieren daalt de curatiekans tot 50%, bij extranodale groei of bij dubbelzijdige lieskliermetastases zelfs tot 25%. In vergevorderde stadia zal men kiezen voor chemoradiatie. Het is zeer de vraag of aansluitende bekkenlymfadenectomie de curatiekans vergroot. Hoe dan ook is regelmatige controle van het resterende vulvoperineale gebied nodig, gezien het frequent voorkomen van een nieuwe tumor.

Bij het melanoom zal men de chirurgische therapie zeer beperkt houden omdat bij positieve lymfklieren meestal reeds hematogene metastasering is opgetreden.

De klassieke patiënte met een vulvacarci-

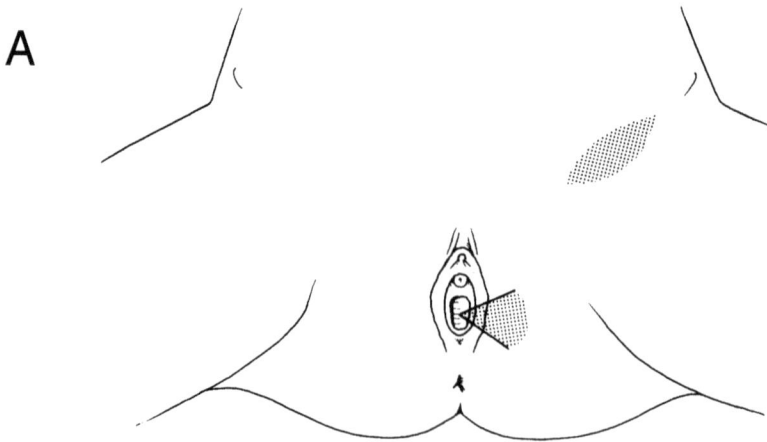

Figuur 3.5 *Operatieve behandeling vulvacarcinoom. Lokale excisie van de vulvatumor met ipsilaterale lieslymfadenectomie via een gescheiden incisie.*

noom is ouder dan zeventig jaar, heeft adipositas, hypertensie en nogal eens diabetes. Al deze factoren geven meer kans op morbiditeit bij de chirurgische behandeling, maar ook bij een verhoogd risico heeft optimale chirurgie de voorkeur want een recidief na een te kleine ingreep is meestal niet meer curatief te behandelen. De afweging van de kans op curatie en de kans op ernstige morbiditeit is uiterst moeilijk, ook daarom is centralisatie van de behandeling gewenst.

Kernpunten

- Vestibulodynie is een chronisch pijnsyndroom van onbekende oorzaak, waarbij een multidisciplinaire benadering met inschakeling van fysiotherapeut en seksuoloog de voorkeur heeft.
- De symptomatologie van de meeste vulva-afwijkingen is zeer atypisch en niet indicatief voor een specifieke diagnose.
- Een goede coöperatie tussen dermatoloog en gynaecoloog kan bij vulva-afwijkingen zeer nuttig zijn.
- Het overgrote deel van de benigne vulva-afwijkingen valt met corticosteroïden bevattende zalf en crème van verschillende sterktes goed onder controle te houden.
- De vroege stadia van vulvamaligniteiten hebben een goede prognose, mits adequaat behandeld.
- Bij het overgrote deel van de vulvamaligniteiten treedt voor de diagnose wordt gesteld een aanzienlijke 'patient's en doctor's delay' op.
- Bij maligne vulvatumoren is chirurgie de hoeksteen van de behandeling, ook bij oude en niet-fitte patiënten.

4 Vagina

De vagina is circa 12 cm diep en verloopt schuin naar achteren in de richting van het sacrum. Normaliter is er slechts een virtueel lumen en liggen de wanden tegen elkaar. Men onderscheidt voor-, achter- en zijwanden, en een voorste en achterste gewelf *(fornix)*. De plooien in de wand noemt men de *rugae*.
De vagina heeft een stevige, 3 mm dikke wand, bestaande uit voornamelijk glad spierweefsel, bekleed met plaveiselepitheel. Klierweefsel ontbreekt, het meeste vocht komt in de vagina door transsudatie. Secretie uit de cervix speelt voornamelijk een rol bij de ovulatie en bij cervicitis. Het plaveiselepitheel verhoornt niet, tenzij het mechanisch bijzonder geprikkeld wordt, zoals bij een prolaps. Tijdens de cyclus ondergaat het brede epitheel aanzienlijke veranderingen. Oestrogenen stimuleren de groei sterk, zodat rond de ovulatie de bovenste laag vrijwel tot verhoorning is gekomen. De kernen zijn dan in een uitstrijkpreparaatje verschrompeld zichtbaar in de grote plaveiselcellen en men spreekt van pycnose. Na de menopauze valt de groei-impuls weg en is het epitheel smal en kwetsbaar (zie fig. 4.2). Men kan zelf deze oestrogene activiteit goed beoordelen in het natief preparaat van schraapsel van de vaginawand.
Het uitgerijpte vaginaepitheel bevat veel glycogeen. Het kleurt mahoniebruin met jodium 1%. In de luteale fase vindt cytolyse van de cellen plaats, waarna door de Lactobacillus van Döderlein het glycogeen wordt omgezet in melkzuur. Deze symbiose zorgt ervoor dat een gezonde vagina daarom altijd een pH heeft van 4 à 4,5. De Döderlein-bacteriën zijn gemakkelijk te herkennen als smalle, vrij korte, rechte staafjes en geven aan dat de vagina gezond is. Uit de vagina kunnen verder allerlei bacteriën worden gekweekt, zonder dat er sprake hoeft te zijn van vaginitis.

4.1 Congenitale afwijkingen

De vagina ontstaat door versmelting van de beide buizen van Müller, die gekanaliseerd worden tot één buis, waarna verbinding ontstaat met de sinus urogenitalis. Als deze ontwikkeling verstoord wordt, ontstaat een van de volgende afwijkingen.

4.1.1 Hymenale atresie

Meestal wordt de afsluiting van de hymenale opening pas ontdekt in de puberteit. Het menstruatiebloed hoopt zich op. Weeënachtige onderbuikpijn treedt maandelijks op. Bij onderzoek ziet men na spreiden van de labia minora het opbollende hymen. Bij rectaal onderzoek is de grote, uitpuilende haematocolpos voelbaar. Een ruime incisie onder steriele omstandigheden is voldoende. Bij de pasgeborene kan de afsluiting aanleiding geven tot een mucocolpos, die soms boven de symphysis palpabel is.

4.1.2 Aplasia vaginae

Aplasie (agenesie) van de vagina treedt op bij een verstoring van de versmelting en rekanalisatie van de buizen van Müller en is daarom vrijwel altijd gecombineerd met een aplasie van de uterus (syndroom van Mayer-Rokitansky-Küster). Deze ernstige afwijking is niet zo zeldzaam (1 op 5000). De diagnose wordt meestal aan het einde van de puberteit bij toeval gesteld, als het meisje komt wegens een primaire amenorroe. Uitwendig ziet men niet zo veel bijzonders, maar na spreiden van de labia is duidelijk dat de introitus ontbreekt. Achter de urethra bevindt zich meestal een klein kuiltje, dat therapeutische mogelijkheden biedt. De urethra-opening is zodanig geplooid dat soms de suggestie van hymenale resten ontstaat. Tot therapie wordt besloten als de vrouw zelf de mogelijkheid tot coïtus wenst. Niet zelden zal zij dit probleem opgelost willen zien, voordat zij een verdere relatie aangaat. Specialistisch onderzoek is noodzakelijk om de juiste uitgebreidheid van de anomalie vast te stellen en eventuele andere congenitale anomalieën, zoals agenesie van de nier, uit te sluiten. Therapeutisch zal men aanvangen met de methode van Frank. De vrouw kan met goede coaching zelf een nieuwe vagina vormen door met speciale pelotes het reeds bestaande kuiltje uit te diepen. Geduld en motivatie van de gynaecoloog zijn zeker zo belangrijk als die van de vrouw zelf. Als er een begrijpende partner is, kan interfemorale coïtus geleidelijk overgaan in de steeds dieper wordende vagina. In 70% (!) is zo te komen tot een functionele vagina. De mogelijkheid om zelf voor de vagina te zorgen kan verdere insufficiëntiegevoelens verminderen. Begeleiding door een goede klinisch psychologe wordt vaak zeer op prijs gesteld. Soms moet er toch overgegaan worden tot het maken van een artificiële vagina. Zo is bij allochtone meisjes het manipuleren met pelotes bijna niet aan te leren door het taboe om het eigen genitaal aan te raken. Tussen urethra en rectum wordt een holte gemaakt, die wordt bekleed met peritoneum (Davidov), een huidlap (split-skin volgens MacIndoe, pudendusflap) of een sigmoïdlis. Het meisje en de ouders dringen nogal eens aan op een chirurgische oplossing waarvan ze snel resultaat verwachten. Littekens en stricturen zijn echter inherent aan chirurgie, waarvan het functionele resultaat vaak ronduit slecht is te noemen. Juist deze meisjes hebben recht op een vertrouwde gynaecoloog die de tijd kan vinden om haar met de pelotemethode van Frank te helpen. De normaal aangelegde ovaria maken

Genezen!

Vergezeld van d'r moeder kwam ze binnen. Ze was 17 jaar en werkte als caissière bij de plaatselijke supermarkt. Lief maar niet al te snugger leek ze me en d'r moeder ook niet trouwens. Maar het probleem was duidelijk en werd snel op tafel gelegd: waarom was ze nog niet ongesteld? Al haar vriendinnen waren al jaren aan het menstrueren en bovendien had ze nu een vriend die het ook maar raar vond. Ze hadden nog niet 'echt' gevreeën maar volgens hem was ze niet normaal daar. De huisarts had een halfjaar geleden de hormonen in het bloed bepaald en die waren normaal zei hij en het zou wel goed komen. Mooi niet dus, dacht ze, en ze bezocht mij op eigen initiatief. Toen ik vroeg of ze wel eens pijn had in haar buik kwam er al een blik van herkenning in haar ogen. Ja elke maand leek het of er iets ging komen maar het kwam maar niet! Neen tampons had ze nooit gebruikt, waarom zou ze, ze werd toch niet ongesteld.
Bij het onderzoek was de diagnose evident: een blauwig doorschemerend hymen stond strak gespannen. Bij de echo vond ik gelukkig geen haematometra. Met enige trots deelde ik dat ik de diagnose had gesteld en haar van het probleem kon afhelpen. Binnen een week kon ik het in dagbehandeling inciederen en kwam het typische stroperige donkere bloed er uitstromen.
Bij de nacontrole na zes weken meldde ze me trots dat ze een heuse menstruatie had gehad en dat ze binnenkort tampons wilde gaan gebruiken want 'het moet niet weer gaan dichtzitten hè dokter'. Ik wenste haar succes en gaf haar een afscheidshand. Zo moet je er meer hebben dacht ik: echt genezen!

dat een 'MRK-meisje' later altijd de mogelijkheid heeft met haar eigen eicellen in aanmerking te komen voor IVF met behulp van een geschikte draagmoeder.
Bij kleuters kunnen de labia minora zodanig verkleefd zijn dat de suggestie ontstaat van een aplasia vaginae. Deze *agglutinatio labiorum* wordt meestal bij toeval ontdekt en verdwijnt op latere leeftijd vanzelf. Behandeling is daarom niet noodzakelijk, er kan volstaan worden met uitleg en geruststelling van de ouders. Soms is de urethra zo sterk verscholen, dat mictieklachten ontstaan en er een indicatie tot behandeling is. Gedurende veertien dagen laat men de moeder met de pink oestrogeenhoudende zalf appliceren, waardoor de synechiae door de geïnduceerde epitheelproliferatie meestal vanzelf loslaten. Eventueel kan men voorzichtig (na applicatie van lidocaïnecrème) met een knopsonde achter de verkleving komen en deze naar voren opspannen waarna deze in de mediaanlijn splijt.

4.1.3 Septa in de vagina

Septa in de vagina verlopen meestal in de lengterichting en kunnen samengaan met een uterusanomalie (zie fig. 6.4). Bij coïtusproblemen is klieving noodzakelijk. Dit is gemakkelijk uitvoerbaar. Een dubbele vagina, waarvan één afgesloten door het septum, kan tot grote diagnostische problemen voeren wegens de combinatie van een tumor *(haematocolpos)* en een normaal menstruatiepatroon (zie fig. 4.1). Een dwars septum in de vagina is zeer zeldzaam; vaker is er sprake van een partiële oblideratie, die kan ontstaan na een ontstekingsproces of een operatieve ingreep. Verwarring met agenesie van de portio is mogelijk.

4.2 Colpitis of vaginitis

4.2.1 Fluor vaginalis

Fluor vaginalis is de overmatige vaginale afscheiding die bij ontsteking van de vagina optreedt. Fluor is een symptoom dat in de dagelijkse praktijk frequent wordt gezien. De oorsprong van de fluor kan ook hogerop gelegen zijn, zodat er een onderverdeling mogelijk is in vaginale, cervicale, corporale en tubaire fluor. Bij een vaginale fluor heeft men te maken met een ontsteking veroorzaakt door bacteriën, parasieten, schimmels of een virus. Verschillende oorzaken kunnen tot een dergelijke ontsteking aanleiding geven, vaak is er sprake van een seksueel overdraagbare aandoening.

Anamnese
Fluor wordt meestal als primaire klacht gebracht; een objectieve maat voor de hoeveelheid vaginale afscheiding is moeilijk te geven. Een indruk hierover krijgt men door te vra-

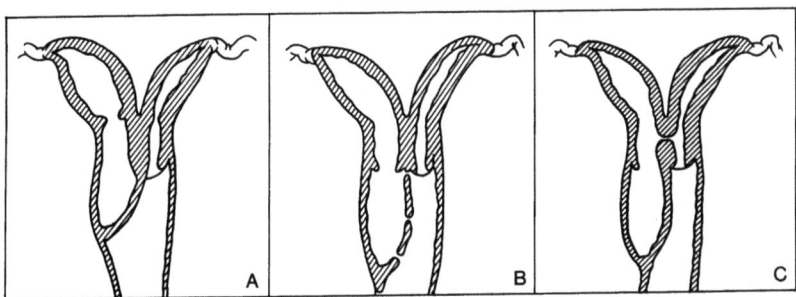

Figuur 4.1 *Haematocolpos en haematometra bij een uterus didelphys met dubbele vagina, waarvan de rechter is afgesloten. Laterale communicatie komt voor. Rock en Jones geven een indeling in A, B en C al naar gelang de eventuele lokalisatie van deze communicatie. De symptomatologie is daarvan afhankelijk.*

gen of de vrouw zich vaak moet verschonen en of er verband noodzakelijk is. Bij sommige vrouwen wordt de fysiologische afscheiding rond de ovulatie reeds geïnterpreteerd als een abnormale fluor. Als bij verder onderzoek de oorzaak niet duidelijk is, zal men georiënteerd willen zijn omtrent het begin en de duur van de klacht en welke behandeling reeds werd toegepast. Het optreden van jeuk, pijn of dyspareunie kan het onderzoek richting geven. Bij corporale fluor is er soms een duidelijke relatie met de cyclus. Zo ziet men bij submukeuze myomen dat de menstruatie gevolgd wordt door een serosanguinolente afscheiding (als vleesnat).

Soms is de fluorklacht een poging van de vrouw om hopelijk via deze neutrale entree belangrijke seksuele problematiek bespreekbaar te krijgen.

Onderzoek

Men zal in de vagina zoeken naar verschijnselen van actieve ontsteking, zoals diffuse roodheid, al of niet gepaard gaande met lokale laesies of ulcera. Corpora aliena, zoals een tampon, worden soms bij verrassing ontdekt. Cytologisch onderzoek van de portio is vanzelfsprekend.

Macroscopisch onderzoek

De *kleur* is zichtbaar: wit, gelig, groen of sanguinolent. De *consistentie* kan dun zijn of vloeibaar, adherent, brokkelig, mucopurulent, al of niet gepaard gaande met schuimbelletjes. Soms is er een *foetor* herkenbaar: weeïg, zoetig of naar aminen als bij rotte vis.

Microscopisch onderzoek

Dit is onmisbaar (fig. 4.2). Men gaat als volgt te werk voor het maken van een *natief preparaat:* men legt een objectglas klaar en tipt hierop een kleine druppel fysiologisch zout. Als men het andersom doet, krijgt men een te dik preparaat. Men brengt van de fluor een zeer geringe hoeveelheid in deze druppel met behulp van de achterkant van een wattenstokje, of met de zijkant van een spatel en bedekt vervolgens de druppel met een dekglas.

Een fasecontrastmicroscoop is ideaal, maar niet noodzakelijk. Om contouren te zien moet men de condensor laag draaien, en eventueel de lichtbron en het irisdiafragma variëren om een soort donkerveldverlichting te verkrijgen. Met een druppeltje slootwater valt goed te oefenen. Met een zwakke vergroting van 10 ¥ zoekt men naar beweeglijke trichomonaden, welke men vervolgens met 20 of 40 ¥ identificeert. Voorts zoekt men naar leukocyten, naar eventuele gistcellen, naar kokkenkolonies, naar de zogenaamde sleutelcellen, naar eventuele Döderlein-staafjes en naar tekenen van uitgebreide celdesquamatie en cytolyse. Candida ontdekt men het beste door onderzoek van de fluor in een druppel van 10% KOH. Al het celmateriaal gaat dan te gronde, behalve

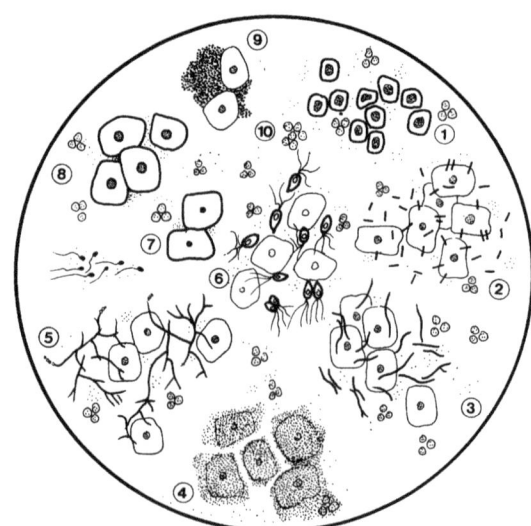

Figuur 4.2 *Microscopische bevindingen bij fluoronderzoek. 1 Epitheelcellen van het parabasale type, zoals men in de postmenopauze aantreft. De kernen zijn wat onrustig. 2 Staafjes van Döderlein (melkzuurbacteriën). 3 Leptothrix (niet-pathogene bacterie). 4 Sleutelcellen (clue cells) zoals bij aspectifieke Gardnerella-vaginitis. 5 Candida, schimmeldraden met kleine sporen. 6 Trichomonas met flagellen. 7 Plaveiselcellen met pycnotische kernen, zoals gezien worden bij een hoge oestrogeenspiegel. 8 Plaveiselcellen van het intermediaire type met geprikkelde kernen. 9 Bacteriekolonies rond plaveiselcellen. 10 Leukocyten in klompjes en kokkenkolonies.*

de schimmeldraden, die duidelijk vertakt zichtbaar zijn.
Frequente fouten bij het onderzoek van het natief preparaat zijn de volgende:
- het preparaat is te dik door te veel fluor;
- de belichting is verkeerd, waardoor celgrenzen en flagellen niet zichtbaar zijn;
- het preparaat is uitgedroogd;
- het preparaat is kliederig, waardoor de microscoopobjectieven vuil zijn geworden;
- het preparaat is te snel onderzocht, waardoor de trage trichomonaden aan de aandacht zijn ontsnapt.

Bacteriologisch onderzoek
Een grampreparaat van fluor is onbetrouwbaar. Gonorroe kan men alleen met zekerheid door middel van een kweek aantonen. Men gebruikt hiervoor speciaal geprepareerde wattenstokjes als transportmedium. De meeste kans om gonorroe aan te tonen heeft men in de cervixkweek. De seksuele anamnese zal bepalend zijn op welke plaatsen er nog verder moet worden gekweekt. Soms is het gewenst om de Candida-schimmel aan te tonen op een speciaal kweekmedium. Voor de therapie is in eerste instantie een differentiatie tussen de verschillende Candida-soorten (*albicans, cruseï, tropicalis* enzovoort) niet noodzakelijk. Specifieke kweken op *Haemophilus vaginalis* en Mycoplasma zijn alleen in researchcentra mogelijk. Chlamydia kan worden vastgesteld met behulp van een PCR-test (polymerase chain reaction), waarbij speciale, niet-houten wattenstokjes moeten worden gebruikt en een speciaal transportmedium. Het herpesvirus kan op de gebruikelijke voedingsbodems met melk worden geënt. Banale kweken hebben alleen zin bij een specifieke analyse, als alle andere oorzaken zijn uitgesloten. Bij therapieresistente fluor zijn specifieke schimmelkweken zinvol. Zo wordt de sporenvormende *Torulopsis glabrata* in het KOH-preparaat niet gemakkelijk herkend. In het algemeen kan worden gesteld dat in de vagina allerlei micro-organismen gekweekt kunnen worden zonder dat aan hen een directe pathogene rol kan worden toegekend. In een derde van de gevallen kan geen specifieke verwekker worden aangetoond.

Cytologisch onderzoek
Cytologisch onderzoek van de fluor kan soms aanvullende informatie geven. Trichomonaden zijn zeer kwetsbaar voor fixatie zodat de uitslag wisselvallig kan zijn. De verdenking op herpesvirusinfectie is cytologisch mogelijk door de specifieke cel- en kernveranderingen. Voorts kan informatie worden verkregen over de hormonale status, zoals atrofie.

4.2.2 Specifieke vormen van vaginitis

Infectieuze oorzaken

Candida albicans
Deze schimmelinfectie komt zeer vaak voor, vooral in de graviditeit. Het verhoogde glycogeen in de vagina vormt, tezamen met andere begunstigende factoren zoals een donkere, vochtige en warme omgeving, een ideale voedingsbodem. Buiten de zwangerschap vindt men een verhoogd glycogeengehalte aan het einde van de cyclus, bij het gebruik van ovulatieremmers en bij (latente) diabetes. Wanneer de normale vaginale flora wordt uitgeschakeld door behandeling met een breedspectrumantibioticum, krijgt de schimmel gemakkelijk een kans. Jeuk, dyspareunie en soms ook mictieklachten vormen bij Candida de kenmerkende symptomen. Bij onderzoek stelt men de diagnose vaak reeds op de kenmerkende vulvitis. In speculo (voorzichtig, erg pijnlijk) ziet men de pathognomonische brokkelige fluor: wit, niet geel, wat brijig, licht klonterig, vaak adhesief aan de wand. De vagina is felrood. In het 10% KOH-preparaat ziet men de lange, iets hoekig vertakte draden met aan het einde kleine ovale sporenknopjes (zie fig. 4.2). Soms moet men lang en geduldig zoeken. De *Torulopsis glabrata* vormt geen draden maar kleine rond-ovale blastosporen en is daarom niet zo gauw te herkennen. De jeuk bij schimmelinfecties is zo kenmerkend

dat zelfs bij de afwezigheid van roodheid en fluor aan de mogelijkheid van Candida moet worden gedacht. Men kan de diagnose dan meestal bevestigen door middel van een kweek op het Nickerson-medium.
Therapie. Lokale applicatie van antimycotica is meestal voldoende. Men heeft de keus tussen crème, tabletten en ovula. De patiënte prefereert meestal de tabletten boven de wat kliederige zalf. Men kan beginnen met een eendaagse kuur van een vaginale tablet clotrimazol 500 mg of miconazol 1200 mg. Bij acute, hevig pijnlijke jeuk, zoals aan het einde van de zwangerschap wel wordt gezien, kan penselen met gentiaanviolet (waterige oplossing van 2%) de klachten terstond laten verdwijnen. Het middel is ouderwets maar zeer effectief.
Ook zonder predisponerende factoren zijn recidieven zeer gebruikelijk. Men zal dan eerst de gebruikelijke behandeling herhalen, misschien met een ander imidazolpreparaat, maar zeker nu gedurende minstens tien dagen. De waarde van orale antimycotica zoals itraconazol en fluconazol is nog onzeker maar zij komen in aanmerking bij hardnekkige recidieven, vooral ook omdat daarmee de intra-epitheliale schimmelgroei wordt bestreden. Een schimmelkweek wordt dan zinvol, omdat de 'non-Albicans-schimmels', zoals *Torulopsis glabrata,* minder gevoelig zijn voor imidazolpreparaten dan voor nystatine. De patiënte zal gerustgesteld moeten worden over de onschuldige aard van de infectie (dus geen SOA) en zal moeten weten dat recidieven vrij natuurlijk zijn. Bij chronisch recidiverende candidiasis wordt gedurende zes maanden een onderhoudsdosering antimycotica direct na de menses geadviseerd, onafhankelijk van de klachten. Er is hierbij geen uitgesproken voorkeur voor een oraal dan wel een vaginaal preparaat. Bij recidieven zal in de eerste plaats moeten worden overwogen of er geen sprake is van een heropleving in plaats van een herbesmetting. Een langere kuur – waarbij vooral goede compliance van belang is – heeft dan de voorkeur. Naast slecht toepassen van de medicatie zal ook diabetes als oorzaak van het recidief moeten worden uitgesloten. De man moet alleen bij klachten van een balanitis worden behandeld met miconazolcrème; eigenlijk altijd bij recidieven van de vrouw. Ondergoed moet worden gewassen bij minstens 90 °C.

Het muiltje van Suzanna

In het Mauritshuis hangt een klein schilderijtje van Rembrandt. Suzanna, die zich zojuist heeft uitgekleed om te gaan baden, hoort geritsel. Achter de struiken ziet men de schimmen van de twee grijze priesters, die haar willen verleiden. De 'kuise Suzanna' wijst alle avances af, waarop de priesters haar ten onrechte beschuldigen van uitlokking. Het verhaal loopt goed af, maar dat is op het schilderij nog niet zichtbaar. Wel zien we dat Suzanna haar voet heeft gezet boven op een van haar muiltjes, die ze had uitgedaan.
Rembrandt wilde de toeschouwer laten zien dat de kuisheid van Suzanna onomstreden was. De zeventiende-eeuwer wist dat het muiltje symbool stond voor de vagina en dat op een schilderij 'tot lering ende vermaak' symbolisch altijd veel te zien was. Zo laat Jan Steen ook geen twijfels over een vrouwspersoon door haar zichtbaar geopende schoentjes op de voorgrond te plaatsen. Metaforen van de vagina en de vulva zijn in de schilderkunst minder vaak te vinden dan in de literatuur, maar daar wordt al gauw de grens naar onbetamelijkheid overschreden.

Trichomonas
Dit eencellige protozoön is herkenbaar in het natief preparaat aan de snelle, wat hoekige bewegingen; groter dan leukocyten, kleiner dan epitheelcellen, ovaal spits uitlopend naar een punt, waaraan de zeer lange flagellen (zie fig. 4.2). Soms is de trichomonade zeer moeilijk te vinden door afwezigheid van een duidelijke beweging. De vorm is dan vaak kleiner en wat ronder, en pas na lang zoeken herkent men hem toch aan een langzaam bewegende

lange flagel. Een fasecontrastmicroscoop bewijst dan zijn dienst.

Het is een seksueel overdraagbare aandoening. De parasiet kan soms pas na jaren aanleiding geven tot een acute vaginitis. Epidemiologisch kan de bron dus in het verre verleden van een van de partners gelegen zijn. De mogelijkheid van infectie in een zwembad of op een toilet door opspattend water is onwaarschijnlijk, doch niet geheel uitgesloten, zodat een 'ontsnappingsmogelijkheid' altijd bestaat. De hoofdklacht is meestal een floride fluor, soms echter vormt de pijnlijke dyspareunie of een chronische cystitis de primaire klacht. Bij onderzoek ziet men dunne, geelgroene witte fluor, met kleine luchtbelletjes. Er is een wee-zoete foetor. De vagina is fluwelig rood met soms uitgesproken iets verheven rode stippen. Bij deze *vaginitis follicularis* spreekt men wel van aardbeicolpitis. Het natief preparaat geeft meestal snel de diagnose. Soms moet men het onderzoek na enige dagen herhalen, zeker na recent gebruik van vaginale tabletten of irrigatie. Een bacteriologisch onderzoek op gonorroe is obligaat.

Therapie. Het protozoön komt niet alleen voor in de vagina met al haar rugae, maar ook daarbuiten, zoals in de para-urethrale klieren. Lokale vaginale therapie geeft snel een recidief. Orale behandeling heeft daarom de voorkeur. Behandeling van de man is noodzakelijk, gezien het 'pingpongeffect'. Metronidazol vormt de eerste keuze. Er zijn verschillende behandelingsschema's. Effectief is 2 dd 500 mg daags gedurende 7 dagen, dezelfde dosering moet door beide partners worden gebruikt. De man is klachtenvrij en lang niet altijd gemotiveerd voor een langdurige therapie. De 'stootdosis' heeft hierdoor ingang gevonden, hoewel de kans op recidief hierbij groter is. Men geeft dan meestal 4 tabletten metronidazol van 500 mg oraal. De bijverschijnselen zijn misselijkheid en een metaalsmaak. Alcohol kan slecht worden verdragen. Leukopenie is beschreven bij herhaling van de therapie. Ook tinidazol wordt in een eenmalige dosis van 4 tabletten van 500 mg gegeven aan beide partners. Bij recidieven die niet verklaard kunnen worden door een nieuw contact zal men een hogere dosering metronidazol langer gaan voorschrijven. In de zwangerschap wordt in het algemeen een orale behandeling ontraden, zeker in het eerste trimester. Bij hevige klachten in de graviditeit kan men na het eerste trimester vaginale metronidazoltabletten overwegen.

Bacteriële vaginose (Gardnerella)
Bij een groot aantal gevallen van foetide fluor vaginalis vindt men talrijke kolonies van *Haemophilus vaginalis* zonder typische ontstekingsverschijnselen zoals roodheid en leukocyten. Dit Gram-negatieve staafje stelt de bacterioloog nog steeds voor determinatieproblemen. Het heeft zowel eigenschappen van een Haemophilus als van een Corynebacterie, zodat men het organisme Gardnerella is gaan noemen naar de ontdekker van deze 'aspecifieke vaginitis'. De diagnose vaginitis staat echter nog ter discussie en het is daarom beter te spreken van *anaërobe vaginosis*. Waarschijnlijk is er sprake van een anaërobe vertering van afgescheiden epitheelcellen waardoor de pH van de vagina stijgt, gevolgd door een kolonisatie met *Haemophilus vaginalis*. Voorts krijgt door de verstoring van het ecosysteem de Bacteroides meer kans om zich te ontwikkelen. De vrijkomende aminen geven aanleiding tot het ontstaan van een specifieke geur van rotte vis, duidelijk indien KOH is toegevoegd aan het fluorpreparaat (de 'snuiftest'). De grijswitte, crèmedunne, adherente fluor met de duidelijk stuitende lucht toont meestal geen schuimbelletjes. De verhoging van de pH tot 5,0-5,5 is met indicatorpapier aantoonbaar. In het natief preparaat vindt men grote, onscherp begrensde plaveiselcellen bezaaid met bacteriekolonies, zichtbaar als stippels als bij grof schuurpapier, soms ook als losse klontjes naast de cellen (zie fig. 4.2). Deze 'sleutelcellen' tot de diagnose ('clue cells') zijn niet goed herkenbaar in gekleurde preparaten. Opvallend is het ontbreken van leukocyten en Döderlein-bacteriën. Bacteriologische herkenning van Gardnerella is alleen mogelijk op specifieke voedingsbodems in researchcentra.

De pathogenese is nog zeer onduidelijk. Er is in ieder geval sprake van een ernstige verstoring van het vaginale milieu, waarbij de lactobacillen verdwenen zijn en rekolonisatie van de vagina heeft plaatsgevonden met Gardnerella, cytoplasma en anaëroben waaronder Mobiluncus. Sommigen menen dat er altijd sprake is van een seksueel overdraagbare aandoening, gezien de aangetoonde correlatie met het aantal partners, maar het is niet juist de vaginose te beschouwen als een SOA omdat men de sleutelcellen ook kan aantreffen bij symptoomloze patiënten en virgo's. Therapie zal meestal alleen worden ingesteld bij klachten. Er bestaat een wisselende gevoeligheid voor penicilline en tetracycline. Het meest effectief blijkt metronidazol, 2 dd 500 mg, 7 dagen. Vaginale clindamycinecrème heeft het nadeel van inductie van schimmelovergroei. De eventuele rol bij de pathogenese van een partus praematurus is nog onzeker. Er zijn ook mogelijkheden om het zure milieu van de vagina te herstellen en zo het natuurlijk overwicht van de lactobacillen ter plaatse te bevorderen. Het meest gebruikt hiervoor is Lactacyd, dat vrij verkrijgbaar is bij drogist en apotheker en geleverd wordt met een speciale vaginale irrigator. Sinds kort is er ook een vergelijkbaar preparaat op de markt, op basis van vitamine C.

Gonorroe
Gonorroe is primair gelokaliseerd in de cervix of in de slijmklieren bij de introitus en veroorzaakt pas secundair een vaginitis (zie § 5.3.1).

Chlamydia
Infecties met Chlamydia bevinden zich in cilinderepitheel. Het micro-organisme kan daarom alleen secundair met troebele cervicale fluor of vanuit de urethra in de vagina terechtkomen (zie § 5.3.1).

Mycoplasma en Bacteroides
Deze micro-organismen zijn nog niet zo lang bekend als oorzaak van genitale infecties. De kweekmethoden zijn nog moeilijk waardoor de oorzakelijke rol bij vaginitis nog niet scherp afgegrensd is. Hetzelfde geldt voor de *Mobiluncus*, een kleine snel bewegende spiril die men soms in het natief preparaat aantreft.

Virusinfecties
Infecties zoals die van herpes-2 en het papillomavirus maken meestal deel uit van een vulvitis (zie § 3.3.2).

Banale bacteriële vaginitis
Een dergelijke ontsteking is herkenbaar aan de klompjes kokken in het natief preparaat en ziet men alleen als secundaire ontsteking bij predisponerende factoren, zoals het gebruik van een prolapspessarium of bij atrofisch epitheel in de postmenopauze. Behandeling slaagt alleen als de oorzaak wordt weggenomen. Wanneer sterk absorberende menstruatietampons niet frequent worden verwisseld, kunnen epitheeldefecten ontstaan. Zo zou de 'tamponziekte' – een foudroyante septikemie – worden veroorzaakt.
Als de diagnose na uitsluiting van andere verwekkers is gesteld, kan een vaginale spoeling worden voorgeschreven van een verdunde povidonjoodoplossing (2 dd/14 d) of van Lactacyd.

Hormonale oorzaken

Fluor in de postmenopauze
Het vaginaepitheel is in de postmenopauze dun en voor banale infecties vatbaar. Men spreekt weinig elegant wel van colpitis senilis. De atrofische vaginitis (een betere benaming) gaat gepaard met klachten van branderigheid, schrijnen, dyspareunie en soms ook wat bloedverlies. Niet zelden blijkt in een verder gesprek dat dyspareunie de primaire problematiek vormt. Vaak zijn er ook cystitisachtige klachten, omdat ook blaas- en urethraepitheel afhankelijk zijn van oestrogenen. De diagnose zal men pas kunnen stellen na uitsluiting van oncologische oorzaken. Pas hierna is lokale behandeling met oestrogeenhoudende zalf of ovula verantwoord. De resorptie

van het veelal gebruikte oestriol is mogelijk maar de systemische werking op mammae en endometrium is zeer gering. Bij een vaginale fluor in de postmenopauze die niet binnen vier weken goed reageert op oestrogenen, moet maligniteit van het endometrium worden uitgesloten.

Mechanische oorzaken
Een mechanische oorzaak van fluor kan een prolapspessarium zijn. Hierbij treedt door druk op de atrofische vaginawanden decubitus op die vaak een foetide fluor veroorzaakt. Als regel volstaat de tijdelijke verwijdering van het pessarium en het behandelen met oestriolzalf of -ovula waarna het pessarium na 4 tot 6 weken weer geplaatst kan worden. Een onderhoudsdosering met 1 à 2 maal per week een ovule oestriol kan dit probleem vaak voorkomen. Zo nodig moet de patiënte vaker terugkomen voor huishoudelijk reinigen van de ring en irrigatie van de vagina. Een allergische oorzaak van fluor kan gelegen zijn in contraceptieve crème of door het rubber van condooms. Het iud zal eerder een oorzaak zijn van een corporale fluor, door prikkeling van het endometrium.

Oncologische oorzaken
Cervicale en corporale fluor vindt men als symptoom van allerlei tumorprocessen van de tractus genitalis. Zeker is dat de hardnekkige fluor in de postmenopauze indiceert tot een diagnostisch onderzoek van de gehele tractus. Vooral een corpuscarcinoom zal moeten worden uitgesloten.

Onbegrepen oorzaken
Soms vindt men, ook na herhaling van het onderzoek op een ander moment in de cyclus, geen oorzaak. Als men daarentegen vele staafjes van Döderlein vindt, is vaginitis uitgesloten. Een veelgebruikte therapie is het gebruik van verdunde melkzuuroplossing (Lactacyd), die kant en klaar met applicator bij de drogist verkrijgbaar is. De werking berust enerzijds op mechanische spoeling, anderzijds op het verlagen van de pH tot een fysiologisch niveau waardoor de normale flora zich weer kan herstellen. Het middel is ongevaarlijk en kan door de vrouw op eigen initiatief worden gebruikt. Ook verdunde azijnzuuroplossing en verdunde betadineoplossing zijn veelgebruikte irrigatiemiddelen. Een ectopische ureter die in de vagina uitmondt, kan een zeldzame oorzaak zijn van fluor in de adolescentieperiode.

4.2.3 Fluor bij kinderen

Het meest voorkomende gynaecologische probleem bij kinderen wordt gevormd door fluor. De pathogenese verschilt op essentiële punten van fluor bij de adolescent en de volwassene, want het betreft meestal een niet-specifieke verwekker, zoals een commensale huid- of darmbacterie die zijn kans heeft gekregen door de geringe oestrogenisatie van de vulva en de vagina. Ook het onderzoek van het kind verschilt op essentiële punten, waarbij van meet af aan een verschil gemaakt moet worden met een vulvitis, een vaginitis of een vulvovaginitis.

Eigenlijk is het merkwaardig dat we zo zelden fluorklachten bij kinderen zien, terwijl de anale hygiënische omstandigheden lang niet optimaal zijn en de zuurgraad van de vagina nog niet de voor bacteriën ongunstige lage pH heeft bereikt. Kennelijk is de mechanische bescherming door labia en hymen in de meeste gevallen afdoende.

Anamnese
Meestal heeft het kind zelf geen klachten maar is het de moeder die verontrust is door overmatige afscheiding: slijmig, gelig of kleurloos en hinderlijk zichtbaar in het ondergoed. Het aspect van bloederige of groene fluor geeft meteen een andere richting aan het verdere onderzoek. Vaak is het dienstig om, als de moeder de afspraak voor het consult maakt, haar te verzoeken het broekje van de vorige dag mee te nemen, zodat men zelf een indruk kan krijgen van de hoeveelheid fluor, die nogal eens blijkt mee te vallen.

Jeuk is soms aanwezig, wat zich kan uiten door het wrijven tegen een stoelpoot of het gaan zitten op de hiel. Mictieklachten kunnen aanwezig zijn en zo kan urethritis zowel een oorzaak als een gevolg zijn van de vulvitis. Belangrijk is het om te weten of de klacht ontstaan is in aansluiting op een infectie die elders gelokaliseerd is, zoals een respiratoire of dermatologische infectie. De verkenning van het kind van het eigen lichaam maakt dat gemakkelijk digitaal een infectie van elders kan worden overgebracht. Zo kan ook een recente antibiotische behandeling predisponerend zijn geweest voor een vulvaire schimmelinfectie. Nachtelijke jeuk of pijn bij defecatie kan wijzen op worminfectie. Soms wordt de klacht onderhouden door het overmatig wassen met zeep of het langdurig gebruiken van babyzalf. Het vragen naar eventueel seksueel misbruik is op dit moment nog niet aan de orde, tenzij de moeder zelf deze oorzaak ter sprake heeft gebracht. Beter kan eerst het normale onderzoek worden voltooid. Men kan het kind voordat het naar de kleedkamer gaat, vragen om met een tissue na te bootsen hoe ze zichzelf schoonmaakt na de defecatie. Bij deze zogenaamde veegtest bemerkt ook de moeder nogal eens tot haar verbazing dat nog steeds van achteren naar voren wordt afgeveegd.

Onderzoek

De kunst is het om het kind zelf actief te betrekken bij het onderzoek, zoals in het tweede hoofdstuk is beschreven. In de eerste plaats zal men willen vaststellen of er ontstekingsverschijnselen zijn. Dan volgt een belangrijke beslissing: is het een vulvaire of een vaginale aandoening, of betreft het een combinatie van beide. In de meeste gevallen kan men door de geopende hymenale ring heen de lichtroze vagina zonder enige fluor voor zeker een halve centimeter inzien: geen vaginitis. Men hoeft het kind in dat geval zeker niet meer te belasten met vaginoscopie. Bij de verdere inspectie gaat men systematisch te werk. Soms ziet men een gehyperpigmenteerde lijn op de labia majora als uiting van de chronische irritatie en fluor. Een circumscripte rode verkleuring van de papilla urethrae wijst op een chronische urethritis. Vanzelfsprekend zal men dan ook nagaan of er verdenking is van seksueel misbruik door een nauwkeurige inspectie van de hymenale ring. Men moet echter heel precies op de hoogte zijn van de fysiologische variaties alvorens men conclusies trekt. Met onderzoek valt seksueel misbruik nooit uit te sluiten en lang niet alle afwijkingen kunnen beschouwd worden als een bevestiging daarvan.

Meestal ziet men een duidelijke roodheid die beperkt is tot het vestibulum maar ziet men geen fluor. Men zal dan toch goede bacteriologische informatie willen verkrijgen. Wattenstokjes van de gebruikelijke kweeksets zijn echter taboe. Een bevochtigd wattenstokje is weliswaar niet pijnlijk meer, maar irriteert toch te veel. Er kan gebruikgemaakt worden van een druppelflesje met steriel fysiologisch zout (bijvoorbeeld neusdruppels). Beter is het om zelf een 'spuitsetje' te maken van een 2 cc spuitje gevuld met fysiologisch zout, waarop een stukje van een voedingssonde (fig. 4.3). De gladde soepele sonde kan men zonder grote problemen in de vagina brengen. Eerst spuit men wat steriel water in de vagina en vervolgens zuigt men voorzichtig al draaiende wat op. Om het kind niet te laten schrikken kan men eerst wat water op de mons laten 'regenen'. De verkregen spoelvloeistof kan men daarna verdelen over de gebruikelijke kweekbuisjes. Het is de vraag of bij afwezigheid van fluor gekweekt moet worden op Chlamydia, gezien de beperkte betrouwbaarheid van de gebruikelijke tests. Wanneer de anamnese of het onderzoek reeds duidelijk een verdenking geeft in de richting van seksueel misbruik, is deze kweek en ook die op gonorroe noodzakelijk. Het afnemen van het materiaal is voor het kind het vervelendste gedeelte van het onderzoek en men zal hiermee afsluiten. Een *corpus alienum* als oorzaak komt nogal eens voor en is niet altijd gemakkelijk te ontdekken. Vooral kleine kinderen kunnen al spelend allerhande voorwerpen in de vagina brengen. Vaak betreft het stukjes opgerold toiletpapier die onopzettelijk in de vagina zijn terechtgekomen. Niet zelden is er sprake van 'kleine recidivisten'. Vooral bij tapijtpluksel is dit moeilijk te voorkomen. Vooral bij sanguinolente en foetide fluor zal men aan een corpus alienum denken en dan spoedig besluiten tot vaginoscopie.

De bevindingen van het microbiologische onderzoek zijn een leidraad voor de verdere therapie. Men moet zich realiseren dat normaliter in de niet-steriele vulva en vagina, evenals bij de volwassene, potentieel pathogene bacteriën zoals *Escherichia coli*, Bacteroides en andere anaëroben als commensalen voorkomen. De vraagstelling moet vooral zijn: welk organisme is dominerend? Zo kan het aandeel van *Escherichia coli* van 15% naar 75% verschuiven.

In het merendeel van de gevallen is er sprake van verontreiniging door slechte perineale hygiëne, blijkend uit de kweekuitslag met een overwegende darmflora met *Escherichia coli* of enterokokken of ook anaëroben zoals peptostreptokokken en *Bacteroides fragilis*. Soms treft men een respiratoire flora aan waarin groep-A-streptokokken of *Haemophilus influenzae*. Vaak zal de bacterioloog op grond van een verschuiving in het bacteriële spectrum een suggestie kunnen geven inzake de etiologie. Bij *Staphylococcus aureus* moet men verdacht zijn op huidinfecties op andere plaatsen, zoals intertrigo. De fysiologische zelfexploratie van een kleuter maakt digitale contaminatie van de vulva met respiratoire of fecale bacteriën gemakkelijk mogelijk. Candida wordt zelden bij kinderen gevonden als oorzaak van vulvovaginitis. *Haemophilus vaginalis* (Gardnerella) is op zichzelf geen pathogeen en behoeft dus als zodanig geen behandeling. Bij circa 10% van kinderen zonder klachten wordt deze commensaal in de vagina gevonden. Eventuele worminfecties kunnen op de gebruikelijke wijze worden uitgesloten.

Behandeling

Antibiotica zijn meestal niet nodig. Vaak ligt het niet zozeer aan de hygiënische zorg van de moeder, maar moet alleen deze zorg wat effectiever worden gemaakt. Gebaseerd op het principe dat de vulvaire huid schoon, droog en luchtig koel moet zijn om bacteriële groei tegen te gaan, komt men goed uit met de volgende beleidsadviezen:

- dagelijks een warm zitbad of lokale douche;
- na elke defecatie schoonmaken van voren naar achteren, met een spons met alleen water;
- wit toiletpapier zonder kleurstof gebruiken om irritatie te vermijden;
- afdrogen met een zachte handdoek door te deppen en niet te wrijven;
- vermijding van mictie in sterk gehurkte houding, zoals soms bij kleuters plaatsvindt op een knelzittend potje;

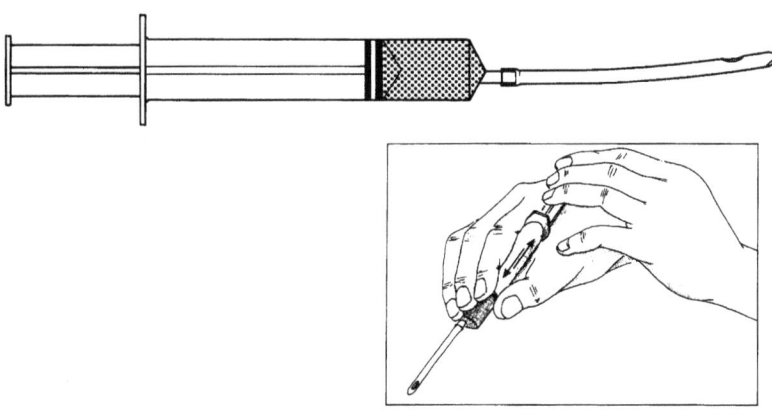

Figuur 4.3 *Spuitsetje om vaginaspoelsel bij een kind te verkrijgen.*

- na elke mictie de vulva met een droge doek afdeppen;
- goede ventilerende kleding, dus geen strakke jeans en gympakken; bij voorkeur wit, katoenen ondergoed, niet meer dan eenmaal per dag te wisselen;
- eventueel kan de moeder bij kleuters en zuigelingen met babyolie de labiaalplooien schoonhouden;
- voorlopig afzien van zwembaden, zeewater is prima.

Meestal is er sprake van recidiverende inoculatie met darmbacteriën gevolgd door een voorbijgaande ontstekingsreactie. Het probleem is echter vaak om de moeder dat duidelijk te maken. Bij recidieven kan men in eerste instantie trachten om de barrière te verhogen door de epitheelproliferatie te stimuleren. Men laat door de moeder 's avonds voor bedtijd een oestrogeenhoudende zalf met de pink masseren in het vulvagebied, waardoor het epitheel dikker wordt. De resorptie is voldoende, zodat men geen gebruik hoeft te maken van orale preparaten met alle bijverschijnselen van dien. Het is daarom ook niet nodig om te trachten oestrogeencrème in de vagina te appliceren.

Bij recidiverende vulvovaginitis helpt de uitslag van het bacteriologische onderzoek ons niet veel. Het kan zijn dat er sprake is van een atopische dermatitis als onderdeel van constitutioneel eczeem, wat het beste behandeld kan worden met een voorzichtige applicatie van een corticosteroïdcrème klasse 2. Bij het persisteren van de infectie zal meestal het onderzoek moeten worden uitgebreid met een vaginoscopie om andere oorzaken uit te sluiten. Bij afsluiting van dit onderzoek, dat meestal onder narcose plaatsvindt, kan de vagina worden gespoeld met een 1% betadineoplossing. Blijft de bacteriële infectie bestaan zonder dat een duidelijke oorzaak wordt gevonden, zoals een corpus alienum, dan kan men op geleide van het bacteriologische onderzoek antibiotisch behandelen, doch dit is zelden noodzakelijk.

In de ons omringende landen wordt nogal veel gebruikgemaakt van lokale applicaties van medicamenten. Afgezien van de moeilijke en vaak pijnlijke uitvoerbaarheid, heeft een dergelijke lokale therapie het risico van sensibilisatie en allergische reacties.

Bij een recidief zal men toch altijd enige argwaan krijgen of er toch geen sprake is van seksueel misbruik. Het uitspreken van de veronderstelling alleen al geeft soms geweldige complicaties, zodat men er beter aan doet bij recidieven te verwijzen naar een team dat ervaren is in kindergynaecologie.

4.3 Tumoren

4.3.1 Benigne tumoren

Cysten vindt men nogal eens in de zijwand van de vagina tot hoog in de laterale fornix. Het zijn restanten van de mesonephrosbuis van Wolff, op deze plaats naar *Gartner* genoemd. Alleen bij klachten van dyspareunie zijn incisie en marsupialisatie voldoende. Baringsbelemmering hoeft men door de weekheid niet te verwachten. Epitheliale inclusiecysten kunnen nogal eens worden gevonden bij de introitus en ontstaan in aansluiting aan de partus. Blauwe doorschijnende vaste tumortjes (besjes) berusten meestal op endometriosis externa. Men vindt deze tumortjes vooral in de achterste fornix, zij hangen samen met een uitbreiding in het cavum Douglasi.

Een tumor aan de voorzijde van de vagina onder de urethra wordt meestal veroorzaakt door een *urethradivertikel*. Het kan een miskende oorzaak zijn van recidiverende cystitis. Extirpatie moet alleen overwogen worden bij ernstige klachten. Verwijzing naar een uroloog is dan aangewezen.

4.3.2 Maligne tumoren

Het vaginacarcinoom is in verhouding tot het cervixcarcinoom zeer zeldzaam. Wanneer er een macroscopische overgang bestaat tussen de tumor en het cervixkanaal, kan men er vrijwel zeker van zijn dat het een primaire cervixtumor betreft met secundaire uitbreiding naar de vagina. Volgens de FIGO-regels moet het gezwel dan ook als cervixcarcinoom worden geclassificeerd (zie de FIGO-stadiëring, § 2). Ook andere vaginale tumoren kunnen secundair ontstaan. Metastasen van het endometriumcarcinoom vindt men in de vaginatop of para-uretraal bij de introitus. Het choriocarcinoom en het hypernefroom worden nogal eens het eerst ontdekt door de vaginale metastasen. Een primair adenocarcinoom van de vagina is zeer zeldzaam, zodat in dat geval eerst een tumor van ovarium, mamma of tractus digestivus moet worden uitgesloten.

Primair plaveiselcelcarcinoom
Het primaire plaveiselcelcarcinoom van de vagina is meestal gelokaliseerd op de achterwand van de vagina in het middelste of het bovenste gedeelte. Fluor en bloedverlies vormen de primaire klacht bij de patiënte die vaak ouder is dan zestig jaar. De diagnose kan gemakkelijk gemist worden bij het speculumonderzoek. Wanneer men naar de cervix heeft gekeken en vervolgens het speculum verwijderd zonder nauwkeurige inspectie van de vaginawanden, kan dit gebeuren. De patiënte is niet zelden vroeger behandeld voor een cervix- of vulvacarcinoom, wat wijst op de gemeenschappelijke HPV-etiologie. Het CIS van de vagina wordt vrijwel altijd ontdekt bij patiënten die ooit behandeld zijn voor een (pre)maligniteit van de cervix. De gebruikelijke hierop volgende cytologische controle leidt dan tot het ontdekken van een begrensde lokale afwijking in de vaginatop. Een lokale excisie is meestal voldoende. Uitgebreide gebieden van een dergelijke VAIN (vaginale intra-epitheliale neoplasie) kunnen eveneens beter chirurgisch worden behandeld dan met coagulatie of radiotherapie. Met laser kan het gebied weliswaar exact worden verdampt, doch men mist een optimale PA-beoordeling. Helaas wordt de macroscopische tumor meestal in een gevorderd stadium ontdekt.

Therapie
De nabijheid van rectum en blaas maakt een radicale chirurgische therapie vaak niet goed mogelijk zonder ernstige invaliditeit. Ook de leeftijd van de patiënte zal maken dat men bij voorkeur zal besluiten tot radiotherapie en niet zal overgaan tot grote chirurgische ingrepen zoals een exenteratie. De snelle lymfekliermetastasering maakt de prognose slecht.

4.3.3 DES-problematiek

Sinds 1971 is bekend dat er een verband bestaat tussen het gebruik van diëthylstilbestrol door de moeder in de zwangerschap en het vóórkomen van het adenocarcinoom van de vagina bij de dochter. In de periode 1947-1975 werd het synthetische oestrogeen DES gebruikt om een aantal verloskundige problemen te behandelen, zoals habituele abortus. Deze therapie is sindsdien in onbruik geraakt, omdat de statistische basis voor deze behandeling ontbrak.
Als de moeder stilbestrol heeft gebruikt in de zwangerschap is er een kans van 80-90% dat bij de DES-dochter een zogeheten *adenosis* van de vagina wordt gevonden. Normaal bevat de vagina geen cilinderepitheel, maar nu vindt men eilandjes slijmvormend cilinderepitheel verspreid in de vagina, vooral in de fornices en op de portio. Macroscopisch is deze 'adenosis' zichtbaar als rode, iets granulaire multicentrische plekken verspreid in de vagina. Soms bestaat er ook een dubbele plooi in de voorwand van de vagina of in de achterste fornix. Een dergelijke 'hanenkam' of 'capuchon' lijkt geen klinische betekenis te hebben. Bij palpatie voelt de adenosis iets korrelig aan in vergelijking met het omringende oppervlak. Deze 'adenosis' behoeft geen behandeling en gaat op latere leeftijd in regressie. In een uiterst klein aantal gevallen ontwikkelt zich een adenocarcinoom, met een kenmerkende 'clear-cell' morfologie. Het lijkt raadzaam om een DES-dochter regelmatig hierop te controleren, hoewel de zeer geringe kans op ontwikkeling van een maligniteit dis-

cussie daarover mogelijk maakt. De tumor wordt meestal ontdekt rond het negentiende jaar.
Bij DES-dochters kunnen nog andere afwijkingen worden gevonden in de tractus genitalis. Op een hysterosalpingogram kan een typerende T-vorm worden waargenomen met constricties bij de tubahoeken, zichtbaar als 'pofmouwen'. Het is niet duidelijk of dit de oorzaak vormt van de grotere kans op een spontane abortus en een partus prematurus, die bij de DES-dochters bestaat. Soms zijn de afwijkingen aan het cavum zo ernstig, dat een intra-uteriene zwangerschap niet tot ontwikkeling kan komen. In principe bestaat dan nog de mogelijkheid van IVF in combinatie met een draagmoeder, wat nu in Nederland wettelijk is geregeld.
Na 1975 is in Nederland vrijwel geen DES meer aan zwangeren voorgeschreven. Het oncologische risico maakt plaats voor obstetrische problematiek, nu alle DES-dochters het 25e jaar zijn gepasseerd. Er bestaat geen reden om DES-dochters orale anticonceptiva te ontraden.
Bij jongens worden afwijkingen in de spermatogenese gevonden, die zouden resulteren in een verminderde vruchtbaarheid. Het is nog onzeker of de DES-kinderen op latere leeftijd nog andere nadelige gevolgen blijken te ondervinden van de medicamenteuze beïnvloeding in de embryonale periode. Informatie over recente ontwikkelingen is steeds beschikbaar bij het DES Aktie en Informatie Centrum te Utrecht.

Kernpunten

- Bij congenitale vagina-afwijkingen, met name bij een septum, moet men tevens bedacht zijn op congenitale afwijkingen van de genitalia interna en nieren.
- Herstellen van het normale zure milieu van de vagina is een belangrijke hoeksteen van de behandeling van vaginitis.
- Vaginale Candida-infecties zijn vaak recidiverend en men is daardoor vaak genoodzaakt deze langdurig en intermitterend te behandelen.
- Simpele 'on the spot' macroscopische en microscopische diagnostiek blijft bij fluordiagnostiek van groot belang.
- Bacteriële vaginosis is de meest gangbare oorzaak van fluor vaginalis.
- Het zwaartepunt van de DES-problematiek is geleidelijk verschoven van het optreden van maligniteiten naar het optreden van vruchtbaarheidsstoornissen.

5 Cervix

De cervix vormt de hals van de baarmoeder en is 3 à 4 cm lang, waarvan circa 1,5 cm als portio uitmondt in de vagina. De afgrenzing ten opzichte van het corpus uteri is niet scherp en bevindt zich waar het cervixkanaal overgaat in het cavum uteri. Dit zogenaamde ostium internum anatomicum van het cervixkanaal is hier reeds bekleed met endometrium dat lager in het cervixkanaal overgaat in het hoogcilindrisch slijmvormende endocervixepitheel (ostium internum histologicum; zie fig. 1.3). Het intravaginale gedeelte van de cervix noemt men de *portio* (vaginalis), die merendeels bedekt is met stevig niet-verhoornend plaveiselepitheel zoals de gehele vagina. De grens met het slijmvormende endocervixepitheel kan op het buitenoppervlak van de cervix gelegen zijn: de *ectocervix*, of in het cervixkanaal: de *endocervix*. Het *ostium externum* van het cervixkanaal vormt de grens tussen ecto- en endocervix. Bij nulliparae is dit ostium rond, bij multiparae is het spleetvormig als gevolg van kleine scheurtjes tijdens de baring. Als grotere scheuren zijn opgetreden, die soms doorlopen tot in de fornix, spreekt men van *laceratie*.

5.1 Fysiologie

De verschillende functies van de cervix komen tot uiting in de histologische bouw. De sluitfunctie van de cervix gedurende de zwangerschap wordt verzorgd door glad spierweefsel en zeer stug bindweefsel, dat de portio een bijna hardrubberen consistentie geeft; in de zwangerschap wordt het bindweefsel weker en spreekt men van *succulentie*.

5.1.1 Cervixslijm

Het bekledende hoogcilindrische epitheel van de endocervix vormt slijm. De functie van dit slijm is vooral duidelijk tijdens de ovulatie, als het in cascaden vanuit het cervixkanaal opwelt over de ectocervix in de vagina. De moleculaire samenstelling is dan zodanig gewijzigd dat door coherentie lange draden getrokken kunnen worden, die een continuïteit kunnen vormen tussen de vagina-inhoud en het cervixkanaal. De slijmfibrillen lopen longitudinaal en zorgen dat de spermatozoa in goede banen worden geleid. Dit kristalheldere cervixslijm is met een pincet tot draden te trekken, men spreekt van '*Spinnbarkeit*'. Wanneer men een draad kan trekken van 8 à 10 cm wijst dit op een hoge oestrogenenspiegel. Als men dit adherente slijm op een objectglas te drogen legt, ziet men na ongeveer vijf minuten een varenpatroon optreden door de typerende kristallisatie. Het is fascinerend om bij deze *varentest* onder de microscoop de kristallen te zien groeien. Spoedig na de ovulatie wordt het slijm troebel en verandert het ook van fysische eigenschappen. Het onderzoek van het cervixslijm is van praktisch belang. Bij een secundaire amenorroe kan men reeds op grond hiervan zonder enige laboratoriumbepaling differentiëren tussen hyper- of hypo-oestrogene oorzaken. Het cervixslijm heeft duidelijke bactericide eigenschappen, zodat ascenderende infecties vooral optreden

wanneer de slijmprop afwezig is, zoals tijdens de menstruatie, in het kraambed en na gynaecologische intra-uteriene ingrepen.
De portio is niet pijnlijk bij aanraken. De verhoogde pijndrempel is merkbaar bij het nemen van een biopsie, bij diathermie of cryocoagulatie. Het dilateren van het cervixkanaal, zoals bij een curettage gebeurt, is wel pijnlijk.

5.1.2 Ectropion

De grens tussen het plaveisel- en het endocervixepitheel (SCJ) ligt bij de geslachtsrijpe vrouw buiten op de ectocervix. In speculo ziet men het slijmvormende endocervixepitheel als een rode vlek rondom het ostium externum, duidelijk afgegrensd van het lichtroze plaveiselepitheel. Deze scherp begrensde, zichtbare rode vlek noemde men vroeger wel erosie, beter is het te spreken van ectropion. Erosie suggereert een defect dat er niet is. Erosie suggereert ook een afwijking. Men zei vroeger tegen de vrouw dat er sprake was van 'een zweertje of wondje aan de baarmoedermond', terwijl er bij deze 'rode hof' juist sprake is van een fysiologische bevinding. Soms is het ectropion groter door laceraties, wat bij het spreiden van het speculum nog duidelijker wordt.

5.1.3 Transformatiezone

De grens tussen plaveisel- en endocervixepitheel is allerminst statisch. Bij een kind is deze grens gelegen in de endocervix, tijdens de geslachtsrijpe periode buiten op de ectocervix, om na de menopauze weer te verdwijnen in het cervixkanaal. De hormonale afhankelijkheid is ook duidelijk tijdens de graviditeit en het gebruik van orale ovulatieremmers, het endocervixepitheel prolifereert dan sterk naar buiten. Het endocervicale palissade-epitheel op de ectocervix kan gemakkelijk door metaplasie overgaan in plaveiselepitheel. Deze metaplasie ontstaat uit de zogenaamde reservecellen, die vlak onder de cilindrische slijmcellen gelegen zijn. De waarnemer krijgt echter de indruk alsof het plaveisel bij deze *epidermisatie* actief naar binnen groeit. De velden plaveiselepitheel breiden zich uit en komen samen, waardoor de ondergelegen endocervixspleten en -buisjes worden afgesloten. Zo ontstaan cysten: de *ovula Nabothi*. De zone waarin deze eb en vloed tussen plaveisel- en endocervixepitheel plaatsvindt, noemt men de transformatiezone (TZ) of overgangszone. De exacte grens tussen deze twee epitheelsoorten, de *squamo-columnar junction* (SCJ), heeft meestal een grillig verloop. De transformatiezone is van belang omdat zich hier de atypische metaplasie ontwikkelt, die aanleiding kan geven tot maligne veranderingen. Het cytologisch en colposcopisch onderzoek van de portio zal vooral op deze transformatiezone gericht moeten zijn.

5.2 Onderzoekmethoden

5.2.1 Cytologisch onderzoek

De epitheelcellen die loslaten van de ecto- en endocervix, kunnen gemakkelijk onderzocht worden door middel van het *strijkje*. Papanicolaou verrichtte dit onderzoek om na te gaan of er cyclische veranderingen in het celbeeld zichtbaar waren en ontdekte bij toeval dat op deze wijze ook maligne cellen konden worden opgespoord (1928).

Techniek van het strijkje
De portio wordt met een speculum ingesteld. Er mag geen gebruikgemaakt worden van crème. Eventuele overbodige fluor wordt voorzichtig oppervlakkig ter zijde geschoven. Wanneer men geen ectropion ziet, bevindt de transformatiezone zich endocervicaal. Een aantal instrumenten wordt voor het maken van een uitstrijk gebruikt. Veelgebruikt is de cervexbrush, een plastic enkelrijig spits bezempje dat direct na de afname los van de steel in toto in een transportmedium wordt gebracht. De afname dient uiteraard de hele 360° van de portio te omvatten. In het trans-

portmedium wordt, na schudden, een celoplossing gemaakt die in het cytologisch laboratorium verder kan worden bewerkt. Bij een nauw ostium, of wanneer men heel bewust endocervicaal materiaal wil verzamelen, kan men gebruikmaken van een speciaal endocervixborsteltje. Het materiaal is echter gauw te bloederig voor goed onderzoek. Ook de houten spatel volgens Ayre met spitse en stompe kant is nog in gebruik. Het slijm wordt hierbij meteen na de afname in een dunne laag uitgestreken op een tevoren gemerkt objectglas en daarna terstond gefixeerd. Gemakkelijk en voordelig gaat dit vanuit een druppelflesje, met een oplossing van carbowax in ether. Na verdamping van de ether is het strijkje bedekt met een dunne waslaag en kan het glaasje in een hardkartonnen mapje worden verzonden. Fixatie met alcohol of alcoholether is alleen praktisch als verzending niet noodzakelijk is. Fixatie met een spray heeft het bezwaar van de frequente verontreiniging van de ruimte waarin men werkt.

Een goed uitstrijkje voldoet aan de volgende eisen.
– Het is dun en bevat geen fluor.
– De cellen zijn niet gekwetst; men kan dit voorkomen door met de spatel zo min mogelijk over het glaasje heen en weer te gaan.
– Het is niet te bloederig, doordat harde druk op de portio vermeden werd.
– Het is niet uitgedroogd, doordat het snel werd gefixeerd.
– Het geeft relevante informatie over de portio, doordat een voorafgaand toucher werd vermeden.
– Het geeft betrouwbare informatie, doordat ook endocervixcellen aanwezig zijn.
– Het glas werd reeds voor de afname gemerkt om verwisseling te voorkomen.

De cytoloog zal bij zijn beoordeling gaarne gebruikmaken van aanvullende informatie omtrent eventuele klachten, pilgebruik en de aanwezigheid van een IUD. Het strijkje wordt in het laboratorium gekleurd en vervolgens gescreend door een cytoanalyst(e). Deze plaatst stippen bij afwijkende cellen die in aanmerking komen voor verder overleg met de cytoloog of patholoog-anatoom. Op grond van de verschillende kenmerken van het preparaat wordt de KOPAC-B classificatie toegekend: k = kwaliteit van het materiaal, o = ontstekingsverschijnselen, p = plaveiselepitheel, a = andere afwijkingen, c = cilinderepitheel, b = beoordeelbaarheid.

Meestal wordt ook een descriptieve uitslag gegeven die eindigt in een conclusie, gevolgd door de classificatie van Papanicolaou en een eventueel herhalings- of behandelingsadvies.

In Nederland wordt een onderscheid gemaakt in Pap-klasse IIIa en Pap-klasse IIIb om een verschil aan te geven in de ernst van de dysplasie die men verwacht. De Engelse formulering *'dyskariosis'* doet meer recht aan het cytologische beeld. In het buitenland maakt men gebruik van de zogenaamde Bethesda-classificatie, waarbij het acroniem SIL ('squamous intra-epithelial lesion') de Pap-classificatie heeft vervangen.

De beschrijving van het cytologische uitstrijkpreparaat geeft meer informatie dan de Pap-

Tabel 5.1 *Classificatie van Papanicolaou*

Pap I	Het epitheel toont geen afwijkingen.
Pap II	Het epitheel toont tekenen van prikkeling zoals gezien wordt bij ontstekingen.
Pap III	Het epitheel toont afwijkingen in de kernen die duidelijk atypisch zijn en kunnen passen bij dysplasie van het epitheel.
Pap IV	Het epitheel toont duidelijke afwijkingen die kunnen passen bij een carcinoma in situ.
Pap V	Het epitheel toont afwijkingen die eigenlijk bewijzend zijn voor een invasief carcinoom.

klasse. De cytoloog zal vaak een voorspelling geven omtrent de histologische afwijking die hij veronderstelt. Zo kan een cytologisch celbeeld passen bij een carcinoma in situ, doch dat geeft geen zekerheid dat er ook inderdaad sprake is van een carcinoma in situ. Verder histologisch onderzoek van de portio zal moeten aangeven van welk proces de afwijkende cellen afkomstig zijn. De cytoloog kan gelijk hebben gehad met zijn voorspelling, maar er kan ook een min of meer ernstige histologische afwijking gevonden worden. Zo zal bij een Pap IIIa meestal een lichte dysplasie gevonden worden, doch in een enkel geval toch ook reeds een infiltratieve laesie, soms, als de cellen van hoger gelegen weefsel afkomstig zijn, zelfs van het endometrium. Bij een Pap IV zal meestal een CIS of een infiltrerend carcinoom worden gevonden, maar soms een minder ernstige afwijking. Het aantreffen van endometriumcellen in het strijkje kan in de postmenopauze aanleiding zijn om het onderzoek uit te breiden.

Betrouwbaarheid van het strijkje
Zoals elke onderzoekmethode heeft ook het cytologisch onderzoek van de portio onvolkomenheden. Voor een goede interpretatie van de uitslagen is het noodzakelijk daarvan op de hoogte te zijn. Men spreekt van een *fout-negatief strijkje* als atypische afwijkingen in de portio niet tot uiting komen in het cytologische uitstrijkpreparaat. Men kent drie groepen oorzaken van een fout-negatief strijkje.
Techniekfouten. Wanneer de transformatiezone niet is uitgestreken kunnen de cellen zijn gemist. Daarom zal men altijd in de uitslag nagaan of er endocervixcellen aanwezig zijn. Ook door slechte fixatie of een te dik uitstrijkje zullen atypische cellen niet herkend worden. Door slechte markering van het glaasje kan verwisseling hebben plaatsgevonden. Tijdens de menstruatie kan men geen betrouwbaar strijkje verkrijgen.
Laboratoriumfouten. Atypische cellen kunnen door de cytodiagnost worden gemist. Onderscheid kan worden gemaakt in herken-

Om koud van te worden

Ik herinner me haar nog als de dag van gisteren, ook al is het al weer vijftien jaar geleden. Begin 30 was ze en moeder van een jong gezin met twee schatten van kinderen waarvan ik de laatste op de wereld had mogen zetten. De foto's van beide jongens had ik meerdere malen gezien. Ze kwam bij me omdat ze een Pap IIIa had, wat door het bevolkingsonderzoek aan het licht was gekomen. Het viel allemaal erg mee en bij colposcopie vond ik alleen maar een lichte dysplasie dus volgens de toenmalige norm werd ze met een cryocoagulatie behandeld. Kort hierna werd het echtpaar voor twee jaar uitgezonden naar het buitenland en zag ik haar een tijd niet meer. Een kleine drie jaar na de cryo kwam ze weer bij me. Van de uitstrijkjes was niet veel terechtgekomen, biechtte ze me op. Ze was veranderd, klagerig over pijntjes en wat onregelmatig bloedverlies, niets voor haar. Ze zag er niet goed uit. Ik schrok toen ik haar cervix in beeld had. Hij leek wel opgeblazen van binnenuit! Ik maakte met angst in het hart een uitstrijkje. De patholoog belde me twee dagen later al op: Pap V! Het bleek een zeer agressief ongedifferentieerd carcinoom te zijn. Een Wertheim moest worden afgeblazen vanwege positieve lymfeklieren en van de bestraling die volgde heeft ze maar kort mogen 'genieten'. Ze overleed na vier maanden aan de gevolgen van de ureterobstructie en is uiteindelijk vredig uremisch ingeslapen. Ik heb haar éénmaal bezocht in het academisch ziekenhuis in haar laatste fase. Ze nam me niks kwalijk, zei ze, en glimlachte me bemoedigend toe alsof ik het slachtoffer was. Ik dacht nog: had ik toen maar al een lisexcisie kunnen doen, dan was het misschien niet gebeurd. Wie weet?

nings- en interpretatiefouten. In het eerste geval zijn de atypische cellen wel aanwezig in het uitstrijkpreparaat maar zijn deze niet door de cytodiagnost opgemerkt; in het laatste geval zijn de atypische cellen wel als zodanig herkend maar zijn de ernst van de waargenomen cel en de kernafwijkingen onderschat.
Deze fouten worden niet gauw herkend. Pas als men van een patiënte met een vastgesteld cervixcarcinoom door het laboratorium de vroeger gemaakte uitstrijkjes laat herbeoordelen, komen deze fouten naar voren. Een goed cytologisch laboratorium kent interne procedures voor kwaliteitscontrole. Computerscreening kan hierbij een goed hulpmiddel zijn.
Tumorfouten. Wanneer de tumor bedekt is met veel beslag of purulent materiaal kunnen atypische cellen ontbreken. Dit is eveneens het geval bij een hemorragische tumor of een onder het oppervlak gelegen endocervicaal adenocarcinoom.
De kans op een fout-negatief strijkje bij maligne afwijkingen van de portio is vrij groot. Men schat 10 à 20%. Bij analyse blijkt de oorzaak meestal gelegen te zijn in interpretatiefouten van het laboratorium. Zeker bij klachten mag men niet vertrouwen op een negatief strijkje, maar zal histologisch onderzoek moeten geschieden.
Men spreekt van een fout-positief strijkje wanneer bij een afwijkend strijkje geen afwijkingen in de portio gevonden worden ondanks een uitgebreid onderzoek. Soms vindt men alleen atrofie of een chronische cervicitis. Als oorzaken moet men hierbij ook denken aan verwisseling of interpretatiefouten. Men moet zich ook realiseren dat er misschien helemaal geen sprake is van 'fout-negatief', maar dat het probleem 'hogerop' ligt. Ook cellen vanuit het cavum uteri, de tuba of de buikholte kunnen in het cervixstrijkje terechtkomen, zodat bij persisteren van de cytologische afwijkingen het onderzoek moet worden uitgebreid met curettage en eventueel laparoscopie.

5.2.2 Colposcopie

Met behulp van een loepvergroting van 6× of 12× zijn allerlei details op de portio zichtbaar die het blote oog ontgaan. De colposcoop is een binoculaire kijker waarmee op werkafstand deze loepvergroting kan worden toegepast met een goede verlichting. Met een groen filter worden vaatpatronen duidelijker zichtbaar. Normaal plaveiselepitheel heeft een glad, parelmoergrijs oppervlak, terwijl het adeno-epitheel van een endocervix papillair is, als fijne druifjes. Applicatie van azijnzuur 3% geeft betere contouren door zwelling van het epitheel, terwijl het slijm wat wordt opgelost. Men kijkt eerst of de grens tussen plaveisel- en adeno-epitheel (SCJ) geheel is te volgen. Blijkt de transformatiezone geheel te overzien, dan zoekt men naar gebieden met een afwijkend oppervlaktereliëf en een afwijkende tekening of kleur. Men onderscheidt zo: *wit epitheel, leukoplakie, stippeling* en *mozaïek* (fig. 5.1A). Soms ziet men een echt defect: erosio vera of een duidelijke tumor. Door ontstekingsprocessen kan het beeld duidelijk worden vertroebeld. De colposcopist kan op deze wijze lokaliseren waar zich gebieden bevinden met afwijkende histologische opbouw. Hoe groter zijn ervaring, des te trefzekerder zijn lokalisatie. De gerichte biopsie kan zo representatief zijn voor de afwijking. Men moet goed beseffen dat men naar het oppervlak kijkt van de portio en atypische afwijkingen zich soms in het weefsel bevinden. Een colposcopische verdenking zal dus altijd bevestigd moeten worden door middel van histologisch onderzoek. Wanneer de transformatiezone niet te overzien is doordat deze geheel of gedeeltelijk in het cervixkanaal is gelegen, kan de colposcopist slechts beperkte informatie geven over de cervix. Met een endocervixspreider kan het onderzoeksveld worden vergroot, doch op oudere leeftijd is het ook daarmee lang niet altijd mogelijk om de gehele transformatiezone te overzien. Bij geringe colposcopische afwijkingen zal het cytologische onderzoek spoedig worden herhaald, bij ernstige afwijkingen zal sneller besloten worden tot uitbreiding van de diagnostiek met een conisatie.

5.2.3 Biopsie

Als men een proefhap verricht op een plaats waar men de meeste afwijkingen verwacht, spreekt men van een 'gerichte biopsie', dit in tegenstelling tot een biopsie 'at random'. Er zijn verschillende biopsietangen in de handel. Men kieze een biopsietang met een niet te grote bek, om ernstige nabloeding te voorkomen. De scherpte van de tang moet van tijd tot tijd worden gecontroleerd en eventueel worden verzorgd. Ook kan men een diathermische lis gebruiken voor het nemen van een gericht biopt. De biopsie kan zonder anesthesie worden verricht, een eventuele bloeding stopt meestal snel, eventueel na lokale druk. Aanstippen met $AgNO_3$ is soms gewenst, effectiever als stypticum is ferrisubsulfaat (oplossing van Monsel). Voor de zekerheid plaatst men daarna een vaginatampon. Thuis kan dit lintvormige gaas worden verwijderd. In zeldzame gevallen is een omsteking noodzakelijk, in de praktijk voldoet hierbij goed atraumatisch Vicryl UR-O.

5.2.4 Endocervixcurettage

Wanneer met colposcopisch onderzoek de grens van de transformatiezone niet zichtbaar is zal men bij duidelijk afwijkende cytologie een endocervixcurettage verrichten om een eventueel endocervicaal gelegen infiltratief carcinoom uit te sluiten. Met een fijne curette of een scherp lepeltje tracht men weefsel uit de endocervix te verkrijgen, wat meestal niet adequaat lukt en ook pijnlijk is voor de vrouw. Bij een infiltratief endocervicaal carcinoom verkrijgt men echter gemakkelijk brokjes, waardoor deze diagnose gesteld kan worden. Wanneer de binnengrens (SCJ) van de transformatiezone zichtbaar is, ontbreekt de ratio voor dit vervelende onderzoek. Als de endocervixcurettage geen uitsluitsel geeft zal meestal besloten worden tot diathermische lisexcisie.

5.3 Goedaardige aandoeningen

5.3.1 Cervicitis

Cervicitis gonorrhoica
De Gram-negatieve, intracellulaire diplokok van Neisser heeft meestal de porte d'entrée in slijmvormend epitheel van de tractus urogenitalis, zoals in de cervix, para-urethrale klieren, eventueel ook de klieren van de farynx en rectumcrypten. De vaginitis is secundair aan de cervicitis.
Gonorroe verloopt bij de vrouw meestal (circa 70%) zonder duidelijke klachten. Vage fluor en cystitisachtige klachten moeten al verdenking geven. Bij onderzoek ziet men de kenmerkende geelgroene purulente fluor op de portio en in de hyperemische vagina. De bacterie is snel gedood door uitdrogen, waardoor de bacteriologische diagnose bemoeilijkt wordt. Transport naar het laboratorium met speciale kweekbuizen volgens Stuart is noodzakelijk. Een Gram-preparaat van vaginale fluor is nooit bewijzend gezien het voorkomen van niet-pathogene diplokokken. De cervicitis als zodanig geeft geen klachten, behoudens de wisselende fluor.
Ernstige complicaties zijn salpingitis, bartholinitis en conjunctivitis neonatorum. De therapie wordt meestal ingesteld volgens afspraken met de plaatselijke GGD of de gespecialiseerde dermatoloog. Bacteriologische kweken met een gevoeligheidsbepaling zijn noodzakelijk, gezien de duidelijke toename van stammen die ongevoelig zijn voor penicilline. De patiënte moet worden verzocht om medewerking te geven aan het contactonderzoek van de GGD teneinde uitbreiding zoveel mogelijk te beperken.

Chlamydia-infecties
Chlamydia trachomatis (CT) is bekend als oorzaak van verschillende gynaecologische aandoeningen. De kleine Gram-negatieve

bacterie heeft de eigenschap van een virus om zich intracellulair te vermeerderen en daarna de epitheelcel te destrueren. De infectie met CT kan met zekerheid worden vastgesteld in celculturen, hiervoor zijn levende, geïnfecteerde epitheelcellen nodig wat problemen geeft bij het verkrijgen en het transport van materiaal.

Redelijk betrouwbaar is het aantonen van CT in gedroogde preparaten met behulp van de PCR-test (polymerase chain reaction). De serologische bepaling van CT-antistoffen is niet erg betrouwbaar voor het vaststellen van een aanwezige infectie. Een antistoftiter hoger dan 1 : 8 kan worden beschouwd als teken van een doorgemaakte infectie.

Een CT-infectie behoort tot de SOA's en is bij de vrouw gelokaliseerd in het adeno-epitheel van de urethra en vooral van de cervix, dus niet van de vaginawand. Vanuit de cervix kan een opstijgende infectie plaatsvinden naar endometrium en tuba-epitheel. De verdere verspreiding door de buikholte blijkt ook uit het voorkomen van een perihepatitis en de restverschijnselen daarvan, die men bij laparoscopie kan zien in de vorm van kenmerkende 'vioolsnaaradhesies' tussen diafragma en leverkoepel: het syndroom van FitzHugh-Curtis. De incidentie is afhankelijk van de populatie die men onderzoekt. In Nederland worden bij jongvolwassenen percentages gevonden van 8 tot 10. Er is vaak sprake van een asymptomatische infectie, van geringe niet-karakteristieke klachten van fluor of van wat gering, onregelmatig bloedverlies. De CT krijgt daardoor de kans om ernstige tuba-epitheeldestructie te veroorzaken zonder duidelijke symptomen *(stille salpingitis)*. Bij onderzoek vindt men bij het speculumonderzoek een geelgrijze mucopurulente fluor vanuit het ostium van de cervix; ook na schoonmaken van de portio komt de fluor nog naar buiten. De portio is meestal te rood en ook gemakkelijk kwetsbaar bij aanraken.

Over het natuurlijke ziektebeloop is niet veel met zekerheid bekend, vooral niet wanneer en hoe vaak een opstijgende infectie bij een draagster plaatsvindt. De moeilijkheden en beperkte betrouwbaarheid van de diagnostiek en vooral de ernstige consequenties van de ontsteking maken dat de drempel om te behandelen laag mag zijn. Zo wordt als regel profylactisch behandeld bij een vacuümcurettage van een ongewenste zwangerschap (APLA). CT is goed gevoelig voor tetracycline, mits langdurig gegeven. In de praktijk geeft men doxycycline 2 dd 100 mg gedurende 10 dagen of azitromycine 4 × 250 mg eenmalig. PCR-bepaling in de urine lijkt mogelijkheden te gaan bieden voor screening van adolescenten.

5.3.2 Cervixpoliepen

Kleine of grotere poliepen worden meestal bij toeval gevonden of op grond van klachten van fluor of onregelmatig vaginaal bloedverlies. Contactbloedingen kunnen door de poliep veroorzaakt worden, maar altijd zal een andere oorzaak, in casu maligniteit, moeten worden uitgesloten. Wanneer dit onderzoek normaal uitvalt, kan een kleine poliep poliklinisch worden afgedraaid met behulp van een zogenaamde polieptang. De ovale bek wordt gesloten om de poliep, waarna de tang net zo lang rondgedraaid wordt, totdat de poliep loslaat. Nabloeding treedt niet op doordat de vaatsteel is gestranguleerd. Grotere poliepen kunnen beter worden verwijderd in samenhang met een gefractioneerde curettage, omdat toch ook corporale afwijkingen moeten worden uitgesloten. Soms blijkt een poliep dan afkomstig te zijn uit het cavum uteri: endometriumpoliep. Ook de mogelijkheid van een gesteeld submukeus myoom is aanwezig. Histologisch onderzoek van de poliep moet altijd plaatsvinden; een maligniteit is zeer zeldzaam maar niet uitgesloten.

5.3.3 Cervixcondylomen

Het papillomavirus kan niet alleen op de vulva en in de vagina, maar ook op de cervix condylomen veroorzaken, die echter macroscopisch niet lijken op de condylomata acuminata. Men kent verschillende soorten. Meestal ziet men fijne poliepjes, zogenaamde naaldpapillomen, die soms macroscopisch imponeren als een grote villeuze poliep. Bij het vlakke of 'inverted papilloma' ontstaat er oppervlakkig alleen een scherp omschreven, iets verheven witte verkleuring, terwijl de wrat zich in de diepte uitbreidt. Meestal heeft de vrouw geen klachten en wordt het cervixcondyloom ontdekt bij het colposcopisch onderzoek op grond van afwijkende cervixcytologie. De virale infectie (betreft meestal HPV-6 of HPV-11) is dan duidelijk door de aanwezigheid van 'koilocytose'. Dit zijn cellen met paranucleaire vacuolen, zoals ook bij de huidwrat worden gezien.

5.4 Kwaadaardige aandoeningen

5.4.1 Cervixcarcinoom

Nog steeds is het cervixcarcinoom de belangrijkste maligne tumor van de tractus genitalis. De volgorde van incidentie: cervix – endometrium – ovarium – vulva – vagina – tuba, wijzigt zich in de laatste jaren, het endometriumcarcinoom gaat de eerste plaats overnemen van het cervixcarcinoom. Toch worden per jaar nog 800 nieuwe gevallen van cervixcarcinoom in Nederland ontdekt en overlijden hieraan nog jaarlijks circa 300 vrouwen. De kans om een mammacarcinoom te krijgen is zeker tienmaal zo groot. De daling van de incidentie van het infiltratieve cervixcarcinoom in de laatste jaren hangt samen met de toename van de vroege cytologische diagnostiek en de behandeling van premaligne afwijkingen. Ook het aantal uterusextirpaties op benigne indicatie is de laatste jaren toegenomen en kan ten dele de daling van het cervixcarcinoom verklaren. Heel duidelijk is de verlaging van de incidentie niet. Juist in de jongere leeftijdsgroepen lijkt er een duidelijke toename te zijn van de premaligne afwijkingen, die wellicht samenhangt met de veranderingen in epidemiologische factoren.

Epidemiologie

Het was reeds zeer lang bekend dat virgo's geen cervixcarcinoom kregen. De relatie tussen het ontstaan van het cervixcarcinoom en de coïtus is later op vele wijzen bevestigd. Jong begonnen seksuele contacten en frequent wisselen van partner vormen de belangrijkste risicofactoren. Andere epidemiologische factoren, zoals multipariteit, huwelijksstabiliteit, seksuele hygiëne en sociale status, zijn indirect afhankelijke factoren. Waarschijnlijk is een mannelijke partner die veel wisselende contacten heeft gehad nog de grootste risicofactor voor de vrouw. Het is nu wel zeker dat de oorzaak te vinden is in een infectie met het humane papillomavirus (HPV). Met DNA-hybridisatietechnieken kan men het HPV in de celkern niet alleen aantonen maar ook classificeren. Tot dusverre zijn reeds 80 verschillende typen HPV herkend, waarvan enkele typen, 16 en 18, steeds worden aangetroffen in de kernen van de tumorcellen. Deze *oncogene* typen kunnen worden geselecteerd met de PCR-test. Slechts een klein percentage van de vrouwen die geïnfecteerd zijn met een oncogeen HPV-type ontwikkelt een carcinoom. Er zijn kennelijk cofactoren nodig, zoals roken of een herpesinfectie, om de oncogene activiteit tot expressie te brengen. Het interval tussen de infectie en de ontwikkeling van een infiltrerend carcinoom via de verschillende fasen van dysplasie kan vele jaren duren. Al deze kennis heeft grote consequenties voor de verdere ontwikkelingen in de vroege diagnostiek en de behandeling en geeft wellicht in de toekomst ook de mogelijkheid van immunisatie. Het infiltrerend cervixcarcinoom komt meestal voor op de leeftijd van 45 tot 50 jaar, doch de voorstadia worden op vroegere leeftijd gevonden. Infiltratieve carcinomen onder het dertigste levensjaar zijn de laatste tijd minder zeldzaam geworden.

Pathologische anatomie

In circa 90% van de gevallen betreft het een plaveiselcelcarcinoom, al of niet met goede differentiatie of verhoorning; in circa 10% betreft het een adenocarcinoom. Hiervoor gelden echter andere epidemiologische factoren: dit blijkt zelfs bij virgo's voor te komen. Er lijkt de laatste jaren een relatieve toename te zijn van het adenocarcinoom, die niet duidelijk kan worden verklaard.

5.4.2 Premaligne afwijkingen

Dysplasie en carcinoma in situ

Het plaveiselcelcarcinoom ontstaat niet plotseling uit normaal epitheel. Men onderkent premaligne laesies, die de mogelijkheid geven om de patiënte te behandelen voordat infiltratie optreedt.
Atypische epitheelproliferaties van de portio komen frequent voor. De altijd aanwezige metaplasie in de transformatiezone toont door de chronische ontstekingsprikkels vanuit de vagina nogal eens atypische kenmerken. Het is onjuist om al deze ontstekingsveranderingen te classificeren als precancereuze veranderingen. Op een gegeven moment spreekt men echter niet meer van atypie, maar van *dysplasie*.
Bij de dysplasie vindt men veranderingen in de kern en in de opbouw van de cellagen. De kernveranderingen zijn vooral duidelijk bij het cytologisch onderzoek, men ziet polymorfie, hyperchromasie en anisokaryosis. De laagsgewijze opbouw toont verstoring en er is een toename van de mitosefrequentie, ook in de hogere lagen. Al naar gelang de mate van deze wanorde spreekt men van lichte, matige of ernstige dysplasie. Bij het *carcinoma in situ* (CIS) zijn alle tekenen van maligniteit aanwezig, zowel in het celbeeld als in de weefselarchitectuur, doch de basale membraan is intact, alleen de infiltratie van het onderliggende stroma ontbreekt. Men moet deze geleidelijke overgang van lichte dysplasie naar CIS niet zien als een wetmatig verlopend ziektebeloop. Terugkeer tot normaal epitheel is mogelijk, maar het is de vraag of er vaak sprake is van spontane regressie. De diagnostische biopsie heeft op zichzelf ook reeds een therapeutisch effect. Voorts valt niet met zekerheid te voorspellen hoe snel een eventuele progressie verloopt en of hierbij alle stadia achtereenvolgens worden doorlopen. In dit dynamische proces is vertraging, versnelling of terugkeer naar gezond epitheel mogelijk. Gemiddeld is er sprake van een tijdsduur van acht tot tien jaar voor de gehele procesgang. De kans dat regressie van de afwijkingen optreedt is in de beginfase groter dan later en is dan meestal binnen twee jaar duidelijk en waarschijnlijk afhankelijk van het oncogene type. Men zal dus geneigd zijn om bij een lichte of matige dysplasie eerder een conservatief beleid te voeren dan wanneer men te maken heeft met een ernstige dysplasie of een carcinoma in situ. Over het natuurlijke beloop van de aandoening is weinig bekend omdat men het proces zelden ongemoeid laat. Om een diagnose te verkrijgen moet een biopsie worden verricht, waardoor het natuurlijke beloop ingrijpend kan worden gewijzigd.
De grenzen tussen lichte, matige en ernstige dysplasie en CIS zijn niet scherp gedefinieerd, zodat de pathologisch-anatomische diagnose onderhevig is aan subjectieve invloeden. Op een biopsie waarvan vandaag de diagnose 'ernstige dysplasie' gesteld wordt, kan morgen, zelfs door dezelfde onderzoeker, de diagnose CIS worden gesteld. Om de dynamische procesgang aan te geven, gebruikt men een andere histologische classificatie. Men spreekt van *cervicale intra-epitheliale neoplasie*: CIN. CIN I komt overeen met lichte dysplasie, CIN II met matige dysplasie en CIN III met ernstige dysplasie of ook CIS. Het is echter zeer de vraag of een lichte dysplasie reeds beschouwd mag worden als een 'neoplasie'. De histologische afgrenzing van CIS naar het beginnende infiltratieve carcinoom is eveneens moeilijk. Schijnbeelden als gevolg van tangentiële aansnijding van kolfvormige uitlopers kunnen de suggestie geven van infiltratie, terwijl ook een uitgebreid ontstekingsinfiltraat de beoordeling kan bemoeilijken. Vaak geeft men deze coupes ter inzage aan een zogenoemde referentiepatholoog.

Vroege diagnostiek

Premaligne cervixafwijkingen zijn asymptomatisch en worden bij toeval gevonden bij het cytologisch onderzoek. Bij een patiënte met symptomen van onregelmatig bloedverlies of een afwijkende portio spreekt men niet meer van vroege diagnostiek, doch zal meteen moeten worden overgegaan tot histologisch onderzoek in de vorm van biopsieën of curettage.

De *cytologische uitslag* bestaat meestal uit een beschrijving van de onderzochte cellen, gevolgd door een conclusie en de classificatie volgens KOPAC-B of Papanicolaou. De cytoloog zal meestal een voorspelling geven van de afwijkingen die hij verwacht in de portio. De uiteindelijke histologische diagnose kan ernstiger maar ook minder ernstig zijn dan deze voorspelling. Zo blijkt dat bij een Pap IIIa in een klein percentage reeds een infiltrerend carcinoom gevonden kan worden, terwijl er bij een Pap IV soms alleen sprake is van een matige dysplasie. Wanneer afwijkende cellen zijn gevonden, moet de herkomst worden vastgesteld. Wanneer de verdere diagnostiek beperkt blijft, ontstaat het gevaar dat een klein infiltrerend carcinoom over het hoofd wordt gezien. Wanneer echter de diagnostiek steeds zeer uitgebreid wordt uitgevoerd, zullen nogal eens onnodige ingrepen worden verricht. Bij een optimale vroege diagnostiek zal steeds een weg moeten worden gekozen tussen over- en onderdiagnostiek. Men maakt meestal gebruik van een stroomdiagram om de verschillende stappen en keuzemogelijkheden zo systematisch en uniform mogelijk te laten verlopen.

Met het ongewapende oog ziet men aan de portio meestal geen specifieke afwijkingen. *Colposcopisch* onderzoek is noodzakelijk om te lokaliseren waar zich de meest verdachte afwijking bevindt. Belangrijk is of de epitheelgrens, de SCJ, geheel zichtbaar is, en of daardoor de gehele transformatiezone op afwijkend epitheel beoordeeld kan worden. In dat geval neemt men een of meer gerichte biopsieën van plaatsen met afwijkend oppervlaktereliëf. Een endocervixcurettage is in dit geval niet noodzakelijk. Wanneer er een zeer uitgebreide laesie is, zal men meestal niet mogen volstaan met biopsieën, maar besluiten tot diathermische lisexcisie.

Wanneer bij colposcopisch onderzoek geen afwijkingen worden gezien, zal het cytologisch onderzoek worden herhaald. Bij het persisteren van de cytologisch afwijkende bevindingen, zal een uitgebreider onderzoek plaatsvinden, zoals een gefractioneerde curettage en een eventuele diagnostische laparoscopie. De cellen kunnen ook van een andere plaats uit de tractus genitalis komen.

Wanneer de transformatiezone niet te overzien is doordat deze in de endocervix ligt, moet men rekening houden met atypisch epitheel in het endocervixkanaal. Er zal dan zeker een endocervixcurettage worden verricht. Afhankelijk van het colposcopisch beeld en de cytologische uitslag zal worden afgewogen of men wil volstaan met gerichte biopsieën en endocervixcurettage of zal besluiten tot uitbreiding van de diagnostiek met grote lisbiopten of een conisatie.

Wanneer in de biopsie of het endocervicale curettement een duidelijk infiltratief carcinoom wordt vastgesteld, is conisatie niet meer noodzakelijk en moet een behandeling worden ingesteld, zoals besproken bij stadium Ib. Alleen als de diepte van de infiltratie in het biopt of het curettement gering blijkt, zal de diagnostiek moeten worden uitgebreid om te differentiëren tussen stadium Ia en Ib.

Therapie

Observatie

Bij geringe afwijkingen, zoals een lichte dysplasie, kan worden afgewacht omdat er een goede kans bestaat op spontane regressie. Bij matige dysplasie en condylomateuze afwijkingen wordt deze kans reeds kleiner. De vrouw zelf zal vaak ook kiezen voor verdere behandeling, gezien de onzekerheid die blijft bestaan en de onrust die voortkomt uit herhaaldelijke cytologische/colposcopische controles.

Lokale destructie

Wanneer er zekerheid bestaat dat er geen sprake is van een (micro-)infiltratief carcinoom, kan het afwijkende epitheel worden vernietigd door elektrodiathermie, bevriezing *(cryocoagulatie)* of laserverdamping. Het epitheel dat men vernietigt kan echter niet meer histologisch onderzocht worden. Er kan dus nooit zekerheid bestaan welke afwijking vernietigd is.

Door de grote ervaring die in de laatste jaren met lisexcisie is opgedaan worden deze destructiemethoden minder toegepast.

Lisexcisie

Met een metalen lis kan men, diathermisch, stukjes weefsel van de portio schillen. Als men de stroomsterkte goed kiest, wordt alleen de rand van het weefsel beschadigd en kan pathologisch onderzoek adequaat plaatsvinden. De radicaliteit van de ingreep is echter in de fragmenten niet te beoordelen, zodat het risico bestaat dat er een recidief optreedt. Vooral als de laesie zich uitbreidt in het endocervixkanaal bestaat deze mogelijkheid, zodat in dat geval er beter gekozen kan worden voor een andere benadering. De lisbehandeling (ook wel LLETZ genoemd: 'large loop excision of the transformation zone') kan plaatsvinden onder lokale anesthesie. De lisexcisie heeft de laatste jaren de conisatie grotendeels verdrongen.

Conisatie

Met conisatie kan de uitgebreidheid van premaligne afwijkingen worden vastgesteld en tevens kan met zekerheid een infiltratieve afwijking worden uitgesloten. Vaak zal de conisatie niet alleen een diagnostische, maar ook een therapeutische ingreep zijn. Bij verdenking op infiltratie of een adenocarcinoom heeft conisatie de voorkeur boven de lisexcisie. Een conisatie vereist klinische opname en de ingreep wordt vrijwel altijd onder narcose of peridurale anesthesie verricht. Het sneevlak wordt zorgvuldig gekozen om de gehele transformatiezone conisch te excideren. Zo onderscheidt men een platte en een spitse conus (fig. 5.1). Het ostium internum mag niet worden bereikt om de sluitfunctie van het cavum uteri niet te beschadigen. Het wondvlak wordt verzorgd met coagulatie of met instulpende hechtingen. De laatste methode zou een cytologische controle minder betrouwbaar maken, maar is bij ernstige bloedingen wel eens noodzakelijk. De opnameduur bedraagt minstens vier dagen. De directe complicaties zijn gering, hoewel er soms problemen zijn om een droog wondvlak te verkrijgen; ook enkele dagen na de operatie kan nog eens nabloeding optreden. (Zie ook § 16.3.)

Niet zo zeldzaam is de stenose van het cervixkanaal, die kan leiden tot een gehele afsluiting. De patiënte klaagt dan over amenorroe die gepaard gaat met cyclische pijn als gevolg van de *haematometra*. Desobstructie en dilatatie van het cervixkanaal is dan noodzakelijk. In de postmenopauze zal deze complicatie niet optreden en zal men de stenose pas ontdekken wanneer getracht wordt een cytologisch (endo)cervixpreparaat te maken. Mocht de conus in de top niet vrij zijn geweest van atypisch epitheel, dan kan men met deze belemmering van optimale diagnostiek zeker geen genoegen nemen.

In de zwangerschap zal men meestal een conisatie trachten te vermijden, gezien de grotere kans op bloedingen en op verstoring van de graviditeit. Wanneer een patiënte bij wie vroeger een conisatie is verricht zwanger wordt, is er een iets grotere kans op een partus im- of prematurus. Soms kan ook het ontsluitingsmechanisme verstoord zijn door littekenvorming. Er is dan ook een medische indicatie voor een klinische partus. In het algemeen zal men terughoudender zijn met de indicatie tot conisatie wanneer er nog een kinderwens bestaat (zie ook § 11.1.1). De fertiliteit wordt door een conisatie nauwelijks verstoord. Wanneer echter ten onrechte een zeer spitse conus wordt gesneden, zal vrijwel al het endocervixepitheel zijn verwijderd, waardoor infertiliteit ontstaat omdat de 'droge' cervix niet meer voldoende slijm produceert. Indien de sneeranden van de conus vrij zijn van de atypische afwijking, is de vrouw in

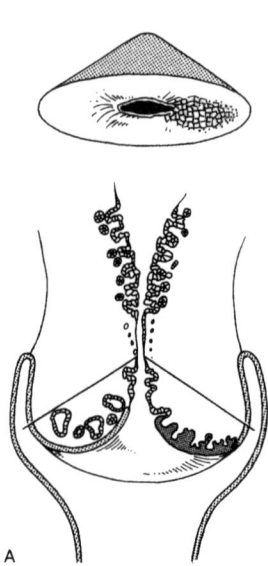 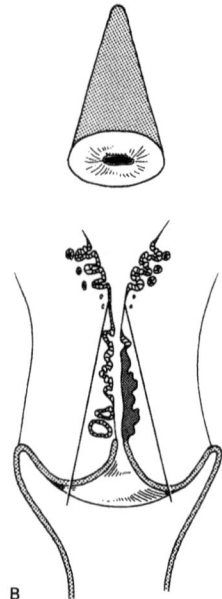

Figuur 5.1A *Conus bij een lage – zichtbare – transformatiezone. De verdachte laesie bevindt zich vrijwel geheel op de ectocervix, zodat volstaan kan worden met een platte conus.*

Figuur 5.1B *Conus bij een hoge – niet zichtbare – transformatiezone. De verdachte laesie bevindt zich bijna geheel in het endocervicale kanaal, waardoor een spitse, lange conus moet worden gesneden.*

principe genezen, als er tenminste geen infiltratie is vastgesteld. Er kan volstaan worden met cytologische controle, die nodig blijft omdat de uitslag 'de randen zijn vrij' nooit met 100% zekerheid door de patholoog kan worden vastgesteld.

Soms zijn de randen van de conus niet vrij van atypisch epitheel. Men zou dan verwachten dat bij cytologisch vervolgonderzoek wederom atypie wordt gevonden. Dit is lang niet altijd het geval, waarschijnlijk als gevolg van de wondgenezing. Strenge cytologische controle vooral van de endocervix is noodzakelijk. Wanneer dit niet goed mogelijk is door bijvoorbeeld een te nauw ostium, zal men besluiten tot een reconisatie. Wanneer geen kinderwens meer bestaat, zal meestal besloten worden tot uterusextirpatie. Jaarlijkse cytologische controle van de vaginatop blijft gewenst.

Uterusextirpatie

Soms zal besloten worden tot uterusextirpatie in plaats van een conisatie of een lokale destructie. Hierbij speelt altijd een andere indicatie een rol, zoals een uterus myomatosus of therapieresistente metrorragieën. In de postmenopauze kan een vaginale uterusextirpatie technisch minder problemen met zich meebrengen dan conisatie. Altijd zal echter met de grootst mogelijke waarschijnlijkheid een infiltratief carcinoom moeten worden uitgesloten voordat men conisatie 'overslaat'. Indien de diagnose 'infiltratief cervixcarcinoom' pas gesteld wordt in de verwijderde uterus, ontneemt men de patiënte de mogelijkheid tot een optimale nabehandeling. Verwijdering van het parametrium is in tweede instantie niet goed meer mogelijk.

5.4.3 Infiltrerend cervixcarcinoom

Uitbreiding en natuurlijk beloop
Het carcinoom ontstaat in de transformatiezone en is spoedig ulceratief en exofytisch. Necrose leidt tot ulceratie met bloedige afscheiding. Wanneer de tumor zich alleen in het stroma uitbreidt spreekt men van een endofytisch carcinoom. Bij een strikt endocervicale lokalisatie leidt dit tot een 'tonvormig' carcinoom. Uitbreiding van het cervixcarcinoom vindt plaats via de volgende wegen (fig. 5.2).

Lokale uitbreiding. De tumor bereikt oppervlakkig de fornix van de vagina en breidt zich verder uit over de vaginawand. In de diepte wordt de wand van de cervix doorwoekerd en

---

De trieste ziektegeschiedenis van Eva Perón

Eva Duarte Perón, de vrouw van de Argentijnse president, was door haar inzet en sociale bewogenheid het idool van de armen en kanslozen. Het was dan ook 'hun Evita' die ernstig ziek bleek toen zij, pas dertig jaar oud, in 1950 in het openbaar flauwviel. Enkele dagen later werd ze geopereerd voor een mogelijke appendicitis. Ze bleef echter vermoeid en anemisch. Op 23 augustus 1951 collabeerde ze opnieuw in het openbaar en toen bleek dat ze niet alleen een ernstige bloedarmoede had maar dat er ook sprake was van overvloedig onregelmatig vaginaal bloedverlies en toenemende buikpijn. Bij onderzoek werd een cervixcarcinoom vastgesteld in een gevorderd stadium. De behandeling van Evita werd zoals gebruikelijk begonnen met lokale radiumtherapie om de bloeding te stoppen en hopelijk ook het proces te stabiliseren. Meestal is radicale chirurgie in een gevorderd stadium niet meer mogelijk omdat men het proces niet geheel kan verwijderen. Haar echtgenoot, de president, wilde echter toch ook het oordeel van een buitenlandse expert. Met hulp van de Amerikaanse ambassade werd de ervaren gynaecologisch-oncologisch chirurg George Pack 'top secret' ingevlogen uit New York. Onder narcose, teneinde zijn identiteit te verbergen, beoordeelde Pack het tumorproces van zijn patiënte. Hij besloot radicale chirurgie een kans te geven. Evita was van dit consult niet op de hoogte, en evenmin van de ware aard van haar ziekte. Zo kon het gebeuren dat Pack enkele dagen later de operatiekamer pas binnenging nadat Eva onder narcose was gebracht en de operatiekamer weer verliet vóórdat zijn patiënte wakker was geworden. Zelf wist ze niet anders dan dat een lokale chirurg haar had geopereerd. Pack bleef in Buenos Aires tot het postoperatieve beloop was gestabiliseerd, maar Eva zelf heeft dit nooit geweten. Pack blijkt er veel moeite mee te hebben gehad om de verantwoordelijkheid te nemen voor een operatie bij een patiënte met wie hij niet zelf de gevaren van de operatie had kunnen bespreken. Toen hem dit vele jaren later werd verweten, verdedigde hij zich met een beroep op de dynastieke belangen die op het spel stonden en de grote diplomatieke druk die op hem was uitgeoefend. Het is voor velen toch de vraag of hij zijn patiënte daarmee niet ernstig tekort heeft gedaan.

De operatie werd gevolgd door uitwendige radiotherapie. Haar echtgenoot won de verkiezingen en Evita hernam geleidelijk aan haar taken, maar enkele maanden later kwam de pijn terug. Het recidief, dat verwacht kon worden, werd histologisch bevestigd. Additionele radiotherapie gaf aanvankelijk enig soelaas maar de pijn nam in hevigheid toe. Er ontwikkelden zich nu ook longmetastasen waarvoor chemotherapie werd gegeven in de hoop de dyspnoe te verminderen. De toestand verslechterde steeds verder, ze woog in juni nog slechts 36 kg en ze overleed, waarschijnlijk uremisch door afsluiting van de ureteren, op 26 juli 1952. Tot het laatst was ze onwetend over haar ziekte.

wordt het vaatrijke parametrium bereikt. Later breidt de tumor zich ook uit in de richting van het cavum uteri. In het parametrium wordt de ureter afgesloten waardoor stuwing ontstaat. Indien de tumor naar ventraal groeit, volgt ingroei in de blaas. Bij een groei naar dorsaal wordt het rectum bereikt. Ten slotte krijgt de patiënte een vesico- of rectovaginale fistel.
Lymfogene uitbreiding vindt spoedig plaats naar klierstations langs de grote vaten en langs de bekkenwand in de fossa obturatoria. De lymfeklieren in de liezen en para-aortaal zijn zelden een eerste station en worden pas in een later stadium bereikt.
Hematogene uitbreiding ontstaat pas laat. Metastasen in botten, longen en cerebrum worden in het eindstadium van de ziekte gevonden.
Zonder therapie of bij falen hiervan wordt het einde meestal bepaald door de uitbreiding in het kleine bekken. De patiënte is incontinent door fistels en heeft lancinerende pijnen door ingroei in de plexus lumbosacralis. Uremie of een abundante lokale bloeding komt dan als verlossing. Gelukkig komt dit beeld steeds minder vaak voor.

Symptomatologie

De klachten zijn goed verklaarbaar door de uitbreiding. De ulceratie geeft aanvankelijk fluor, maar later onregelmatig vaginaal bloedverlies. Wanneer er geen coïtus plaatsvindt, ontbreken 'contactbloedingen' en kan uitstel optreden van de diagnose. Bij weduwen en gescheiden vrouwen wordt de diagnose daarom wel eens in een te laat stadium vastgesteld. Helaas onttrekt juist deze groep zich ook relatief vaak aan het bevolkingsonderzoek.
Pijn in het been of onder in de rug is een laat symptoom en ontstaat door directe infiltratie van de plexus lumbosacralis. Stuwing van ureters gaat meestal geleidelijk, zodat de hydronefrose pijnloos ontstaat. Oedeem van het been door lymfogene stuwing, 'ischias' en pijn in het been door lokale doorgroei in de bekkenzenuwen kunnen soms optreden voordat andere symptomen duidelijk zijn.

Stadiumindeling

Op grond van de uitbreiding kan het carcinoom worden ingedeeld. Deze indeling was aanvankelijk bedoeld voor een onderlinge vergelijking van behandelingsresultaten. Later werd deze stadiëring ook een basis voor de therapieplanning. Al naar gelang de uitbreiding naar vagina, parametrium, blaas en rectum wordt het stadium vastgesteld (fig. 5.2; zie de FIGO-stadiëring, § 3). De International Federation of Gynaecology and Obstetrics (FIGO) heeft duidelijke regels opgesteld hoe deze stadiëring moet geschieden voordat de therapie is ingesteld. Om vergelijking tussen klinieken mogelijk te maken, mag men het stadium naderhand niet meer veranderen op grond van operatiegegevens; ook moet men bij twijfel altijd kiezen voor het laagste stadium. De uitbreiding is lang niet altijd zonder narcose vast te stellen. De uitbreiding van eventuele infiltratie van de parametria kan alleen goed worden vastgesteld door een rectovaginaal onderzoek. Bij voorkeur zal het onderzoek gebeuren tezamen met de radiotherapeut. Cystoscopie is alleen noodzakelijk bij verdenking op lokale uitbreiding, een IVP en een thoraxfoto zullen altijd worden vervaardigd. Lymfografie is soms gewenst, hoewel kleine metastasen niet worden aangetoond en grotere defecten op vervetting van de klieren kunnen duiden. In toenemende mate wordt gebruikgemaakt van de CT-scan, waarvan de sensitiviteit evenals van laparoscopie niet groot is. Ook met MRI kunnen alleen zeer grote lymfekliermetastasen worden vastgesteld.

Therapie

De beste resultaten worden bereikt bij behandeling in een centrum waar men niet alleen grote ervaring heeft in de chirurgie van het kleine bekken maar ook in de radiotherapeutische behandeling van deze tumor. De patiënte profiteert van die ervaring en boven-

5.4 KWAADAARDIGE AANDOENINGEN

dien kan de therapie daardoor meer individueel gericht zijn. De meeste Nederlandse gynaecologen verwijzen hun patiënten dan ook naar een dergelijk centrum. Om optimale curatieresultaten te verkrijgen zal tot het uiterste worden gegaan, waardoor de kansen op complicaties worden vergroot. Elk centrum dat zichzelf respecteert zal zich steeds vergewissen van zijn therapieresultaten en de frequentie van complicaties. In het algemeen kan de patiënte genezen worden beschouwd bij een vijfjaarsoverleving.

De vaststelling van een maligne tumor op jonge leeftijd heeft grote repercussies. Het toekomstperspectief moet ingrijpend worden bijgesteld, ook als men weet dat de prognose bij goede behandeling zeer gunstig is. Men is vaak zo overrompeld door de diagnose en door de daarop snel volgende operatie, dat het verwerkingsproces pas na ontslag uit het ziekenhuis goed op gang komt. Sommigen slagen hier zelf in; vaak met hulp van hun partner, de gynaecoloog of de huisarts. Anderen vinden duidelijke steun in patiëntengespreks-

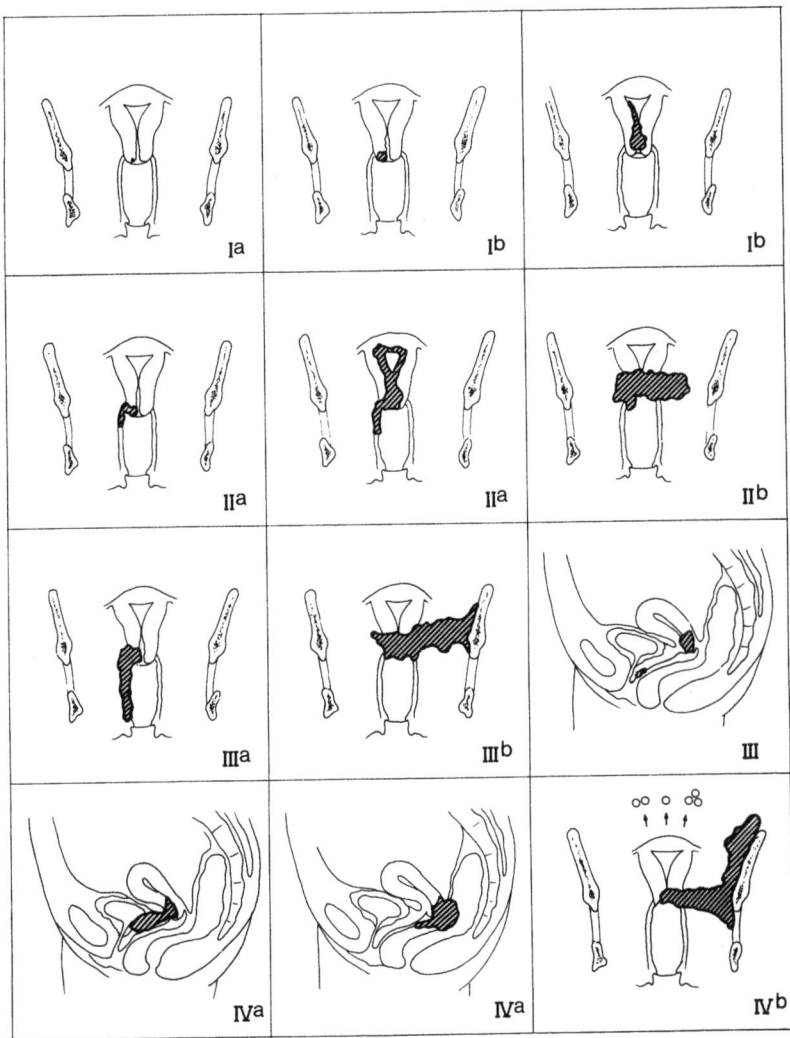

Figuur 5.2 *Stadia van het cervixcarcinoom volgens de FIGO.*

groepen zoals die onder auspiciën van het KWF werkzaam zijn (Olijf).
Een nieuwe complicerende factor wordt gevormd door de grotere kennis omtrent het ontstaan van het cervixcarcinoom. De oorzakelijke rol van het papillomavirus is niet meer te ontkennen en daardoor ook niet het seksueel overdraagbare karakter. De rol van de man is daarin meestal veel groter dan die van de vrouw. Dit wordt vaak onvoldoende benadrukt, waardoor de vrouw ten onrechte in een defensieve positie wordt geplaatst. Veel verder dan de constatering dat een van beiden ooit eens een andere partner heeft gehad, zal men niet mogen gaan.

Stadium Ia
De tumor infiltreert niet verder dan 5 mm in het onderliggende stroma met een breedte van maximaal 7 mm *(micro-invasief carcinoom)*.
Deze diagnose kan nooit worden gesteld op een enkele biopsie, omdat een diepere infiltratie naast de biopsie dan niet is uitgesloten. Pas in een conus- of portioamputatiepreparaat kan met zekerheid worden vastgesteld of de infiltratie zo beperkt is. Beginnende infiltratie is een moeilijke diagnose, omdat chronische ontstekingsprocessen de beoordeling van een beginnende invasie bemoeilijken. Het tangentieel aansnijden van diepe, niet-infiltrerende epitheelkolven kan drogbeelden in de coupe veroorzaken. Meestal is herbeoordeling door de referentiepatholoog-anatoom noodzakelijk. Wanneer de basale membraan eenmaal is verbroken, ontstaat de kans op lymfogene metastasering. Pas wanneer de diepte van de infiltratie meer bedraagt dan 3 mm gaat het risico van de metastasering zo groot worden dat men er rekening mee moet houden bij de behandeling.
In het grensgebied tussen 3 en 5 mm infiltratie gaan factoren als grootte van de laesie, differentiatiegraad en eventuele groei in capillaire spleten een rol spelen bij de uiteindelijke beslissing. In sommige gevallen kan men volstaan met de reeds verrichte conisatie, vooral bij duidelijke kinderwens, terwijl men in andere gevallen zal besluiten tot radicale chirurgie.

Stadium Ib
De kans op lymfekliermetastasen bedraagt circa 15%, zodat niet meer kan worden volstaan met een gewone uterusextirpatie of lokale radiotherapie. De lymfeklierstations in het kleine bekken zullen moeten worden verwijderd of worden bestraald. Zowel chirurgie als radiotherapie geven goede curatieve resultaten, met een vijfjaarsoverleving van 85-90%. Welke behandelingsmethode het meest geschikt is, hangt af van de aard der complicaties, waardoor dan ook de uiteindelijke keuze van de therapie wordt bepaald. Pas wanneer beide therapeutische modaliteiten gelijkwaardig in een centrum vertegenwoordigd zijn, kan men een evenwichtige keuze maken.
Chirurgie. Meestal wordt een abdominale radicale totale extirpatie verricht volgens Wertheim (modificatie volgens Okabayashi of Meigs). Soms wordt de operatie abdominaal aangevangen maar vaginaal beëindigd, wat vooral van belang kan zijn bij uitbreiding naar de vagina. De laparotomie wordt aangevangen met inspectie van de bovenbuik en para-aortale klieren. Wanneer uitbreiding buiten het kleine bekken ontbreekt, wordt begonnen met de bekkenlymfadenectomie, gevolgd door een verwijdering van de uterus met het gehele parametrium en het bovenste gedeelte van het paracolpium en de vagina. De ovaria kunnen behouden blijven. De kans op complicaties bij deze grote ingrepen is duidelijk afhankelijk van de ervarenheid van de operateur. In de eerste plaats is er de kans op grote veneuze bloedingen, in de tweede plaats bestaat de kans op blaas-, ureter- of rectumfistels, niet alleen door directe laesie maar ook door ischemie na een te grondige skelettering. Bij het postoperatieve beloop kan men te maken krijgen met ernstige septische complicaties of hydronefrose door fibrose. De grondige anatomische dissectie brengt met zich mee dat een gedeeltelijke vegetatieve denervatie van de blaas optreedt, met mictiestoornissen zoals hardnekkige urineretentie als gevolg.

De inkorting van de vagina geeft seksuele problematiek, die echter meestal bij dit stadium beperkt kan worden gehouden. Wanneer bij pathologisch-anatomisch onderzoek blijkt dat er lymfkliermetastasen zijn, zal aanvullende radiotherapie worden gegeven. Dit is ook het geval wanneer de tumor zich bevindt in de sneerand van parametrium of vagina. De prognose blijkt dan te dalen tot circa 55% vijfjaarsoverleving. Door de lymfadenectomie kunnen lymfokèles in het kleine bekken optreden, die meestal geen klachten geven. Soms kan zo'n lymfokèle geïnfecteerd raken. Een nieuwe ontwikkeling voor de groep jonge vrouwen met een cervixcarcinoom die uterus en fertiliteit wensen te behouden, is de radicale trachelectomie. Hierbij wordt lymfadenectomie per laparoscoop verricht. De cervix en het bovenste stuk vagina worden verwijderd en de vagina en corpus uteri weer 'aangesloten'. Het corpus uteri, en dus ook de parametria, blijft behouden met de mogelijkheid tot zwangerschap. Deze ingreep verkeert nog in een experimenteel stadium.

Radiotherapie. De cervix blijkt uitermate geschikt voor het lokaal plaatsen van stralingsbronnen, zoals radium of caesium. Het logaritmisch verval van de stralingsdosis maakt dat in de tumor zeer hoge doseringen kunnen worden gegeven terwijl blaas- en rectumslijmvlies nog kunnen worden gespaard; hierbij is nauwkeurige dosimetrie noodzakelijk. De lokale bestraling wordt gevolgd door een uitwendige bestraling van de lymfklierstations van het kleine bekken. Onzekerheid bestaat over de zin van para-aortale bestraling. Fistels zijn niet altijd te vermijden en veel moeilijker te herstellen dan na chirurgie. Ze betekenen vaak een levenslange AP of UP. De bestralingsbehandeling is minder belastend dan chirurgie, zodat men hiertoe vooral besluit bij oudere patiënten. Bij een jonge patiënte is vooral fibrosering van de vagina een groot bezwaar, evenals de uitval van de ovariële functie. Op jonge leeftijd heeft chirurgie dus duidelijk de voorkeur.

Stadium IIa/IIb
De tumor breidt zich uit buiten de cervix, maar nog niet tot aan de bekkenwand.
In de meeste gevallen zal men besluiten tot radiotherapie. De uitgebreidheid van de tumor maakt dat chirurgie meestal gevolgd zou moeten worden door radiotherapie wegens de aanwezigheid van lymfkliermetastasen of een tumor in de resectievlakken. Radiotherapie heeft daarom zeker bij IIb de voorkeur. De prognose bedraagt circa 60% vijfjaarsoverleving. Er zijn recent sterke aanwijzingen gevonden dat de curatiekans toeneemt als tijdens de bestraling chemotherapie met platinahoudende middelen wordt gegeven: de zogenaamde chemoradiatie.

Stadium III
De tumor heeft de bekkenwand of het onderste gedeelte van de vagina bereikt.
Chirurgie is hier niet mogelijk. Er wordt altijd gekozen voor radiotherapie. Ondanks deze verre uitbreiding kan met radiotherapie nog een vijfjaarsoverleving worden bereikt van circa 30%. Tegenwoordig kan met MRI de soms grillige vorm van de tumor zichtbaar worden gemaakt en daardoor goed worden afgegrensd, waardoor het 'doelgebied' voor de radiotherapie nauwkeuriger kan worden vastgesteld.

Stadium IV
De tumor heeft zich uitgebreid tot in blaas of rectum, of buiten het kleine bekken.
Bij metastasering op afstand zal meestal toch nog radiotherapie gegeven worden van het kleine bekken om de lokale tumorgroei te beteugelen. Ook bij beperking van de tumor in het kleine bekken is de vijfjaarsoverleving gering: circa 5%.

Recidief
Een recidief na radicale chirurgie is meestal niet meer chirurgisch te behandelen, omdat de tumor zich uitbreidt op de bekkenwand. Radiotherapie is alleen mogelijk wanneer deze nog niet heeft plaatsgevonden, anders ontstaan zeker fistels door suppletie van de

dosering. De kans op genezing is gering, soms kunnen de pijnklachten duidelijk worden verminderd.
Een recidief na radiotherapie kan soms nog worden geopereerd wanneer er sprake is van een zogeheten centrale lokalisatie. Het is meestal onvermijdelijk dat ook blaas en/of rectum dan worden verwijderd. Een dergelijke *exenteratie* mag alleen geschieden wanneer de kans op curatie bestaat en uitbreiding buiten het kleine bekken is uitgesloten, en dus niet als palliatieve ingreep. Soms kan worden volstaan met een voorste of achterste exenteratie.

Chemotherapie
Tot voor kort was het cervixcarcinoom ongevoelig voor chemotherapie. Cisplatine heeft hierin verandering gebracht en men kan soms een remissie verkrijgen met ook een gunstig palliatief effect. De toxiciteit van de behandeling maakt dat deze chemotherapie met terughoudendheid wordt toegepast. In sommige centra worden gevallen met een slechte prognose van meet af aan gecombineerd behandeld met chemotherapie en chemo-radiotherapie. Het is nog niet zeker of de hoge toxiciteit gepaard gaat met een hogere curatie. Combinatie van chemotherapie met hyperthermie lijkt een veelbelovende nieuwe ontwikkeling.

Palliatie
Ondanks alle mogelijkheden van vroege diagnostiek en ondanks optimale therapie wordt men nog steeds geconfronteerd met patiënten met een incurabel recidief. Pijnklachten door ingroei in de plexus kunnen zo ernstig zijn, dat de hulp moet worden ingeroepen van de anesthesist. Bij een eenzijdig recidief kan lokale blokkade of een peridurale katheter een oplossing geven.
Vaak komt men toch het beste uit met opiaten, gegeven volgens een regulair vast tijdschema. De anesthesist kan vaak goede adviezen geven bij moeilijke pijnstilling. De fistels eisen deskundige verzorging en begeleiding door de verpleging. Soms kan een stoma de beste oplossing zijn. Voor een moeilijk dilemma komt men bij het optreden van een dubbelzijdige hydronefrose. De nieuwe techniek van de percutane nefrostomie met een pyelumkatheter kan soms een weinig ingrijpende, tijdelijk goede oplossing geven. De beslissing tot een urinedeviatie bij een patiënte met chronische pijn om daarmee een zekere dood ten gevolge van uremie te vermijden, is uiterst moeilijk en zal pas genomen kunnen worden na diepgaand overleg met de patiënte zelf. Vaak zal de niet zelden nog jonge patiënte ervoor kiezen op deze wijze het leven nog met enkele maanden te verlengen.

5.4.4 Speciale situaties

Jonge patiënten met zwangerschapswens
Een van de moeilijkste problemen in de gynaecologische oncologie is het beleid bij een jonge vrouw met een beginnend cervixcarcinoom. Vaak was zij zonder klachten en werd zij op grond van een afwijkend strijkje opgeroepen. Verder onderzoek bracht de ernstige diagnose aan het licht, waarmee haar hele toekomstperspectief in duigen viel. Optimale curatie kan alleen worden verkregen met een radicale Wertheim-operatie, maar de kans is niet denkbeeldig dat in de lymfeklieren nog geen metastasen gevonden worden en achteraf eigenlijk volstaan had kunnen worden met een conisatie of een portioamputatie. De aanwezigheid van lymfekliermetastasen is namelijk van tevoren niet goed met zekerheid vast te stellen, noch met radiologisch onderzoek zoals MRI, noch met een proeflaparotomie of laparoscopie. Met moet dus volstaan met een schatting van de kans zoals die is vastgesteld op operatiemateriaal van patiënten die wel radicaal werden geopereerd. De PA-beoordeling van het gevonden kleine, infiltrerende carcinoom is dan bepalend. Dieptegroei, diameter, uitbreiding al of niet in lymfevaten en ook de differentiatiegraad spelen daarbij een rol. Hoe dan ook moet men onvergelijkbare waarden afwegen: circa 8% kans op lymfekliermetastasen tegen het be-

houd van de uterus met alle mogelijkheden van dien. De vrouw kan de draagwijdte van alle consequenties niet goed overzien en heeft behoefte aan een ervaren advies. Een referentiepatholoog die grote expertise heeft met de beoordeling van deze preparaten is hierbij onmisbaar.

Zwangerschap

Gelukkig is de combinatie van cervixcarcinoom en zwangerschap zeldzaam. Er zijn geen aanwijzingen dat de prognose van de tumor door de zwangerschap verslechterd wordt. Soms wordt de diagnose pas laat gesteld en heeft men ten onrechte verondersteld dat er sprake was van een laagzittende placenta of randsinusbloeding. Bij het macroscopisch vastgestelde cervixcarcinoom is er vóór de 24e week van de zwangerschap geen verschil in behandeling. Het belang van de vrouw prevaleert. Uitstel kan weliswaar leiden tot een levende vrucht, maar de tumor krijgt de kans om zich uit te breiden tot een stadium met een veel slechtere curatieprognose. Heden ten dage is het probleem verschoven naar een klachtenvrije zwangere met een cytologische verdenking op een cervixcarcinoom. Met behulp van colposcopische, gerichte biopten is dan meestal een goed beleid te voeren. Indien met behulp van de biopten is vastgesteld dat het probleem zich waarschijnlijk beperkt tot een dysplasie, kan een normale partus worden afgewacht. Mocht een conisatie onvermijdelijk zijn, dan is dat in deze fase van de zwangerschap geen bezwaar. Wegens de grotere kans op een ernstige (na)bloeding wordt het wondvlak met een doorlopende rondgaande hechting verzorgd. Bij een gunstige uitslag kan de bevalling worden afgewacht.

Tussen de 25e en 36e week zal het beleid worden geïndividualiseerd. Getracht zal worden het kind vervroegd geboren te laten worden zodra het een acceptabele rijpheid bereikt, zodat na de bevalling de therapie terstond kan beginnen. Als er sprake is van een infiltrerend carcinoom, zal men kiezen voor een 'klassieke' sectio caesarea omdat dilatatie van de cervix en partus de prognose vrijwel zeker verslechteren. 'Klassiek' wegens de incisie in het corpus uteri, in plaats van in het onderste uterussegment.

Bijkomende gynaecologische afwijkingen

Leiomyomen geven geen bezwaar bij chirurgie en worden kleiner tijdens radiotherapie, zodat het beleid niet gewijzigd hoeft te worden. Bij toeval gevonden ovariumtumoren moeten, in het geval dat het cervixcarcinoom alleen bestraald kan worden, eerst operatief verwijderd worden. Eventueel noodzakelijke chemotherapie kan gecombineerd worden met radiotherapie. Bij een chronische salpingitis zal men nog eerder dan gebruikelijk kiezen voor chirurgie, omdat bij radiotherapie een opflikkering kan plaatsvinden. Eventueel zal voorafgaand aan de bestraling eerst dubbelzijdige adnexverwijdering plaatsvinden.

Stompcarcinoom

Na een supravaginale (c.q. supracervicale) uterusextirpatie kan zich in de achtergebleven cervix nog een zogenoemd stompcarcinoom ontwikkelen. Ruime operatieve verwijdering van de stomp volgens Schauta heeft dan de voorkeur boven radiotherapie, gezien de grotere kans op complicaties door de nabijheid van darm en blaas.

5.4.5 Screening

De gemakkelijke wijze waarop de voorstadia van het cervixcarcinoom kunnen worden ontdekt, heeft gemaakt dat reeds spoedig na de ontwikkeling van de cervixcytologie begonnen werd met bevolkingsonderzoek. Een dergelijke screening van de gehele bevolkingsgroep is alleen verantwoord wanneer zij onschadelijk is, gemakkelijk kan worden toegepast en economisch acceptabel blijkt, en als de vroege diagnose leidt tot betere genezingskansen. Aan deze criteria voldoet de screening met het strijkje van Papanicolaou. Moeilijker is de voorwaarde dat het natuurlijke beloop van de ziekte geheel bekend moet zijn en dat de test voldoet aan epidemiologische criteria van sensitiviteit en specificiteit. De *sensitiviteit* van de cytologische test bedraagt hoogstens 80%, zodat men nogal eens te maken krijgt met fout-negatieve uitslagen en een maligniteit wordt gemist. De *specificiteit* bedraagt circa 95%, zodat men ook fout-positieve uitslagen verkrijgt, wat veel onrust zal veroorzaken bij niet-zieke vrouwen. De lage incidentie van (pre)maligne afwijkingen maakt dat de voorspellende waarde van de cytologische test niet zo groot is. Dit nadeel van de screening kan ondervangen worden wanneer het bevolkingsonderzoek gepaard gaat met een behoedzaam en deskundig uitgevoerde colposcopische evaluatie en epidemiologische bewaking van vrouwen met afwijkende cytologie, anders kan voor de bevolking de winst van screening wel eens verloren gaan.

Ook in Nederland heeft de ervaring geleerd dat bij dit bevolkingsonderzoek de opkomst hoogstens 80% van de populatie is. Juist in de groep vrouwen die niet voor onderzoek komen, bevindt zich een relatief hoog percentage cervixcarcinomen. In Nederland zijn dat vaak de eenzame, alleenstaande vrouwen die nogal eens weduwe of gescheiden zijn. Op grond van deze 'thuisblijvers' pleiten sommigen voor de selectie van vrouwen met een verhoogd risico. De aard van de risicofactoren maakt dit niet reëel mogelijk. Bovendien is de belangrijkste risicofactor, verscheidene partners en vooral een man met verscheidene partners, niet selectief genoeg. In landen waar de screening al geruime tijd systematisch wordt verricht, zoals in Canada en Finland, blijkt dat er een duidelijke daling optreedt van de incidentie van het cervixcarcinoom, gevolgd door een daling van de mortaliteit. Er zijn overigens ook aanwijzingen dat er een sterke toename is van (pre)maligne cervixveranderingen, waardoor de winst niet duidelijk zichtbaar wordt.

In Nederland zijn de leeftijdsgrenzen uitgebreid tot 30 en 60 jaar. De screeningsfrequentie is echter verminderd tot eenmaal per vijf jaar, wat een grotere claim legt op de kwaliteitsbewaking van zowel de cytologische beoordeling als op de colposcopische evaluatie. Sneller dan voorheen wordt daarom na het vinden van een afwijkende cytologische uitslag geadviseerd tot colposcopie en wordt afgezien van een cytologisch herhalingsadvies. Helaas luidt het advies nu om in de zwangerschap geen strijkjes te nemen, terwijl dit juist voor sommige bedreigde subpopulaties een van de weinige screeningsmogelijkheden vormt.

Kernpunten

- Het uitstrijkje heeft een specificiteit van 95% maar een sensitiviteit van slechts 80%. Er zijn dus nogal wat vals negatieve uitslagen.
- Cervicale intra-epitheliale neoplasie (CIN) is een stoornis in de opbouw en de differentiatie van de cellen in het plaveiselepitheel van de cervix. De kern van het verschil met infiltrerend cervixcarcinoom is dat bij CIN de basale membraan niet doorbroken wordt.
- Overgang van CIN naar infiltrerend carcinoom is geen wetmatigheid; indien dit geschiedt is er in de meeste gevallen vermoedelijk een periode van ongeveer tien jaar mee gemoeid.
- Colposcopie en het nemen van gerichte biopten van de cervix vormen de hoeksteen in de diagnostiek van de (pre)maligniteiten van de cervix.
- Colposcopie is echter alleen betrouwbaar als de transformatiezone geheel is te overzien.
- De lisexcisie is de belangrijkste methode om CIN te behandelen.
- Radicale uterusextirpatie volgens Wertheim is de operatie van keuze bij een operabel cervixcarcinoom. Hierbij worden naast de uterus ook de parametria, de bekkenlymfeklieren en het bovenste derde deel van de vagina verwijderd.

6 Corpus uteri

Het corpus uteri bevat het cavum dat bekleed is met endometrium. De omgevende spierwand, het myometrium, bestaat uit sterk gevasculariseerde gladde musculatuur, die niet duidelijk in lagen is opgebouwd. Het cavum uteri is driehoekig van vorm, in de fundus uitlopend in de tubahoeken. De overgang naar het cervixkanaal heet de *istmus*. Het cavum is geen echte holte, normaliter liggen de voor- en achterwand tegen elkaar.

Het corpus uteri ligt meestal ten opzichte van de cervix iets naar voren gebogen: anteflexie. De gehele uterus maakt ten opzichte van de vagina een veel sterkere hoek, de anteversie (zie fig. 1.1). Een uterus in anteversie-flexie (AVF) komt het meeste voor. In 20% vinden we een uterus in retroversie-flexie (RVF), zonder dat hieraan klinische consequenties zijn verbonden. De uterus ligt altijd zeer mobiel in het kleine bekken, zodat ook bij RVF geen stuwing of druk op het sacrum kan optreden. Retroflexieoperaties, zoals van Baldy, worden dan ook niet meer uitgevoerd.

6.1 Onderzoekmethoden

6.1.1 Echoscopie

De niet-zwangere uterus kan met echoscopie via de buikwand alleen worden onderzocht als de blaas sterk is gevuld. Veel beter is het onderzoek van de uterus mogelijk met behulp van vaginale echoscopie. Het endometrium is duidelijk afgescheiden te zien van het myometrium en de dikte kan worden gemeten. De virtuele spleet van het cavum is nauwelijks zichtbaar, zodat de opgegeven maat altijd geldt voor de dubbele dikte (de 'sandwich'), tenzij afzonderlijk is aangegeven dat het de EED (enkelzijdige endometriumdikte) betreft. Wil men met behulp van echoscopie een maligniteit in de postmenopauze uitsluiten, dan moet men een grenswaarde gebruiken van 4 mm (dubbele dikte). Poliepen en myomen zijn goed te zien en vooral de intramurale uitbreiding van myomen is redelijk te beoordelen, wat van belang is om in te schatten of hysteroscopische resectie mogelijk is.

Bij de waterecho of SIS ('saline infused sonohysterography') wordt met een dunne katheter wat fysiologisch zout in de uterus gebracht. Hierdoor krijgt men een beter beeld van het cavum uteri en zijn poliepen of intracavitair uitpuilende myomen soms fraai zichtbaar.

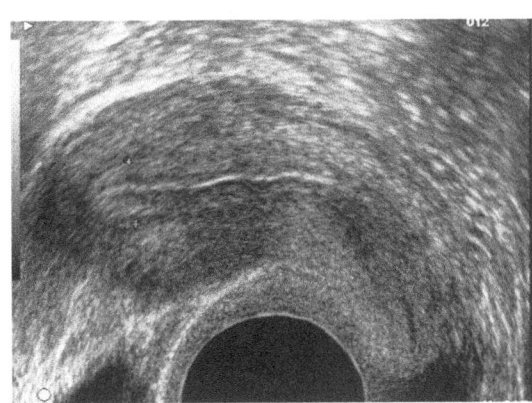

Figuur 6.1 *Normale uterus met goed herkenbaar periovulatoir endometrium met 'sandwich'-aspect.*

6.1.2 Hysteroscopie

Na iets oprekken van het cervixkanaal kan een smalle scoop worden opgevoerd, waarmee het cavum kan worden bestudeerd (fig. 6.3). De wanden van het cavum liggen echter tegen elkaar, zodat distensie moet worden verkregen en onderhouden met een viskeuze dextraanvloeistof, die geen gevaar oplevert bij resorptie en die niet te snel troebel wordt door bloedbijmenging. Het oppervlak van het slijmvlies kan zo worden bestudeerd en met name poliepen of (sub)mukeuze myomen kunnen zo worden verwijderd. Met behulp van de hysteroscoop kan men ook het endometrium grotendeels destrueren (endometriumresectie). (Zie ook § 16.5.)

6.1.3 Curettage

Na dilatatie van het cervixkanaal kan met een curette slijmvlies uit het cavum worden geschraapt en daarna worden aangeboden aan de patholoog-anatoom voor exacte diagnostiek. Er bestaan ook smalle canules die zonder dilatatie kunnen worden opgevoerd tot in het cavum, waarna materiaal kan worden opgezogen (Vabra of Pipelle). Met deze aspiratiecurettage kan redelijke, vrij pijnloze informatie over het endometrium worden verkregen. Maar ook met deze vorm van curettage kunnen gemakkelijk gedeelten van het cavum worden gemist.

6.1.4 Radiologie

Op een hysterosalpingogram is niet alleen de doorgankelijkheid van de tuba te beoordelen, maar ook de symmetrie van het cavum en eventuele ophelderingen daarin, die onder meer kunnen wijzen op verklevingen. MRI geeft, meer dan CT-onderzoek, de mogelijk-

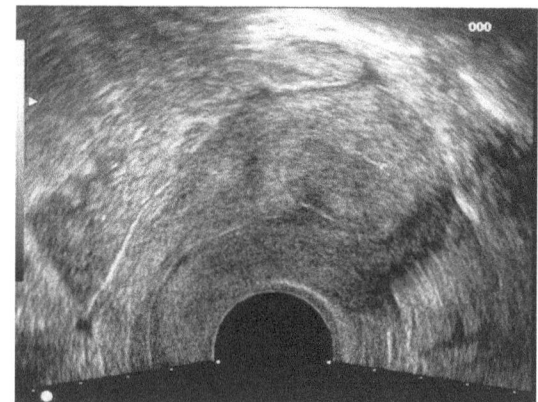

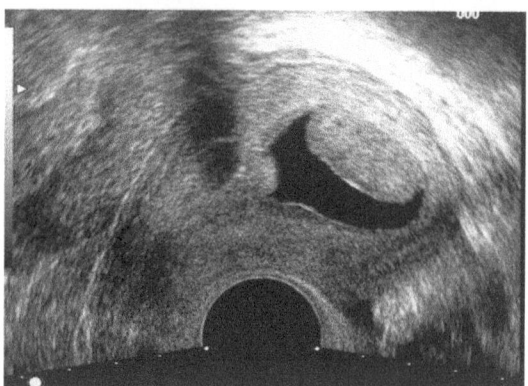

Figuur 6.2 *Uterus met submukeus (intracavitair) myoom. A De deformatie van de uterus en het cavum is al herkenbaar. B Na infusie van ongeveer 10 cc fysiologisch zout in het cavum uteri worden de contouren van het myoom en de relatie met het cavum uteri goed duidelijk.*

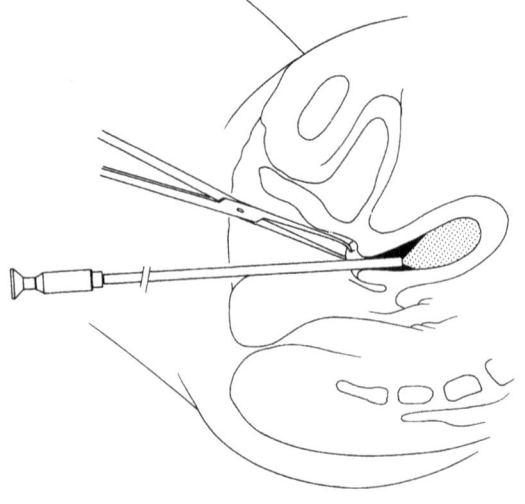

Figuur 6.3 *Hysteroscopie. Terwijl de uterus wordt gestrekt met behulp van een kogeltang, wordt de scoop ingevoerd, waarbij het cavum met vloeistof wordt gedilateerd om zicht te verkrijgen.*

heid om een goed beeld te verkrijgen van het myometrium, waardoor bijvoorbeeld de uitbreiding van een endometriumcarcinoom reeds preoperatief is vast te stellen.

6.2 Congenitale afwijkingen

6.2.1 Aplasie

Aplasie van de uterus is meestal gecombineerd met aplasie van de vagina. Meestal zijn er nog rudimenten van de buizen van Müller (zie § 4.1.2). Bij de testiculaire feminisatie ontbreekt de uterus geheel. In beide gevallen is amenorroe vaak het eerste symptoom.

6.2.2 Fusiestoornissen van de buizen van Müller

Fusiestoornissen van de buizen van Müller kunnen zich in allerlei gradaties voordoen (fig. 6.4). Er bestaan vaak ook afwijkingen aan de ureter of de nieren, die, zoals de aplasie van een nier, met IVP kunnen worden opgespoord.

Bij een *uterus duplex* heeft geen fusie plaats-

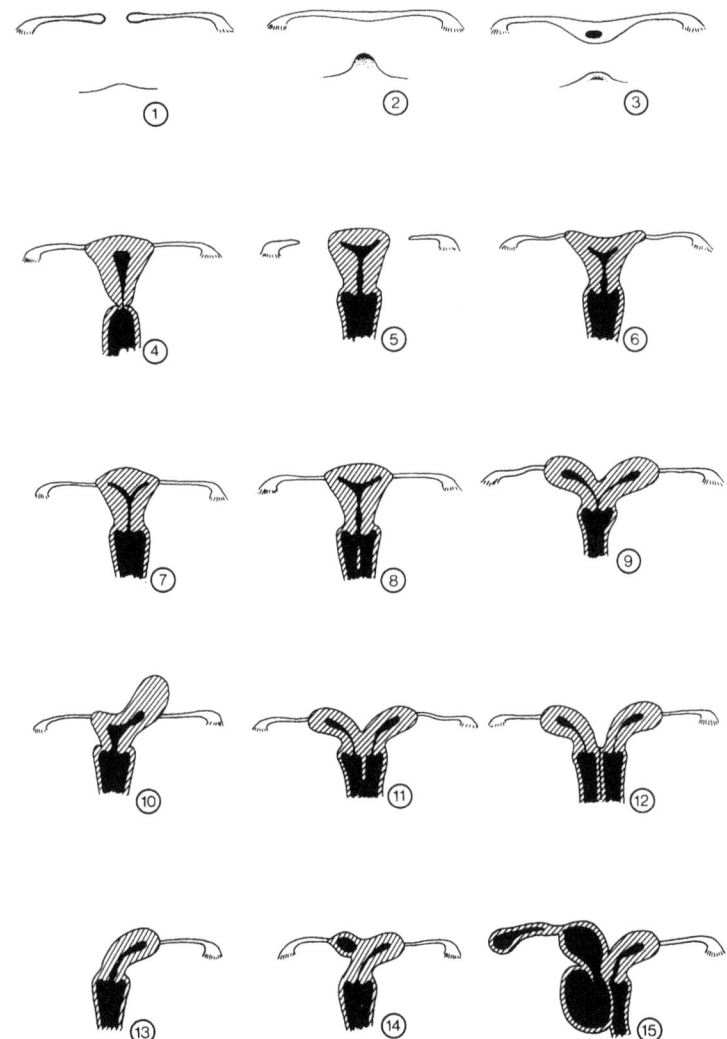

Figuur 6.4 Congenitale afwijkingen van de uterus en vagina. 1 Aplasie van vagina en uterus. 2 Aplasie van uterus met gedeeltelijke aplasie van de vagina. 3 Rudimentaire uterus met hypoplastisch cavum. 4 Aplasie van de cervix. 5 Aplasie van een gedeelte van de tubae. 6 Uterus arcuatus. 7 Uterus septus. 8 Normale uterus met vagina subsepta. 9 Uterus bicornis unicollis. 10 Asymmetrisch gevormde uterus. 11 Uterus bicornis bicollis met vagina subsepta. 12 Uterus duplex met vagina duplex (vagina septa). 13 Uterus unicornis. 14 Uterus unicornis met rudimentaire hoorn. 15 Uterus duplex met vagina duplex met unilaterale atresie.

gevonden. Er zijn twee uterushoornen, die alleen in het cervixgebied met elkaar verbonden zijn; liggen deze geheel los en op enige afstand van elkaar dan spreekt men van uterus *didelphys*.

Bij een *uterus bicornis bicollis* zijn de beide cervices breed met elkaar verbonden in de mediaanlijn, men spreekt dan ook wel van uterus duplex. Bij een *uterus bicornis unicollis* is de fusie in de cervix voltooid, terwijl de fundus duidelijk nog twee hoornen vertoont.

Bij een *uterus septus* is ook de versmelting in het corporale gedeelte voltooid. Alleen in het cavum vindt men nog een tussenschot, maar van buiten lijkt de uterus normaal. Op het hysterosalpingogram ziet men bij een uterus bicornis en een uterus septus vrijwel hetzelfde beeld. Het verschil ligt in de uitwendige vorm, soms zijn de twee hoornen van de uterus bicornis duidelijk voelbaar bij het bimanuele onderzoek, soms zijn ze alleen zichtbaar bij echo- of laparoscopie.

Bij een *uterus arcuatus* vinden we alleen in de gebogen vorm van de fundus nog een aanduiding van de versmelting van de buizen.

Bij een *uterus unicornis (simplex)* is één hoorn in het geheel niet tot ontwikkeling gekomen. Meestal is er dan toch sprake van een *rudimentaire uterushoorn* die nog in verbinding kan staan met de ontwikkelde hoorn, maar ook geheel los kan liggen.

Een zwangerschap in een rudimentaire hoorn kan tot ernstige complicaties leiden. Bij een totale afsluiting ontstaat een haematometra en primaire dysmenorroe. Een eenzijdige haematometra kan tezamen met een haematocolpos ook worden aangetroffen bij een uterus *duplex* waarbij een van beide vaginae is afgesloten (fig. 4.1). In beide gevallen is het beeld bedrieglijk, omdat de patiënte normaal menstrueert, zodat niet snel aan de mogelijkheid van atresie wordt gedacht.

Het valt in het algemeen niet te voorspellen welke klinische consequenties verbonden zijn aan een bepaalde congenitale uterusafwijking. Het ontstaan van zwangerschappen wordt niet verhinderd, doch in de loop van de zwangerschap kan zich pathologie voordoen, zoals habituele abortus, dwarsligging of retentio placentae. Ook kan bij een zwangerschap de niet-zwangere hoorn klem komen te zitten onder het promontorium als de zwangere hoorn uitgroeit. Menstruatiestoornissen treden alleen op wanneer de afvloed gestoord is. De indicatiestelling van een plastische operatieve correctie van een congenitale uterusafwijking zoals een uterus septus, is moeilijk. Bij een herhaalde partus immaturus zal men tot een dergelijke *metroplastiek* (fig. 6.5) willen besluiten als er geen levende kinderen zijn en de geboortegewichten geen gunstige ontwikkeling tonen. Het risico dat door de operatie steriliteit ontstaat is echter aanwezig. Het is ook mogelijk een septum te verwijderen met behulp van de hysteroscoop onder laparoscopische controle.

6.3 Verworven afwijkingen

6.3.1 Afwijkingen na curettage

De wanden van het cavum uteri kunnen met elkaar vergroeid raken na een curettage. Dit gevaar blijkt eigenlijk alleen aanwezig te zijn

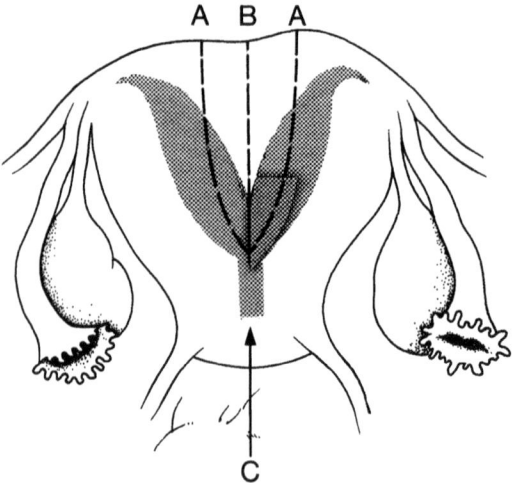

Figuur 6.5 *Metroplastiek bij congenitale uterusafwijking. Het septum kan worden geëxcideerd (Jones) (A), gekliefd (Tompkins) (B) of hysteroscopisch worden verwijderd (C).*

als de curettage wordt uitgevoerd vlak na een zwangerschap, zoals in het kraambed of bij een abortus. De vergroeiingen kunnen gering zijn, als spinrag, of uitgebreid en gefibroseerd. De symptomatologie bij dit *syndroom van Asherman* is wisselend. Een jonge zwangerschap kan in dit 'verkleefde' cavum gestoord worden in zijn verdere ontwikkeling, met een (habituele) abortus tot gevolg. Er kan ook een afvloedbelemmering bestaan tijdens de menstruatie, tot uiting komend in dysmenorroe of zelfs in amenorroe met cryptomenorroe en cyclische pijnklachten. De cryptomenorroe kan aanleiding geven tot een haematosalpinx en endometriose. De diagnose kan gesteld worden op een hysterosalpingogram. De vergroeiingen kunnen het beste met een hysteroscoop à vue worden opgeheven.

Bij de moderne behandeling van *ablatie* van het endometrium (zie hoofdstuk 16) kunnen functionerende gedeelten van het endometrium blijven bestaan die geen communicatie meer hebben met de buitenwereld. Hierdoor zijn pijnklachten na deze behandeling te verklaren.

Bij een curettage kan een perforatie ontstaan die meestal geen blijvende afwijkingen tot gevolg heeft.

6.3.2 Afwijkingen na sectio

Na een sectio caesarea kunnen zwakke plekken ontstaan in de uteruswand, die in een volgende zwangerschap gaan wijken. De kans op een uterusruptuur door dehiscentie is niet groot als het litteken zich in het onderste uterussegment bevindt. Bij een sectio kan de blaas worden beschadigd. Als dit niet wordt herkend kan een vesicocervicale fistel ontstaan. De patiënte kan klachten krijgen over cyclische hematurie (menouria) of urineverlies via het cervicale kanaal.

6.4 Ontstekingen

6.4.1 Endometritis

Het is opmerkelijk dat spontane endometritis zelden voorkomt, ondanks de geringe afstand tot de vagina. De menstruatie heeft door de afstoting van het slijmvlies zeker ook een reinigende functie. Endometritis is eigenlijk altijd secundair aan een intra-uteriene aandoening. De rol van Chlamydia als oorzaak van endometritis is nog niet erg duidelijk.

Endometritis post abortum
Endometritis post abortum (endometritis decidualis) komt het meeste voor. Wanneer het cavum uteri niet goed is geledigd, zullen de resten van trofoblast of decidua een spontane genezing verhinderen, wat zich uit in voortdurend onregelmatig bloedverlies. Een dergelijke endometritis vormt een duidelijke bedreiging voor de tubafunctie, doordat een intramurale afsluiting kan ontstaan. Bij een incomplete abortus zal men daarom meestal overgaan tot curettage om het cavum geheel te ontledigen.

In het kraambed is er eigenlijk altijd sprake van lokale steriele endometritis. Als de ontsteking zich uitbreidt naar het myometrium of de salpingen is er meestal sprake van een infectie van buitenaf. Een dergelijke *endometritis puerperalis* kan onderhouden worden door een placentarest.

Tijdens de normale cyclus kan een endometritis ontstaan door een submukeus myoom of een poliep, waarbij het slijmvlies zich niet goed kan herstellen na de menstruatie.

Elke intra-uteriene ingreep heeft het risico van een opstijgende infectie. Dit kan zelfs gebeuren bij een sondage. Toch is het opvallend hoe weinig opstijgende infecties er ontstaan na intra-uteriene ingrepen.

Na de menopauze is het slijmvlies kwetsbaar, zodat atrofische endometritis kan optreden.

Endometritis bij IUD
Bij een IUD ontstaat in het endometrium een chronische prikkelingsreactie, gekenmerkt

door een rondkernig leukocytair infiltraat van het stroma. Deze 'steriele endometritis' kan aanleiding geven tot klachten van verlengde menstruatie, intermenstrueel bloedverlies, chronische fluor of ook buikpijn. Men zal dan – zeker bij een nullipara – het IUD verwijderen, om niet het risico te lopen dat de ontsteking zich uitbreidt naar de tubae.

Endometritis tuberculosa
Endometritis tuberculosa is geen opstijgende infectie, maar wordt hematogeen veroorzaakt. Meestal is de patiënte klachtenvrij en wordt de diagnose bij toeval gesteld, in het kader van een infertiliteitsonderzoek. Men moet aan deze diagnose denken bij allochtonen die komen uit gebieden waar tuberculose endemisch is. In ernstige gevallen bestaat er amenorroe door obliteratie van het cavum uteri. Wanneer er een verdenking bestaat op deze diagnose zal men tuberculeuze endometritis willen uitsluiten voordat men overgaat tot intra-uteriene ingrepen zoals curettage of hysterosalpingografie. Kweken van menstruatiebloed zijn onnauwkeurig en een mantouxreactie valt niet altijd positief uit. Microcurettage geeft nog de meeste kans om de diagnose histologisch te stellen, zodat men bij twijfel hiervoor kiest alvorens tot grotere ingrepen over te gaan. Tuberculeuze endometritis is goed te behandelen, doch de prognose voor de fertiliteit is uiterst slecht.

6.4.2 Pyometra

Ophoping van pus in het cavum uteri ontstaat wanneer de cervix is afgesloten bij endometritis. Deze pyometra ziet men nogal eens bij een corpuscarcinoom door tumorgroei in het istmusgebied, soms ook bij een endocervicaal cervixcarcinoom. Na radiumbehandeling van een cervixcarcinoom kunnen eveneens stenosen optreden die leiden tot pyometra. De verdenking op deze diagnose rijst als men in de postmenopauze een vergrote weke uterus vindt. Bij pyometra moet men er altijd op verdacht zijn dat er een maligniteit aan ten grondslag ligt. Het vinden van de oorzaak kan belemmerd worden doordat abcedering van de uteruswand en necrose de histologische diagnostiek sterk bemoeilijken.

6.5 Goedaardige tumoren

6.5.1 Endometriumpoliep

In het cavum uteri komen gesteelde poliepen voor. Zij worden veroorzaakt door lokale hyperplasie of door een adenoom. Endometriumpoliepen worden meestal aangetroffen in de jaren vlak voor de menopauze, soms ook in de postmenopauze. Men spreekt daarom wel van 'matronepoliep'.

Symptomatologie
Meestal geeft de poliep aanleiding tot onregelmatig bloedverlies, soms bestaat er alleen sanguinolente fluor. De poliep kan uit het cavum worden gedreven, wat aanleiding geeft tot dysmenorroe. Op jongere leeftijd kunnen kleinere poliepjes in de tubahoeken van het cavum uteri de oorzaak zijn van infertiliteit.

Diagnose
Soms ontdekt men de poliep bij het speculumonderzoek, men zal dan moeten differentiëren met een cervixpoliep en een gesteeld myoom. Ook een sarcomateus menggezwel kan zich op deze wijze presenteren. De diagnose endometriumpoliep wordt meestal gesteld bij hysteroscopie of aan de hand van het curettement. Men moet zich realiseren dat bij de curettage de poliep meestal niet in toto wordt verwijderd en pas door de patholooganatoom microscopisch aan de stukjes wordt herkend. Door het karakter van de buizen en vooral op grond van het kenmerkende stroma kan de diagnose ook op een enkel stukje worden vermoed. Lang niet altijd wordt een poliep in zijn geheel verwijderd bij de curettage, zodat er een recidief van de metrorragie optreedt. Tegenwoordig behoort een curettage daarom altijd te worden voorafgegaan door een hysteroscopie. Een andere reden om deze

patiënte onder controle te houden is de duidelijke relatie met het endometriumcarcinoom. Soms zijn in de poliep reeds atypische proliferaties zichtbaar die moeilijk zijn af te grenzen van een hooggedifferentieerd carcinoom. Een uterusextirpatie is dan de beste therapie, bij twijfel zal men adviseren tot recurettage na drie maanden.

6.5.2 Myomen (vleesbomen)

Leiomyomen zijn goedaardige tumoren, opgebouwd uit wervelende bundels glad spierweefsel met daartussen bindweefsel en worden daarom ook wel fibromyomen genoemd. De tumoren zijn knolvormig en goed afgegrensd van het myometrium, en tonen soms degeneratieverschijnselen zoals kalkafzetting of hyaliene fibrosering. De groei is duidelijk afhankelijk van oestrogenen, zodat er regressie en atrofie optreedt in de postmenopauze. Bij ongeveer 25% van de vrouwen kan men verwachten dat er myomen ontstaan, die dan meestal ontdekt worden na het dertigste jaar; ze zijn zeldzaam voor het twintigste jaar. De incidentie is verhoogd bij negroïden en nulliparae. Over de etiologie is niets zinnigs bekend, het zijn waarschijnlijk hamartomen. Wellicht dat een zwangerschap op jonge leeftijd de ontwikkeling van deze groeikernen verhindert.

Lokalisatie

Vrijwel altijd komen de myomen multipel voor. Men onderscheidt dan de volgende lokalisaties (fig. 6.6).

Intramuraal

De tumoren bevinden zich in de wand van de uterus, waardoor een wat hobbelige vervorming optreedt. Een diffuse vergroting door een 'kogelmyoom' kan een zwangere uterus nabootsen en is alleen herkenbaar door de asymmetrische inplanting van de ligamenta rotunda.

Subsereus

De myomen bevinden zich aan de buitenkant van de uterus en puilen uit onder het peritoneum. Soms kunnen deze myomen gesteeld zijn. Bij uitbreiding naar lateraal kunnen de myomen zich in het ligamentum latum ontwikkelen. Deze intraligamentaire myomen kunnen bij een operatie problemen geven door de nabijheid van de ureter en de grote vaten (zie ook fig. 9.1).

Submukeus

Het myoom ligt vlak onder het endometrium en puilt uit in het cavum. Reeds bij relatief geringe afmetingen kunnen ernstige klachten ontstaan. Een myoom in deze lokalisatie is nogal eens solitair en kan bij het bimanueel inwendig onderzoek niet worden vastgesteld. Een gesteeld submukeus myoom kan worden

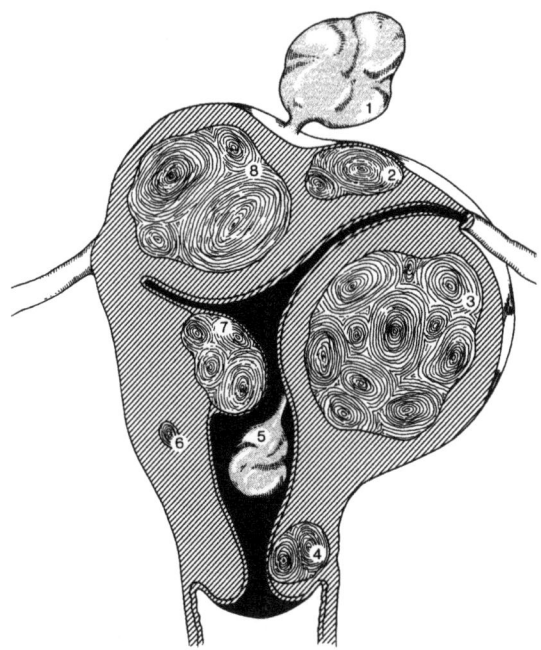

Figuur 6.6 *Uterus myomatosus. 1 Gesteeld subsereus myoom. 2 Subsereus myoom. 3 Intramuraal muoom, zich uitbreidend in het ligamentum latum. 4 Cervicaal myoom. 5 Gesteeld submukeus myoom. 6 Intramuraal myoom, dat vaak niet ontdekt wordt bij enucleatie van grotere myomen. 7 Submukeus myoom. 8 Intramuraal myoom dat het intramurale gedeelte van de tuba verdringt.*

uitgedreven en als een poliep in de vagina zichtbaar worden.

Cervicaal
Deze myomen zijn zeldzaam maar van belang door hun specifieke problematiek, zoals lokale druk op de blaasbodem, dyspareunie en dystokie bij de partus.

Wereldrecord?

Vereerd was ik wel met haar komst. Een toneelspeelster, bekend van toneel en tv, zomaar op je poli! Ik deed zo gewoon mogelijk toen ik haar binnenriep maar zag de halve wachtkamer naar d'r kijken. In niets leek ze echter op de hautaine vrouwentypes die ze meestal speelde. Allervriendelijkst bleek ze en ze had haar sociale vaardigheden goed op een rijtje. Het probleem waarmee ze kwam leek ook niet zo groot. Ze kreeg haar broek niet meer dicht vertelde ze me giechelig en een vriendin had haar gemaand om naar een gynaecoloog te gaan. Een huisarts had ze door haar onrustig bestaan niet. Pijn had ze er niet van en ook de ongesteldheden liepen prima. Maar nou ik het zo zei, lastig was het wel op het toneel met al die kleren wisselen. Ik kon haar gelukkig snel informeren over de diagnose. Het was een forse en evidente uterus myomatosus die zeker tot de navel reikte. Ik verzekerde haar dat het niet gevaarlijk of kwaadaardig was maar toch was ze er niet helemaal happy mee zag ik wel. We hebben het nog een jaar aangekeken maar uiteindelijk wou ze er toch wel van af. Maar ze was pas 39, 'Ik wil misschien nog wel een kind hoor.' De myomectomie die volgde zal ik niet snel vergeten. Het bleek een ware knollentuin waaruit ik uiteindelijk 29 myomen groot en klein heb verwijderd. Excentriek als ze was, wilde ze ze per se zien. Ik heb ze de volgende dag in een potje naar d'r kamer gebracht. Met een mengeling van trots en walging zei ze, toen ze alle 'aardappelen' zag: 'Ik ben nu toch zeker wel wereldkampioen he?' Ik heb haar maar in de waan gelaten.

Complicaties

Mechanische druk
Een diffuse vergroting van de uterus geeft pas mechanische problemen door druk op omliggende organen als de grootte vergelijkbaar is met een zwangerschap van 16 weken. Intraligamentaire uitbreiding geeft eerder klachten door druk op de plexus lumbosacralis of door stuwing van de ureter of de venen. Een ligging onder de blaas geeft aanleiding tot dysurie, pollakisurie en urge-incontinentie.

Verstoring van de functie
De *menstruatie* wordt op verschillende manieren versterkt. De groei van de myomen brengt een vergroting met zich mee van het cavum uteri. De sondelengte van de uterus is vergroot, van normaal 6 à 7 cm tot al spoedig 11 cm en langer. Dit grotere cavum uteri zal meer endometrium afstoten, waardoor ook meer bloedverlies ontstaat. Voorts is de afstoting verstoord, doordat de contractiemogelijkheid van de uterus vooral bij intramurale myomen niet meer optimaal is. De sterk toegenomen vascularisatie en vooral de veneuze stuwing in het myometrium dragen bij aan de toename van het bloedverlies. Herstel van het endometrium na de afstoting is vertraagd door de druk van de al of niet geheel submukeuze myomen. Zo ontstaat er niet alleen een verhevigde, maar ook een verlengde menstruatie.

De rol van myomen bij *infertiliteit* is nog lang niet duidelijk. Bij submukeuze lokalisatie kan men zich voorstellen dat een myoom fungeert als een IUD en de innesteling tegengaat. Intramurale myomen geven een vervorming van het cavum uteri en soms een vernauwing van het intramuraal verlopende gedeelte van de tuba, doch een zwangerschap kan hierdoor niet worden verhinderd. Het vinden van myomen bij het infertiliteitsonderzoek heeft dus in eerste instantie geen therapeutische consequenties. Pas als een infertiliteitsonderzoek is voltooid en desondanks na één à twee jaar nog geen zwangerschap is ontstaan, is een myoomenucleatie te overwegen. Men zal dan vooral ook zoeken naar kleine submukeuze myomen.

In de *zwangerschap* kan een myoom aanleiding geven tot tal van complicaties. Ischemische necrose kan optreden door ongelijkheid in groei van uterus en myoom, waardoor de vascularisatie wordt onderbroken. Hevige pijn ontstaat, waarbij gedifferentieerd zal moeten worden van een appendicitis of een bloeding in een cyste. Als de patiënte bekend is met een uterus myomatosus, is de diagnose meestal niet onzeker en kan men afwachten. Sterke analgetica zijn nodig, doch na enkele dagen verdwijnt de pijn. Bij onzekerheid in de diagnostiek zal nogal eens besloten worden tot laparotomie. Men ziet dan de rode, vlezige verkleuring van het myoom door de hemorragische infarcering. Myomectomie is strikt gecontraïndiceerd wegens de uiterst moeilijk te beheersen bloedingen in de zwangere uterus. Voorts kan een myoom aanleiding zijn tot een abortus of een partus immaturus, doordat de groeimogelijkheden in het cavum zijn beperkt. De kans op liggingsafwijkingen is vergroot, bijvoorbeeld door dwarsligging bij een laagzittend myoom. De contractiegraad is niet optimaal, wat aanleiding geeft tot langdurige ontsluiting. De loslating van de placenta kan soms niet fysiologisch verlopen. De kans op een atonische nabloeding is vergroot door de verminderde contractie van de uterus. Een submukeus myoom kan oorzaak zijn van een inversio uteri en een grotere kans geven op endometritis in het kraambed. In het laatste geval is terughoudendheid met chirurgie eveneens geboden.

Secundaire veranderingen in het myoom
Naast de rode degeneratie in de zwangerschap kunnen secundaire veranderingen optreden zoals hyaliene degeneratie, kalkafzetting en myxomateuze of vettige degeneratie. Een ontsteking van het myoom treedt alleen op wanneer contact bestaat met de buitenwereld zoals bij een submukeuze lokalisatie of wanneer door curettage het oppervlak is geopend.

Maligne degeneratie
Sommige leiomyosarcomen ontstaan in een myoom, andere in het myometrium. De kans op maligne degeneratie is uiterst klein, hoogstens 0,1%. Het myoom dat een opvallende groei doormaakt, staat onder verdenking. Een groeiend myoom in de postmenopauze is zonder meer verdacht op maligne ontaarding, omdat in de menopauze juist regressie optreedt. De pathologisch-anatomische diagnose kan moeilijk zijn omdat degeneratieverschijnselen in het normale myoom ook gepaard kunnen gaan met reuscellen en kernatypie. De mitosefrequentie vormt een belangrijk criterium bij de differentiatie van het sarcoom.

Symptomatologie

Geen symptomen
Niet zelden wordt een myoom gevonden bij een routineonderzoek. Bij de uitleg aan de patiënte moet men zich realiseren dat het woord 'gezwel' reeds onrust geeft en dat een vrouw zich bij 'vleesboom' heel merkwaardige dingen voorstelt. Een toevalsvondst moet echter niet voor de vrouw worden verzwegen, omdat het later van belang kan zijn te weten dat er destijds reeds een myoom bestond.

Pijn
Pijn treedt alleen op bij specifieke situaties zoals lokale druk, torsie, acute degeneratie of bij de 'geboorte' van een submukeus myoom. De vrouw geeft deze dysmenorroe duidelijk aan als weeënachtige pijn. Chronische pijn wordt zelden door een uterus myomatosus veroorzaakt. Bij een uterus myomatosus waaruit vroeger myomen zijn geënucleëerd kunnen pijnklachten ontstaan door de uitgebreide adhesies tussen darmen en uterus.

Menorragie of hypermenorroe
Door verscheidene oorzaken kan de menstruatie te overvloedig en te lang zijn. Vooral bij submukeuze lokalisatie kan het bloedverlies zo hevig zijn dat er een ernstige anemie ontstaat. In de anamnese geeft de vrouw dit

meestal duidelijk aan. Met normale bandage is goede hygiëne niet mogelijk. Zij moet zich inpakken met luiers of handdoeken en 's nachts plastic in het bed leggen. De 'stukken' waar zij van spreekt zijn stolsels die ook wijzen op overvloedig bloedverlies. Lang niet altijd geeft het hemoglobine de ernst aan van de hypermenorroe, doordat er een zeer actieve compensatoire hemopoëse bestaat.

Fluor
Het vertraagde herstel van het endometrium geeft nogal eens aanleiding tot fluor met een wat vleesnatachtig aspect, in aansluiting aan de menstruatie.

Differentiële diagnose
Meestal kan de diagnose gesteld worden bij inwendig onderzoek door de wat hobbelige onregelmatige vergroting van de uterus. Echografie kan nadere aanvulling geven, doch hiermee kan niet altijd zekerheid worden verkregen. Op een buikoverzichtsfoto kunnen diffuse verkalkingen zichtbaar zijn. Ovariumtumoren en cysteus gedegenereerde myomen wisselen elkaar af in de diagnostische maskerade. Bij postmenopauzale patiënten kan hierdoor soms een laparotomie worden voorkomen, hoewel alleen een laparoscopie pas zekerheid geeft. Soms is een hysterosalpingogram noodzakelijk om tot de diagnose te komen. Men ziet een uitsparing of een asymmetrische vorm van de afbeelding van het cavum uteri. Een lange sondelengte of een hobbelig gevoel bij de curettage kunnen steun geven aan de diagnose. De diagnose van het submukeuze myoom is veel betrouwbaarder te stellen met de hysteroscoop en met vaginale echoscopie, in het bijzonder met SIS of waterecho. Onderscheid zal moeten worden gemaakt met een ovariumtumor, zwangerschap, adenomyosis, een congenitale uterusafwijking en een adnexconglomeraat.

Ovariumtumor
Het beeld kan zeer misleidend zijn als de ovariumtumor breed verbonden is met de uterus. Men zal trachten te voelen of de zwelling glad overgaat in de rest van de uterus of dat er zich een sikkelvormige inkeping bevindt. Een gesteeld myoom zal een beweging van de uterus meestal volgen. Bij mobilisatie met de uitwendige hand van een adnexatumor uit het kleine bekken blijft de uterus meestal achter bij de inwendige hand. Bij patiënten met een ovariumcarcinoom blijkt telkenmale dat men aanvankelijk ten onrechte heeft verondersteld dat er sprake was van uterus myomatosus. Bij de patiënte zonder klachten die niet al te gemakkelijk is te onderzoeken, moet men laparoscopie niet schuwen. Echoscopie geeft onvoldoende zekerheid bij een adnextumor en blijkt nog wel eens een 'valse vriend' als ten onrechte wordt gesuggereerd dat het beeld past bij een myoom.

Zwangerschap
Zeker bij wat oudere patiënten kan men verrast worden als er een combinatie bestaat van een uterus myomatosus en een jonge, snelgroeiende zwangerschap. Een zwangerschapsreactie en echografie kunnen de gynaecoloog voor deze valkuil behoeden.

Adenomyosis
Adenomyosis (endometriosis interna) kan een vrijwel identiek beeld geven van menorragieën met een diffuus, iets onregelmatig vergrote uterus.

Congenitale uterusafwijking
Een uterushoorn, al of niet rudimentair, kan palpatoir lijken op een groot subsereus myoom en pas bij laparotomie worden ontdekt.

Adnexconglomeraat
Chronische adnexitis is meestal separaat van de uterus voelbaar en niet zo hard van consistentie, maar een lymfangiëctatisch myoom is eveneens opvallend week van consistentie.

Therapie

Conservatief beleid
Indien er geen klachten zijn, zal men kunnen volstaan met een driemaandelijkse controle

om na te gaan in hoeverre er sprake is van een snelle groei. Men moet zeker zijn van de diagnose om te vermijden dat men een ovariumtumor miskent in een nog curabel stadium. Eventueel kan men de grootte exact vastleggen met een echogram. Als de uterus myomatosus groter is dan 16 weken, zal men meestal besluiten tot operatie. De kans op complicaties door het myoom is bij een dergelijke grootte zeker aanwezig. Bovendien wordt bij verdere groei de operatie gecompliceerder. Als de menopauze dichtbij lijkt, kan men de vrouw vervolgen in de hoop dat een natuurlijke regressie spoedig gaat intreden.

Enucleatie
Wanneer het zeker is dat de myomen klachten veroorzaken en de functie van de uterus voor een toekomstige zwangerschap behouden moet blijven of op verzoek van patiënte, gaat men over tot enucleatie (fig. 6.7). Het uitpellen van een myoom gaat meestal gepaard met nogal wat bloedverlies, maar met onder meer een tourniquet rond de cervix kan men de ingreep verrichten onder tijdelijke bloedleegte. Het bezwaar van een enucleatie is de verzwakking van het myometrium door de littekens. Ook wordt de operatie meestal gevolgd door adhesies van darmen aan het oppervlak van de uterus, die aanleiding geven tot chronische pijnklachten. Soms zal op latere leeftijd alsnog een uterusextirpatie moeten geschieden, ook omdat lang niet altijd alle myomen tijdens de enucleatie te ontdekken zijn (zie fig. 6.6). De kans op een nieuw myoom bedraagt circa 30%. Deze kans blijkt kleiner als na de myoomenucleatie nog een zwangerschap is opgetreden en als de enucleatie van de myomen op oudere leeftijd heeft plaatsgevonden. Bij de techniek van de enucleatie zal men rekening houden met de functie van de toekomstige uterus. Het intramurale gedeelte van de tuba zal worden ontzien en voorts zal zoveel mogelijk gewerkt worden met één incisie aan de voorzijde, die afgedekt kan worden met het blaasperitoneum.

Bij infertiliteit zal altijd van tevoren een hysteroscopie moeten worden verricht om ook een klein, erwtgroot, submukeus myoom te ontdekken. Als dat niet is gebeurd kan men beter voor de zekerheid het cavum openen en zich digitaal vergewissen of het cavum een glad oppervlak heeft. Een solitair submukeus myoom kan tegenwoordig ook heel goed *hysteroscopisch* verwijderd worden. Soms bevindt een groot gedeelte van het myoom zich intramuraal, zodat een extra behandeling nodig is. Vaak zal men door hormonale voorbehandeling (zie hierna) de afmeting van het myoom trachten te verkleinen. Een geheel nieuwe behandelingsmethode is *embolisatie* van de a. uterina. Via de lies wordt door de interventieradioloog een Seldinger-katheter opgevoerd tot in het stroomgebied van de uterus, waarna het vat door inspuiten van

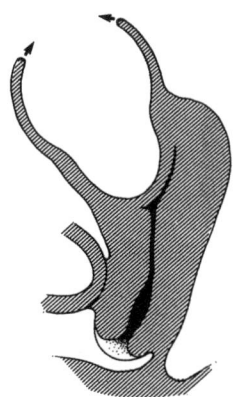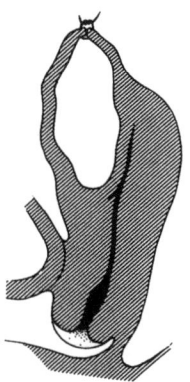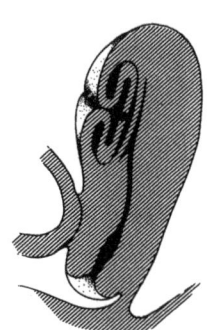

Figuur 6.7 *Myoomenucleatie. Het kapsel wordt gebruikt om het wondgebied te tamponneren (Louros).*

kleine partikeltjes wordt afgesloten. Door de collaterale circulatie treedt meestal alleen regressie op en geen necrose. Over effectiviteit en complicaties is nog niet veel bekend. De methode wordt slechts in enkele ziekenhuizen in Nederland toegepast.

Uterusextirpatie
Als er geen kinderwens meer bestaat, zal vrijwel altijd worden besloten tot uterusextirpatie *(hysterectomie).* De verwijdering van de uterus kan abdominaal of vaginaal geschieden (zie ook § 16.5). Meestal zal bij een uterus myomatosus de abdominale weg worden gekozen wegens de afmetingen van de uterus. Voorts heeft de abdominale uterusextirpatie het voordeel van een goede mogelijkheid tot inspectie van de ovaria en overige buikorganen. Een vaginale uterusextirpatie heeft andere voordelen voor de patiënte. Het buiklitteken ontbreekt en het postoperatieve beloop is vaak gemakkelijker door de afwezigheid van een buikwond. De snellere mobilisatie maakt de kans op trombose kleiner, hoewel het beloop na de vaginale benadering vaak meer koorts tot gevolg heeft. In uitzonderingsgevallen kan een grote uterus myomatosus vaginaal in stukken worden verwijderd, door morcellement. Soms verwijdert men abdominaal alleen het corpus uteri. Bij deze 'supravaginale uterusamputatie' laat men dus de cervix in situ. Dit heeft het risico dat men later geconfronteerd wordt met een maligne afwijking van de cervix. Wanneer de portio zonder afwijkingen is, kan men tot 'supravaginale' amputatie besluiten als het verwijderen van de cervix grote risico's heeft, zoals bij vergroeiingen van het rectum, bij een oude endometriose of als extreme adipositas de toegang tot het kleine bekken bijna onmogelijk maakt.

De ovaria behoeven niet als routine te worden verwijderd. Wanneer deze macroscopisch normaal lijken is de kans op maligne ontaarding op latere leeftijd uiterst gering. Wanneer besloten is tot extirpatie van de ovaria zal men oestrogenensubstitutie regelen indien de vrouw onder de menopauzeleeftijd is. Deze substitutie kan adequaat tot stand worden gebracht door subcutane implantatie van oestradioltabletten (20 mg per halfjaar). Over het belang van het behoud van de cervix voor de seksualiteit is niets met zekerheid bekend. Na verwijdering van het corpus uteri kan de kwaliteit van het orgasme veranderen doordat de contracties ontbreken, maar er is tot dusverre hierover weinig exact onderzoek verricht. Zeker is dat bij veel vrouwen de seksualiteit verbetert als de uterusextirpatie is verricht op goede indicatie.

Hormonaal
De groei van myomen is afhankelijk van oestrogenen. Een kunstmatige menopauze kan bereikt worden door een behandeling met een GnRH-analoog waardoor de hypofyse uitgeput raakt. Na vier tot zes maanden behandeling resulteert de hypo-oestrogene status in een aanzienlijke reductie van de grootte van de myomen. Deze iatrogene menopauze geeft echter veel klachten en ook snel optredende osteoporose. Na staken van de GnRH-behandeling wordt binnen zes maanden de oorspronkelijke grootte meestal weer bereikt. Soms kan de behandeling zinvol zijn als preoperatieve voorbereiding. Bezwaarlijk is dat kleine myomen zo klein worden, dat ze bij de operatie niet meer herkend worden. De kans op een recidief en heroperatie is daarom vergroot.

Het record van Victor Bonney

Na de ontdekking van de ethernarcose in 1846 was het mogelijk geworden om de buikholte operatief te openen. Al eerder was men hiermee begonnen bij de zeer grote ovariumtumoren, maar nu waagde men zich ook aan de keizersnede. De behandeling van grote myomen werd eveneens mogelijk. Myomen vormen echter technisch een groter probleem dan de solide ovariumtumoren. Meestal hebben ze geen aparte steel die kan worden afgebonden, maar kan de 'vleesboom' alleen met veel bloedverlies uit het corpus worden 'gepeld'. Myoomoperaties hadden daarom nogal eens fataal verloop. Nieuwe instrumenten werden ontwikkeld, zoals de naaldvoerders en de vaatklemmen van Kocher en Péan, maar pas na toepassing van de asepsis werd een veilige myomectomie mogelijk. In het begin beperkte men zich tot de zeer grote tumoren. Inmiddels had men ontdekt dat na verwijdering van de ovaria, wat veel eenvoudiger is, het myoom kleiner werd en de klachten verdwenen.

Spoedig echter werd duidelijk dat men op jonge leeftijd een castratie niet ongestraft kon uitvoeren. Zo werd de ovariëctomie rond 1900 vervangen door de subtotale uterusextirpatie, waarbij alleen het corpus uteri wordt verwijderd. Deze ingreep overkwam ook de jonge vrouw van de Londense gynaecoloog Bonney. Zij was zeer anemisch geworden door langdurige heftige uterusbloedingen, zodat een operatie onvermijdelijk werd. Het verdriet van de ongewilde kinderloosheid door deze operatie was zo groot dat Bonney ingenieuze technieken ontwikkelde om de myomen 'uit te pellen' met behoud van de uterus. Het record waarbij 125 myomen van verschillende grootte tijdens één operatie verwijderd werden, staat dan ook op zijn naam. Ook nu kan een vrouw zich gelukkig prijzen als ze een gynaecoloog treft die deze techniek van myoomenucleatie beheerst en niet in arren moede besluit tot een uterusextirpatie.

6.6 Kwaadaardige tumoren

Er zijn verscheidene, geheel verschillende maligne tumoren die hun oorsprong vinden in het corpus uteri.

6.6.1 Endometriumcarcinoom

Carcinoom van het endometrium lijkt in de komende jaren de meest voorkomende maligne gynaecologische tumor te gaan worden. Deze toename is niet alleen te verklaren door een veroudering van de bevolking. Bij circa één op de zestig vrouwen zal te eniger tijd een endometriumcarcinoom ontstaan. Er overlijden jaarlijks circa 400 vrouwen in Nederland aan deze maligniteit. Deze tumor wordt meestal ontdekt tussen het 50e en 65e jaar; 75% van de patiënten is postmenopauzaal, slechts 4% is jonger dan 40 jaar. De helft van de patiënten is nullipara, niet zelden blijkt er sprake te zijn geweest van een ongewenste infertiliteit. Vaak waren er in het verleden van de patiënte tekenen van een disharmonieuze hormonale beïnvloeding van het endometrium, zoals anovulatoire bloedingen. Relatief vaker wordt een mammacarcinoom aangetroffen en een uterus myomatosus. Vooral in de Verenigde Staten is duidelijk geworden dat behandeling met oestrogenen wegens climacteriële klachten de kans op het ontstaan van endometriumcarcinoom vergroot. Men vindt ook nogal eens adipositas, diabetes of hypertensie, wat consequenties heeft voor de therapie.

Pathologische anatomie
Het betreft vrijwel altijd een adenocarcinoom dat op grond van de differentiatiegraad van buisjes en cellulaire kenmerken kan worden geclassificeerd in graad I-III. Soms is het verschil tussen een hooggedifferentieerd adenocarcinoom en een atypische hyperplasie moeilijk aan te geven op grond van morfologische kenmerken. De patiënte zal desondanks toch behandeld worden als voor een carcinoom. Soms treedt een metaplasie naar het plaveiselepitheel op. Helaas wordt de tumor dan nog wel eens benoemd als een 'adeno-acanthoom'. Hiermee wordt ten onrechte de suggestie opgeroepen dat de tumor benigne zou zijn. Het gebruik van deze classificatie is zonder zin, verwarrend en dient vermeden te worden. Geheel anders ligt de situatie bij een adenosquameus carcinoom, waarbij de plaveiselcomponent zich duidelijk gedraagt als een maligniteit. De prognose van deze mengvorm is duidelijk slechter dan van het adenocarcinoom. Bij de soms moeilijke diagnostiek van hyperplastisch endometrium maakt de patholoog onderscheid tussen *sim-*

pele en *complexe* hyperplasie, welke vormen beide gepaard kunnen gaan met atypie. In het laatste geval zal men geneigd zijn om vrij snel over te gaan tot uterusextirpatie, vooral ook omdat dit probleem zich meestal voordoet in een fase dat er geen kinderwens meer is.

Uitbreiding en natuurlijk beloop
Macroscopisch is de tumor meestal pas zichtbaar na het klieven van de uterus. De tumor breidt zich eerst uit in het cavum als een polypeuze ulcererende tumor en infiltreert later het stevige myometrium om uiteindelijk het peritoneum te bereiken. Reeds eerder treedt uitbreiding op naar de cervix, soms tot het ostium externum. Wanneer het cervixkanaal door de tumor wordt afgesloten kan gemakkelijk een pyometra ontstaan.

Het endometriumcarcinoom metastaseert relatief laat, wat van belang is voor de prognose. De uitbreiding door het myometrium naar het peritoneum treedt pas laat op, zodat peritoneale metastasen zelden worden aangetroffen. Metastasen in het ovarium vindt men niet vaak en deze ontstaan waarschijnlijk lymfogeen. Theoretisch is metastasering via de tuba en implantatie op het ovarium mogelijk, doch niet waarschijnlijk, want ovariële metastasen treden nogal eens op zonder verdere metastasering in de buikholte. Lymfogene metastasering treedt vaker en vroeger op dan men voorheen dacht. Niet alleen in de para-aortale maar ook in de bekkenlymfeklieren kunnen metastasen worden aangetroffen. De kans op deze lymfogene metastasering is vergroot bij een slechte differentiatiegraad van de tumor en bij een infiltratie van het myometrium.

Hematogene metastasering vergezelt nogal eens de lymfogene uitbreiding, in tegenstelling tot het cervixcarcinoom. Voorkeursplaatsen zijn de longen en het cerebrum. Voorts kunnen metastasen worden aangetroffen in de vaginatop, of para-urethraal bij de introitus. De vaginatopmetastasen zouden entmetastasen kunnen zijn, veroorzaakt bij de operatie. Deze 'toprecidieven' kunnen echter beter worden verklaard door aan te nemen dat er een rechtstreekse lymfogene weg bestaat tussen de uterus en de vagina, waarmee ook de para-urethrale metastasen kunnen worden verklaard.

Het endometriumcarcinoom en het cervixcarcinoom tonen een geheel verschillend beloop, hoewel beide in de uterus zijn gelokaliseerd. Bij het endometriumcarcinoom vindt lymfogene metastasering minder snel plaats, wat dan vaak gecombineerd is met hematogene metastasen. Ook op vele andere punten bestaan verschillen, zodat het niet juist is om bij een patiëntenoverleg te spreken van 'uteruscarcinoom'. Men zal duidelijk moeten aangeven of het gaat om een cervix- of een endometriumcarcinoom.

Symptomatologie
Het bloedverlies in de postmenopauze is meestal ook voor de patiënte een duidelijk vroeg symptoom, aanvankelijk nog met grote tussenpozen, later overgaande in metrorragie. Vóór de menopauze wordt de metrorragie minder snel herkend als een vroeg symptoom, omdat in deze leeftijdsfase zo vaak disfunctionele climacteriële bloedingen voorkomen. In de postmenopauze is fluor soms het eerste symptoom. Zeker bij sanguinolente fluor in de postmenopauze bestaat er een indicatie tot hysteroscopie en curettage. Pijn is zelden een symptoom en wordt alleen gevonden bij late gevallen.

Differentiële diagnostiek bij bloedverlies in de postmenopauze
Wanneer de portio er normaal uitziet, zal men de verschillende oorzaken van metrorragie (zie schema op pag. 86) overwegen. Daarbij tracht men in de postmenopauze stapsgewijs de volgende mogelijkheden uit te sluiten:
1 Endometriumcarcinoom.
2 Atrofische endometritis (meestal is er dan ook atrofische colpitis).
3 Occult endocervicaal cervixcarcinoom.
4 Poliepen van endometrium of cervix.
5 Sarcoom van endo- of myometrium.
6 Vaginacarcinoom (soms verborgen achter het speculum).
7 Ovariumtumor. Het bloedverlies is goed

verklaarbaar bij een oestrogeenproducerende ovariumtumor, zoals de granulosaceltumor of een thecoom. Ook andere ovariumtumoren kunnen zich evenwel openbaren door onregelmatig bloedverlies. Slechts zelden kan een metastase in het endometrium het bloedverlies verklaren.
8 Metastase van elders, zoals het mammacarcinoom.
9 Tubacarcinoom. Deze zeldzame tumor wordt wel eens door deze klacht ontdekt.
10 Iatrogene oorzaken. Wanneer oestrogeenpreparaten tegen postmenopauzale klachten continu worden gegeven, treden doorbraakbloedingen op. Wanneer het gebruik onregelmatig is of de huisarts niet op de hoogte is, kan deze oorzaak worden miskend. Tamoxifen wordt als anti-oestrogeen gebruikt bij patiënten met een mammacarcinoom. Het heeft echter op het endometrium juist een stimulerende werking.
11 Oorzaak elders. Bij negatieve bevindingen moeten andere oorzaken worden overwogen, zoals blaaspoliepen, of een rectumcarcinoom. Lang niet altijd is door de patiënte goed aan te geven waar het bloed vandaan komt.

Hoe gering het bloedverlies in de postmenopauze ook is, vrijwel altijd bestaat er een indicatie tot verder onderzoek, zoals echoscopie, hysteroscopie en meestal gefractioneerde curettage. Hierbij wordt het curettement uit corpus en cervix afzonderlijk onderzocht. Het cytologische onderzoek van de cervix en ook van het cavum uteri geven onvoldoende betrouwbaarheid. De aspiratie van slijmvlies met behulp van de 'Pipelle-canule' is weinig belastend. Door de hoge sensitiviteit kan men bij postmenopauzaal bloedverlies vrij betrouwbaar een endometriumcarcinoom uitsluiten. In een stroomdiagram, zoals dat te vinden is in de richtlijnen van de Nederlandse Vereniging voor Obstetrie en Gynaecologie (NVOG), kan men de gedachtegang volgen bij de diagnostiek van postmenopauzaal bloedverlies (fig. 6.8).

Wanneer alle bevindingen negatief uitvallen moet de patiënte na drie maanden terugkomen om het beloop te evalueren. Bij herhaling van het bloedverlies zal men overwegen om een totale uterusextirpatie te verrichten. Herhaling van de curettage heeft dan niet zo veel zin, omdat andere oorzaken, zoals een tubacarcinoom of een ovariumcarcinoom, wederom kunnen worden gemist. Ook een klein carcinoom in de tubahoek kan aan de diagnostiek ontsnappen.
Valkuilen in de diagnostiek worden veroorzaakt door andere gynaecologische afwijkingen die men kan aantreffen bij een patiënte met bloedverlies in de postmenopauze. Zo kan men naderhand onaangenaam verrast worden als men curettage achterwege laat bij een patiënte met een uterusprolaps, een cervixpoliep uit het ostium of een kleine uterus myomatosus, als men veronderstelt de oorzaak van het bloedverlies reeds te kennen.

Onderzoek, stadiëring en prognose

Het inwendig onderzoek bij een endometriumcarcinoom geeft meestal geen bijzonderheden. De uterus is zelden vergroot, tenzij er sprake is van pyometra. De portio vertoont geen afwijkingen, tenzij er al een uitgroei is via het cervixkanaal. Uitbreiding naar de parametria vindt pas laat plaats. Het is daarom niet gebruikelijk om naast een thoraxfoto ook een IVP te laten maken. Eventuele uitbreiding in het cervixkanaal wordt nagegaan in de cervixfractie van het curettement en soms ook door middel van hysteroscopie. Vaststelling van eventuele uitbreiding in het myometrium of daarbuiten is tegenwoordig preoperatief goed mogelijk met behulp van MRI. De verschillende stadia van het endometriumcarcinoom zijn vastgesteld door de FIGO (zie FIGO-stadiëring, § 4). Het betreft een chirurgische stadiëring op grond van de chirurgische en pathologisch-anatomische bevindingen. Meestal is de tumor beperkt tot de uterus, bij uitbreiding naar de cervix spreekt men reeds van stadium II. De differentiatiegraad en infiltratie van het myometrium zijn de belangrijkste prognostische factoren. Steeds minder

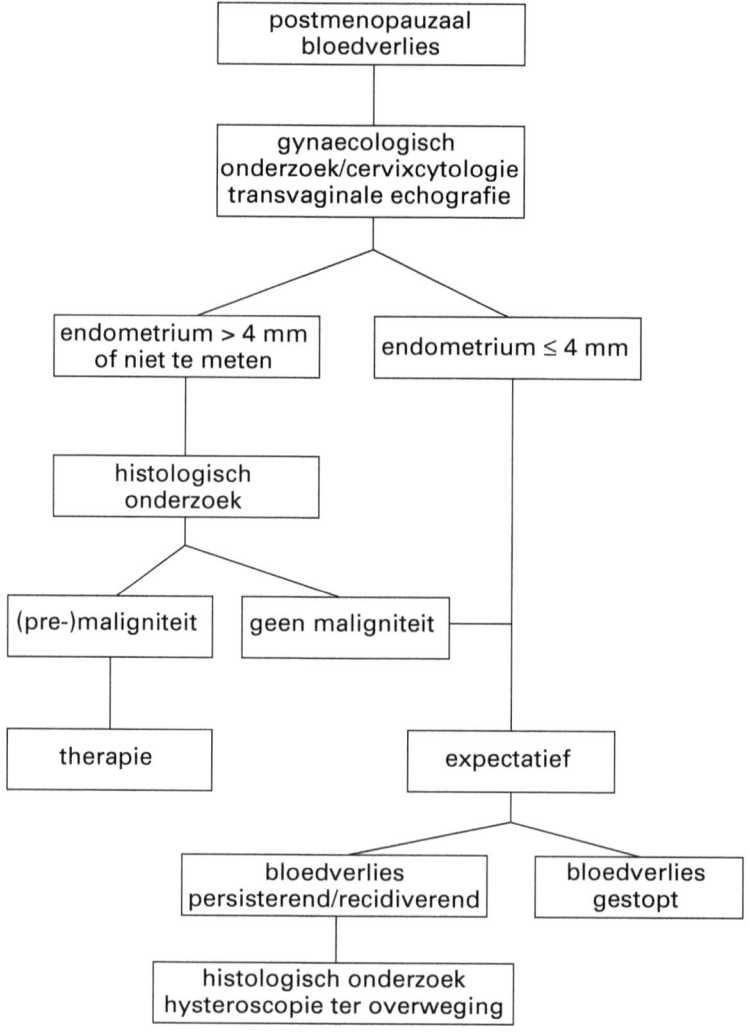

Figuur 6.8 *Beleid bij postmenopauzaal bloedverlies volgens de richtlijn van de NVOG.*

waarde wordt gehecht aan de grootte van de uterus, zoals die in de sondelengte tot uiting komt. Bij stadium I is de vijfjaarsoverleving gemiddeld 75%, maar varieert van 90% bij de hooggedifferentieerde tumor die niet in het myometrium infiltreert, tot 30% wanneer in de lymfeklieren van het bekken metastasen worden gevonden. Bij stadium II ligt het gemiddelde rond 60%, bij stadium III rond 30%; bij stadium IV is het hoogstens 5%.

De stadiumindeling volgens het TNM-systeem geeft een betere relatie tussen stadium en prognose dan de FIGO-indeling. De TNM-stadiëring van de UICC wordt echter zelden in de gynaecologie gebruikt.

Therapie

Chirurgie
De beste therapie is een gewone abdominale extirpatie van de uterus, tubae en ovaria. Bij de abdominale benadering kan tegelijkertijd de verdere buikholte worden geïnspecteerd en eventueel ook een lymfadenectomie wor-

den verricht. Bij vastgestelde uitbreiding naar de cervix (stadium II) zal men overwegen een radicale hysterectomie met lymfadenectomie volgens Wertheim te verrichten. Het verwijderen van enkele para-aortale klieren heeft eerder diagnostische waarde dan therapeutische consequenties. Men krijgt door onderzoek van de lymfeklieren meer informatie over eventuele metastasen, doch de indicatie tot nabestraling zal niet van deze uitslag afhankelijk zijn, gezien de beperkte sensitiviteit van de lymfadenectomie. Voor de patiënte geeft de lymfadenectomie vanwege de vergrote morbiditeit daarom geen curatieve winst. Er zal tevens cytologisch onderzoek worden verricht van het peritoneale vocht.

Bij patiënten met een verhoogd operatierisico door extreme adipositas of slechte cardiale of pulmonale toestand zal een vaginale uterusextirpatie de voorkeur verdienen. Weliswaar kan het verwijderen van de adnexa op grote problemen stuiten en mist men de inspectie van de peritoneale holte, maar anderzijds kan de uterusextirpatie nogal eens opvallend gemakkelijk vaginaal worden verricht. In gynaecologisch-oncologische centra heeft men meestal ervaring verkregen met dergelijke exceptionele gevallen, zodat verwijzing moet worden overwogen voordat een patiënte als inoperabel moet worden beschouwd.

Radiotherapie
Een primaire behandeling door het opvullen van het cavum uteri met stralingsbronnen geeft onvoldoende kans op curatie en wordt alleen toegepast bij een absolute contra-indicatie voor operatie en bij stadium IV. Aanvul-

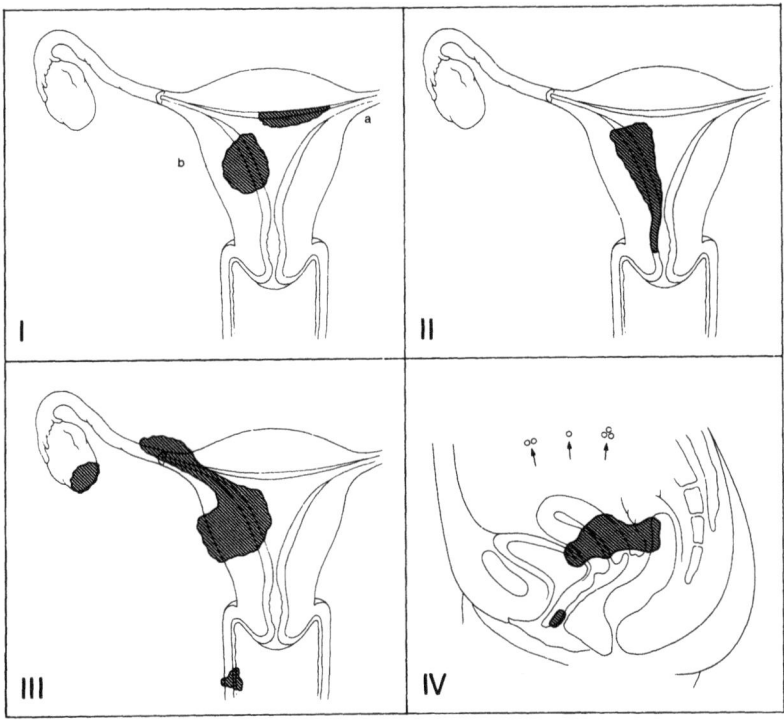

Figuur 6.9 *Stadia van het endometriumcarcinoom volgens de FIGO. Onder stadium I valt zowel de tumor zonder infiltratie van de muscularis (a) als de tumor die het myometrium voor meer dan de helft infiltreert (b). Bij stadium III is de relatie ten opzichte van de bekkenwand niet van belang, dit in tegenstelling tot de stadiëring van het cervixcarcinoom III (zie ook FIGO-stadiëring, § 4).*

lende radiotherapie is postoperatief geïndiceerd wanneer er sprake is van slechte prognostische factoren zoals slechte differentiatiegraad en diepe ingroei van het myometrium.

Chemotherapie
Cytostatica kunnen soms worden aangewend als palliatieve behandeling bij recidieven. De beste resultaten zijn bekend van de combinatie van cisplatinum en paclitaxel, doch curatie is hiermee niet te verkrijgen. Steeds zal moeten worden afgewogen in hoeverre de toxiciteit opweegt tegen het te verwachten resultaat. Hormonale behandeling heeft een heel opmerkelijk resultaat bij metastasen. Hoge doseringen progestativa kunnen in 30% de metastasen buiten het kleine bekken laten verdwijnen. Vooral bij hematogene metastasen in longen en skelet is een langdurig effect te verkrijgen. In de tumor zijn receptoren te bepalen die aangeven in hoeverre de groei afhankelijk is van oestrogenen of progesteron. Steeds meer wordt van deze gegevens inzake de hormoonreceptoren gebruikgemaakt voor aanvullende hormonale behandeling. Een primaire behandeling met progestativa kan overwogen worden bij zeer slechte algemene conditie van de patiënte. Soms kan een opmerkelijke regressie van de tumor worden verkregen. Als deze behandeling na enkele jaren wordt gestaakt vindt wederom tumorgroei plaats.

6.6.2 Mesodermaal menggezwel

De mesodermale mengtumor is opgebouwd uit verschillende componenten. Naast het carcinomateuze element zijn ook sarcomateuze gedeelten aanwezig, waarin kraakbeen en dwarsgestreept spierweefsel kunnen worden gevonden. Tegenwoordig spreekt men van MMT ('mixed Müllerian tumor'). De symptomatologie van deze tumoren is identiek aan die van het endometriumcarcinoom, de prognose is slechter. Bij kinderen kunnen dergelijke sarcomateuze mengtumoren gevonden worden uitgaande van de cervix. Ze worden op grond van het polypeuze aspect *sarcoma botryoides* genoemd.

6.6.3 Stromacelsarcoom

Stromacelsarcoom is een maligne degeneratie van de bindweefselcomponent van het endometrium. Deze tumor is zeldzaam. Er bestaat een verband met een bepaalde vorm van endometriose: stromatosis. Hierbij ziet men proliferatie van endometriumstroma buiten het cavum, zoals bij endometriose, echter zonder dat hierbij endometriumkliertjes betrokken zijn. Het verschil tussen stromatosis en een hooggedifferentieerd sarcoom is arbitrair. Het proces is bekend om zijn hardnekkigheid en zijn infiltratief vermogen.

6.6.4 Leiomyosarcomen

Leiomyosarcomen zijn zeer maligne tumoren. Zij ontstaan soms in het myometrium, soms in een reeds aanwezig myoom. De kans dat een sarcoom zich ontwikkelt in een myoom is zeer gering en wordt geschat op 0,1%. De diagnose sarcoom is moeilijk, omdat in een gewoon myoom door degeneratieve veranderingen drogbeelden ontstaan. Bij een zogenaamd 'zeer celrijk myoom' is niet alleen de mitosefrequentie maar ook de atypie bepalend voor de definitieve diagnose.

Het sarcoom wordt soms door de patholoog-anatoom bij toeval ontdekt in een uterus myomatosus. Soms gaf de pijn of de sterke toename in grootte reeds verdenking op deze diagnose. Klachten van een myoom in de postmenopauze zijn altijd verdacht, daar het myoom normaliter in regressie gaat.

Behandeling bestaat uit abdominale extirpatie van de uterus en de adnexa. Aansluitende radiotherapie van het kleine bekken heeft alleen enige invloed op het ontstaan van lokale recidieven, maar niet op de uiteindelijke prognose die wordt bepaald door de hematogene metastasen. Er is geen specifieke chemotherapie voorhanden.

Kernpunten

- Congenitale afwijkingen van de uterus zijn veelal fusiestoornissen van de buizen van Müller. De fusiestoornissen kunnen optreden in corpus uteri, cervix en vagina en kunnen gepaard gaan met aplasie van bepaalde delen. Hierdoor ontstaat een brede en bizarre scala van mogelijke diagnosen met een grote scala van mogelijke klinische consequenties.
- Myomen of vleesbomen zijn goedaardige ronde woekeringen van het myometrium. Het is het meest frequent voorkomende gezwel van de genitalia bij de vrouw.
- Myomen zijn op zichzelf geen reden om deze dan wel de baarmoeder te verwijderen. Dit is pas het geval indien er klachten van bestaan dan wel er een gerede verdenking op maligne ontaarding in een myosarcoom bestaat hetwelk zeer zeldzaam is.
- Verstoring van het menstruatiepatroon in de vorm van menorragie en hypermenorroe ziet men vooral bij submukeuze myomen. Het is de belangrijkste reden voor uterusextirpatie.
- Bij bloedverlies in de menopauze wordt met behulp van vaginale echografie de dikte van het endometrium bepaald. Indien dit dikker is dan 4 mm dient histologisch onderzoek van het endometrium te geschieden om een carcinoom uit te sluiten.

7 Endometriose

Het endometrium van de uterus is een bijzonder slijmvlies. 'On this soft anvil all mankind is made.' (John Wilmot) Het groeit, functioneert en wordt afgestoten in een snelle cyclus, jaren achtereen. Wanneer dit slijmvlies voorkomt op plaatsen buiten de uterus, gaat dit tot grote problemen leiden. Endometriose is een benigne aandoening, veroorzaakt door de lokalisatie van functionerend endometrium op abnormale plaatsen. Het is een veelvoorkomende ziekte, oorzaak van veel persoonlijk leed en soms ook ernstige morbiditeit.

Van oudsher maakt men een onderscheid in *endometriosis interna* en *externa*, al naar gelang de afwijking in of buiten de uterus is gelegen. Het zijn echter twee geheel verschillende ziektebeelden en er zijn verscheidene argumenten om de term endometriosis interna niet meer te gebruiken en te vervangen door *adenomyose*.

De eilandjesziekte

Endometriose werd pas in 1921 als apart ziektebeeld omschreven door Sampson, die veronderstelde dat de lokalisatie van het slijmvlies buiten de baarmoeder werd veroorzaakt door een retrograde menstruatie via de tuba. Het was toen nog niet lang bekend dat de histologie van het endometrium gedurende de cyclus continu verandert. Men had steeds verondersteld dat de structuur alleen tijdens de menstruatie wijzigde en dat andere beelden, zoals hypersecretie, een bewijs waren van ontsteking. In de beginjaren van de gynaecologie, voor 1910, werd deze vermeende endometritis dan ook enthousiast behandeld met frequente curettages en uterusspoelingen. Pas in 1908 ontdekten Hitschmann en Adler dat het steeds veranderende beeld normaal was voor de menstruele cyclus. De endocriene rol van het ovarium was toen reeds duidelijk, maar pas in 1922 werd door Allen en Doisy het oestrogeen-hormoon uit follikelvocht geëxtraheerd en in 1929 door Corner en Allen het progesteron uit corpora lutea. De veronderstelling van Sampson dat endometriose inderdaad door implantatie van stukjes endometrium kon worden veroorzaakt, was inmiddels ook experimenteel bevestigd door bij apen de cervix af te sluiten. Het werd echter ook steeds duidelijker dat niet alle vormen van endometriose op deze wijze waren te verklaren.

Hoewel de ziekte allerminst zeldzaam is, zijn er dus in de medische geschiedenis geen vroege beschrijvingen van endometriose bekend. De onbekendheid van de mensen met deze ziekte komt ook tot uiting in het ontbreken van een duidelijke benoeming van de aandoening. Een patiëntenvereniging heeft wel eens gesuggereerd om over *eilandjesziekte* te spreken. Deze naam is nooit ingeburgerd, maar kan soms wel helpen om aan een patiënte de aard van de vaak ernstige ziekte duidelijk te maken.

Het woord 'endometrioma' wordt wel eens overgenomen van Angelsaksische schrijvers. Het suffix -oma suggereert echter ten onrechte een autonoom prolifererend tumorproces en werkt daardoor begripsverwarrend.

7.1 Frequentie

Exacte informatie is moeilijk te verkrijgen, daar endometriose nogal eens klachtenvrij voorkomt. Men schat dat bij ongeveer 10% van de vruchtbare vrouwelijke bevolking endometriose aanwezig is. Voor de menarche en na de menopauze komt de aandoening eigenlijk niet voor. Het voorkomen is sterk afhankelijk van de pariteit en misschien ook van het leeftijdsverschil van de kinderen. De ziekte komt meestal tot uiting tussen het vijfentwintigste en het veertigste levensjaar. Er lijkt een toename te zijn van de incidentie, die niet geheel te verklaren valt uit de verbeterde diagnostiek. De indruk bestaat dat endometriose ook vaker wordt aangetroffen op jeugdige leeftijd, doch exacte gegevens zijn niet bekend.

7.2 Lokalisatie

Meestal vindt men de haardjes ectopisch endometrium in het kleine bekken: op het ovarium, op de tuba, op de blaas, op het peritoneum en in de diepte van het cavum Douglasi (fig. 7.1). De haardjes bevinden zich niet alleen oppervlakkig peritoneaal maar ook dieper, vooral in de ligamenta sacro-uterina, in het septum rectovaginale, in de ligamenta rotunda of in de blaaswand. Zeldzamer, maar zeker zo merkwaardig, zijn de lokalisaties buiten het kleine bekken: op de darmwand, in de navel, in retroperitoneale lymfeklieren en ook in operatielittekens, zoals na een sectio caesarea. Het meest raadselachtig zijn de lokalisaties van het endometrium buiten de buikholte, zoals in de longen of subcutaan op de arm. Men kan zich voorstellen dat de aanwezigheid van een cyclisch functionerend en-

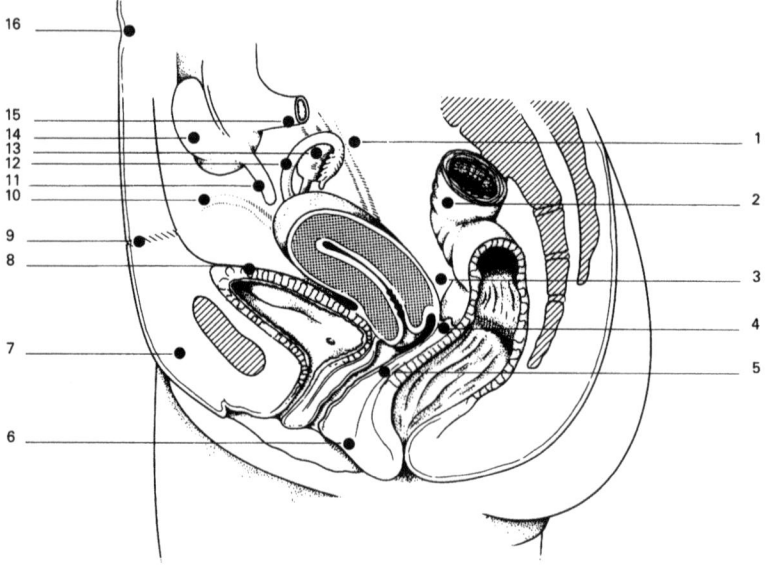

Figuur 7.1 *Endometriose. 1 Vlak naast de ureter. 2 In de wand van het sigmoïd. 3 In het cavum Douglasi. 4 In de achterste fornix. 5 In het septum rectovaginale. 6 In het perineum (episiotomielitteken). 7 In het labium en de mons veneris. 8 In de blaaswand. 9 In een oud litteken van bijvoorbeeld sectio caesarea. 10 In het ligamentum rotundum. 11 In de appendix. 12 In de tuba Fallopii. 13 In het ovarium. 14 In het caecum. 15 In het ileum. 16 In de navel.*

dometrium op al deze plaatsen tot grote problemen kan leiden.

7.3 Etiologie

In de loop der tijd zijn verscheidene hypothesen opgesteld om het fenomeen van de endometriose te verklaren. Geen ervan is in staat om voor alle lokalisaties een bevredigende verklaring te geven. Waarschijnlijk is er sprake van een combinatie van factoren.

7.3.1 Transplantatietheorie

Bij een retrograde menstruatie kan bloed met endometriumpartikeltjes via de tubae terechtkomen in de vrije buikholte. Het endometrium valt in de menstruatiefase weliswaar uiteen, maar kan op een goede voedingsbodem toch uitgroeien. Bij experimenten met proefdieren kon deze transplantatietheorie worden bevestigd. Bij laparoscopie tijdens de menstruatie, voor een sterilisatie bijvoorbeeld, is deze retrograde menstruatie tussen de fimbriae soms zichtbaar. Voorts zijn er situaties waarbij een normale afvoer van menstruatiebloed beperkt of onmogelijk is, zoals bij een cervixstenose, een afgesloten uterushoorn of het syndroom van Asherman. In al deze gevallen, waarbij een 'cryptomenorroe' optreedt, ziet men opvallend vaak endometriose. De transplantatietheorie kan ook de endometriosehaardjes verklaren in het litteken van een laparotomie, zoals een sectio caesarea of een ruptuur of episiotomie in het perineum.

7.3.2 Metaplasietheorie

Voor een verklaring van veel lokalisaties buiten het kleine bekken moet men gebruikmaken van de volgende theorie. Het embryonale coeloomepitheel ontwikkelt zich niet alleen tot peritoneum, maar vormt ook het epitheel van de buizen van Müller. Deze omnipotentie blijft behouden in het peritoneummesotheel en zo zouden peritoneale lokalisaties buiten het bekken te verklaren zijn. Welke factoren deze metaplasie zouden induceren, is nog onduidelijk, evenals een mogelijk oorzakelijke rol van immunodeficiëntie van het peritoneum.

7.3.3 Metastaseringtheorie

Bij endometriose in de retroperitoneale lymfeklieren denkt men dat lymfogene verplaatsing van endometriumpartikeltjes een mogelijke oorzaak zou kunnen zijn. Hematogene verplaatsing zou de pulmonale lokalisaties kunnen verklaren. De grote zeldzaamheid van lokalisatie buiten de buikholte maakt aannemelijk dat er meestal toch sprake is van transplantatie of metaplasie.

7.4 Pathologische anatomie

Macroscopisch ziet men vooral de tekenen van recidiverende ectopische menstruatie, zichtbaar als kleine cysten, gevuld met oud bloed. Men spreekt wel van chocoladecysten. Soms staat een actieve fibrosering op de voorgrond. Microscopisch zijn lang niet altijd de klierbuisjes van het endometrium nog herkenbaar en moet men de diagnose stellen op de aanwezigheid van het typische stroma van het endometrium – soms zelfs alleen op de opeenhoping van siderofagen die de restanten van de recidiverende bloedingen opruimen. Chocoladecysten zijn dus niet pathognomonisch voor endometriose maar kunnen ook voorkomen bij een corpus-luteum-cyste, een oude EUG of een oude haematosalpinx.
Op latere leeftijd kan in een endometriosehaard een *endometrioïd carcinoom* ontstaan.

7.5 Kliniek

De typische patiënte is een vrouw van tegen de dertig, zonder kinderen, die het spreekuur bezoekt wegens pijnklachten of infertiliteit. Kennelijk geven snel opeenvolgende zwangerschappen op jonge leeftijd een bescherming tegen endometriose. Waarschijnlijk geeft de sterke progestatieve stimulatie in de zwangerschap regressie van ectopische endometriumhaardjes.

7.5.1 Symptomatologie

Lang niet altijd zijn er symptomen aanwezig en wordt de endometriose bij toeval vastgesteld bij een laparoscopie voor sterilisatie. Men schat dat 25% van de endometriosepatiënten klachtenvrij is. Bij het ontbreken van klachten is er geen indicatie tot behandeling. Heeft de vrouw nog geen kinderen en past dit wel in haar toekomstperspectief, dan zal besproken moeten worden dat de tijd ongunstig werkt voor haar fertiliteit.
Pijnklachten staan bij endometriose meestal op de voorgrond. Soms is er sprake van een secundaire dysmenorroe, waarbij opvalt dat de klachten reeds duidelijk beginnen voor de menstruatie, wat verband houdt met de toegenomen zwelling van de endometriosehaarden. Bij een lang bestaande endometriose is het cyclische karakter niet zo duidelijk meer aanwezig en wordt de pijn gedurende de gehele cyclus aangegeven. Vaak is er dan ook duidelijke diepe dyspareunie of pijn bij de defecatie door de lokalisatie in het cavum Douglasi of septum rectovaginale.
Niet zelden vormt de infertiliteit het kernprobleem. Soms is deze infertiliteit duidelijk verklaarbaar door de uitgebreide adhesies, die de reactie zijn op recidiverende bloedingen in de adnexa. Vaak kan men de infertiliteit niet verklaren omdat de tubae beiderzijds duidelijk doorgankelijk zijn. Er zijn dan verschillende veronderstellingen mogelijk. Kleine endometriosehaarden in de tubae kunnen de functie ongunstig beïnvloeden. Wellicht heeft een gestoorde ovariële functie te maken met het verhoogde prostaglandinegehalte dat bij endometriose in het peritoneale vocht wordt gevonden, of met verhoogde activiteit van de peritoneale macrofagen tegen spermatozoa. De relatie tussen endometriose en infertiliteit is nog zo onduidelijk dat sommigen alleen maar van een coïncidentie willen spreken.

7.5.2 Onderzoek

Zeer kenmerkend zijn de pijnlijke, wat hoekig aanvoelende, zeer vaste noduli in het cavum Douglasi, vooral duidelijk bij rectovaginaal onderzoek. Soms zijn er duidelijk palpabele afwijkingen van de adnexa, met een gefixeerde uterus in retroflexie. Ook een pijnlijk nodulair verdikt septum rectovaginale kan vrijwel pathognomonisch zijn voor endometriose. Soms ziet men in speculo in het achterste gewelf de typerende blauw doorschemerende knobbeltjes met een glad oppervlak. Vaak worden bij het gynaecologisch onderzoek geen afwijkingen gevonden en kan de diagnose alleen gesteld worden bij laparoscopie. Men ziet dan verspreid over het peritoneum kleine zwartbruine haardjes, als spikkels of afgebrande luciferkoppen, verspreid in het kleine bekken. Ook rode en soms wittige puntvormige laesies kunnen worden gezien die versere laesies vertegenwoordigen die nog niet met ijzerpigment zijn zwart gekleurd. Bij langdurig bestaan van de endometriose is het kleine bekken aan het oog onttrokken door uitgebreide adhesies en vindt men bij laparotomie verscheidene cysten met stugge fibrotische wanden, gevuld met oud bloed, zeer adherent met de omgevende structuren. Echoscopie, CT en MRI hebben weinig waarde om endometriose vast te stellen. In het serum vindt men een verhoogde activiteit van het antigeen CA-125, waaraan weinig diagnostische waarde kan worden toegekend.

7.5.3 Differentiële diagnose

De variabele lokalisaties, de chronische reactieve ontstekingsreacties en de pijnklachten maken dat endometriose in bijna elke differentiële diagnose opgevoerd kan worden bij buikpijnklachten. Voordat de diagnose endometriose echter gesteld mag worden, zal men zich moeten afvragen of er niet sprake is van een chronische salpingitis, een uterus myomatosus, een maligne ovariumtumor of een andere maligniteit, uitgaande van de uterus of de darm. Endometriose kan ook bij verrassing gevonden worden door de uroloog, bij onbegrepen stenose van de ureter of bij een cystoscopie wegens onbegrepen hematurie. De chirurg kan deze diagnose onverwacht ontmoeten bij een patiënte met darmobstructie of cyclisch rectaal bloedverlies. Vooral bij de oudere patiënte zal eerst een histologische verificatie noodzakelijk zijn alvorens begonnen mag worden met een hormonale behandeling.

Noemt u dat goedaardig?

Ze is pas 22 als ik haar voor het eerst op mijn poli zie en het contact zal nog lang gaan duren. Als ze binnenkomt denk ik al: endometriose. Ze loopt er naar en heeft die typisch gekwelde blik in haar ogen. Al bij het eerste onderzoek zie ik ze al: de besjes in de fornix posterior en bij het rectovaginaal toucher zie ik dat het echt pijn doet daar achter de uterus. Tien jaar later zijn we nu, maar helemaal aan elkaar gewend zijn we nooit. Ze verdenkt me er toch van, schat ik, dat ik haar klachten al die tijd een beetje heb gebagatelliseerd. Ik zag haar dan ook niet altijd graag komen, moet ik bekennen, want veeleisend was ze wel en ze wilde altijd het naadje van de kous weten. Letterlijk alles hebben we geprobeerd, van pil tot Zoladex, en niks ging gemakkelijk. Altijd de meest bizarre bijwerkingen van alle therapieën heb ik aangehoord, waarbij ze me altijd licht verwijtend aankeek alsof het *mijn* schuld was. Twee laparoscopieën en een laparotomie hebben ook het probleem niet echt opgelost. Een jaar geleden heb ik haar eens naar het academisch ziekenhuis gestuurd voor een second opinion. Mijn plan om in 's hemelsnaam dan maar een uterusextirpatie met ovariëctomie beiderzijds te verrichten werd aldaar onderschreven. Ik had eigenlijk gehoopt dat ze het daar zouden doen maar ze koos toch voor mij. Ik wist niet of ik er blij mee moest zijn. Maar nu na een halfjaar ziet ze er toch een stuk vrolijker uit. Ze heeft, zo vertelt ze me, al een paar maanden geen pijn meer! Pijn doet toch wel wat met de mens, denk ik, en ik moet denken aan die opmerking van haar die ze eens maakte toen ik zei: 'Het is tenminste niet kwaadaardig', en zij me fel toebeet: 'Noemt u dit dan soms goedaardig dokter?'

7.5.4 Therapie

Hormonale therapie

De hormonale afhankelijkheid van het endometrium maakt dat ook de endometriose goed hormonaal te behandelen is. Bij lichtere vormen kan de pil, bij voorkeur zonder stopweek, dus continu toegediend, goede resultaten geven. Hierdoor wordt uiteindelijk een atrofie van het endometrium en van de endometriosehaarden bewerkstelligd. Langdurige behandeling met progestativa geeft irreversibele veranderingen in de endometriosehaardjes, die leiden tot regressie van de afwijking. In het stroma ontstaat een sterke deciduale zwelling terwijl het klierepitheel atrofisch wordt. Is de diagnose vastgesteld en bestaat er een indicatie tot behandeling, dan geeft men de voorkeur aan een zogenaamde pseudozwangerschap. Men kan deze verkrijgen door langdurig toedienen van progestagenen. Meestal gebruikt men hiervoor een opstijgende dosering lynestrenol. Met opklimmende dosering wordt in drie weken een niveau bereikt van 10-15 mg per dag.

Hetzelfde doel kan bereikt worden met medroxyprogesteron 2 à 3 dd 5 mg. Het effect is duidelijk afhankelijk van het al of niet bereiken van amenorroe. Men zal individueel de laagste dosering moeten vaststellen waarmee men dit kan bereiken. Een zeer specifieke behandeling van endometriose kan verkregen worden met danazol. Dit steroïd verschilt wat betreft structuur niet veel van de bovengenoemde gestagenen, doch zou juist antigestageen werken door een specifieke antigonadotrope remming van de hypofyse. De behandeling is kostbaar en komt meestal alleen ter sprake wanneer met de gebruikelijke therapie niet het gewenste resultaat wordt verkregen. Men begint met viermaal daags 1 tablet van 200 mg om vervolgens te dalen tot circa 400 mg per dag, mits de amenorroe continueert. Soms zijn er bijverschijnselen zoals congesties en een geringe virilisatie. Een andere keuze is de behandeling met gestrinon, wekelijks 2 à 3 × 2,5 mg, steeds op dezelfde dag in te nemen. Een tijdelijke regressie kan verkregen worden door een kunstmatige menopauze op te wekken door continue toediening van een GnRH- (LHRH-)analoog, zoals gosereline, triptoreline of busereline, waardoor de hypofysewerking wordt geblokkeerd. Langer dan zes maanden kan deze behandeling niet duren gezien de snel optredende osteoporose. Men tracht dit probleem te voorkomen door de GnRH-analoog te combineren met een lage dosering oestrogeen, maar een logische ontwikkeling lijkt dit niet. Bij deze 'add-back'-behandeling maakt men nogal eens gebruik van het steroïd tibolon (zie § 10.3.2). Het is onduidelijk of conventionele hormonale therapie dan wel behandeling met GnRH-analogen de beste resultaten geeft. Qua effectiviteit lijken er geen grote verschillen te bestaan en het indicatiegebied wordt derhalve nogal eens bepaald door de bijwerkingen.

Chirurgie
De plaats van de chirurgie is moeilijk aan te geven. Bij grote anatomische afwijkingen blijkt dat de behandeling met gestagenen meer succes heeft wanneer de grootste afwijkingen eerst zijn verwijderd. In hoeverre een chirurgische verwijdering gemakkelijker gaat wanneer voorbehandeling met gestagenen heeft plaatsgevonden is een discussiepunt. Uitstel van chirurgie geeft ook uitstel van een zekere histologische diagnose. Bij infertiliteitspatiënten zal men zeer behoudend zijn met chirurgie en hoogstens volstaan met coagulatie van de laesies. Per laparoscoop kunnen met behulp van een laserstraal haardjes worden verdampt, maar diepere haarden bereikt men zo niet. Grotere cysten kunnen worden geopend en na eversie kan het binnenoppervlak worden gecoaguleerd. Bij geringe afwijkingen en infertiliteit zal men juist hormonale therapie verkiezen.

Voor moeilijke beslissingen komt men te staan bij de oudere patiënt met uitgebreide afwijkingen die niet goed reageert op progestagenen. Chirurgie zal dan in vele gevallen een extirpatie betekenen van de uterus en beide adnexa. Wanneer het enigszins mogelijk is zal men proberen functionerend ovariumweefsel te behouden om dervingsverschijnselen door castratie te voorkomen. Het is een oud ervaringsfeit dat na verwijdering van de uterus vele restanten van andere kleine endometriosehaarden tot rust komen, ondanks de aanwezigheid van functionerend ovariumweefsel. De kans op heroperatie is niet geheel uitgesloten, maar dit risico weegt, zeker op jonge leeftijd, op tegen een dubbelzijdige ovariëctomie. In dat geval zal men, paradoxaal genoeg, altijd substitueren met oestrogenen. Het achterwege laten hiervan heeft meer nadelen dan het theoretische nadeel van stimulatie van eventuele endometrioseresten.

Chirurgie van uitgebreide chronische endometriose kan zeer moeilijk zijn en is ook niet zonder risico's, gezien de betrokkenheid van rectum, sigmoïd en ureters. Zo deze operaties al niet worden verricht in samenwerking met de chirurg, dan zal bij de gynaecoloog een grote ervaring in kleinebekkenchirurgie noodzakelijk zijn.

7.6 Adenomyose

Het aantreffen van kleine eilandjes endometrium verspreid door de wand van de uterus werd vroeger endometriosis interna genoemd. Het is echter een afzonderlijk ziektebeeld, dat alleen de abnormale lokalisatie gemeen heeft met de endometriosis externa. Bij serieonderzoek blijken de eilandjes endometrium niet los te liggen in de uteruswand, maar in verbinding te staan met het stratum basale van het endometrium dat het cavum uteri bekleedt. Het zijn dus geen losse haardjes, maar uitstulpingen die evenals het stratum basale niet meedoen aan de cyclische veranderingen. De maandelijkse bloedingen vinden niet plaats en men vindt ook geen chocoladecysten in de uteruswand. Er is daarentegen sprake van een proliferatie van het omringende myometrium, zodat men spreekt van adenomyose. De uterus is diffuus matig vergroot en meestal vast van consistentie. Deze aandoening komt voor in een andere patiëntengroep dan endometriosis externa, namelijk bij multiparae op oudere leeftijd, vlak voor de menopauze.

De klachten worden bepaald door menorragieën. De diagnose wordt meestal achteraf gesteld op het operatiepreparaat. Het betreft dan een patiënte die langdurig behandeld werd wegens een cyclusanomalie en bij wie uiteindelijk werd besloten tot uterusextirpatie. Wanneer deze diagnose gemakkelijker te stellen zou zijn, zou men eerder tot chirurgische behandeling kunnen komen en een langdurige onbevredigende behandeling van menometrorragieën kunnen voorkomen.

Adenomyose kan ook een oorzaak zijn van dysmenorroe. Vaak treft men evenwel de endometriumbuisjes verspreid in het myometrium aan zonder specifieke klachten en is er sprake van een toevalsvondst.

7.7 Stromatosis

Onder stromatosis verstaat men de zeldzame aandoening waarbij er een woekering is van endometriumstroma zonder duidelijke klierbuiscomponenten in de wand van de uterus en ook daarbuiten. De grens met een hooggedifferentieerd sarcoom van het endometrium is moeilijk te stellen en het klinische beloop maakt dat men een stromatosis dan ook moet benaderen als een maligniteit.

7.8 Endosalpingiosis

Soms vindt men verspreid op het peritoneum haardjes van sereus epitheel, met af en toe daartussen trilhaarcellen die kenmerkend zijn voor trilhaarepitheel. Wanneer tegelijkertijd in het ovarium een sereuze tumor wordt gevonden, geeft dit begrijpelijkerwijze aanleiding tot allerlei speculaties, vooral als er sprake is van atypische kernveranderingen. Het zijn geen metastasen of zaailingen, maar het is een uiting van een multifocale ontstaanswijze (zie § 9.2.1). Ook in para-aortale lymfklieren kunnen zulke haardjes worden gevonden.

Kernpunten

- Bij endometriose bestaat er functioneel endometrium buiten de normale lokalisatie, namelijk de binnenbekleding van de uterus.
- Endometriose komt vrijwel alleen voor in het kleine bekken met als voorkeursplaatsen het ovarium, de tubae en het peritoneum van het cavum Douglasi.
- Het is onduidelijk hoe endometriose precies ontstaat. Mogelijkheden zijn retrograde menstruatie met implantatie, metaplasie van omnipotente cellen in het peritoneum en lymfogene en hematogene verspreiding van endometriumcellen.
- Pijn in de vorm van dysmenorroe, dyspareunie of onderbuikpijn is het belangrijkste symptoom van endometriose. Ernstige vormen van endometriose kunnen met subfertiliteit gepaard gaan.
- De behandeling van endometriose wordt primair gevormd door hormonale interventie. Deze therapieën hebben allemaal tot doel de vaak diffuse endometriosehaarden te inactiveren waardoor het endometrium ter plekke te gronde gaat.
- Chirurgische therapie van endometriose kan variëren van eenvoudige laparoscopische coagulatie van endometriosehaarden tot majeure chirurgische ingrepen met verwijdering van uterus, adnexa en soms delen van colon en sigmoïd.

8 Tuba

De tuba Fallopii of salpinx vormt de verbinding tussen de uterus en het ovarium en verloopt in de bovenrand van het ligamentum latum. In de dunne mesosalpinx bevinden zich vasculaire anastomosen tussen uterus en ovarium. Het intramuraal verlopende gedeelte in de uterus gaat over in de dunne, circa 3 cm lange istmus, die een smal lumen heeft met weinig slijmvliesplooien. De tuba verwijdt zich hierna in de circa 6 cm lange ampulla, waarin het aantal slijmvliesplooien sterk toeneemt. De ampulla gaat over in het infundibulum, dat eindigt in de fimbriae, die als bij een anemoon het ostium tubae omringen en waarvan de langste, de fimbria ovarica, met het ovarium is verbonden (zie fig. 1.3). Het tuba-epitheel heeft een belangrijke functie, niet alleen bij het transport van spermatozoa en ovum maar ook bij de rijping van het ovum en de blastocyste. De dunne muscularis is overdekt met de serosa, zodat snel peritoneale prikkeling kan ontstaan.

8.1 Congenitale afwijkingen

Aplasie van de tuba komt uiterst zelden voor. Meestal is dan ook een uterushelft niet tot ontwikkeling gekomen (uterus unicornis) evenals de ureter en de nier aan die zijde. Embryonale restanten van het oerniersysteem in de mesosalpinx (zie fig. 1.3 en 9.1) kunnen aanleiding geven tot het ontstaan van cysten, soms van aanzienlijke grootte. Gezien de lokalisatie spreekt men van een *parovariële cyste*. Een kleine cyste, als een druifje hangende aan het einde van de fimbriae – de *hydatide van Morgagni* – komt zeer frequent voor en geeft eigenlijk nooit problemen. Soms treedt necrose op na steeldraaiing.

8.2 Ontstekingen

Salpingitis is een ziekte met ernstige, langdurige complicaties. Het ziektebeeld krijgt in toenemende mate belangstelling, deels door de toename van de incidentie, deels door een beter besef van de grote morbiditeit en de economische consequenties van het ziektebeeld.

Ontstekingsprocessen van de tuba vormen meestal een onderdeel van uitgebreide ontstekingsprocessen van het kleine bekken, zodat men al deze ontstekingsprocessen wil gaan onderbrengen onder een noemer 'pelvic inflammatory disease' (PID). Het nadeel van deze classificatie is de vervaging van de diagnostiek. Geheel verschillende ziektebeelden in het kleine bekken, zoals appendicitis, enteritis, ovariële torsie en geïnfecteerde abortus incompletus en salpingitis, worden al te gemakkelijk onder één noemer gebracht. In plaats van salpingitis gebruikt men ook vaak de term *adnexitis*, hoewel het ovarium lang niet altijd bij de ontsteking betrokken is.

8.2.1 Pathogenese

Opstijgende infectie
De slijmprop in de cervix vormt meestal een goede barrière tegen ascenderende infecties. Wanneer deze slijmprop afwezig is, geduren-

de de menstruatie, in het kraambed of post abortum, is de weg vrij voor een opstijgende infectie. Voorts zal het sanguis een porte d'entrée bevorderen. Bij een IUD is deze weg altijd aanwezig door de capillaire werking langs het draadje. Ook is aangetoond dat spermatozoa de bacteriën hogerop in de tractus genitalis kunnen brengen. Bij intra-uteriene ingrepen, zoals curettage, sondage en een HSG, bestaat de mogelijkheid van een iatrogene ascenderende infectie.

De bacteriologie van de salpingitis heeft nog vele vraagtekens. Sinds enige tijd is nu bekend dat vooral Chlamydia een belangrijke rol speelt bij salpingitis. Het klinische beeld is hierbij minder uitgesproken, maar de adhesieve restverschijnselen zijn waarschijnlijk ernstiger. Men spreekt van *stille salpingitis*, gezien het ontbreken van ernstige symptomen. De bacteriologische flora verandert bij de salpingitis in de loop van enkele dagen aanzienlijk. Het begint met epitheeldestructie door de gonokok of Chlamydia, waarna aërobe en anaërobe commensale bacteriën de kans krijgen te invaderen. Na enkele dagen kweekt men voornamelijk anaëroben en ook Mycoplasma. Kweken uit de cervix geven lang niet altijd de juiste weerspiegeling van de eigenlijke verwekkers van de salpingitis. Een directe kweek uit de tuba is meestal niet mogelijk. Het serologisch onderzoek naar antilichamen tegen Chlamydia is alleen zinvol voor retrospectieve informatie. Zo geeft een titer van > 1 : 8 aan dat de patiënte in het verleden een Chlamydia-infectie heeft doorgemaakt.

De toename van salpingitis is gedeeltelijk te verklaren door veranderingen in het seksuele gedragspatroon met een frequenter wisselen van partners, waardoor ook de verspreiding van seksueel overdraagbare ziekten is toegenomen. De verandering van de anticonceptie kan een gedeelte van de toename verklaren. Het gebruik van het condoom is verminderd, waardoor een mechanische barrière tegen infectie werd opgeheven. Het IUD bevordert voorts de mogelijkheid van een ascenderende infectie. Anderzijds is gebleken dat door het gebruik van de pil als ovulatieremmer het cervixslijm zodanig verandert dat een zekere bescherming optreedt tegen opstijgende infecties.

Infectie per continuitatem

Een descenderende infectie kan optreden vanuit een appendiculair infiltraat of vanuit peridiverticulitis. Meestal wordt deze salpingitis bij toeval ontdekt, bij de operatieve behandeling van de primaire aandoening.

Hematogene infectie

Bij tuberculose vindt hematogene infectie plaats. Vaak is er dan ook tuberculeuze endometritis. Deze genitale tuberculose verloopt meestal asymptomatisch en wordt soms pas ontdekt in het kader van een infertiliteitsonderzoek. Als deze mogelijkheid niet werd overwogen op grond van de anamnese of de bevindingen op het hsg, kan het een onaangename verrassing zijn bij de laparoscopie of de tubaplastiek. Soms vormt ascites het enige manifeste verschijnsel van genitale tuberculose.

Transvaginale/percutane punctie

Bij in-vitrofertilisatie (IVF) worden oöcyten geoogst door het ovarium te puncteren vanuit de vagina. De transvaginale punctie van het ovarium geschiedt onder echografische controle van de punctienaald. De vagina wordt van tevoren goed gedesinfecteerd, maar het blijft altijd mogelijk dat de dunne naald een stukje darm passeert, zodat infectie van het adnex niet altijd te vermijden valt. Deze iatrogeen veroorzaakte adnexitis kan ook voorkomen na diagnostische puncties van ovariële cysten.

8.2.2 *Pathologische anatomie*

De bacteriën maken geen keuze tussen links en rechts, zodat de acute salpingitis altijd dubbelzijdig is. Bij IUD-gebruik komt het, vreemd genoeg, wel éénzijdig voor. Er bestaat een exsudatieve purulente ontsteking, gepaard gaande met hyperemie en oedeem. Spoedig wordt de tuba afgesloten door adhesies en vult het lumen zich, zodat een *pyosalpinx* ontstaat. De ontsteking kan zich uitbreiden naar het ovarium, zodat tuba-oöforitis ontstaat, die kan overgaan in een tubo-ovarieel abces. Er is dan altijd sprake van een pelveoperitonitis, wat kan resulteren in een Douglas-abces. In de chronische vorm vindt men een diffuse verdikking van de tubawand met uitgebreide adhesies. In uitzonderingsgevallen is het gehele kleine bekken geïndureerd door een chronische proliferatieve ontsteking. Bij een dergelijke 'frozen pelvis' moet men denken aan schimmelinfecties (actinomycosis).

Bij de *hydrosalpinx* is de tuba sterk uitgezet en gevuld met sereus vocht. Vooral het ampullaire gedeelte is langwerpig gedilateerd met soms het aspect van een worstvormige cyste of van een ouderwetse retort. Vaak is deze cysteuze zwelling zo week en zonder spanning dat de diagnose hydrosalpinx met bimanueel onderzoek wordt gemist. Soms is er sprake van een toevalsvondst bij echo-onderzoek van het kleine bekken en wordt eerst aan een ovariële cyste gedacht. In tegenstelling tot wat men zou verwachten is bij de hydrosalpinx het uteriene gedeelte van de tuba goed doorgankelijk, zodat de diagnose nogal eens voor het eerst wordt gesteld op een HSG. Bij uitgebreide adhesievorming kan de hydrosalpinx macroscopisch niet meer te onderscheiden zijn van de ovariële cyste en herkent alleen de patholoog-anatoom de gladde spiercellen in de wand. Wanneer bij infertiliteitsoperaties zo'n hydrosalpinx wordt geopend keert, door de atrofie van het tuba-epitheel, de functie lang niet altijd terug.

Een bijzondere resttoestand is de *salpingitis isthmica nodosa*, waarbij men kleine cysteuze verwijdingen aantreft tussen de verkleefde plooien van de istmus. Het aspect van deze tubae wordt wel vergeleken met een rozenkrans.

8.2.3 Symptomen

De patiënte voelt zich ziek en heeft hoge koorts. De buikpijn is geleidelijk ontstaan maar blijft continu en hevig en is diffuus in de onderbuik gelokaliseerd. Elke beweging en hoesten doet pijn. Er is enige misselijkheid, echter zonder braken. Niet zelden is de patiënte ziek geworden in aansluiting op de menstruatie, soms na een intra-uteriene ingreep.

De sensitiviteit van bovengenoemde symptomen is echter niet al te groot, zodat de diagnose salpingitis nogal eens wordt gemist, zeker wanneer Chlamydia de verwekker is.

8.2.4 Onderzoek

De patiënte maakt een koortsige indruk maar ziet er minder ziek uit dan men op grond van het verdere onderzoek zou verwachten. De temperatuur is meestal verhoogd, boven 39 °C. De pols is versneld en de tensie is normaal. Bij uitwendig onderzoek valt op dat bij ademhalingsbewegingen de onderbuik achterblijft. Bij auscultatie hoort men een verminderde peristaltiek. Bij voorzichtige palpatie (zittend, de beide geopende handen vlak op elkaar liggend) is er meestal een diffuus spierverzet onder de navel, zonder dat er sprake is van echte défense musculaire. Druk- en loslaatpijn zijn beiderzijds aanwezig.

Bij het inwendig onderzoek is voorzichtigheid geboden. Reeds bij het inbrengen van het speculum valt op hoe pijnlijk de portio is. Er bestaat meestal cervicitis, zichtbaar aan een purulent beslag rond het ostium. Bij het bimanuele onderzoek is er een uitgesproken slingerpijn en zijn de genitalia interna nauwelijks af te tasten. Men gaat na of er een verschil bestaat tussen links en rechts, of er een palpabele zwelling is, en men tracht zich een indruk te vormen omtrent de grootte en de stand en consistentie van de uterus. De fornix posterior is zeer pijnlijk. De *opdrukpijn* is vaak evident en men doet er goed aan bewust af te zien van het opwekken van de onnodig pijnlijke *opstootpijn*. Meestal zal men ook rectaal het cavum Douglasi willen beoordelen en uitsluiten of er sprake is van abcedering of van een eenzijdige adnextumor. Een retrocaecale appendicitis kan soms alleen op deze wijze worden vastgesteld. Bij het laboratoriumonderzoek vindt men een CRP en/of een bezinking die verhoogd is tot meer dan 40, en duidelijke leukocytose. Met vaginale echoscopie kan men een tubo-ovarieel abces goed diagnosticeren. Ook subtielere tekenen van salpingitis met oedeem van de tubae en peritubair vocht zijn voor de ervaren echoscopist goed herkenbaar.

8.2.5 Differentiële diagnose

Appendicitis acuta
Meestal is er een verschil in het klinische beloop. Bij appendicitis ontstaat het klinische beeld sneller en is de duur van de symptomen korter. Salpingitis is van meet af aan gelokaliseerd in de onderbuik en bilateraal, terwijl bij appendicitis de pijn hoger, rond de navel, begint en verschuift naar rechtsonder. De pijn wordt meer met de vinger dan met de hele hand aangegeven. Bij een appendicitis maakt de patiënte een ziekere indruk en braakt nogal eens. Als misselijkheid en braken ontbreken, wordt een appendicitis onwaarschijnlijk. De sensitiviteit van dit symptoom voor de diagnose appendicitis is hoog. De temperatuurverhoging is bij salpingitis meestal meer uitgesproken, evenals de verhoogde bezinking. Bij onderzoek kan ook bij een laaggelegen appendix een zeer duidelijke slingerpijn aanwezig zijn, toch bestaat er dan vooral bij rectaal onderzoek een verschil tussen links en rechts. Bij twijfel is overleg met de chirurg noodzakelijk. Soms is er plaats voor een observatieperiode van circa 3 uur, waarin het duidelijk wordt in welke richting het beeld zich ontwikkelt. Evaluatie van de patiënte door dezelfde onderzoeker is hierbij essentieel. De mogelijkheid van een diagnostische laparoscopie maakt dat voorkomen kan worden dat lang onzekerheid blijft bestaan omtrent de juiste diagnose.

Extra-uteriene graviditeit
Het klinische beeld van de extra-uteriene zwangerschap is zo verraderlijk dat deze mogelijkheid steeds moet worden overwogen. Met name sluiten temperatuurverhoging en een verhoogde BSE deze diagnose niet uit. Een negatieve uitslag van een zwangerschapsreactie sluit een EUG vrijwel uit. Vooral bij een recidiverende salpingitis, zoals bij een IUD, kan de dubbelzijdigheid minder uitgesproken zijn, zodat differentiatie nog moeilijker wordt.

Acute urineweginfectie
Een acute urineweginfectie kan gepaard gaan met hoge koorts, peritoneale prikkelingsverschijnselen en een pijnlijk inwendig onderzoek. Een urinesediment is behulpzaam bij de diagnose, hoewel er zorg voor moet worden gedragen dat er geen contaminatie met fluor optreedt.

Andere oorzaken
Lokale pelveoperitonitis kan veroorzaakt worden door een ruptuur van een endometriosecyste, necrose van een getordeerde adnextumor of een myoom. Deze beelden zijn echter gekenmerkt door een peracuut begin van de pijnklachten en een meer eenzijdige lokalisatie. De verhoging van de temperatuur en de bezinking is meestal niet zo uitgesproken. Bij een extreme ovulatiebloeding is er eigenlijk nooit koorts. Voorts moeten ook chirurgische aandoeningen als diverticulitis of enteritis regionalis in de overwegingen worden betrokken.

Kunt u even komen kijken collega?

's Nachts om 3 uur ben ik niet op m'n best en ik heb dus ongetwijfeld wat kribbig gereageerd toen de collega-chirurg, type 'eerst doen en dan pas denken', aan de lijn kwam die een laparotomie aan het doen was bij een Surinaams meisje van 17 jaar. 'Ik denk toch dat het meer op jullie terrein ligt', was het eufemisme voor 'Ik zat er goed naast met m'n diagnose.' Een halfuur later keek ik naar de meest ontstoken tubae die ik ooit had gezien; felrood, opgezwollen en de pus droop letterlijk uit de fimbriae. Ik mompelde wat van 'jammer dat we er niet eerder bij zijn geroepen', maar dat kwam geloof ik niet echt over. Met veel moeite hebben we door de wisselsnede de lever en diafragma kunnen zien maar de heren FitzHugh en Curtis hadden nog niet toegeslagen en er waren gelukkig geen vioolsnaren zichtbaar tussen lever en buikwand. Na het spoelen van de buik en het weer sluiten van de incisie kwam ze op de afdeling gynaecologie te liggen waar we nog drie weken van het begrip 'extended family' hebben mogen genieten. Na het uitgebreide bezoek rook het altijd heerlijk op haar zaal en iedereen mocht genieten van de roti die haar moeder ruimhartig uitdeelde. Ze kreeg natuurlijk een wondinfectie, die uiteindelijk met de nodige keloïdvorming is genezen. De Chlamydia-PCR bleek achteraf positief en toen ik nog eens met haar praatte was het eigenlijk wel een klassiek verhaal: onbeschermde coïtus en de fluor, koorts en pijn waren direct na de menstruatie begonnen. Jammer dat ik haar niet direct heb gezien dacht ik, dan hadden we het mes op zak kunnen houden.

8.2.6 Therapie

Er is sprake van een menginfectie waarbij anaërobe bacteriën een grote rol spelen. Met een combinatietherapie van tetracycline en metronidazol worden zowel de Gonococcus en de Chlamydia als de Gram-negatieve en de anaërobe bacteriën bestreden. Tetracycline heeft de voorkeur boven amoxicilline omdat er steeds vaker penicillinasevormende gonokokken voorkomen. De gebruikelijke behandeling bestaat uit: doxycycline 2 dd 100 mg gedurende 10 dagen, gecombineerd met metronidazol 3 dd 500 mg gedurende 10 dagen. Bij ernstige pelveoperitonitis zal men de antibiotica intraveneus toedienen en zo ook een optimale vochttoediening kunnen garanderen. Wanneer na enkele dagen de kweekuitslagen bekend zijn en er toch sprake blijkt te zijn van gonorroe, kan op geleide van de gevoeligheidsbepaling doxycycline worden vervangen door een bactericide penicillinepreparaat. Het klinische beeld verbetert meestal snel. De antibiotica worden in ieder geval voortgezet totdat de patiënte vijf dagen koortsvrij is. Een eventueel aanwezig IUD wordt verwijderd. Bedrust is geïndiceerd totdat er geen peritoneale prikkeling meer aantoonbaar is en de bezinking of CRP gedaald is.

Wanneer het klinische beeld binnen twee dagen niet goed reageert op de antibiotische behandeling, moet men opnieuw de diagnose ter discussie stellen. Herhaling van het inwendig onderzoek is noodzakelijk om na te gaan of de diagnose gehandhaafd kan blijven, of dat het proces zich wellicht uitbreidt naar een pelveoperitonitis met abcedering. Zelden is in het acute stadium een chirurgische behandeling van salpingitis geïndiceerd. Chirurgie in het acute stadium heeft risico's wegens de sterk toegenomen vascularisatie en de moeilijk te visualiseren klievingsvlakken door de adherente darmen. Voorts wordt de fertiliteit op dit moment niet met chirurgie gediend. Tijdig zal moeten worden overgegaan op een andere combinatie van breedspectrumantibiotica. De combinatie gentamicine-clindamycine voldoet goed.

Wanneer door de chirurg tijdens een laparotomie, bijvoorbeeld wegens een vermeende appendicitis, vastgesteld wordt dat er sprake is van een salpingitis acuta, moet worden afgezien van chirurgische ingrepen aan de tubae. Er kan worden volstaan met bacteriologisch onderzoek van het cavum Douglasi.

Bij een recidiverende salpingitis, zeker als er sprake is geweest van een tubo-ovarieel abces, zal men besluiten tot een extirpatie van het adnexproces na drie tot zes maanden in een rustiger fase (à froid). Het ovarium is dan meestal niet afzonderlijk te sparen, wat niet zonder consequenties is omdat het meestal komt tot een dubbelzijdige adnexextirpatie.

Als er dan schilletjes ovariumweefsel achterblijven, kunnen deze door vorming van functionele cysten nog aanleiding geven tot pijnklachten ('remnant ovary syndrome').

8.2.7 Complicaties

Tubo-ovarieel abces

Meestal is er sprake van een anamnese van recidiverende salpingitis. Perioden van onderbuikpijn, koorts, dyspareunie, mictie- en defecatieklachten zijn voorafgegaan aan de klinische situatie, die nu wordt gekenmerkt door hoge koorts, een pelveoperitonitis en een pijnlijke volumineuze massa in het kleine bekken. Breedspectrumantibiotica kunnen het proces niet goed meer bereiken maar wel een uitbreiding verhinderen. Gestreefd zal moeten worden naar een langzame involutie of een spontane perforatie, wat verscheidene weken kan duren. Als zich een Douglas-abces ontwikkelt, kan dit worden gedraineerd via een colpotomie in de fornix posterior. Echografisch onderzoek is van waarde om het beloop te evalueren. Zolang er geen duidelijke verslechtering optreedt van de situatie zal een chirurgische benadering moeten worden vermeden, omdat bij chirurgische exploratie zeer gemakkelijk ernstige darmlaesies kunnen optreden. Als chirurgie onvermijdelijk lijkt, kan men eerst nog overwegen om het abces percutaan te draineren met behulp van de radioloog die met CT de abcesholte kan lokaliseren.

Chronische salpingitis

Niet zelden gaat salpingitis over in de chronische vorm. De vrijwel genezen infectie kan weer gemakkelijk als een houtvuurtje worden opgerakeld. Soms is er ook sprake van een echte reïnfectie. Bij recidiverende salpingitis is de dubbelzijdigheid niet meer aanwezig. Er kan onder meer een pyosalpinx ontstaan of een groot adherent ontstekingsconglomeraat van darmen, adnexa en uterus of alleen een hydrosalpinx die wisselend onder spanning staat.
De acute exacerbaties worden afgewisseld met episoden van chronische onderbuikpijn, al of niet gepaard gaande met subfebriele temperatuur. Nu eens staat een chronische dyspareunie op de voorgrond, dan weer een onregelmatig cyclusverloop met metrorragieën. Niet zonder reden heeft men wel gesproken van de gynaecologisch 'kreupele' patiënte. De behandeling is uiterst moeilijk, vooral omdat het vaak jonge patiënten betreft die nog hoop hebben op fertiliteit. Men zal zo lang mogelijk proberen om in overleg met de bacterioloog antibioticacombinaties te geven teneinde het proces tot verdwijning te brengen. Indien er sprake is van een vaste partner zal ook deze behandeld moeten worden. Men mag er niet van uitgaan dat de fertiliteit zonder meer is afgeschreven, zodat een indicatie voor een chirurgische benadering pas heel laat ter sprake kan komen.
Toch kan een extirpatie van het chronische ontstekingsconglomeraat de enige oplossing zijn om een einde te maken aan een jarenlange periode van gynaecologische invaliditeit. Men moet zich realiseren dat men dan meestal niet onder een extirpatie van uterus en beide adnexa uitkomt.

Infertiliteit

Reeds na één episode van salpingitis bestaat er een kans dat de tubae zijn afgesloten. Op grond van een laparoscopisch onderzoek lijkt deze kans niet groter dan 11%, maar deze kans stijgt tot 35% bij de tweede episode of tot 65% bij de derde episode. Salpingitis door de Gonococcus zou minder kans op fibrotische tubaveranderingen geven dan infecties door anaëroben en Chlamydia. De therapeutische mogelijkheden bij een tuba-afsluiting zijn matig, zodat er alles aan gelegen is om recidieven te voorkomen. In het algemeen zal men reeds bij een verdenking op salpingitis beginnen met antibiotische behandeling om de kans op adhesies zo klein mogelijk te maken. Na een salpingitis is de kans op een EUG vergroot.
Lang niet alle infertiliteitspatiënten met een tubafactor als oorzaak kunnen aangeven wanneer ze een salpingitis hebben doorgemaakt. Waarschijnlijk is er dan in het verleden spra-

ke geweest van een 'stille salpingitis' veroorzaakt door Chlamydia.

Tubazwangerschap
Een extra-uteriene zwangerschap is een frequente late complicatie van salpingitis (zie verder § 12.6).

Het embryo zou geschrokken zijn

Het anatomisch onderzoek begon, aan het einde van de Middeleeuwen, met de dissectie van de lichamen van terechtgestelde misdadigers. Later werd echter ook obductie verricht op mensen die overleden waren aan een ziekte. Toen werd duidelijk dat de acute dood van een jonge vrouw veroorzaakt kon worden door een grote intra-abdominale bloeding ten gevolge van een buitenbaarmoederlijke zwangerschap.
Hoe zo'n extra-uteriene graviditeit kon ontstaan bleef nog lang een raadsel. Reinier de Graaf beschreef in 1672 een tubaire zwangerschap en gebruikte deze bevinding als bewijs dat de tuba een functie heeft bij het transport van het bevruchte ovum. Beaudeloque ging verder en schreef in 1791 dat men zich juist moet verwonderen dat de vrucht in de baarmoeder tot ontwikkeling komt, terwijl 'de Fallopiaanse buizen aan de zijde van de baarmoeder zo eng, en aan die van den buik zoo wijd zijn'.
Men veronderstelde vroeger dat een plotselinge schrik tijdens de coïtus kon veroorzaken dat het embryo zich onderweg innestelde. Zo werd een geval beschreven van een vrouw die schrok toen ze in de armen van haar minnaar plotseling de sleutel hoorde draaien die ze in het slot had laten zitten. Men wist ook van een vrouw die plotseling de stem van haar echtgenoot buiten hoorde en vreesde om ontdekt te worden 'in flagrante delicto'. Pas aan het einde van de negentiende eeuw werd het duidelijk dat de oorzaak te vinden was in een doorgemaakte salpingitis.

8.3 Overige benigne afwijkingen

8.3.1 Endometriose

Endometriose van de tuba komt zelden solitair voor en vormt meestal een onderdeel van een uitgebreide endometriose van het kleine bekken.

8.3.2 Hydrosalpinx

De tuba is uitgezet, meestal in het ampullaire gedeelte (soms als een posthoorn), en met helder sereus vocht gevuld. Het is een resttoestand van een salpingitis. Soms worden dubbelzijdige hydrosalpingen gevonden in het kader van het infertiliteitsonderzoek, soms gebeurt dit bij toeval bij echo-onderzoek. Pijnklachten treden lang niet altijd op maar kunnen voortkomen uit een wisselende vulling en spanning. Via de uterus kan vochtverlies optreden (hydrops tubae profluens).

8.3.3 Haematosalpinx

Een haematosalpinx is meestal een gevolg van een chronische salpingitis, maar soms een restant van een oude EUG. Een spontane ruptuur kan voorkomen.

8.3.4 Torsie

Een torsie van de tuba kan optreden, vooral als bij een sterilisatie een gedeelte van de tuba is verdwenen, zoals het geval is bij coagulatie. De mobiliteit van het losse distale tubagedeelte is dan sterk vergroot. Bij een torsie van een ovariumtumor is meestal eveneens de tuba betrokken.

8.4 Kwaadaardige tumoren

Het adenocarcinoom van de tuba komt zelden voor en manifesteert zich dan meestal als een ovariumcarcinoom. De diagnose mag alleen gesteld worden als met zekerheid een metastase van een ovariumcarcinoom is uitgesloten. De FIGO heeft nu ook regels vastgesteld voor de stadiëring. Vroege symptomen ontbreken. De diagnose moet na de menopauze worden overwogen bij een adnexavergroting en bij onverklaarbare gele fluor of plotseling vochtverlies. Soms wordt een tubacarcinoom bij toeval ontdekt bij een laparotomie, of op grond van maligne cellen in een cervixstrijkje. Wanneer het peritoneum niet is bereikt zal men meestal volstaan met een totale extirpatie. Bij verdere doorgroei is de behandeling als van een ovariumcarcinoom. De prognose is dan slecht.

Na een genezen tuberculeuze salpingitis kunnen adenomateuze woekeringen ontstaan, die ten onrechte als carcinoom kunnen worden geïnterpreteerd.

Kernpunten

- Salpingitis wordt vaak veroorzaakt door vanuit de cervix opstijgende infecties met *Chlamydia trachomatis*. Dat maakt het tot een seksueel overdraagbare aandoening. Vaak spelen ook andere, veelal anaërobe bacteriën een rol; waarschijnlijk zijn dit commensalen die 'op de rug' van de Chlamydia meeliften.
- Een Chlamydia-salpingitis kan relatief symptoomloos verlopen en niet door de vrouw als zodanig worden herkend.
- Men spreekt veelal van 'pelvic inflammatory disease' of PID in plaats van salpingitis om aan te geven dat niet alleen de tubae zijn ontstoken maar dat het een ontsteking van het hele kleine bekken betreft.
- PID is een belangrijke veroorzaker van infertiliteit door de schade die aan de tubae wordt aangebracht.

9 Ovarium

De ovaria liggen goed beschermd in de peritoneale holte van het kleine bekken, mobiel aan de achterzijde van het lig. latum, tussen uterus en ampulla tubae. Elk is ongeveer zo groot als een kastanje en heeft een parelmoergrijs oppervlak met groefjes van de littekens van doorgemaakte ovulaties. Meestal is een enkele cyste of echte follikel zichtbaar.

De bloedvoorziening is afkomstig hoog vanuit de aorta en vindt plaats via de a. ovarica, die loopt in het lig. infundibulopelvicum (suspensorium ovarii) en via de terminale tak van de arteria uterina. Het ovarium hangt tegen de achterzijde van het lig. latum. Dit is een brede peritoneumplooi tussen uterus en bekkenwand en geen ligament in engere zin. In een paramediane snede (fig. 9.1) kan de relatie ten opzichte van omringende anatomische structuren het beste worden weergegeven.

De unieke taken van het ovarium komen bij microscopisch onderzoek naar voren: een bergplaats van de eicellen, als primordiale follikels gelegen vlak onder het oppervlak, en een stroma dat in staat is tot een hoge hormoonproductie van onder meer oestrogenen en progesteron.

Agenesie van het ovarium komt zelden voor. Bij chromosomale afwijkingen, zoals het syndroom van Turner, vindt men ter plaatse van het ovarium een bindweefselstreng ('streak gonad').

Ontstekingen van het ovarium komen alleen voor als het ovarium betrokken is bij een salpingitis. Men spreekt dan van een *salpingo-oöforitis*, die nogal eens kan overgaan in een tubo-ovarieel abces.

Elke palpabele vergroting van het ovarium wordt tumor genoemd. Dit geeft aanleiding tot verwarring. De vergroting kan veroorzaakt worden door een autonoom prolifererend proces, een echte tumor dus, maar ook door functionele veranderingen in het ovarium, zoals retentiecysten. Ook een ontstekingsconglomeraat bij een chronische adnexitis kan de indruk wekken van een tumor.

Het is duidelijk dat de diagnose 'ovariumtumor' weinigzeggend is en vraagt om verdere classificatie in een van de zeer vele mogelijk-

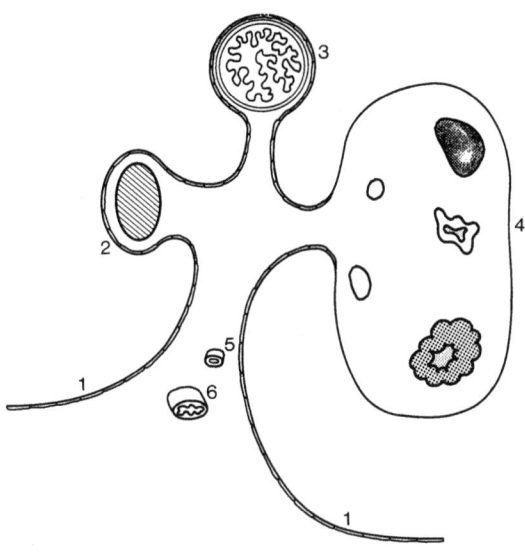

Figuur 9.1 *Het ligamentum latum. Paramediane doorsnede naast de uterus door: 1 peritoneum; 2 ligamentum rotundum (teres uteri); 3 tuba Falopii met mesosalpinx; 4 ovarium met mesovarium; 5 arteria uterina; 6 ureter. Het ligamentum latum vormt de brede plooi tussen uterus en laterale bekkenwand.*

heden, die onderling sterk verschillen in klinisch beloop, behandeling en prognose.
De indeling van de echte ovariumtumoren is goed begrijpelijk als men uitgaat van de histologische opbouw van het ovarium:
- oppervlakte-epitheel (sereus mesotheel);
- stroma met endocriene potenties;
- kiemcellen;
- embryonale restanten;
- metastasen van elders.

Elke ovariumtumor kan cysteus zijn of solide. Elke tumor kent zijn benigne en maligne variant. Elke maligne tumor kent weer zijn eigen differentiatiegraad op grond van type, lopende van graad 1 tot graad 3.

9.1 Functionele vergrotingen: retentiecysten

9.1.1 Follikelcyste

Een ovarium van een vrouw in de geslachtsrijpe leeftijd bevat eigenlijk altijd wel een kleine cyste. Dit kan een rijpende follikel zijn of een atretische follikel. Een ovulatiebloeding kan soms gepaard gaan met veel peritoneaal bloedverlies en zelfs aanleiding geven tot het klinische beeld van een 'acute buik'. Soms bereikt een follikelcyste een diameter van wel 7 cm. De cyste is dunwandig, met helder lichtgele inhoud en met microscopisch soms nog atrofische granulosacellen in de wand. Deze cyste wordt nogal eens bij echo-onderzoek bij toeval gevonden of op grond van voorbijgaande pijnklachten, die mogelijk door torsie zijn ontstaan. Een enkele keer is er een onregelmatigheid van de cyclus en vindt men helder cervixslijm als uiting van de hoge oestrogeenproductie. Spontane regressie treedt op en men vindt na de volgende menstruatie de cyste dan niet meer terug. Een cyste met een geschatte diameter van 7 cm moet binnen twee maanden zijn verdwenen, anders is het geen retentiecyste. Soms kan men de cyste voelen barsten tijdens gynaecologisch onderzoek.
Bij het gebruik van de pil als ovulatieremmer is een retentiecyste een zeer ongebruikelijke bevinding die argwaan moet wekken.

9.1.2 Polycysteus ovarium

Een dubbelzijdige vergroting van het ovarium tot twee- à driemaal de normale grootte kan worden veroorzaakt door talrijke, 1 cm grote cysten. Littekens van ovulaties ontbreken veelal en het oppervlak is glad en wit. Meestal vormt het polycysteus ovarium (PCO) een onderdeel van het Stein-Leventhal-syndroom (zie § 10.4.2). Polycysteuze degeneratie kan ook gevonden worden wanneer het ovarium gevangen is in adhesies, zoals na een salpingitis of na een onderbuikoperatie. Soms vindt men een cysteuze degeneratie na een uterusextirpatie waarbij de ovaria werden behouden. Dit zogenaamde 'residual ovary'-syndroom komt na een hysterectomie met behoud van de ovaria voor in 5% van de gevallen. Wellicht dat de veranderde vascularisatie tot cysteuze veranderingen in het resterende ovarium leidt. Restanten van de ovariumschors kunnen na een totale extirpatie nog aanleiding geven tot hardnekkige klachten van recidiverende cysten. Men noemt dit het 'remnant ovary'-syndroom.

9.1.3 Luteïnecysten

Het corpus luteum bevat een centraal hematoom, soms van aanzienlijke grootte. Door cysteuze degeneratie kan dit een grootte van 5-10 cm bereiken. Het kan ontdekt worden op grond van pijnklachten, bij toeval of door een ruptuur, de zogenaamde *corpus-luteum-bloeding*. Bij een beginnende zwangerschap kunnen zo diagnostische problemen ontstaan bij het onderscheid met een EUG. Meestal gaat het corpus luteum in de loop van de zwangerschap in regressie, doch soms blijft er een functionerend *luteoma*, wat gepaard kan gaan met virilisatie van de zwangere.
Bij een verhoogde spiegel van gonadotroop hormoon ziet men luteïnisatie in het gehele ovarium. Deze thecaluteïnecysten treft men

aan bij een molazwangerschap of na iatrogene overstimulatie van de ovulatie.

9.1.4 *Endometriosecysten*

Het ectopisch endometrium doet mee aan de cyclische veranderingen, waardoor retentiecysten ontstaan gevuld met oud bloed. Microscopisch is het soms moeilijk om de ware aard van deze chocoladecysten vast te stellen. Het woord 'endometrioom' voor deze soms vrij solide aanvoelende teercysten is niet zo gelukkig omdat er de suggestie van uitgaat dat het een echte tumor betreft.

9.2 Proliferatieve vergrotingen: echte tumoren

9.2.1 *Epitheliale tumoren*

Men neemt aan dat epitheliale tumoren afkomstig zijn van het sereuze oppervlaktemesotheel van het ovarium, dat evenals het Müller-epitheel afkomstig is van de bekleding van de coeloomholte. De grote variëteit is, gezien de omnipotentie van dit epitheel, begrijpelijk. Epitheliale tumoren vormen meer dan twee derde van alle ovariumtumoren.

Sereuze tumor
Sereuze tumoren zijn dunwandige cysteuze tumoren, met heldere lichtgele vloeistof gevuld, vaak met één compartiment: *uniloculair*. Adhesies met de omgeving komen nogal eens voor, zodat een torsie niet gauw optreedt. Karakteristiek is de bekleding met cilinderepitheel, dat soms trilharen bevat zoals in de tuba. Er worden fijne papillen gevormd. Er bestaan geleidelijke overgangen van de benigne adenomen naar het sereuze papillaire carcinoom. Wanneer op grond van het histologisch beeld niet met zekerheid een uitspraak gedaan kan worden over het klinische gedrag, spreekt men van 'borderline tumoren'. Sereuze tumoren komen bij circa 20% bilateraal voor en vormen de grootste groep van de epitheliale tumoren. Soms vindt men kleine kalkconcrementjes met een opbouw in lagen, de zogenaamde *psammoomlichaampjes*. Herkenning hiervan kan van nut zijn bij differentiatie met andere papillaire adenocarcinomen in de buikholte, zoals van pancreas, galblaas of colon. Men kan in zeldzame gevallen bij het benigne sereuze cystadenoom toch papillaire proliferaties vinden, verspreid over de peritoneale holte, zonder dat hieraan een maligne beloop is verbonden. Er is eerder sprake van een multifocaal ontstaan dan van een 'zaailing' of metastase. Gezien het plaatselijk voorkomen van trilhaarcellen, spreekt men ook wel van *endosalpingeosis*.

Mucineuze tumor
Mucineuze tumoren zijn dunwandig, met een gelobuleerd oppervlak, cysteus, meestal multiloculair en zonder adhesies met de omgeving. Zij kunnen zeer groot worden. In circa 10% komen ze bilateraal voor. Ze bevatten een slijmige inhoud, afkomstig van de bekleding met slijmvormend cilinderepitheel dat dezelfde opbouw heeft als de endocervix of het colon. Meestal betreft het een benigne cysteus mucineus adenoom, maar er kan ook sprake zijn van een mucineus cystadenocarcinoom. In één tumor kunnen verschillende beelden worden gevonden, zodat altijd een uitgebreid onderzoek noodzakelijk is. Ook hier bestaan borderline tumoren.
Wanneer het benigne mucineuze cystadenoom barst, kunnen zaailingen ontstaan in de peritoneale holte, die aanleiding geven tot een *pseudomyxoma peritonei*. De buikholte wordt langzaam gevuld met reusachtige slijmmassa's. De enige remedie is om van tijd tot tijd de buikholte te ledigen. Eenzelfde situatie doet zich voor na barsten van een mucokèle van de appendix of de galblaas. Het mucineuze carcinoom groeit langzamer dan de sereuze vorm. De gevoeligheid voor radiotherapie en cytostatica is echter geringer.

Endometrioïde tumor
Soms toont de tumor dezelfde bouw als het endometrium en kan men nog aantonen dat

de tumor is ontstaan in een endometriosehaard. Vaak is het een uitingsvorm van de omnipotentie van het coeloomepitheel. Het histologische beeld is identiek aan het endometriumcarcinoom. Men vindt dan ook plaveiselcellenmetaplasie. Wanneer de tumor zowel in de uterus als in het ovarium aanwezig is, kan geen uitspraak worden gedaan over de primaire bron. Men rekent tot deze groep ook de mesodermale menggezwellen van het ovarium die dezelfde opbouw hebben als de tumor die voorkomt in het corpus uteri. Men spreekt ook wel van mixed Müllerian tumor gezien de embryologische herkomst.

Clear-cell-adenocarcinoom

Deze tumor wordt ten onrechte ook wel mesonefroom genoemd wegens de kenmerkende tubulaire opbouw met heldere cellen en kenmerkende, als kopspijkers uitpuilende kernen. De tumor heeft een wat betere prognose door de langzame groei. Waarschijnlijk is het een differentiatievorm van het endometroïdcarcinoom.

Brenner-tumor

Deze zeldzame tumor is embryologisch niet goed verklaarbaar. In het fibreuze stroma bevinden zich epitheliale celnestjes, die het meest doen denken aan overgangsepitheel van de blaas. De tumor is meestal benigne.

Ongedifferentieerd carcinoom

Soms is het carcinoom niet te classificeren. Deze groep vormt circa 8% van de zeer maligne ovariumtumoren. Het merendeel wordt gevormd door het sereuze adenocarcinoom (60%) en het mucineuze adenocarcinoom (20%).

9.2.2 Gonadale stromaceltumoren

De brede, vaag begrensde schors van het ovarium waarin de eicellen liggen, vormt het stroma van het ovarium. Het stroma is afkomstig van het embryonale mesenchym van de geslachtsstrengen, dat zich kan differentiëren in epitheliale en mesenchymale componenten, in zowel vrouwelijke als mannelijke richting. Deze potentie vindt men terug bij de tumoren, die te verdelen zijn in epitheliale tumoren met granulosa- of Sertoli-cellen, en een mesenchymale groep van thecacellen of Leydigcellen. Al deze vier componenten vindt men terug bij de gonadale stromaceltumoren, hetzij afzonderlijk, hetzij in combinatie. Men spreekt nu liever van 'sex cord stromacell tumor' (SCST) gezien de embryologische herkomst. Soms is de hormoonproductie behouden, hoewel deze anders kan zijn dan men op grond van het histologische beeld zou verwachten. Naast de vele zeldzame varianten en combinaties kent men vier groepen.

Granulosaceltumor

Deze vrij zeldzame tumor wordt meestal na de menopauze gevonden. Een goed gedifferentieerde vorm toont granulosacellen die soms nog een neiging hebben om rozetten te vormen, als bij een primordiale follikel (Call-Exner-lichaampjes). Macroscopisch is het hoge lipidengehalte duidelijk door het gele sneevlak. De hoge oestrogeenproductie leidt tot hyperplasie van het endometrium, met doorbraakbloedingen. Zo kan op het curettement in de postmenopauze soms de verdenking gesteld worden, terwijl de tumor dan nog lang niet altijd palpabel is. Bij kinderen komt deze tumor zeer zelden voor. Hij kan dan een aanleiding geven tot pubertas precox, door een vroege menarche en doorbraakbloedingen. De tumor groeit zeer langzaam, waardoor metastasen pas na vele jaren kenbaar worden. Het inhibine in het serum kan verhoogd zijn en fungeert dan als tumormerker. In principe moet men deze tumor als maligne beschouwen. Soms bestaat er een gevoeligheid voor radiotherapie, zodat hiermee nog palliatie is te verkrijgen.

Thecaceltumor

In een thecoom vindt men mesenchymale cellen, al of niet met lipoïd beladen. Vaak vormen deze oestrogenen en slechts zeer zelden progesteron.

Androblastoom

Het gonadale mesenchym heeft zich ontwikkeld in de mannelijke epitheliale richting: de Sertoli-celtumor al of niet gecombineerd met Leydig-cellen. Het verschil in de onderlinge verhouding en de differentiatiegraad maakt tal van varianten mogelijk. Lang niet altijd is er sprake van een androgeenproductie, zodat men de benaming 'arrenoblastoom' niet meer gebruikt. Wanneer er sprake is van een androgeenproducerende Sertoli-Leydig-celtumor, ziet men het intrigerende klinische beeld ontstaan van een ontvrouwelijking: amenorroe, mamma-atrofie, gevolgd door vermannelijking: hirsutisme, clitorishypertrofie, stemverlaging en gedragsverandering. Dit klinische beeld kan ook veroorzaakt worden door de zogeheten 'lipoid cell tumor', een zeldzame tumor afkomstig van een bijnierrest uit de hilus van het ovarium.

Fibroom

De specifieke hormonale functie van het stroma is niet meer duidelijk. De fibromen komen nogal eens voor als grote keiharde gesteelde tumoren. Merkwaardigerwijze kan het benigne fibroom aanleiding geven tot ascites en tot hydrothorax rechts. Dit syndroom van Meigs komt ook bij andere benigne tumoren voor. Ascites en hydrothorax verdwijnen na verwijdering van de tumor. Ascites en een palpabele solitaire ovariumtumor behoeven dus niet altijd te betekenen dat er sprake is van maligniteit. Sarcomen van het ovarium komen zelden voor.

9.2.3 Kiemceltumoren

De primordiale kiemcellen worden al heel vroeg in het embryo afgezonderd voor de toekomstige gonaden. De pluripotentie van deze kiemcellen komt duidelijk tot uiting door de verschillende tumoren die kunnen ontstaan. Ook zonder versmelting met een spermatozoön kan de kiemcel tot, weliswaar ongeordende, embryonale differentiatie komen. Men onderscheidt drie soorten (zie ook fig. 9.2).

Dysgerminoom

Histologisch is het dysgerminoom identiek aan het seminoom van de testes. De tumor wordt nogal eens gevonden bij jonge vrouwen in één ovarium. De hoge radiosensitiviteit en de zeer effectieve nieuwe BEP-kuren (bleomycine-etoposide-cisplatinum) maken dat

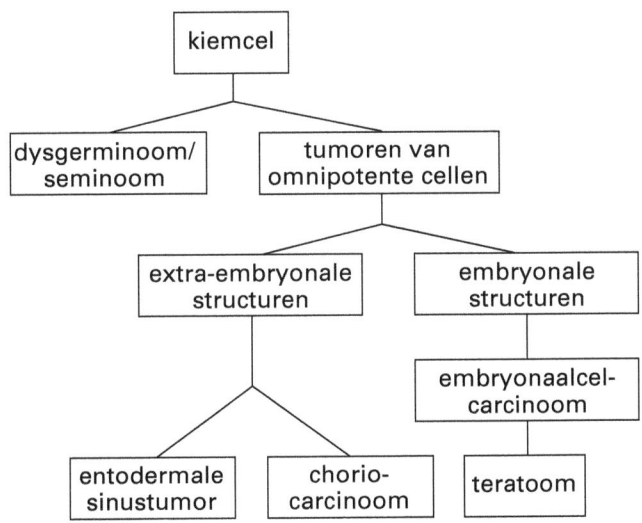

Figuur 9.2 *Indeling kiemceltumoren naar ontwikkelingsstadium.*

juist bij deze tumor na verwijdering een zeer afwachtende houding kan worden aangenomen, om de fertiliteit te sparen. Bij tijdige herkenning van zelfs uitgebreide recidieven is curatie nog mogelijk.

Entodermale sinustumor en embryonaalcelcarcinoom

Bij de entodermale sinustumor en het embryonaalcelcarcinoom heeft een beginnende ontwikkeling plaatsgevonden tot het stadium dat men aantreft bij de blastocyste. Deze tumoren zijn zeer maligne en zijn tegenwoordig met multichemotherapie nogal eens curabel. Het α-foetoproteïne kan gebruikt worden als goede tumormerker. Wanneer er trofoblastelementen in gevonden worden, kan men hiervoor β-HCG gebruiken. Wanneer er alleen een choriocarcinoom wordt aangetroffen kan de differentiatie met een ovariële zwangerschap moeilijk zijn.

Teratoom

Het cysteuze benigne mature teratoom *(dermoïdcyste)* is een vaak voorkomende cysteuze tumor, merendeels opgebouwd uit gedifferentieerde ectodermcomponenten, zoals huid met haar, talg en tanden. De cyste is gevuld met een soort olieachtige talgbrij met op één plaats een zogenaamde kiemheuvel, waarin men soms verrast kan worden door allerlei pogingen tot aanleg van organen, zoals schildklier, bronchus en darm. De tumor is benigne, hoewel op latere leeftijd wel eens secundaire degeneratie kan plaatsvinden, bijvoorbeeld in een plaveiselcelcarcinoom. De tumor komt veel voor op jonge leeftijd en vormt 20% van alle benigne ovariumtumoren. De tumor voelt bij onderzoek enigszins week aan en ligt vaak zeer mobiel vóór de uterus. Bij laparotomie is de tumor goed herkenbaar aan het gladde witte oppervlak met duidelijke venen. De deegachtige consistentie maakt dat de indeukingen van palperende vingers zichtbaar blijven. Niet zelden wordt de tumor ontdekt naar aanleiding van een torsie. Een dubbelzijdige dermoïdcyste vraagt van de gynaecoloog een uiterst voorzichtig uitprepareren, met behoud van een stuk ovariumstroma (zie fig. 9.7). Sommige componenten van een benigne teratoom kunnen de overhand krijgen, zoals bij een struma ovarii, en waarschijnlijk is dit ook de etiologie van het mucineuze cystadenoom. De oorsprong als teratoom is dan niet meer herkenbaar.

Solide teratomen zijn zeldzaam en komen juist op jonge leeftijd voor. Men vindt een differentiatie in alle drie de kiembladen, waarbij de prognose wordt bepaald door de minst gedifferentieerde component. Ook hier hebben de nieuwe mogelijkheden van multichemotherapie de prognose minder slecht gemaakt dan vroeger. Soms vindt ook nog uitrijping van de teratomen plaats.

9.2.4 Embryologisch verdwaalde celnesten

Bij enkele tumoren, zoals de 'lipoid cell tumor' en mogelijk ook het clear-cell-carcinoom, kan men vermoeden dat er sprake is geweest van oernierrestanten. De omnipotentie van het coeloomepitheel en de kiemcellen maakt dat het vrij kunstmatig is om deze groep afzonderlijk af te grenzen.

9.2.5 Metastasen

Solitaire metastasen in het ovarium komen voor. Het ovarium kan bereikt worden via verschillende wegen: hematogeen, lymfogeen, via de tuba en via de peritoneale holte. Er bestaat een opvallende voorkeur voor carcinomen van de mamma, de maag en het colon. Soms is de oorspronkelijke tumor gemakkelijk herkenbaar, bijvoorbeeld aan de zegelringen bij het slijmvormende maagcarcinoom: de zogenaamde Krukenberg-tumor van het ovarium. Metastasen van het endometriumcarcinoom zijn niet zo zeldzaam, in tegenstelling tot metastasen van een cervixcarcinoom.

9.3 Kliniek van ovariumtumoren

Hoewel de ovariumtumoren slechts 20% uitmaken van de tumoren van de vrouwelijke genitalia, zijn ze toch verantwoordelijk voor een mortaliteit groter dan die van cervix- en corpuscarcinomen tezamen. In Nederland worden ongeveer 1200 nieuwe patiënten per jaar geregistreerd, terwijl er jaarlijks bijna 1000 vrouwen aan een ovariumcarcinoom overlijden. Veelzeggender is dat 1 op de 70 vrouwen te eniger tijd een maligne ovariumtumor zal krijgen, die dan meestal pas ontdekt wordt als reeds stadium III of IV is bereikt. De incidentie van het ovariumcarcinoom begint na het 40e jaar geleidelijk te stijgen, van 10 per 100.000 tot 55 per 100.000 rond het 75e jaar. Kiemceltumoren vindt men juist op jonge leeftijd.

Over de etiologie van de ovariumtumoren is niets met zekerheid bekend, evenmin als over de preventie. Het is duidelijk geworden dat langdurig gebruik van de pil als ovulatieremmer een onbegrepen beschermende invloed heeft tegen het ontstaan van een ovariumcarcinoom. Helaas wordt circa 70% van de ovariumcarcinomen ontdekt op het moment dat de tumor reeds inoperabel is. Vroege diagnostiek is vooralsnog op generlei wijze mogelijk. Er is een grote mate van alertheid noodzakelijk om bij de vage symptomatologie zo vroeg mogelijk tot een diagnose te komen. Met de nieuwe methodiek van vaginale echografie kan men kleine cysten in het ovarium ontdekken, maar daardoor kan juist ten onrechte onrust ontstaan, omdat het vrijwel altijd functionele cysten blijken. Als het onverhoopt een maligniteit betreft, is de tumor vaak reeds gemetastaseerd in de buikholte. Screening met behulp van tumormerkstoffen in het serum is nog niet betrouwbaar mogelijk. Vooralsnog falen derhalve alle methoden van vroege diagnostiek van het ovariumcarcinoom. In sommige families is een erfelijke trend waarneembaar (zie § 9.5).

9.3.1 Symptomatologie

Het ovarium hangt vrij in de buikholte van het kleine bekken en een ovariumtumor moet een aanzienlijke grootte bereiken alvorens hij door de vrouw zelf ontdekt wordt.
Dyspepsie blijkt vaak in retrospectie een eerste symptoom. De patiënte had reeds enige tijd vage onlustgevoelens, een wat opgeblazen gevoel en misselijkheid en last van obstipatie. Soms werd zij reeds eerder onderzocht wegens vage intestinale klachten.
Drukgevoel. De toename van de buikomvang merkt de patiënte het eerst in haar kleding, soms ook door frequente mictiedrang.
Pijn treedt eigenlijk alleen op bij complicaties, zoals een torsie of een bloeding. Mechanische druk of ingroei ontstaat pas bij verdere uitbreiding. Soms vormt dyspareunie of dysmenorroe de eerste klacht.
Cyclusstoornissen ontbreken meestal doordat de functie van het ovariumweefsel behouden blijft. Bij de stromaceltumoren kunnen hormonale cyclusveranderingen optreden.
Postmenopauzaal bloedverlies kan een eerste symptoom zijn. Lang niet altijd wordt dit veroorzaakt door een granulosaceltumor of een metastase in het cavum uteri en is het niet goed verklaarbaar. Een curettage wegens bloedverlies in de postmenopauze moet daarom altijd vergezeld gaan van een nauwkeurig narcoseonderzoek van de adnexa.

9.3.2 Onderzoek

Uitwendig onderzoek
Een ovariumtumor is meestal pas uitwendig palpabel bij een diameter die groter is dan circa 10 cm. Ovariumtumoren reiken echter ook nog wel eens tot ver boven de navel, zodat percussie en auscultatie nodig zijn ter differentiatie van een volle blaas en ascites. Een grote cyste ligt meestal in de mediaanlijn. Men vindt dan rond de navel een doffe percussie die overgaat in een tympanitische in de flanken boven de darmen. Bij ascites is de percussie in de flanken juist gedempt en

vindt men de tympanie van de darmen rond de navel. Men kan met een ballpoint de grenslijn aangeven op de buik. Bij ascites moet deze grenslijn in zijligging duidelijk verschuiven. Adhesies kunnen echter een verschuiving van de ascites onmogelijk maken. Bij een zeer sterke ascites worden de darmen door het mesenterium als het ware onder water getrokken, zodat ook rond de navel nog demping bestaat en men ten onrechte een grote cyste veronderstelt. Bij ascites kan men soms fraai een geleiding van een trilling ontdekken.

Inwendig onderzoek

Een kleine tumor is bij bimanueel onderzoek mobiel ten opzichte van de uterus te palperen. Men kan dan de grootte, de consistentie en het oppervlak vaststellen en de relatie ten opzichte van de uterus. Een kleine tumor ligt meestal naast de uterus, een grotere in het cavum Douglasi waardoor de uterus naar boven tot achter de symfyse kan worden opgedrukt. Extreem grote tumoren drukken juist de uterus naar beneden. Men moet trachten te bepalen waar zich de steel bevindt. Een ovariumtumor is niet vast verbonden met de uterus, zodat bij mobilisatie van de tumor uit het kleine bekken de uterus niet terstond mee naar boven gaat. Bewegen van de tumor geeft meestal een indruk waar de steel zich bevindt. Men moet ook voelen waar de tumor naar de uterus overgaat. Er kan sprake zijn van een glooiende overgang, zoals bij een myoom, of van een scherpe sikkelvormige begrenzing die past bij een ovariumtumor.

Speculumonderzoek

Bepaling van de plaats van de portio, sinistro- of dextropositie en laag of hoog in het kleine bekken, is van belang. Cytologisch onderzoek van de cervix geeft soms aanwijzingen voor maligniteit door het vinden van atypische cellen, die door de tuba zijn getransporteerd.

Laboratoriumonderzoek

Naast de gebruikelijke bepalingen zal men een serummonster willen bewaren om postoperatief eventuele tumormerkers te kunnen volgen en vergelijken: α-foetoproteïne, CA125 en β-HCG. CA125 is een tumorantigeen dat geëxtraheerd is uit sereuze epitheliale tumoren van het ovarium. Wanneer de serumspiegel verhoogd is tot boven 35 E/ml, kan dit wijzen op de aanwezigheid van tumor. Fout-positieve uitslagen kunnen worden ge-

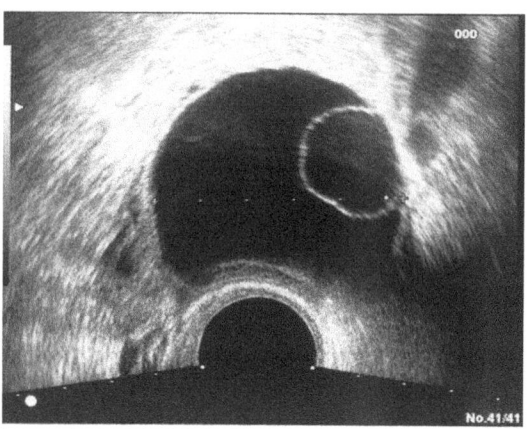

Figuur 9.3 *Voorbeeld van een niet-echogene of echolucente (zwarte) biloculaire cyste van het ovarium.*

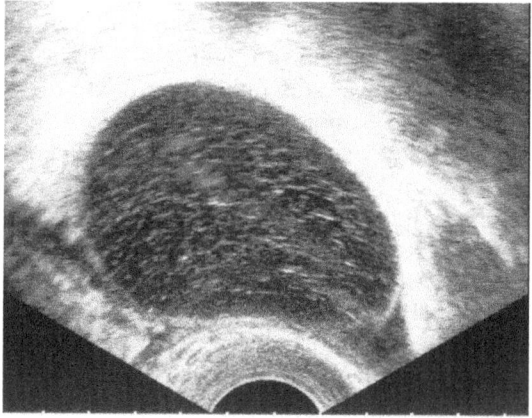

Figuur 9.4 *Hemorragische cyste van het ovarium. In dit geval gaat het om een corpus-luteumcyste, te herkennen aan het 'spinrag'-aspect van de cyste-inhoud.*

vonden bij endometriose en alle irritaties van het peritoneum, zoals salpingitis, ascites of een bestralingsenteritis. De sensitiviteit is ook beperkt, want een lage waarde sluit tumor niet uit. Ondanks de matige validiteit van de test is deze tumormerker bij goede interpretatie van de uitslag klinisch bruikbaar, vooral bij het ontdekken van een tumorrecidief en het objectiveren van een therapeutisch effect van een chemotherapeutische behandeling. Bij dysgerminomen is er een sterk verhoogd LDH-gehalte. Het α-inhibine kan verhoogd zijn bij stromaceltumoren.

Echoscopie

Beeldvormend onderzoek met echoscopie is van cruciaal belang bij het opsporen van ovariumtumoren. Men kan nooit met 100% zekerheid uitspraken doen over een eventuele maligniteit maar er bestaan wel belangrijke criteria die een maligniteit waarschijnlijk dan wel onwaarschijnlijk maken. Criteria die pleiten voor maligniteit zijn meerkamerigheid (bij cysteuze tumoren), dikke septa, solide partijen, papilleuze vormsels en de aanwezigheid van ascites. Bij een uniloculaire echolucente cyste van < 7 cm doorsnede spreekt men van een 'simpele' cyste. Uitsluitend bij zo'n simpele cyste is men gerechtigd af te wachten. In de figuren 9.3 tot en met 9.6 zijn de echografische beelden van verschillende ovariumcysten te zien.

Röntgenonderzoek

Op een buikoverzichtsfoto kan men soms kalkconcrementen vinden, of duidelijk herkenbare elementen zoals tanden bij de dermoïdcyste. Een intraveneus pyelogram kan aangeven of er stuwing is in het systeem, verdringing van de ureters bij intraligamentaire uitbreiding of druk op de blaas.

Een coloninloopoznderzoek is noodzakelijk bij verdenking op divertikels. Ook kan een röntgenoloog meestal differentiëren tussen een vernauwing veroorzaakt door een primaire tumor, door ingroei van buitenaf of door alleen druk van buiten. Een thoraxfoto is noodzakelijk om eventuele metastasen vast te stellen. Vooral een beginnende hydrothorax is hiermee eerder op te sporen dan met percussie.

CT-scan

Een CT-scan is vooral van belang na een irradicale operatie om exact de grootte van het tumorproces vast te leggen om daarna zo ob-

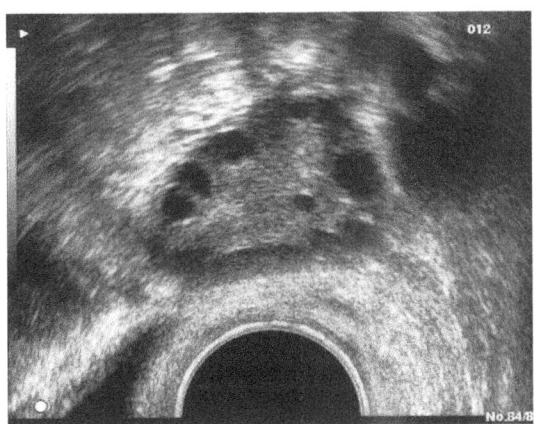

Figuur 9.5 *Polycysteus ovarium. Er zijn meer dan 12 follikels van 2 tot 9 mm in diameter, als een kralensnoer dicht onder het oppervlakte van het ovarium.*

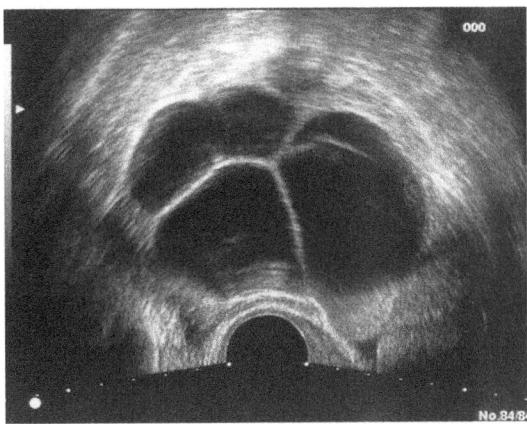

Figuur 9.6 *Multiloculaire cyste van het ovarium. Naast meerdere niet-echogene cysten zijn er dunne tussenschotten. Er zijn geen solide partijen of papillaire projecties in de cysten herkenbaar. (PA: sereus cystadenoom.)*

jectief mogelijk het effect van chemotherapie te beoordelen. Het is een goede mogelijkheid om uitbreiding para-aortaal en in de lever na te gaan. Isotopenscanning van lever en milt is in de praktijk weinig zinvol.

Lymfangiografie

Lymfangiografie kan zinvol zijn bij de behandeling van kiemceltumoren, wanneer het erom gaat een recidief in de para-aortale klieren zo spoedig mogelijk vast te stellen (dysgerminoom). Het contrast blijft namelijk nog maandenlang aanwezig.

Laparoscopie

Laparoscopie kan vooral zinvol zijn om bij oudere patiënten een ovariumtumor uit te sluiten, wanneer men bij het onderzoek twijfelt tussen een ovariumtumor en een uterus myomatosus. Voorts kan deze techniek onmisbaar zijn om de uitbreiding naar het diafragma vast te stellen en bij de evaluatie van de behandeling. Steeds vaker wordt ook laparoscopie gebruikt om ovariumcysten te verwijderen. Men probeert om de cyste in toto te verwijderen maar dit lukt niet altijd. Soms zal men ook kiezen voor laparoscopische ovariëctomie. De mate van verdenking op maligniteit speelt bij de keuze tussen laparoscopie en laparotomie een belangrijke rol. Het gevaar van 'spill' door lekkage van tumorcellen in het peritoneum wordt niet groot geacht.

Het schandaal rond Flora Hastings

De jonge Koningin Victoria was omgeven door tal van hofdames, die gerekruteerd waren uit de Engelse adel. Lady Flora Hastings was afkomstig uit Schotland en behoorde niet tot de favorieten van de koningin. De koningin had er dan ook geen moeite mee om geloof te hechten aan het gerucht dat lady Flora zo dik werd omdat ze ongewenst zwanger was. De hofroddel wist ook wel hoe dat kwam, de lady was immers na de kerstdagen alleen met Lord Conroy in een postkoets teruggekeerd uit Schotland ... Om een einde te maken aan deze roddel werd de hofarts ingeschakeld. De buikklachten van de lady gaven daartoe alle reden. Hij voelde van buiten een aanzienlijke zwelling van de onderbuik en drong aan op beter onderzoek, maar dan zonder korset. Flora Hastings maakte hiertegen groot bezwaar, maar toen het haar duidelijk werd welke geruchten er circuleerden, stond ze een onderzoek toe, mits dr. Clarke, de verloskundige van de familie Hastings, erbij aanwezig zou zijn. Het onderzoek kon nu plaatsvinden. Naar verluidt stond het kamermeisje er in tranen bij en hield de oudste hofdame bij het raam de handen voor het gezicht. Na het onderzoek stelden beide artsen een verklaring op dat er sprake was van een vergroting van de maag, maar dat er geen enkele verdenking bestond op een zwangerschap. De zaak zou hiermee zijn afgedaan, maar in de wandelgangen plaatste men schamper vraagtekens bij het onderzoek: zwangerschap kon toch bestaan ondanks vastgestelde maagdelijkheid? Victoria wilde een eind maken aan alle 'rumor in casa' en betuigde in een persoonlijk onderhoud haar spijt over de gehele gang van zaken. Flora accepteerde het excuus ruimhartig, maar haar familie was zeer gebelgd. Haar broer dreigde de eerste minister met een duel en de oppositie liet niet na om de pers uitvoerig te informeren over de affaire. Koningin Victoria meende dat de kwestie was afgedaan maar moest toch haar mening herzien toen lady Flora zieker en zieker werd, en overleed. Nadat bij de sectie was gebleken dat Lady Flora was overleden aan een maligne buiktumor, escaleerde de publieke oppositie tegen de jonge koningin. Pas toen zij trouwde met Albert verdween de aandacht voor deze onverkwikkelijke geschiedenis.

Bij een zwelling in de onderbuik is de diagnostiek tussen een zwangerschap, een ovarium- of een andere buiktumor veel gemakkelijker geworden door toepassing van echoscopie, maar het blijft nog steeds een differentiële diagnose met verrassingen.

9.3.3 Differentiële diagnostiek

Bij het verdere beleid zal al spoedig de vraag naar voren komen of een laparotomie noodzakelijk is. Uitsluiting van andere oorzaken zal nauwkeurig moeten geschieden. Men zal het onderzoek nogal eens moeten herhalen na de volgende menstruatie om functionele cysten uit te sluiten. Vaak is het zinvol het onderzoek te herhalen na grondige laxatie om niet bij de laparotomie verrast te worden omdat er sprake was van scybala. Men zal rekening moeten houden met de volgende mogelijkheden.

Functionele cysten of een ontstekingsconglomeraat. Men kan het onderzoek herhalen na de volgende menstruatie, hoewel dit bij pilgebruik niet zinvol is. Wanneer er met echo-onderzoek geen schotten in de cysten worden gevonden, pleit dit voor een retentiecyste. Ontstekingsconglomeraten gaan meestal gepaard met een verhoogde bezinking. Laparoscopie kan onmisbaar blijken.

Een volle blaas kan ontdekt worden door percussie, bij twijfel steeds onderzoeken na katheterisatie.

Obesitas kan soms de differentiatie met een mogelijke cyste uiterst moeilijk maken. Ultrageluid geeft de oplossing.

Graviditeit op oudere leeftijd en bij een verhulde anamnese kan verraderlijk zijn. Een zwangerschapsreactie en eventueel auscultatie behoeden de clinicus voor een flater. Een EUG kan soms door de klachten worden vermoed, doch kan zich ook als ovariumtumor voordoen.

Ascites kan meestal goed worden vastgesteld met een uitwendig onderzoek. Een interne origine kan vaak onderkend worden op grond van de anamnese. Bij rectovaginaal onderzoek kan peritonitis carcinomatosa ontdekt worden door de knobbeltjes in het cavum Douglasi.

Een *uterus myomatosus* is de grote misleider. Niet zelden blijkt een patiënte met een ovariummaligniteit reeds geruime tijd te zijn gecontroleerd wegens een vermeende uterus myomatosus. Het toucher kan zeer bedrieglijk zijn wanneer de ovariumtumor breed adherent is verbonden met de uterus. De vaste consistentie van de myomen en de duidelijk palpabele vaatpulsaties in de fornix zijn weinig betrouwbaar om zekerheid te geven. Soms ziet men op een röntgenfoto van de buik kenmerkende verkalkingen. Wanneer men besluit om een uterus myomatosus niet te opereren maar conservatief te vervolgen met bimanueel onderzoek, zal men op zijn hoede moeten zijn. Een laparoscopie kan vaak zekerheid geven. Echografie geeft onvoldoende betrouwbaarheid.

Een *hydrosalpinx* kan soms bedrieglijk veel gelijken op een ovariumcyste. Zelfs de patholoog-anatoom kan de diagnose missen wanneer de uitgerekte muscularis van de tuba atrofisch geworden is.

Een *endometriumcarcinoom* als primaire tumor moet overwogen worden wanneer de patiënte vloeit.

Diverticulitis of een peridiverticulair infiltraat moet altijd overwogen worden wanneer de tumor links van de uterus is gelegen. Dit is zeker het geval bij de wat oudere vrouw met een verhoogde bezinking. Het onderzoek van het colon kan laparotomie overbodig maken, althans verschuiven naar het moment dat de patiënte adequaat chirurgisch is voorbereid.

Mesenteriale cysten zijn meestal niet voor de laparotomie te onderkennen. Evenmin is dit het geval met (pseudo-)peritoneale cysten die kunnen ontstaan na een laparotomie, door vochtophopingen tussen geadhereerde darmpakketten.

Retroperitoneale processen komen zelden voor. Men moet de mogelijkheid overwegen van een bekkennier, die meestal op een IVP zal worden herkend. Retroperitoneale tumoren van het sacrum of die uitgaan van het benige bekken of de lymfeklieren kunnen meestal vermoed worden door de uitgebreide verbinding met de laterale bekkenwand. Ontstekingsinfiltraten van *appendix, colon* of *sigmoïd* kunnen soms zeer misleidend zijn. Een nauwkeurige anamnese kan aanzetten geven in die richting. Vaak bestaat er reden om een patiënte met een ovariumtumor te la-

ten beoordelen door een chirurg om samen te komen tot een geprogrammeerde laparotomie, waarbij de chirurg adviseert en eventueel de behandeling kan overnemen.
Het begrip *adnextumor* zal dus met zorg moeten worden gehanteerd. Niet iedere zwelling die naast de uterus wordt gevoeld hoeft uit te gaan van de adnexa. Verrassingen bij de laparotomie kunnen worden voorkomen door een nauwkeurige preoperatieve (liefst uitgeschreven) differentiële diagnostiek.

9.3.4 Complicaties

Torsie
Elke gesteelde tumor in de peritoneale holte kan plotseling torderen, waardoor de bloedvoorziening wordt afgesloten. Een ovariumtumor heeft vaak een lange smalle steel, maar het kan ook gebeuren bij een gesteeld myoom of bij een tuba die na een sterilisatie niet meer verbonden is met de uterus. De torsie ontstaat waarschijnlijk door de peristaltiek van de omringende darmen en niet zozeer door een abnormale plotselinge beweging. Soms is sprake van een partiële torsie en draait de tumor weer terug, wat in de anamnese tot uiting komt. De totale torsie kan meer dan 360° bedragen. Eerst worden de venen afgeklemd, waardoor de tumor stuwt en blauwpaars van kleur wordt. Hierna ontstaat ook een arteriële afsluiting, gevolgd door necrose. Kenmerkend is de peracuut optredende pijn, gevolgd door een sterke peritoneale prikkeling: het beeld van de acute buik.
Temperatuurverhoging, leukocytose of een verhoogde bezinking komen pas later. Wanneer de verdenking is gesteld moet een laparoscopie, eventueel gevolgd door laparotomie, worden verricht om te voorkomen dat er een ruptuur optreedt of dat er een secundaire ontsteking van necrotische adnexa gaat ontstaan. Het zijn nogal eens dermoïdcysten, die met een lange steel voor de uterus gelegen zijn. Soms heeft de patiënte het geluk dat een maligne tumor in een relatief vroeg stadium op deze manier wordt ontdekt, voordat uitzaaiing is opgetreden. Ook een normaal ovarium kan torderen en, wanneer geen totale vaatafsluiting plaatsvindt, aanleiding geven tot massief ovarieel oedeem. Bij vroegtijdige diagnostiek van de torsie is het nog mogelijk het ovarium laparoscopisch terug te draaien en daarna te fixeren door plicatie van het lig. ovarii proprium met een clip.

Ruptuur
Een cysteuze tumor kan spontaan ruptureren, het kan ook gebeuren bij het inwendig onderzoek of bij het maken van een IVP. De klachten zijn wisselend: wanneer het een maligne tumor betreft is de complicatie ernstig, omdat de kans op entmetastasen ontstaat. Bij het benigne mucineuze cystadenoom kan een pseudomyxoma peritonei het gevolg zijn. Bij de dermoïdcyste kan een chronische peritonitis optreden als reactie op de talginhoud. De operateur zal trachten om de ruptuur bij het verwijderen van een ovariumtumor te voorkomen.

Bloeding
Een plotselinge bloeding in een ovariumtumor wijst meestal op maligniteit. De acute vergroting van de tumor geeft peritoneale prikkeling.

Inklemming
Inklemming in het cavum Douglasi kan plaatsvinden bij middelmatig grote tumoren. De uterus wordt nu naar voren hoog opgedrukt, waardoor urineretentie ontstaat.

Carcinomateuze degeneratie
Over het ontstaansproces van ovariumcarcinomen is niet veel bekend. De borderline tumoren zouden kunnen worden beschouwd als een soort in-situstadium. Bij de endometroïdcarcinomen vindt men nog wel eens een oude endometriosehaard terug. In principe zal men elke ovariumcyste verwijderen, met uitzondering van de simpele cyste waarbij men gerechtigd is enkele maanden af te wachten.

Ontstekingen

Bij een diagnostische punctie, percutaan of door de vaginawand, kan de dunne naald een darmlis passeren en zo aanleiding geven tot infectie van het aangeprikte ovarium. Een ovariumtumor die necrotisch is door een torsie of door een maligniteit, kan hematogeen worden geïnfecteerd, hoewel dit uiterst zeldzaam is.

Zwangerschap

In de graviditeit kan de tumor bij routineonderzoek worden ontdekt, bij de eerste prenatale controle of bij de echoscopische termijnbepaling. Een operatieve behandeling kan om twee redenen beter worden uitgesteld tot na de zestiende week. Wanneer er sprake is van een cysteus corpus luteum, dat wel een diameter van 10 cm kan bereiken, zal dat spontaan in regressie gaan en niet meer terug te vinden zijn. Blijft de tumor bestaan, dan kan de laparotomie met minder risico's voor de zwangerschap in het tweede trimester gebeuren. Uniloculaire cysten zonder verdikkingen in de wand kunnen gepuncteerd worden als ze een diameter hebben tussen 5 en 10 cm. In alle andere gevallen geeft verder uitstel van de laparotomie de kans dat de tumor later in de zwangerschap tot problemen leidt. Hierbij moet niet alleen gedacht worden aan mechanische problemen bij de baring, zoals het niet indalen van het voorliggende deel of afwijkende liggingen, maar zeker ook aan torsie en ruptuur van de cyste. Als men na de zestiende week de tumor niet meer voelt, kan dat komen doordat de zwangere uterus het onderzoek bemoeilijkt. Er moet dan zeker abdominaal echo-onderzoek worden verricht. Als de tumor ontdekt wordt in het laatste trimester van de zwangerschap kan men de laparotomie beter uitstellen tot na de 36e week. De laparotomie, via een mediane (!) incisie, kan men combineren met een sectio caesarea, maar als er geen belemmeringen lijken te bestaan voor de baring, kan een normale partus worden afgewacht. Soms ontstaan heel vroeg in de zwangerschap acute complicaties van een ovariumtumor en kan niet met operatie gewacht worden tot na de zestiende week. Het risico van het optreden van een 'spontane' abortus is dan verhoogd, hoewel een direct verband nooit aantoonbaar zal zijn. Wanneer bij de extirpatie van de ovariumtumor ook het corpus luteum wordt verwijderd, is subsitutie met progesteron noodzakelijk tot ongeveer de tiende week van de zwangerschap. Tussen de achtste en de tiende week vindt de 'luteo-placentaire shift' plaats en neemt de trofoblast de progesteronproductie geheel over. Bij een laparotomie in het tweede of derde trimester is het niet nodig de eerste postoperatieve dagen een weeënremmer te geven.

9.4 Therapie van ovariumtumoren

9.4.1 Algemene indicatiestelling

Laparotomie is geïndiceerd wanneer het redelijk zeker lijkt dat er sprake is van een autonoom groeiende tumor. De moeilijke differentiële diagnostiek, met name om functionele cysten en ontstekingsconglomeraten uit te sluiten, is ter sprake gekomen bij de diagnostiek. Bij een lage verdenking op maligniteit is laparoscopische cyste-extirpatie te overwegen. Door gebruik te maken van speciaal instrumentarium kan men de gehele cyste extirperen en voor histologisch onderzoek insturen. Cyste-extirpatie heeft de voorkeur boven fenestratie waarbij slechts een luikje in de cyste wordt gemaakt en waarbij vaker recidieven worden gezien.

Bij een persisterende ovariumtumor groter dan 8 cm is de indicatie tot laparotomie dringend aanwezig. Deze indicatie is onafhankelijk van de leeftijd, het echobeeld, het al of niet aanwezig zijn van klachten en het al of niet vermoeden van maligniteit. Juist maligne tumoren kunnen schuilgaan achter benigne aandoende bevindingen en klachten. Het geschikte moment voor optimale behandeling is snel voorbij. Ook bij de benigne tumor is operatieve verwijdering geïndiceerd wegens de vrij grote kans op complicaties zoals een torsie. De complicaties doen zich juist voor op ongelegen momenten, als nauwkeurig sparende chirurgie lang niet altijd mogelijk is.

Vóór de operatie zal een plan de campagne moeten worden opgesteld. Het beleid is duidelijk afhankelijk van de leeftijd van de vrouw, de kinderwens en of er dubbelzijdigheid verwacht wordt. Met de patiënte en eventueel haar ouders zullen de verschillende mogelijkheden moeten worden besproken. Bij een jonge vrouw zal men in principe in eerste instantie de ingreep zo beperkt mogelijk houden om pas later, als alle gegevens bekend en afgewogen zijn, eventueel te besluiten tot een tweede ingreep. Vaak zal het nodig zijn om met de chirurg afspraken te maken, indien de mogelijkheid bestaat tot darmchirurgie. Soms is dan ook een speciale preoperatieve darmvoorbereiding noodzakelijk. De keuze van de incisie geeft soms problemen.

Een mediane onderbuikincisie is de optimale benaderingsweg en zal worden verkozen wanneer verwacht wordt dat een uitgebreide stadiëring van het proces noodzakelijk is. Bij kleine tumoren, en zeker bij een jonge patiënte, zal men overwegen een Pfannenstiel-incisie te maken, gezien het fraaie 'bikinilitteken'. Aan deze incisie zijn nadelen verbonden.
- De kans op ruptuur en 'spill' van de inhoud is bij verwijdering door de nauwe opening duidelijk vergroot. Niet alleen maligne cellen kunnen zich zo verspreiden, maar ook kan het aanleiding geven tot een pseudomyxoma peritonei. Het gevaar van 'spill' werd vroeger groot geacht, momenteel tilt men hier minder zwaar aan.
- De beoordeling van de bovenbuik is niet adequaat mogelijk, waardoor stadiëring van de tumor onmogelijk is.

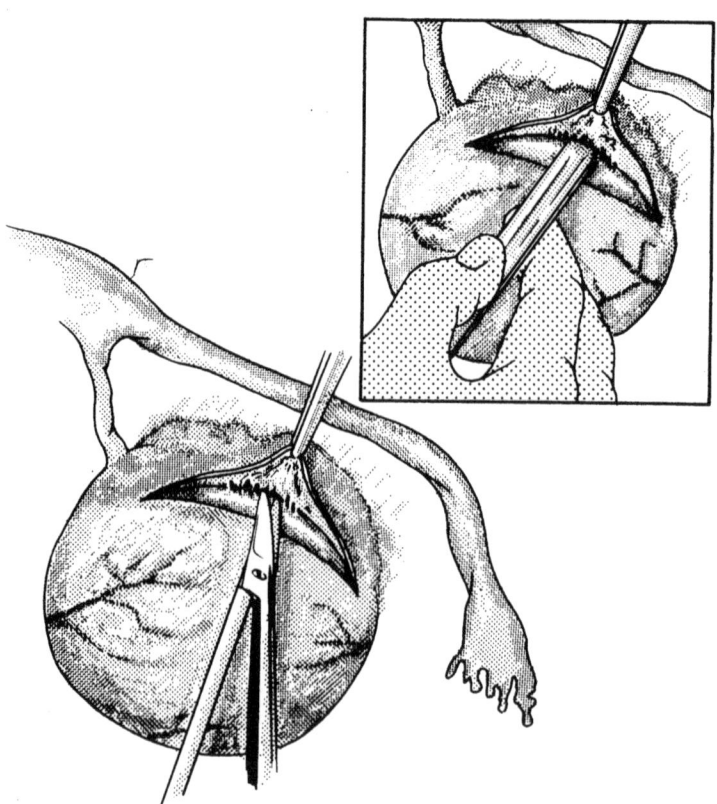

Figuur 9.7 *Uitpellen van een ovariële cyste. Na oppervlakkige incisie van het ovarium, vlak bij de hilus, kan de cyste met de achterkant van het mesheft of met de prepareerschaar worden uitgepeld met behoud van functionerend ovariumweefsel.*

− Onverwachte technische problemen, zoals vergroeiingen met het rectosigmoïd of een intraligamentaire uitbreiding, kunnen door de nauwe opening niet adequaat chirurgisch worden opgelost.

Meestal is echter bij een *jonge* patiënte een goede schatting van de problematiek mogelijk en kan bij een mobiele ovariumtumor worden besloten tot een Pfannenstiel-incisie, waarbij heel bewust ingecalculeerd wordt dat bij onverhoopte maligniteit alsnog tot klieven van de mm. recti of een andere incisie moet worden overgegaan. Vaak zal een tweede laparotomie op een later tijdstip geschieden als het pathologisch onderzoek is voltooid. Op een vriescoupe is classificatie van de tumor door de patholoog vaak niet met zekerheid mogelijk.

9.4.2 Benigne tumoren

De tumor moet in toto worden verwijderd. Bij een kleine cyste kan dit gebeuren door uitpellen, waarbij het resterende ovariumweefsel behouden blijft (zie fig. 9.7). Fraai is dit mogelijk bij een cysteus teratoom en ook bij een endometriosecyste. Vooral bij dubbelzijdige dermoïdcysten kan deze techniek de calamiteit van castratie voorkomen. Bij de grotere cysteuze en solide tumoren zal meestal een oöforectomie worden uitgevoerd. De tuba wordt dan meestal tegelijk verwijderd uit operatietechnische overwegingen, mits de andere tuba normaal is. Altijd moet het andere ovarium nauwkeurig worden geïnspecteerd en gepalpeerd, gezien de mogelijkheid van dubbelzijdigheid. Bij de oudere vrouw zal men bij een benigne tumor meestal besluiten het andere ovarium ook te verwijderen wegens de kans op dubbelzijdigheid. Vaak wordt dan ook de uterus verwijderd, hoewel deze chirurgische koppeling niet altijd rationeel is als er geen aanwijzingen zijn voor afwijkingen in de uterus. Wel is hormonale oestrogeensubstitutie gemakkelijker als de uterus afwezig is. Bij een jonge vrouw zal men in eerste instantie zo sparend mogelijk handelen en een afgewogen expertise van de tumor afwachten. Wanneer er geen kinderwens meer bestaat en de menopauze nog lang niet is bereikt, zal men durante operatione een beslissing moeten nemen of het andere ovarium behouden mag blijven. Een vriescoupe kan dan uitkomst bieden, hoewel sommige tumoren hiermee niet goed te beoordelen zijn.

9.4.3 Maligne tumoren

Stadiëring

Kennis en inzicht in de uitbreiding van het ovariumcarcinoom is noodzakelijk bij de chirurgische behandeling. Het ovariumcarcinoom breidt zich niet alleen uit per continuitatem naar de tuba, uterus en omringende darm, maar de ligging in de vrije buikholte maakt dat tumorcellen gemakkelijk verspreid kunnen worden over de gehele peritoneale holte (fig. 9.8). Ook een lymfogene uitbreiding naar de lymfeklieren van het bekken en para-aortaal treedt spoedig op. Hematogene metastasen komen merkwaardigerwijze pas in een laat stadium voor. In de peritoneale holte vindt een circulatie van vocht plaats vanuit het kleine bekken langs het colon omhoog naar het diafragma. Via het diafragma vindt passage plaats naar de pleuraholte en de thoracale lymfebanen. Het diafragma werkt als een soort filter waar niet zelden de eerste metastasen te vinden zijn. Ook het peritoneum naast het colon, in de zogeheten colongroeven, zou een voorkeur hebben voor implantatie van metastasen, evenals het laagste punt van de peritoneale holte, het cavum Douglasi. Het omentum majus heeft een speciale stofzuigerfunctie bij de surveillance van de buikholte en ook hier kunnen microscopische metastasen gevonden worden voordat elders metastasen waarneembaar zijn. Als er grote metastasen in het omentum aanwezig zijn, spreekt men van een 'omentum cake'.
Een kleine lokale eenzijdige ovariumtumor kan dus toch reeds op verafgelegen plaatsen zijn gemetastaseerd. Bij een goede stadiëring

van de uitbreiding van het ovariumcarcinoom hoort dus een uitgebreide 'zoekactie' om het juiste stadium vast te stellen. Op grond van de bevindingen bij de operatie kan een stadiumindeling worden opgesteld, volgens de regels van de FIGO (zie FIGO-stadiëring, § 5). Ook de beoordeling van het ascitesvocht op maligne cellen wordt hierbij betrokken. Cytologisch onderzoek van ascitesvocht heeft een matige specificiteit door de atypische reactieve mesotheelveranderingen die kunnen optreden bij benigne ascites.

Operatietechniek
Zo mogelijk wordt de tumor in toto verwijderd met het andere ovarium en de uterus. Vrij vocht wordt cytologisch onderzocht. De gehele buikholte zal worden gepalpeerd op de aanwezigheid van eventuele metastasen. Vooral zal aandacht gegeven worden aan de diafragmakoepels, die ook moeten worden geïnspecteerd.

Verdachte afwijkingen worden gebiopteerd om de uitbreiding vast te leggen. Eventuele vergroeiingen worden voor de patholoog-anatoom gemarkeerd, zodat er zekerheid komt over het al of niet bestaan van doorgroei. Wanneer bij palpatie en inspectie geen aanwijzingen gevonden worden voor uitbreidingen buiten de genitalia interna zullen toch biopsieën worden verricht van de diafragmakoepels, de 'colongroeven' en het cavum

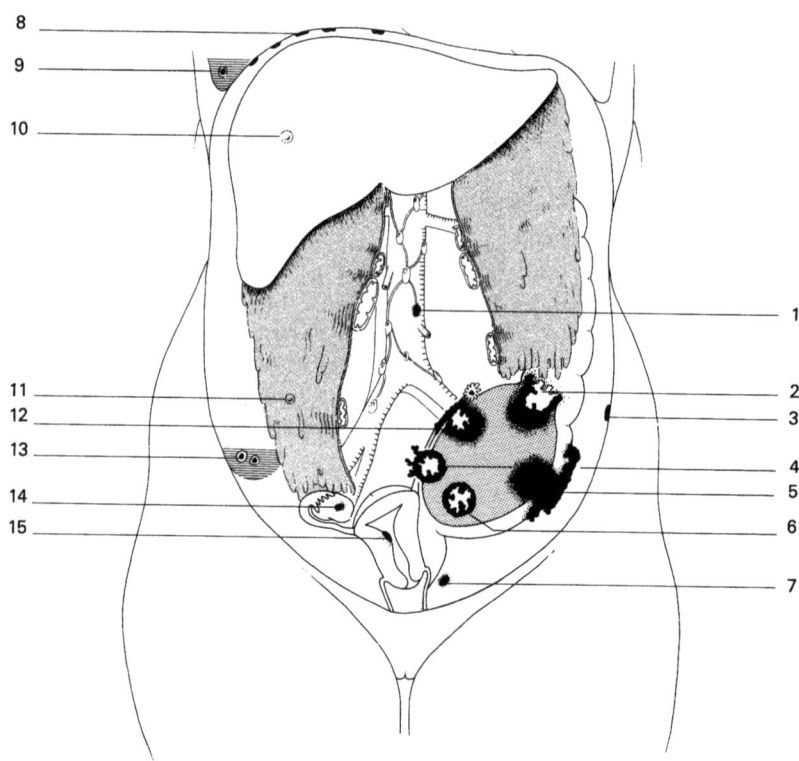

Figuur 9.8 *Uitbreiding van ovariumcarcinoom. 1 Metastase in para-aortale klier. 2 Stadium IC (kapsel geruptureerd) met 'spill'. 3 Metastase in 'colongroeve'. 4 Stadium IC (tumor exofytisch). 5 Stadium IIB (uitbreiding naar sigmoïd). 6 Stadium IA (kapsel intact). 7 Metastase in het cavum Douglasi. 8 Metastasen in de diafragmakoepel. 9 Pleuritis carcinomatosa, cytologisch bevestigd. 10 Intrahepatische metastase (stadium IV). 11 Metastase in het omentum majus. 12 Stadium IIA (uitbreiding naar tuba). 13 Ascites met cytologisch aangetoonde tumorcellen. 14 Tumor in het contralaterale ovarium (metastase of dubbel aangelegd). 15 Metastase in het endometrium.*

Douglasi. Het omentum en ook de para-aortale en para-iliacale klieren zullen worden verwijderd voor pathologisch-anatomisch onderzoek. Zo'n stadiëringslaparotomie kan alleen geschieden via een paramediane incisie tot voorbij de navel. Vaak is de tumor reeds verder uitgebreid en zal men moeten overgaan tot verwijdering van zoveel mogelijk tumorweefsel (*debulking*). Aansluitende chemotherapie geeft de meeste kans op succes als zo min mogelijk tumorweefsel is achtergebleven. Men streeft ernaar om de tumorlast zodanig te verkleinen dat er geen tumorresten achterblijven waarvan de diameter groter is dan 2 cm. Soms zal het noodzakelijk zijn om een gedeeltelijke darmresectie te verrichten. Vaak zal zo'n debulkingoperatie worden uitgevoerd tezamen met de chirurg.

Soms zal men na het openen van de buik bewust afzien van verdere chirurgie, gezien alle risico's, en eerst willen afwachten wat met chemotherapie kan worden bereikt. Men spreekt dan van neo-adjuvante of inductie-chemotherapie. Na enkele kuren kan dan worden overwogen om bij een tweede 'interval-laparotomie' zoveel mogelijk tumorweefsel te verwijderen, de eigenlijke debulking. Als hiermee de hoeveelheid tumorweefsel is verminderd kan de chemotherapie worden vervolgd met misschien een grotere kans op een remissie. Er bestaat nog onzekerheid over de effectiviteit van dit beleid. De behandeling van deze patiënten zal daarom meestal plaatsvinden in een internationale trial om uiteindelijk tot een goede afweging te komen tussen de morbiditeit van de behandeling en de kans op een langdurige remissie.

Aquarium

Ik kende haar nog van vroeger. Een opgewekt type. Ze was zestien jaar geleden door mij 'verlost' van haar baarmoeder, zoals ze zei. 'Vloeien, vloeien, vloeien dokter. Ik was blij dat ie d'r uit was', heeft ze me omstandig en bij herhaling verteld.

Maar nu op 66-jarige leeftijd zag ik haar weer en nu in gezelschap van haar volwassen dochter.

'Het lijkt wel of ik zwanger ben dokter', zei ze, 'mijn buik lijkt wel een luchtballon'. Het was me al bij haar binnenkomst opgevallen, maar hoe vaak zie je dat niet. Maar bij het lichamelijk onderzoek leekt het al niet goed. Ascites en tumorpakketten waren te voelen en te zien met de echo. 'Geen luchtballon dus maar een aquarium', zei ze ad rem. Met de operatie was ze het snel eens, ze had er immers goede ervaringen mee. Het bleek helaas de bekende ravage van een stadium-III-ovariumcarcinoom te zijn. Pas nadat we er een vijf liter vocht uit hadden gezogen zagen we het een beetje. Grote tumorpakketten en een omentum van zeker twee kilo. Veel meer dan wat weefsel voor PA weghalen konden we niet doen: matig gedifferentieerd sereus plaveiselcelcarcinoom; de chemo moest maar eerst z'n werk doen. De eerste drie kuren verdroeg ze goed. Na vier maanden konden we de secundaire debulking doen. Het was een stuk opgeknapt daarbinnen! We waren in staat om de adnexa nu helemaal te verwijderen. Ook het omentum moest er uiteraard aan geloven maar toch, ondanks alle inspanningen, bleven er nog kleine tumortjes her en der op het peritoneum aanwezig. Dat moest de rest van de chemo maar doen dachten we en sloten vol optimisme de buik.

Nu drie jaar later gaat het niet goed met haar. Ze heeft al tweemaal een ileus gehad. De tweedelijns chemo die ze moest krijgen bleek aanzienlijk smeriger dan de eerstelijns. Maar ze houdt dapper vol. Haar eerste kleinkind wordt binnenkort geboren en dat haalt ze wel denk ik. Maar daarna?

De jonge vrouw met een ovariumtumor
Een sterk geïndividualiseerd beleid is nodig bij de jonge vrouw met kinderwens. De kans op curatie moet worden afgewogen tegen de kans op het behoud van fertiliteit. Wanneer de tumor zich heeft uitgebreid buiten het ovarium, zal men meestal besluiten tot uitgebrei-

de chirurgische behandeling, gevolgd door chemotherapie. Bij kiemceltumoren kan curatie verkregen worden met chemotherapie zonder uitgebreide chirurgie. Bij stadium Ia kan overwogen worden op grond van de kinderwens de chirurgie te beperken en een concessie te doen aan de kans op curatie. Het juiste beleid kan pas worden vastgesteld wanneer er een optimale stadiëring heeft plaatsgevonden. Als blijkt dat er geen tumor buiten het ovarium wordt aangetroffen, kan worden afgezien van adjuvante chemotherapie gezien de risico's daarvan. In het zeldzame geval dat alsnog een recidief optreedt, blijkt de tumorrespons nog optimaal, zeker als het een dysgeminoom betreft.

Borderline tumoren van het ovarium, vooral van het sereuze type, hebben een zeer goede prognose, ook indien er sprake is van een multifocale uitbreiding buiten het ovarium op het peritoneum. Het is gebleken dat dan volstaan kan worden met lokale excisie zonder aansluitende chemo- of radiotherapie. Er zal wel met de mogelijkheid van dubbelzijdigheid rekening moeten worden gehouden. Meestal worden verscheidene deskundigen ingeschakeld om een zo breed mogelijk pathologisch-anatomisch en therapeutisch advies te verkrijgen.

A priori incurabele patiënten
Soms lijkt het van meet af aan duidelijk dat de situatie hopeloos is. Zeker bij oudere patiënten met slechte algemene conditie zal een wijs beleid noodzakelijk zijn. Toch zijn er enige redenen om zo mogelijk een laparotomie te verrichten.
- Bij een laparotomie kan de situatie erg meevallen en kan blijken dat de tumor toch in toto te verwijderen valt.
- Ascites kan ook voorkomen bij benigne tumoren (Meigs).
- Bij de laparotomie kan men materiaal in handen krijgen voor histologisch onderzoek van de tumor dat richting kan geven aan de verdere behandeling. Cytologisch punctiemateriaal geeft wel informatie over de maligniteit, maar niet over de aard van de tumor.
- Een nabehandeling met chemotherapie geeft de beste resultaten indien zoveel mogelijk tumorweefsel is verwijderd.
- De ontlasting van de buikholte door verkleining van de tumor heeft voor de patiënte een palliatief effect doordat de druk is weggenomen en doordat de ascitesproductie afneemt.
- Soms blijkt er toch sprake van een geheel andere tumor, die uitgaat van de maag, het colon of het pancreas, waardoor een geheel ander beleid zal moeten worden gevolgd.

Een dergelijke operatie zal worden opgezet als een proeflaparotomie. Voorzichtigheid is geboden. Men dient een kleine incisie te maken met de volle intentie om tijdig te staken, zodat men niet verzeild raakt in een situatie die de morbiditeit voor de patiënte aanzienlijk zou vergroten.

Nabehandeling
Wanneer met zekerheid bekend is dat al het tumorweefsel is verwijderd, is geen nabehandeling noodzakelijk. Deze zekerheid is echter nooit te verkrijgen, zodat soms overwogen wordt tot adjuvante behandeling met radio- of chemotherapie. Over de waarde hiervan bestaat nog veel onzekerheid. Men tracht meer inzicht te verkrijgen door behandeling in trial-verband, waarbij op statistisch verantwoorde wijze vergelijkbare groepen worden vergeleken.

Chemotherapie
Met de meeste cytostatica kan de groei van ovariumtumoren worden geremd. Soms kan een langdurige remissie verkregen worden, waarbij soms ook sprake is van curatie. Goede resultaten worden verkregen met multichemotherapie, omdat de cyclus van de tumorcel dan op verschillende wijzen wordt geattaqueerd en resistentieontwikkeling wordt tegengegaan. Vooral de toevoeging van cisplatine en onlangs ook taxanen heeft een indrukwekkende verbetering gegeven van de mogelijkheden. Langdurige remissies, maar ook curaties kunnen worden verkregen. De

samenwerking van gynaecologen en internisten van enige Nederlandse centra heeft gemaakt dat het mogelijk is geweest in trial-verband een optimale combinatiekuur vast te stellen van carboplatine en paclitaxel. De intensieve begeleiding door een oncologisch geschoolde internist bij deze gecompliceerde kuren maakt verwijzing naar een centrum vaak onvermijdelijk. Bij deze multichemotherapeutische behandeling heeft de *'second look'* een plaats gekregen. Bij deze tweede laparotomie wordt het verkregen therapeutische effect geëvalueerd. Soms zal op grond van de bevindingen worden afgezien van verdere behandeling, soms zal overgegaan worden op een ander cytostaticum. Indien in het geheel geen tumor meer wordt aangetoond kan de chemotherapie afgebouwd worden. Het gebruik van de laparoscoop heeft een beperkte plaats bij deze evaluatie en meestal geen therapeutische consequenties voor de patiënte.

Steeds zal moeten worden afgewogen of bij continuering van de chemotherapie de winst voor de patiënte opweegt tegen de vaak ernstige bijverschijnselen. Steeds zal daarom vóór een nieuwe kuur opnieuw eerst inwendig onderzoek moeten plaatsvinden. De bepalingen van een vrij-specifieke tumormerker zoals CA125 zijn hierbij van waarde.

Hormonale therapie
Er bestaan aanwijzingen dat sommige ovariumtumoren hormonaal afhankelijk zijn. Een tijdelijke remissie met hoge doses progestagenen of met anti-oestrogenen zoals tamoxifen is mogelijk. De toenemende mogelijkheid om hormoonreceptoren te bepalen maakt dat hier nieuwe ontwikkelingen te verwachten zijn.

Radiotherapie
De gevoeligheid van ovariumtumoren voor radiotherapie is, behoudens bij het dysgerminoom, niet groot. Soms kan een indrukwekkende regressie worden verkregen bij de granulosaceltumor. In het algemeen zijn de resultaten van radiotherapie bij het ver gevorderde ovariumcarcinoom slecht, omdat het uitbreidingsgebied nooit in zijn geheel kan worden bestraald. Steeds zal een gedeelte van de peritoneale holte moeten worden afgeschermd, omdat anders de lever en nieren worden bestraald. De waarde van radiotherapie bij de vroege stadia is nog onzeker. Misschien dat in een combinatie met chemotherapie onverwachte mogelijkheden besloten liggen.

Terminale zorg
Hoewel in het laatste decennium een duidelijke verbetering is verkregen van de prognose van de patiënte met een ovariumtumor, zal men toch vaak worden geconfronteerd met het terminale stadium. De maligniteit laat zich dan van zijn verschrikkelijkste zijde kennen. De tumor blijft lang beperkt tot de buikholte, terwijl hart, longen, nieren en lever ongehinderd kunnen blijven functioneren. Het klinische beeld kan dan geheel bepaald worden door de ileus. Soms kan tijdelijk soelaas van het braken worden verkregen door afleidende operaties, zoals het aanleggen van een kortsluitende darm-'bypass' of van een anus preternaturalis. Vooral wanneer de tumor langzaam groeit, moet deze mogelijkheid worden overwogen. Met deze 'laatste laparotomie' kan soms bereikt worden dat een winst verkregen wordt, niet zozeer in levensmaanden, maar vooral in de mogelijkheid dat de patiënte weer zonder sondevoeding naar huis kan gaan. Hetzelfde doel kan soms ook bereikt worden door het aanleggen van een percutane maagfistel. Steeds terugkerende ascites kan worden verholpen door regelmatige puncties, wat ook goed thuis door de huisarts kan geschieden. De waarde van ascites-shuntoperaties is omstreden. Pijn als gevolg van doorgroei treedt minder vaak op. Met de huisarts zal moeten worden overlegd waar de terminale zorg plaatsvindt. Het gebeurt steeds vaker dat de patiënte zelf een eigen inbreng heeft in dit terminale stadium en verzoekt om de behandeling te staken. Als de patiënte in dit stadium van haar ziekte om actieve hulp verzoekt, moet dit bespreekbaar zijn en vol-

gens de vastgestelde regels van zorgvuldigheid worden behandeld.

9.5 Profylactische ovariëctomie

Het stille symptoomloze verloop bij het ovariumcarcinoom maakt dat nogal eens overwogen wordt om op oudere leeftijd uit voorzorg de ovaria te verwijderen als de buik toch reeds is geopend voor een andere ingreep, zoals bij een uterus myomatosus. Men zou zo kunnen voorkomen dat de vrouw op latere leeftijd geconfronteerd wordt met een ovariumcarcinoom. Vóór de menopauze heeft deze profylactische ovariëctomie echter het bezwaar van de ingrijpende hormoononttrekking. Substitutie met oestrogenen is weliswaar mogelijk, doch de ideale situatie wordt nooit verkregen. Wanneer een ovarium tijdens een laparotomie bij routine-inspectie onverwacht macroscopische afwijkingen vertoont, kan men het na het veertigste jaar meestal beter verwijderen. Men zal dan een vriescoupe laten maken om een beslissing te kunnen nemen omtrent het andere ovarium. Als echter aan de beide ovaria bij inspectie en palpatie geen afwijkingen worden gevonden, is het zeer de vraag of het verantwoord is om deze ovaria te verwijderen. De kans dat in een dergelijk geïnspecteerd ovarium later nog een maligne tumor ontstaat, is zeer klein. Men zou dan bij zeer veel vrouwen deze ingreep moeten verrichten om een ovariumcarcinoom te voorkomen. Het bezwaar van de hormonale deprivatie is echter wel erg groot. Substitutie met oestrogenen is meestal slechts een surrogaat ten opzichte van het natuurlijke hormonale spectrum, waarin ook wat androgeen voorkomt. In de meeste gevallen heeft de vrouw zelf een duidelijke mening omtrent het al of niet verwijderen van haar gezonde ovaria. Men kan met haar de beslissing bespreken, vóór een uterusextirpatie op benigne indicatie.
In sommige families komt het ovariumcarcinoom in verhoogde frequentie voor. Dan gelden andere maatstaven. Soms is dit risico gekoppeld aan een hogere kans op mamma- of coloncarcinoom. Dragers van de speciale BRCA-genmutatie zijn met DNA-onderzoek van de chromosomen te herkennen. Enkele centra in Nederland hebben ervaring met deze screening en met de moeilijke beleidsbepaling, advisering en uitleg. Indien besloten wordt tot profylactische ovariëctomie gebeurt dit als regel per laparoscoop, waarbij zo mogelijk ook de tuba wordt verwijderd.
Vroege diagnostiek van het ovariumcarcinoom is helaas onmogelijk. Het routinematig inwendig of echoscopisch onderzoeken van grote groepen vrouwen is zinloos gebleken door de grote kans op fout-negatieve en fout-positieve bevindingen. De toevallige vondst van een palpabel ovarium in de postmenopauze moet argwaan wekken, aangezien een ovarium dan niet meer palpabel behoort te zijn. Vage gastro-intestinale symptomen bij vrouwen ouder dan veertig jaar vereisen grote alertheid van de huisarts, de internist en de gynaecoloog om tijdig de diagnose te kunnen stellen. Bij onzekere bevindingen kan een diagnostische laparoscopie uiterst zinvol blijken.

Kernpunten

- Ovariumcysten bij jonge vrouwen komen veel voor. Indien deze echografisch uniloculair, echolucent en niet groter dan 7 cm in doorsnee zijn, spreekt men van een simpele cyste en kan men het natuurlijk beloop afwachten gedurende drie tot zes maanden. Een niet onaanzienlijk deel gaat dan nog in regressie.
- Indien een ovariumcyste operatief moet worden verwijderd kan dit per laparoscoop, mits er geen verdenking op maligniteit bestaat.
- Torsie is een belangrijke complicatie van een ovariumcyste en kan een heftig en acuut buikbeeld geven waarbij acuut operatief ingrijpen als regel nodig is.
- Het overgrote deel van de ovariële maligniteiten is van epitheliale oorsprong.

9.5 PROFYLACTISCHE OVARIËCTOMIE

- Het merendeel van de ovariumcarcinomen wordt pas in een laat stadium ontdekt doordat de tumor in de buikholte vrijelijk kan groeien zonder symptomen te geven.
- De pil heeft een relatief beschermende werking op het ontstaan van ovariumcarcinoom.
- In enkele procenten van de gevallen van ovariumcarcinoom is er sprake van een familiair ovariumcarcinoom, waarvoor de BRCA1-genmutatie verantwoordelijk wordt gehouden.
- Chirurgische excisie van zoveel mogelijk maligne weefsel uit de buikholte, in combinatie met chemotherapie met cisplatine als hoofdbestanddeel, is de hoeksteen van de behandeling van het ovariumcarcinoom.

10 De menstruele cyclus

10.1 Fysiologie

De menstruatie is een fenomeen dat vrijwel alleen is voorbehouden aan de mens. Het is een nog steeds raadselachtige, paradoxale gebeurtenis in de fijn-gereguleerde voortplanting. De menstruatie is het duidelijkste verschijnsel van de cyclische veranderingen bij de vrouw, maar ook op allerlei andere plaatsen in haar lichaam vinden gedurende de gehele cyclus ingrijpende veranderingen plaats. Sinds jaar en dag is de menstruatie omgeven met rituelen en taboes. Vele hiervan zijn verdwenen, maar ook heden ten dage blijft de menstruatie een bijzonder gebeuren, dat eigen is aan de vrouw, waar zij hinder, ergernis of verdriet van heeft maar waarop zij ook trots is, aangezien het een kenmerk is van

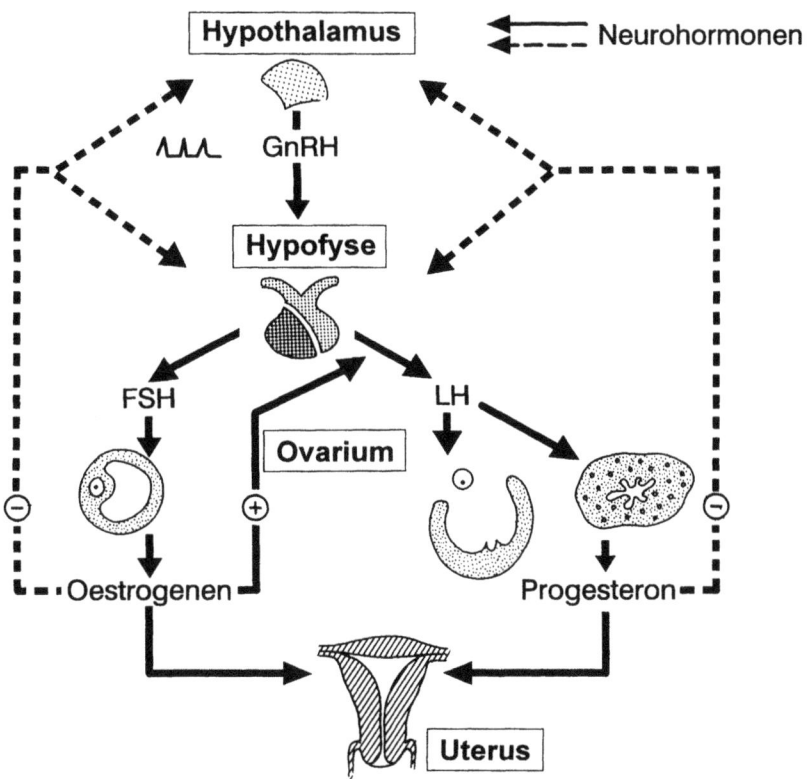

Figuur 10.1 *De vier compartimenten van de menstruele cyclus. De onderlinge samenhang is sterk geschematiseerd en vereenvoudigd:* ⟶ *positieve terugkoppeling* ┈▷ *negatieve terugkoppeling*

haar biologische en vrouwelijke waardigheid. Hoe dan ook garandeert de menstruatie dat de blastocyste arriveert op nieuw ongerept slijmvlies, dat optimale kansen geeft op goede innesteling van de volgende generatie. Veel is nog onbekend, zoals de betekenis van de opvallende overeenkomst in tijdsduur tussen dit biologische ritme en de cyclus van de maan. De gelijke cyclus van vrouwen in werk- en leefgemeenschappen geeft ook aan dat dit ritme onder invloed staat van nog geheel onbekende factoren. Het tot stilstand komen van de cyclus in stresssituaties is een biologische adaptatie die eerder begrepen wordt dan verklaard.

De menstruatie is de afstoting van het uiteenvallende endometrium, die gepaard gaat met bloedverlies, nadat het slijmvlies was gerijpt om een blastocyste tot voedingsbodem te dienen. Het is gebruikelijk om alleen dan van menstruatie te spreken indien er sprake is van een dissociatie van een postovulatoir endometrium.

10.1.1 Centrale regulatie

De lengte van de cyclus varieert rond de 28 dagen en wordt gereguleerd door het systeem van hypothalamus en hypofyse. In de hypothalamus worden polypeptidehormonen geproduceerd, die via het hypofysaire portasysteem de voorkwab van de hypofyse bereiken. Het is nu zeker dat er niet twee, maar slechts één gonadotrofine-releasing hormoon (LHRH) bestaat, dat daarom wel *gonadotrofine releasing hormoon* (GnRH) wordt genoemd.

De GnRH-secretie in de hypothalamus van de vrouw vindt pulserend plaats, de amplitude wordt gereguleerd door neurohormonen zoals dopamine en endorfine. Het GnRH reguleert in de hypofysevoorkwab de synthese, de secretie en de opslag van het *follikelstimulerend hormoon* (FSH) en het *luteïniserend hormoon* (LH). Zowel de productie als de opslag in de hypofysevoorkwab worden door oestrogenen en progesteron beïnvloed in negatieve

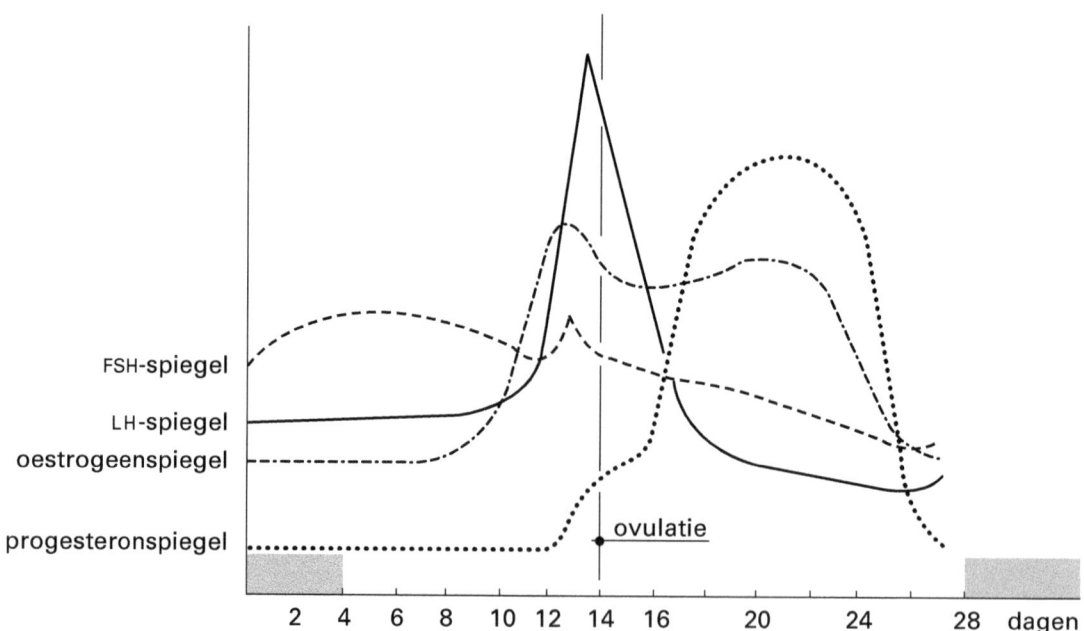

Figuur 10.2 *Schematisch verloop van de hormoonspiegels gedurende de ovariële cyclus.*

of positieve terugkoppeling, afhankelijk van de spiegels in de periferie.

Het FSH brengt in het ovarium de follikels van De Graaf tot ontwikkeling. Onder het oppervlak van het ovarium liggen de primordiale follikels, bestaande uit een gerijpt ovum, omgeven met de *granulosacellen,* waaromheen een smalle laag gedifferentieerd ovariumstroma: de *theca interna.* De granulosa- en thecacellen vormen na stimulatie met FSH een vloeistof, waardoor een blaasje, de follikel, ontstaat. De follikelinhoud is rijk aan β-oestradiol. De toenemende productie van oestradiol geeft aanleiding tot een plotselinge afgifte van luteïniserend hormoon (LH-surge: rond de dertiende dag van de cyclus). De *ovulatie* volgt dan snel. De wand van de lege follikel ondergaat na de eisprong indrukwekkende veranderingen onder invloed van de LH-stimulatie. De cellen worden groter en beladen met lipoïd. Dit *corpus luteum* vormt progesteron en ook nog steeds oestradiol. Als er geen conceptie optreedt, degenereert het corpus luteum na circa twaalf dagen. Na deze *luteolysis* daalt de spiegel van oestrogenen en progesteron abrupt. Het endometrium moet nu de hormonale stimulatie ontberen en dissocieert. Als het ovum bevrucht is gaat de trofoblast choriongonadotrofine (HCG) produceren, dat de functie van het corpus luteum instandhoudt. Na zes tot acht weken heeft de placenta de progesteronproductie van het corpus luteum overgenomen. LH en HCG zijn in hun moleculaire opbouw en functie vrijwel identiek. Met radioimmunoassay kan men HCG herkennen aan de β-keten.

De regulering van de hypothalamus-hypofyse-ovarium-as vindt plaats door uitgebalanceerde positieve en negatieve terugkoppelingsmechanismen. Zo worden er in het ovarium peptiden gevormd die als *inhibine* de FSH-productie van de hypofyse remmen. De serumspiegel van β-inhibine blijkt een maat te zijn voor de ovariële reserve aan primordiale follikels. Beïnvloeding vanuit andere cerebrale centra, met name de cortex en het limbische systeem, vindt continu plaats. Het systeem staat ook onder invloed van andere endocriene systemen, zoals thyroïd en bijnieren. Stoornissen in de cyclus kunnen dus op tal van plaatsen hun oorsprong hebben. Een bijzondere relatie bestaat er met *prolactine.* Tijdens de lactatie ligt de ovariële cyclus stil door een verhoogde prolactineproductie in de hypofysevoorkwab. Na de bevalling wordt de prolactineproductie reflectoir gestimuleerd door het zuigen aan de tepel, zodat de melkproductie gehandhaafd blijft. Het is nog niet geheel duidelijk op welke wijze prolactine deze fysiologische anticonceptie tot stand brengt, maar waarschijnlijk door een remming van de productie van GnRH. Buiten de zwangerschap wordt de prolactinesecretie geremd door neurotransmitters zoals dopamine, waardoor de onderdrukking van de cyclus wordt opgeheven. Men spreekt ook wel van PIF ('prolactin inhibiting factor'). De beschikbaarheid van de oestrogenen en progesteron wordt beïnvloed door de transporteiwitten ('sex hormone binding globulin', SHBG), waarvan de productie wordt beïnvloed door oestrogenen en androgenen.

10.1.2 Ovariële cyclus

Bij de foetus bevatten de ovaria rond de twintigste week 5 tot 7 miljoen onrijpe eicellen, waarvan het aantal door rijping en atresie bij de geboorte is gereduceerd tot circa 2 miljoen. Dit proces zet zich voort bij het kind, zodat bij de aanvang van de menarche het aantal primordiale follikels nog maar ongeveer 400.000 bedraagt. Zo'n primordiaal follikel bestaat uit een oöcyt omgeven door een enkelvoudige laag granulosacellen. De meiose is dan nog niet voltooid, de laatste fase van de reductiedeling zal vlak voor de ovulatie plaatsvinden. Bij menopauze zijn de eicellen verdwenen. In het eerste gedeelte van de cyclus – de *folliculaire fase* – krijgt een van de primordiale follikels de kans om in circa 10 dagen te rijpen tot een echte follikel van De Graaf: een blaasje met een diameter van 10 tot 15 mm. Deze *follikelselectie* vindt plaats uit een cohort van een tiental voor rijping beschikbare follikels.

Bij deze rekrutering van de dominante follikel is er sprake van een intra-ovariële regulatie. De thecacellen staan onder controle van LH en maken androgenen die diffunderen naar de, ernaast gelegen, granulosacellen. Het FSH stimuleert de granulosacel tot transformatie van deze androgenen in oestrogenen. Voorts wordt in de dominante follikel de vorming van FSH-receptoren gestimuleerd, waardoor deze follikel meer wordt gestimuleerd dan de omringende follikels, waarvan de verdere ontwikkeling nu wordt verhinderd door de dalende spiegel van FSH. Deze daling ontstaat door de negatieve terugkoppeling op de hypofyse van de oestrogenen en voorts door het inhibine dat door de granulosacellen wordt gevormd. De oestrogenenspiegel stijgt nu snel en induceert in de hypofyse de uitstorting van LH in de circulatie. De ovulatie vindt spoedig daarna rond de 13e dag plaats (10-12 uur na de LH-piek, 24-36 uur na de oestradiolpiek). De follikelsprong kan door de vrouw als lichte buikpijn worden bemerkt. Soms is er sprake van een behoorlijke intraabdominale ovulatiebloeding. Dan volgt de *luteale fase* en gaat ook de productie plaatsvinden van progesteron door de geluteïniseerde granulosa- en thecacellen. De duur van de luteale fase is meestal opvallend constant, 12-14 dagen, terwijl de voorafgaande folliculaire fase wisselingen kan ondergaan door verschillen in het interval voordat de folliculaire rijping op gang komt. Van *luteale insufficiëntie* spreekt men wanneer de duur van de luteale fase te kort is of gepaard gaat met snel teruglopen van de progesteronproductie.

10.1.3 Endometriële cyclus

De ovariële hormonen beïnvloeden zeer ingrijpend de opbouw van het endometrium. In de folliculaire fase vindt een sterke groei plaats van het slijmvlies door proliferatie van de talrijke klierbuizen in het stroma. Na de ovulatie brengt progesteron het klierepitheel tot duidelijke glycogeensecretie, wat zichtbaar begint te worden in vacuolisatie onder de kernen. Pas later wordt het secreet uitgestoten naar het lumen. Het secretieproces bereikt het maximum op de 22e dag, het moment waarop de blastocyste in het cavum verwacht kan worden. Ook het endometriumstroma ondergaat een duidelijke verandering door glycogeenstapeling. Naast deze beginnende deciduale reactie ontwikkelen de arteriolen zich sterk, in afwachting van hun nieuwe functie. Wanneer een zwangerschap uitblijft en het corpus luteum degenereert, daalt vrij abrupt de hormonale stimulatie van het endometrium. Desintegratie van het slijmvlies treedt op door een combinatie van veranderingen in de cel en anoxie door vasoconstrictie van de arteriolen. Leukocytaire infiltratie gaat aan de bloeding vooraf en de gehele functionele laag wordt afgestoten. De vorming van stolsels wordt verhinderd door activatie van het fibrinolytische systeem. De basale laag die grenst aan het myometrium blijft behouden, waaruit weer een nieuw endometrium groeit. De veranderingen in epitheel en stroma gedurende de cyclus zijn zo karakteristiek dat een datering van het slijmvlies met grote nauwkeurigheid door de patholoog-anatoom kan worden verricht. Soms is dit nodig om de kwaliteit van het slijmvlies te onderzoeken, op het moment dat een nidatie zou kunnen plaatsvinden. Een microcurettage is echter een pijnlijke ingreep en heeft het gevaar dat juist een beginnende zwangerschap wordt verstoord.

De menstruatie duurt gemiddeld vier tot vijf dagen, maar de individuele verschillen zijn vrij groot. Het gemiddelde bloedverlies varieert rond 40 ml, wat geen aanleiding geeft tot anemie. Normaliter is de enzymatische controle van de fibrinolyse voldoende om stolsels te voorkomen. De hygiënische problematiek is sterk verbeterd door het gebruik van vaginale tampons. Hiertegen bestaat geen enkel bezwaar, mits zij regelmatig en frequent worden verwisseld, zodat langdurige retentie en beschadiging wordt voorkomen. Een virgo heeft instructies nodig alvorens met tampons aan te vangen. Het beste kan de moeder haar dochter instrueren om digitaal plaats en richting van de vagina te verkennen, alvorens de tampon in te brengen. Het verwijderen van de tampon geeft het meisje soms meer problemen dan het inbrengen. Tijdens de menstruatie treden contracties op van de uterus door het vrijkomen van prostaglandinen. Deze contracties bevorderen de afstoting en beperken het bloedverlies, maar zijn nogal eens pijnlijk.

10.1.4 Overige cyclische veranderingen

Niet alleen het endometrium wordt in de tweede helft van de cyclus sterk beïnvloed door de geslachtshormonen, maar ook de vagina, de mammae, ja het gehele endocriene en vegetatieve systeem wordt als het ware geïnformeerd over een wellicht op handen zijnde zwangerschap. De vrouw merkt dit ook door verandering in haar psychische stabiliteit. Soms is er ook een duidelijke vochtretentie in deze fase van premenstruele spanning.

Het vagina-epitheel neemt in de folliculaire fase door oestrogeenstimulatie in dikte toe tot vrijwel verhoorning. Het oppervlakte-epitheel toont rond de ovulatie pycnotische kernen, die aan de verhoorning voorafgaan. Ook de cervix wordt tijdens de folliculaire fase sterk gestimuleerd in de productie van helder dun slijm. Rond de ovulatie komt het slijm in brede cascaden naar buiten. In de luteale fase wordt het slijm spoedig troebel en minder overvloedig.

De libido ondergaat tijdens de cyclus duidelijke schommelingen. Men zou verwachten dat er een hoogtepunt was tijdens de ovulatie, doch dit is zeker geen regel. Toch is er een duidelijke negatieve invloed op de libido merkbaar van hoge doses gestagenen en is ook in de postmenopauze een duidelijke verschuiving naar andere vormen van intimiteit gebruikelijk. Het verlangen van de vrouw is echter veel meer afhankelijk van relationele factoren dan van endocriene factoren.

De basale temperatuur verandert duidelijk gedurende de cyclus. De temperatuur stijgt 12 tot 24 uur na de ovulatie met 0,5 °C om dan hoger te blijven tot vlak voor de menstruatie. Met behulp van een basaletemperatuurcurve (BTC) kan men goed geïnformeerd raken over tijdsrelaties in de cyclus (zie fig. 11.1).

De wijn wordt zuur en de bloemen verwelken

'Zelfs de spiegel wordt dof en ivoor verliest zijn glans', schreef de Romein Plinius reeds. Eeuwenlang is de menstruatie omgeven met mythen, taboes en rituelen, die voortkomen uit het raadsel van de geheimzinnige bloedingen. In vele culturen bestaat het menstruatietaboe nog in volle omvang en het is daarom allerminst te beschouwen als een curiositeit. In het Oude Testament vindt men duidelijke regels inzake hygiëne en seksuele onthouding rond de menstruatie. Gelovige joden houden streng de hand aan deze mozaïsche wetten. Een mohammedaanse vrouw mag tijdens de menstruatie de moskee niet binnengaan en het is haar niet toegestaan om tijdens de ramadan te vasten. Ook in India vindt men nog bij de ingang van tempels een bord waarop vermeld staat dat tijdens de 'regels' de toegang niet is geoorloofd. Ook in Europese landen is het taboe lang herkenbaar geweest in verdoezelend taalgebruik. De Duitsers kregen 'de rode tante op bezoek', de Fransen hadden 'de schilder in huis' en in Nederland had men 'het emmetje'.

De tegenstelling kon bijna niet groter zijn: enerzijds werd de vrouw vereerd als symbool van reinheid en vruchtbaarheid, anderzijds werd zij angstvallig gemeden wegens vermeende onreinheid. Men begreep het fenomeen niet en beschouwde de menstruatie als een mysterieuze paradox in de voortplanting. Hippocrates was nog niet zo ver bezijden de waarheid toen hij sprak over 'tranen van een bedroefde baarmoeder'. Ook voor de amenorroe tijdens zwangerschap en lactatie had men een verklaring. Het groeiende kind werd immers gevoed door het menstruatiebloed en na de geboorte was er voor de zogproductie een aparte verbinding tussen uterus en mamma, die zelfs door Leonardo da Vinci getekend werd.

Pas honderd jaar geleden werd de relatie tussen ovulatie en cyclus duidelijk. Toch blijven er raadsels, zoals de onbegrepen overeenkomst met het ritme van de maan. Evolutionaire antropologen menen dat door de menstruatie de baarmoeder verzekerd is van nieuw slijmvlies, dat geschikt is voor de innesteling van de jonge zwangerschap. Etnografen bestrijden echter een evolutionaire vooruitgang en betogen dat bij natuurvolken de vrouwen juist veel minder vaak menstrueren. De hedendaagse vrouw zou door de frequente verhindering van een zwangerschap worden blootgesteld aan cyclische veranderingen en stress. Zo gaan er stemmen op die pleiten om het gebruik van de pil niet maandelijks te onderbreken en zo te komen tot een 'amenstrueel nirwana'. Deze laatste benadering vindt weerklank bij de farmaceutische industrie en zal met enige argwaan moeten worden gevolgd. Toch betekent de mogelijkheid die de vrouw heeft verkregen om de frequentie en intensiteit van de menstruele bloeding te reguleren een stap voorwaarts in haar autonomie. In het algemeen zal een vrouw de menstruatie beleven als een periode die ritme en cadans geeft aan haar bestaan en ook als een gebeuren waarin ze zich weliswaar in hoge mate vrouw voelt maar waarbij ze anderzijds onvermijdelijk wordt geconfronteerd met ongemak. Wanneer de regelmaat verdwijnt, de duur en hoeveelheid toeneemt of als pijn de boventoon gaat voeren, zal ze hulp zoeken voor een goede oplossing.

10.2 Menarche

De eerste spontane bloeding uit de uterus – de *menarche* – is slechts één manifestatie van de puberteitsontwikkeling van het meisje. Biologisch is het alleen maar een moment in een ontwikkeling die reeds enkele jaren daarvoor begon en pas over enkele jaren zal zijn voltooid, en veel minder een mijlpaal dan door het meisje en haar familie wordt ervaren. De menarcheleeftijd is constitutioneel bepaald en ook duidelijk afhankelijk van sociaal-economische en etnische factoren. In Nederland is de menarcheleeftijd geleidelijk gedaald en heeft nu het gemiddelde bereikt van 13,37 ± 1,07 jaar. Het precieze mechanisme waardoor de menarche optreedt is niet bekend. Reeds rond het achtste jaar beginnen nachtelijke gonadoreline-impulsen (LHRH) de gonadotrofineproductie te stimuleren, wat samenhangt met de rijping van de hersenen. Geleidelijk vindt groei van follikels plaats, maar voorlopig blijft het daarbij. Met echoscopie ziet men dan een multifolliculair ovarium als eerste teken van de naderende puberteit.

10.2.1 Puberteitsontwikkeling

De puberteitsontwikkeling (fig. 10.3) begint zich al aan te kondigen tussen het achtste en tiende jaar. De lengtegroei zet in, het bekken krijgt vrouwelijke vormen, de heupen worden ronder door subcutane vetafzetting, de uterus

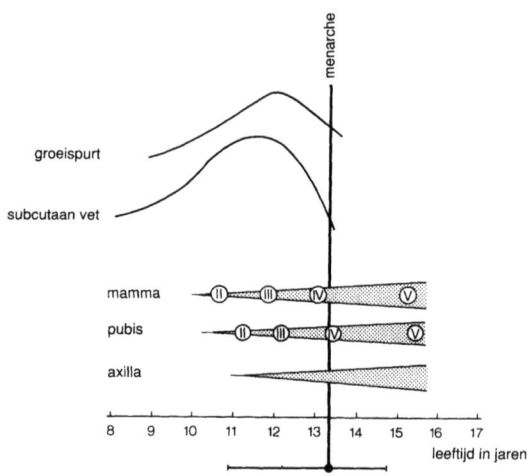

Figuur 10.3 *Veranderingen in de puberteit. De grote spreidingsbreedte is aangegeven voor de menarche. Tussen de parameters onderling bestaat ook nog individuele variatie.*

wordt iets groter en de tepel komt iets boven het oppervlak. Rond het tiende jaar wordt de areola iets groter en verheft zich boven het oppervlak (*thelarche*). Het vaginale epitheel begint te rijpen. Op een röntgenfoto van de handwortel verschijnt het sesambeentje van de duim. Dit tijdstip voorspelt vrij exact het optreden van de menarche twee jaar later. De pubisbeharing begint zichtbaar te worden rond de labia majora (*pubarche*). Het jaar voorafgaande aan de menarche ontwikkelt de mamma zich vrij snel verder en de areola wordt gepigmenteerd. Er treedt nu een versnelling op van de jaarlijkse lengtegroei, gepaard gaande met een verdere ronding van de contouren door de plaatselijke vetafzetting. De beharing van de axilla treedt meestal iets later op dan pubisbeharing. Deze beharing geeft aan dat ook de bijnierfunctie in een andere fase is gekomen (adrenarche). Het stadium van de ontwikkeling van mamma en pubis wordt meestal aangegeven door deze te vergelijken met de stadia zoals beschreven door Tanner (fig. 10.4). Na de menarche is de cyclus aanvankelijk nog anovulatoir. De lengtegroei komt tot een einde door het sluiten van de epifysaire schijven. Ook de psychische veranderingen, die ingrijpend zijn, komen nu in een andere fase. De adolescentie vangt aan.

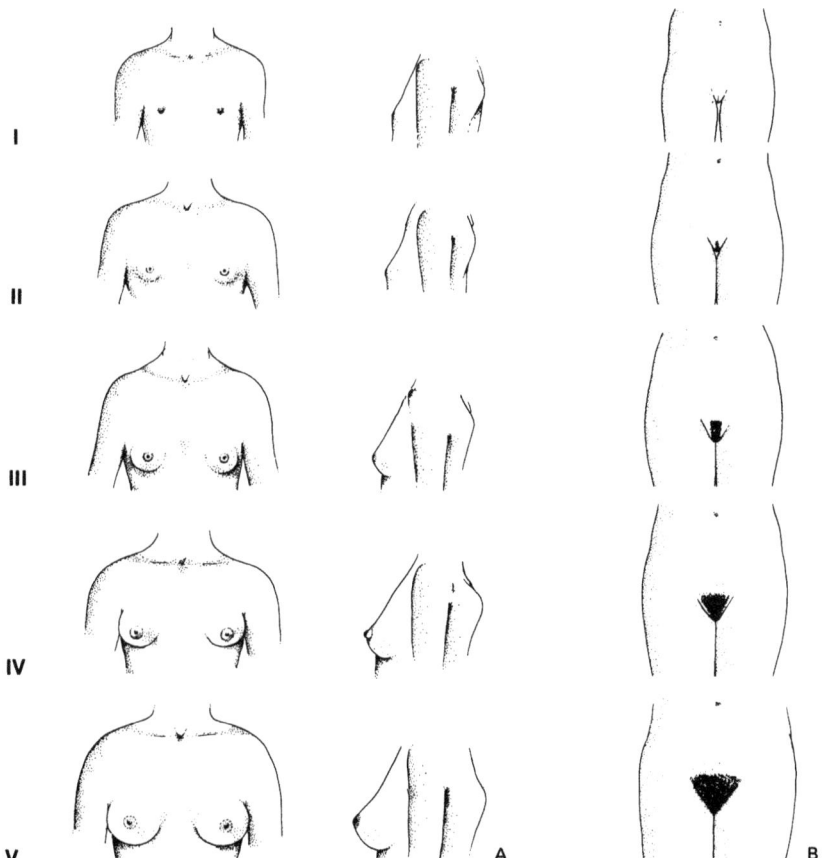

Figuur 10.4 *Puberteitsontwikkeling volgens de indeling van Tanner. A Ontwikkeling van de mamma. B Ontwikkeling van de pubisbeharing. Tanner I geeft aan: geen ontwikkeling. Tanner 0 (nul) kent men dus niet.*

10.2.2 Pubertas precox

Vrij arbitrair spreekt men van pubertas precox als de menarche optreedt vóór het tiende jaar. Bij een vroege puberteit zullen de andere ontwikkelingen vooraf zijn gegaan. Vaginaal bloedverlies vóór het tiende jaar zonder ontwikkeling van secundaire geslachtskenmerken moet argwaan geven en vereist specifiek onderzoek. Een hormonaal actieve tumor van het ovarium, van de bijnier of van de hypofyse moet worden uitgesloten.

10.2.3 Pubertas tarda

Wanneer op het dertiende jaar bij het meisje nog geen enkel teken zichtbaar is van ontwikkeling van de secundaire geslachtskenmerken, mag men spreken van *verlate puberteit*, omdat dan de grens van de 97,5 percentiel wordt gepasseerd. Als men geen oog heeft voor het gehele puberteitsspectrum, bestaat het gevaar op een verkeerde gedachtegang. Zo heeft het uitblijven van de menarche terwijl de mammae goed ontwikkeld zijn, een geheel andere betekenis dan wanneer ook de borstontwikkeling is uitgebleven (zie § 4.1.2). Wanneer op het zestiende jaar nog geen menarche is opgetreden, spreekt men van primaire amenorroe. Bij verder oriënterend onderzoek zal blijken dat er dan zelden meer sprake is van een verlate puberteit maar meestal van een congenitale afwijking. Alleen bij normale lengte, redelijke mammaontwikkeling en de aanwezigheid van een vagina en uterus zal men mogen besluiten tot de diagnose pubertas tarda. Alleen dan kan een uitgebreid onderzoek wachten tot het achttiende jaar.

10.2.4 Gestoorde lengtegroei

De groeispurt treedt op vlak voor de menarche. Bij een vervroegde puberteit zal het meisje dus aanvankelijk een te grote indruk maken ten opzichte van haar leeftijdgenootjes. Uiteindelijk blijft zij kleiner doordat de epifysaire schijven sneller sluiten. Bij een te snelle lengtegroei zal de vraag naar voren kunnen komen of deze groei geremd moet worden. Wanneer verwacht moet worden dat de uiteindelijke lengte meer zal bedragen dan 190 cm, dan kan men behandeling met oestrogenen overwegen. De voorspelling van de uiteindelijke lengte wordt gedaan op grond van de groeicurve op jongere leeftijd. Aan lange ouders kan worden geadviseerd deze groeigegevens van hun dochter vroegtijdig vast te leggen. De uiteindelijke beslissing over het al of niet geven van oestrogenen is moeilijk. De effecten op de lengtegroei zijn bekend, maar niet op de verdere endocriene en psychische ontwikkeling van het meisje. Recent zijn enkele ongunstige bijwerkingen van groeiremming gemeld.

10.2.5 Gestoorde cyclus

De eerste twee jaar na de menarche zijn de cycli meestal anovulatoir. Soms treedt onvoldoende regressie van een follikel op, zodat ongeremde oestrogeenproductie plaatsvindt. Er ontstaan doorbraakbloedingen en een vertraagde afstoting. Bloedverlies langer dan drie weken kan optreden met anemie (*metrorragie des jeunes vierges*). Ernstige metrorragieën kan men behandelen door het geven van een progestativum, zoals norethisteron, 3 dd 5 mg gedurende 10 dagen. Effectiever is het geven van een combinatiepil met 50 μg ethinylestradiol om de 6 uur. Rijping van het endometrium vindt plaats, de bloeding stopt waarna vervolgens eenmaal daags wordt gecontinueerd gedurende 14 dagen, waarna de dervingsbloeding volgt.
Is de bloeding zeer hevig, dan kan een bijzonder sterke stimulus gewenst zijn. Men geeft dan enkele dagen 100 μg ethinylestradiol alvorens over te schakelen op een hoog gedoseerde anticonceptiepil gedurende twee weken. Meestal is het voldoende om de ouders uit te leggen dat de cyclus nog zijn ritme moet vinden en er slechts sprake is van een voorbij-

gaand verschijnsel. Men voorkomt hiermee dat het meisje en ook de moeder te veel gefixeerd raken op een medicamenteuze behandeling. Men zal zich bij deze 'juveniele bloedingen' altijd moeten vergewissen of er niet sprake is van stollingsstoornissen.

10.2.6 Gestoorde mammaontwikkeling

Een hypoplasie van de mammae is meestal reeds duidelijk bij de menarche. Wanneer deze discrepantie een jaar na de menarche nog blijft bestaan, kan dit tot ernstige insufficiëntiegevoelens aanleiding geven. Er is meestal niet zozeer sprake van een verminderde oestrogeenproductie als wel van een verminderde gevoeligheid in het eindorgaan. Het exogeen toedienen van oestrogeen blijkt dan ook geen zin te hebben. Een plastische correctie zal nogal eens worden overwogen. De beslissing hiertoe is moeilijk, evenals bij een sterk asymmetrische mammaontwikkeling. Ook de excessieve hypertrofie die tijdens de puberteit kan voorkomen is hormonaal niet te beïnvloeden. De beslissing over het al of niet adviseren tot plastische chirurgie wordt meestal duidelijk wanneer men het meisje en zichzelf enige tijd geeft.

10.3 Menopauze

Het einde van de fertiele periode wordt bereikt bij de laatste menstruatie: de menopauze. Hierna spreekt men van de *postmenopauze*; in de voorafgaande jaren van de *premenopauze*. Het tijdperk rond de menopauze noemt men het *climacterium* ('klimaktèr': sport van een ladder). Deze periode is niet exact gedefinieerd in jaren, maar wordt bepaald door het optreden van de dervingverschijnselen. Zowel menarche als menopauze geven dus een tijdstip aan, hoewel dit moment bij de menopauze pas in retrospectie na een jaar kan worden vastgesteld. Men spreekt dus van 'climacteriële klachten' en van een 'post- menopauzale bloeding'. Het is raadselachtig waarom bij de vrouw, in tegenstelling tot bij de man, de voortplantingsfunctie ophoudt. Een interessante hypothese vormt de 'grootmoedertheorie'. In de evolutie zouden meisjes van wie de moeder jong was overleden, betere kansen tot overleving hebben gehad wanneer ze zo gelukkig waren om een grootmoeder te hebben die zelf geen kinderen meer kon krijgen doordat zij in de postmenopauze was. Het meisje had daardoor een grotere kans om te overleven en zo de genetische informatie van haar grootmoeder over te dragen. Hoe dan ook, het verschijnsel van de menopauze is ook bij de hogere primaten onbekend. In Nederland bereikt het merendeel van de vrouwen de menopauze rond het 51e jaar. De 5e percentiel ligt bij het 45e jaar, de 95e percentiel bij het 57e jaar. Wanneer de cyclus ophoudt vóór het 40e jaar spreekt men van *premature menopauze*. Soms is het moeilijk om in te schatten op welke leeftijd de overgang heeft plaatsgevonden, omdat tevoren reeds een uterusextirpatie heeft plaatsgevonden. De voorafgaande fase van onregelmatige menstruaties duurt ongeveer vier tot vijf jaar. Bij iets minder dan de helft van de vrouwen begint deze onregelmatigheid tussen het 44e en 48e jaar, bij een kwart al eerder en bij een kwart wat later.

Bij de differentiële diagnose kan de bepaling van het FSH-gehalte van belang zijn. Soms kan er echter sprake zijn van een voorbijgaande secundaire amenorroe, zodat men terughoudend moet zijn bij de interpretatie van hoge waarden, zeker wanneer het gaat om anticonceptieadvies.

10.3.1 Symptomen

Uit een onderzoek van Oldenhave is gebleken dat in Nederland in 15% van de gevallen het climacterium zonder duidelijke klachten verloopt. In de premenopauze, na het 45e jaar, wordt al duidelijk dat de ovariële functie niet meer optimaal is door het optreden van anovulatoire cycli en van ovulatoire cycli die gepaard gaan met een luteale insufficiëntie. In beide gevallen is daarbij de uitrijping van het endometrium niet meer optimaal, zodat disfunctionele bloedingen optreden. Soms krijgen we ook te maken met een *persisterende follikel*. Overvloedig en vaak ook plotseling bloedverlies is zonder meer lastig en kan leiden tot onzekerheid. Anemie treedt nogal eens op en kan dan bijdragen aan het onwelbevinden. De fertiliteit vermindert sterk, doch goede anticonceptie blijft nog geboden.

Kenmerkend voor het climacterium is het optreden van vegetatieve klachten; het meest frequent zijn de 'opstijgingen' of 'opvliegers'. Er is sprake van een plotselinge warmtestuwing in gelaat en nek, gepaard gaande met erytheem. Deze kortdurende, hinderlijke vasomotorische reactie kan gepaard gaan met transpiratie. Het nachtelijk zweten kan ook afzonderlijk optreden. Deze vegetatieve dystonie kan ook tot uiting komen in cardiovasculaire symptomen, zoals tachycardie, 'wintervingers', of paresthesieën. Ook zijn er psychische klachten betreffende emotionele instabiliteit, onbegrepen moeheid en slaapstoornissen. Het is dan moeilijk om te differentiëren in hoeverre er geen andere problematiek in deze levensfase een rol speelt. Bij de meeste vrouwen gaat de periode van het climacterium gepaard met grote veranderingen in haar gezin of in haar carrière, die het nog extra moeilijk maken om in deze fase een nieuw evenwicht te bereiken. De kinderloze en ook ongehuwde vrouw heeft echter niet meer of minder last van bovengenoemde dervingsverschijnselen. Het gevaar bestaat dat allerlei klachten, voortkomende uit een interne afwijking, ten onrechte worden toegeschreven aan het climacterium. Er bestaan ook grote culturele verschillen in het ervaren van de overgang.

De congesties zijn nog niet duidelijk verklaard. De verminderde oestrogeenproductie heeft tot gevolg dat de negatieve terugkoppeling naar de hypofyse wegvalt. De hypofyse reageert door een toenemende productie van gonadotrope hormonen. Deze hoge spiegels van vooral FSH kunnen de congesties echter niet verklaren. Waarschijnlijk hangen de 'vapeurs' samen met andere terugkoppelingsmechanismen in de hypothalamus.

Er treden veranderingen op in de beleving van de seksualiteit. Het verlangen raakt meer gericht op intimiteit, terwijl aan de coïtus minder belang wordt toegekend voor het bereiken van het orgasme. Er ontstaat daardoor niet zelden een discrepantie met de seksuele verlangens van de man. De vrouw gaat zich nogal eens schuldig voelen, zeker als de man zijn interesse elders zoekt. Deze problemen kunnen het climacterium duidelijk somber kleuren. Het kan voor de vrouw een grote steun zijn als ze beseft dat ze met deze problematiek niet alleen staat. Het wegvallen van de oestrogenen geeft een gevoel van vaginale droogheid. De atrofie van vagina en vulva kan aanleiding geven tot een colpitis en soms tot dyspareunie. Ook blaas en urethra bevatten oestrogeenreceptoren waardoor de oestrogeendeprivatie zich kan uiten in toegenomen kans op blaasontsteking en urethrale klachten.

Veel ingrijpender is het gevolg van het wegvallen van de oestrogeenproductie op het botmetabolisme. Enkele jaren na de menopauze begint de *osteoporose*. Het evenwicht tussen botafbraak en botopbouw verschuift in de richting van de botafbraak. De toegenomen resorptie en ontkalking leidt tot het ontstaan van atrofische fracturen in de wervels en een verhoogde kans op fracturen bij een relatief gering trauma. De verminderde lichamelijke activiteit in deze levensfase bevordert het proces. De kans op een heupfractuur is na het 65e jaar voor de vrouw veel groter dan voor de man. Deze risico's van de osteoporose vormen vooral een belangrijk probleem bij een te vroeg ingetreden menopauze, die soms iatrogeen door een totale extirpatie is veroorzaakt. Het verdwijnen van de oestrogenen brengt ook met zich mee dat de beschermende factor tegen coronairsclerose verdwijnt en het risico op een hartinfarct nu vergelijkbaar wordt met het risico bij de man.

Hoewel de oestradiolproductie na de menopauze geheel verdwijnt, is er toch sprake van een oestronproductie door het ovarium en van een perifere conversie in het vetweefsel van androsteendion uit de bijnier tot oestron. Adipeuze vrouwen hebben daarom minder last van dervingsverschijnselen. Meer dan tien jaar na de menopauze kunnen nog 'opvliegers' voorkomen.

10.3.2 Therapie

De meeste dervingsverschijnselen kunnen goed worden onderdrukt door het geven van oestrogenen, waaraan echter ook bezwaren zijn verbonden. Meestal zal de arts proberen de overgang naar de nieuwe fase voor de vrouw acceptabel te maken. De oestrogenen kunnen hierbij van nut zijn, doch evenzeer een toelichting en een gesprek waarin ook de gezins- en maatschappelijke achtergronden worden betrokken. Substitutie heeft naast de gunstige invloed op de menopauzale klachten ook andere voordelen, zoals het tegengaan van osteoporose. Men kan osteoporose exact vaststellen door meting van de botdichtheid. Een eventueel gunstig effect op de kans op een arterieel cardiovasculair accident is omstreden.

Een belangrijk bezwaar van langdurig toedienen van oestrogenen is het effect op het endometrium. De kans op het ontstaan van endometriumcarcinoom is hierbij onmiskenbaar. Het langdurig toedienen van oestrogenen aan een vrouw in de postmenopauze heeft een proliferatie van het endometrium tot gevolg. Men moet het oestrogeen daarom combineren met een progestativum, zodat een rijping van het slijmvlies plaatsvindt. Het risico op het ontstaan van een endometriumcarcinoom kan zo aanzienlijk worden verkleind, hoewel het niet geheel is uitgesloten. Waakzaamheid is vooral vereist bij vrouwen met verhoogde risicofactoren, zoals adipositas en diabetes. Het toevoegen van een progestativum geeft echter als bijwerking klachten over vochtretentie, een opgeblazen gevoel, pijnlijke mammae, en stemmingsverandering zoals ook premenstrueel voorkomt.

Men tracht dit probleem op te lossen door de progesterontoevoeging te beperken tot het constant geven van een zeer lage dosering. Over de optimale toevoeging van het progestativum is vooralsnog geen duidelijke consensus. Als de uterus is verwijderd, is geen progestativumtoevoeging noodzakelijk. De substitutie is dan, ook al door het achterwege blijven van doorbraak- of dervingsbloedingen, een stuk eenvoudiger. Een tweede bezwaar van oestrogenen in de menopauze is de stimulerende invloed die wordt uitgeoefend op het klierweefsel van de mamma. Er bestaat zeker bij langdurig gebruik (vijf jaar of meer) van oestrogenen een duidelijk verhoogd risico op mammacarcinoom. Sommige onderzoeken vinden ook bij korter durend gebruik een verhoogd risico, andere betwisten dat. Er is een klein maar duidelijk verhoogd risico op trombo-embolische processen.

Men zal de risico's van oestrogeentoediening individueel moeten afwegen ten opzichte van de voordelen en met de patiënte bespreken. Bij ernstige dervingsverschijnselen kan het lege artis toedienen van oestrogenen een weldaad zijn om de vrouw door deze moeilijke periode heen te loodsen. Meestal gelukt het om deze therapie geleidelijk in ongeveer twee jaar tijd te beëindigen.

Oestrogeenpreparaten

Men heeft een vrij grote keuze in oestrogeenpreparaten. Voor de dosering kan men zich laten leiden door het effect op de klachten; aan bepaling van oestrogeenspiegels heeft men niet veel bij het beleid. Het effect is niet alleen afhankelijk van de dosering, maar ook van de aard van het preparaat en van de toedieningsweg.

Bij de orale toediening heeft men te maken met metabole transformatie in de lever. Er vindt daar niet alleen afbraak plaats maar ook binding aan transporteiwitten. Er kunnen door dit 'eerste-passagefenomeen' wijzigingen ontstaan in het lipiden- en eiwitmetabolisme van de lever. Wanneer het levermetabolisme reeds belast wordt door andere medicamenten, zoals anti-epileptica, kan dit de wer-

king van oestrogenen negatief beïnvloeden. De beschikbaarheid wordt voorts bepaald door de mate van binding aan het specifieke transporteiwit (SHBG).
Oestrogeenpreparaten kunnen onderscheiden worden in drie groepen:
- natuurlijk humane oestrogenen (17-β-oestradiol, oestron en oestriol) en hun esters (in het bijzonder oestradiolvaleraat);
- geconjugeerde oestrogenen afkomstig uit urine van zwangere merries, een complexe samenstelling van natuurlijke maar bij de mens niet voorkomende oestrogenen;
- synthetische oestrogenen (ethinylestradiol en mestranol).

Een aparte plaats wordt ingenomen door het steroïd tibolon, dat zowel een oestrogene als progestagene werking heeft, waardoor geen overstimulatie van het endometrium optreedt. De geringe androgene werking heeft een gunstig effect op de stemming. Over eventuele complicaties bij gebruik over langere tijd is nog niet veel bekend.
Recent zijn stoffen ontwikkeld die de oestrogeenreceptoren beïnvloeden, 'steroid estrogen receptor modulators' (SERM). Van tamoxifen was al bekend dat het zowel een negatieve als een positieve invloed kon uitoefenen (mamma versus endometrium). Zo heeft raloxifen een stimulerende werking op de botaanmaak, maar een remmende werking op endometrium en mamma, waardoor het misschien uitermate gunstig kan zijn voor de preventie van osteoporose in de postmenopauze. Men moet zich echter realiseren dat het gunstige effect van oestrogeensubstitutie niet zozeer gemeten moet worden aan het directe effect op de botdichtheid, maar eerder aan het voorkomen van wervel- en ledematfracturen op hoge leeftijd.
De toediening van de 'hormonal replacement therapy' (HRT, beter zou zijn HST omdat er sprake is van substitutie) kan op vier verschillende manieren plaatsvinden.

Orale toediening
Synthetische oestrogenen zoals ethinylestradiol kunnen ongehinderd de maag passeren. Het 17-β-oestradiol, het krachtigste natuurlijke oestrogeen, dat ook door het ovarium zelf gemaakt wordt, kan toegediend worden in gemicroniseerde vorm, waardoor resorptie geleidelijk, als de maag gepasseerd is, in de darm plaatsvindt. Er wordt zo twee uur na inname een vrij constante spiegel bereikt.

Transdermale toediening
Onder een pleister wordt een oestrogeenhoudende gel op de huid aangebracht, waarna geleidelijke penetratie optreedt. De continue afgifte verzekert een vrijwel constante spiegel, waarbij het van voordeel is dat niet eerst de lever gepasseerd wordt, waardoor de metabole bijwerkingen worden voorkomen. Meestal kan worden volstaan met twee pleisters per week. De interindividuele variatie is echter zeer groot. De pleisters worden geleverd met verschillende oestrogeenconcentraties, zodat aanpassing kan plaatsvinden. Een nadeel is dat de pleisters nogal eens loslaten en dat de huid te sterk geïrriteerd wordt bij langdurige toepassing. Recent is daarom een oestrogeenhoudende gel op de markt gekomen. Wanneer ook een progestativum wordt toegevoegd is een groot volume nodig, wat de toepasbaarheid vermindert.

Subcutane toediening
Via een dikke naald kan met behulp van een mandrijn een kristallijn stukje zuiver oestradiol in het subcutane vetweefsel worden geplaatst. Gedurende enkele maanden wordt door resorptie een lage, constante spiegel verzekerd. Individuele dosisaanpassing is alleen mogelijk door gebruik te maken van een dubbele dosis of door variatie in het applicatie-interval. Meestal houdt men een frequentie aan van eenmaal per zes maanden om dosisaccumulatie te voorkomen. Toepassing is alleen zinvol als de uterus verwijderd is, omdat anders door de continue stimulatie endometriumhyperplasie met doorbraakbloedingen optreedt. Deze oestrogeensubstitutie is vooral ideaal bij de jonge vrouw bij wie op grond van een oncologische indicatie reeds vroegtij-

dig een totaalextirpatie van uterus en adnexa moest worden verricht. Dervingsklachten worden effectief bestreden en de vrouw wordt niet dagelijks geconfronteerd met haar chirurgische voorgeschiedenis. Voor het wegvallen van de geringe ovariële androgeenproductie is nog geen goede oplossing gevonden.

Vaginale applicatie
Via de vaginawand kunnen snel uit crèmes, suppositoria (of ovulae), oestrogenen worden opgenomen. Vooral bij lokale urogenitale klachten is dat van groot voordeel, ook al omdat lokaal effect reeds optreedt bij een dosis waarbij nog geen endometriumstimulatie plaatsvindt. Toevoeging van een progestativum is daarom niet nodig. Vooral oestriol zou hiervoor geschikt zijn, maar het is een duidelijk zwakker oestrogeen dan het gemicroniseerde oestradiol.

Combinatiepreparaten
Wanneer men overgaat tot oestrogeensubstitutie, zal men dit willen combineren met een progestativum als de uterus nog aanwezig is. Van de verschillende mogelijkheden (zie § 10.5.1) heeft combinatie met een progestativum uit de synthetische C-21-groep de voorkeur boven een uit de C-19-groep. Men kan dan kiezen uit het natuurlijke, gemicroniseerde progesteron of uit medroxyprogesteron, dydrogesteron, medrogeston of cyproteron.
Op grond van bovenstaande gegevens kan men een individuele keuze maken uit de combinatieverpakkingen die door de industrie worden geleverd. In de praktijk zal men er toch tot het 52e jaar rekening mee moeten houden dat ook de anticonceptie wordt veiliggesteld, daarna is voor de vrouw continuïteit zonder doorbraakbloedingen van belang. Daarna wordt het moeilijk. Continueren van de oestrogeensubstitutie maakt het noodzakelijk ook progestativa bij te geven, waarmee doorbraakbloedingen worden opgeroepen. Een combinatie van een oestrogeen met een zeer lage dosering progestageen kan continu worden gegeven zonder dat doorbraakbloedingen optreden, maar dat kan alleen als de endogene oestrogene activiteit geheel is weggevallen. Deze combinatie biedt daardoor pas enkele jaren na de menopauze een oplossing. Het blijft dus schipperen om de voordelen van de oestrogeensubstitutie in evenwicht te brengen met de nadelen. Zoals reeds ter sprake kwam, kan men bij lokale genitale klachten het beste kiezen voor lokale applicatie, omdat men dan kan afzien van combinatie met een progestageen.

'Onverwacht presentje'

Het was een vraag die met enige regelmaat op het spreekuur terugkwam: Een vrouw rond de 45 jaar die zich afvroeg of ze nog wel zwanger kon worden en met name of er dus nog anticonceptie moest worden gebruikt. Uiteraard ben je voorzichtig met al te stellige uitspraken maar in dit geval, het was nog in het begin van mijn carrière, leek het me verantwoord om een stellig 'Neen dat kan niet meer', te laten horen. Wat was het geval? Mevrouw De Groot was 46 jaar en had al een halfjaar niet meer gemenstrueerd. Ze had forse opvliegers en het FSH-gehalte dat ik bepaalde was torenhoog, in combinatie met een lage oestrogeenspiegel. Het leek me dus verantwoord om haar reproductieve carrière als geëindigd te beschouwen maar ik had buiten het regeneratief vermogen van moeder natuur gerekend. Ze kwam ruim een jaar later met de predictortest in haar hand binnen met een grijns van oor tot oor op haar gezicht. Ze was al ruim drie maanden zwanger en vond het heerlijk. Weliswaar volledig niet gepland maar daarom niet minder gewenst, zei ze me. Het was nog in de tijd van voor de vruchtwaterpuncties en ik was dus als de dood voor een syndroom van Down. Zij overigens niet en ik mocht haar in de zwangerschap begeleiden en de partus doen. Het was een gezond meisje en het echtpaar genoot van dit 'onverwachte presentje', zoals zij het uitdrukten. Maar wat als de houding van de ouders anders was geweest?

10.4 Amenorroe

Afwezigheid van de menstruatie, amenorroe, is geen diagnose maar een symptoom dat verschillende oorzaken kan hebben. Er zijn verscheidene indelingen mogelijk, waartussen een onderlinge overlapping bestaat. Voorts is de afgrenzing ten opzichte van andere cyclusanomalieën, zoals oligomenorroe en een irregulaire cyclus, niet altijd scherp. Men kan amenorroe op verschillende manieren indelen.

Fysiologische of pathologische amenorroe
Geheel normaal is de amenorroe vóór de menarche, gedurende de zwangerschap, gedurende de lactatie en in de postmenopauze. De amenorroe gedurende de lactatie is wisselend van lengte. Zonder borstvoeding kan de eerste menstruatie reeds zes weken na de bevalling komen, soms al voorafgegaan door een ovulatie. Bij volledige borstvoeding duurt het meestal minstens twaalf weken. Gedurende de verdere lactatie gaat 40-75% van de vrouwen weer menstrueren, vaak nog met een anovulatoire cyclus, doch zeker is dat allerminst. Het 'blind opzetten' van een zwangerschap is geen onbekend fenomeen.

Primaire of secundaire amenorroe
Wanneer het meisje 16 jaar is geworden is het onwaarschijnlijk dat er sprake is van een late menarche, men spreekt dan van primaire amenorroe. Van secundaire amenorroe spreekt men wanneer bij een normaal menstruerende vrouw de menstruatie zes maanden is uitgebleven, terwijl anderen het uitblijven van drie cycli als criterium gebruiken. Niet alleen na de zwangerschap is een amenorroe fysiologisch, maar ook in de eerste jaren na de menarche en vóór de menopauze. Een afgrenzing met de oligomenorroe is soms moeilijk; men spreekt dan ook wel van oligo-amenorroe.

Hypo- of hypergonadotrope amenorroe
In het klinisch gebruik kan een amenorroe geclassificeerd worden op grond van de gevonden hormoonspiegels. Zo spreekt men van hypo-, normo- of hypergonadotrope amenorroe ofwel van een hypo-, normo- of hyperoestrogene amenorroe en zelfs van een normo- of hyperprolactinemische amenorroe. Gebruikelijk is de *classificatie van de WHO*:
I hypogonadotrope hypo-oestrogene stoornis (circa 5%);
II normogonadotrope normo-oestrogene stoornis (circa 75%);
III hypergonadotrope hypo-oestrogene stoornis (circa 20%).

Voor deze classificaties worden de volgende laboratoriumwaarden gehanteerd (de laboratoriumwaarden zijn slechts indicatief; laboratoria gebruiken verschillende tests met verschillende waarden):
– normogonadotroop: FSH 2-9 IE/l;
– hypergonadotroop: FSH > 20 IE/l;
– hypogonadotroop: FSH < 2 IE/l;
– normo-oestrogeen: E_2 100-300 pmol/l;
– hypo-oestrogeen: E_2 < 100 pmol/l;
– prolactine normaal: 200-500 mE/l;
– hyperprolactinemie: > 800 mE/l.

Centrale of perifere amenorroe
Voor het verkrijgen van een goed inzicht is de indeling geschikt die gebaseerd is op de *lokalisatie* van de oorzaak (zie ook fig. 10.1). Deze indeling wordt gevolgd.

10.4.1 Centrale oorzaken

Elke amenorroe in deze groep is gekenmerkt door een hypogonadotrope spiegel.

Afwijkingen van de hypothalamus
Beschadigingen of aanlegstoornissen van de hypothalamus komen zeer zelden voor en gaan gepaard met reukstoornissen (syndroom van Kallmann).

Ontbreken van de hypofyse
Het ontbreken van de hypofyse is zeer uitzonderlijk, soms is er sprake geweest van een tumor in de hypofyse of daarbuiten (craniofa-

ryngioom), waarvoor de hypofyse operatief moest worden verwijderd. Er zijn dan ook andere uitvalsverschijnselen (panhypopituïtarisme). Een primaire aanlegstoornis zoals een hypofysaire dwerggroei of een ischemische necrose door excessief bloedverlies post partum (syndroom van Sheehan) is zeldzaam. Soms heeft men als kind bestraling van de schedelbasis ondergaan in het kader van een leukemiebehandeling.

Dysregulatie van de hypofyse door andere hormonen

Het bekendst is de amenorroe door een te sterke prolactineproductie. In de lactatie is dit fysiologisch, maar ook daarbuiten kan men een hyperprolactinemie aantreffen. Soms is er in de voorkwab een klein microadenoom aanwezig, zodat bij verdenking hierop een onderzoek van de sella turcica en de gezichtsvelden noodzakelijk is. Er bestaat meestal galactorroe. Men kan hyperprolactinemie soms aantreffen na het staken van de pil ('postpilamenorroe'), doch steeds is een uitgebreid endocrinologisch onderzoek noodzakelijk om andere oorzaken uit te sluiten. Neuroleptica en antihypertensiva kunnen ook een verhoogd prolactinegehalte veroorzaken door onderdrukking van de neurotransmitters.

De ontregeling van de hypofyse kan ook ontstaan door de wisselwerking met andere endocrinologische systemen, zoals bijnier, pancreas en met name schildklier. Zo heeft een ontregelde diabetica meestal een ontregelde menstruele cyclus en speelt ook een verhoogde insulineresistentie, al of niet in samenhang met adipositas, een belangrijke rol. Bij geringe vormen van hyperthyreoïdie ziet men nogal eens een oligomenorroe. Ook een afwijkende functie van de bijnier heeft zijn invloed op de hypofyse.

Medicamenten

Psychofarmaca kunnen eveneens de samenwerking tussen hypothalamus en hypofyse zodanig beïnvloeden dat amenorroe ontstaat. Ook amenorroe na het staken van ovulatieremmers is centraal veroorzaakt. Na het wegvallen van de kunstmatige negatieve feedback blijft de hypothalamische klok geremd. Deze *postpilamenorroe* kan verwacht worden bij 3% van de vrouwen die een ovulatieremmer gebruiken. Er bestaat geen verband met de tijdsduur van het pilgebruik of de samenstelling. Er is sprake van een hypogonadotrope amenorroe met lage oestrogeenspiegels. Spontaan herstel van de cyclus treedt in het merendeel van de gevallen binnen zes maanden op, vaak zijn de eerste cycli dan nog anovulatoir. Het persisteren van de amenorroe na deze periode maakt verder onderzoek gewenst, in het bijzonder om na te gaan of er geen sprake is van hyperprolactinemie. Mede afhankelijk van de wens tot zwangerschap kan dan verder besloten worden tot ovulatie-inductie. Ook na staken van een behandeling met danatrol, medroxyprogesteronagonisten en GnRH-agonisten bij endometriose kan men een langdurige voortzetting van de hypofysaire remming zien.

Psychogene secundaire amenorroe

Psychogene secundaire amenorroe komt het meeste voor. Het is een duidelijke uiting van de verwevenheid van psyche en soma. Vaak zijn er gevoelens van verlatenheid en depressie. Soms is de stressfactor gemakkelijk in de anamnese aan te geven: een nieuwe baan of school, ver van huis zijn, een verbroken vriendschap of emotionele problematiek met de moeder. Andere oorzaken moeten vanzelfsprekend worden uitgesloten, doch meestal kan men in eerste instantie met een geruststellende uitleg volstaan. In dit gesprek zal ter sprake moeten komen dat de vruchtbaarheid zich ongemerkt kan herstellen, voordat zich de menstruatie aankondigt. Bij *anorexia nervosa* houdt de amenorroe direct verband met de psychiatrische stoornis (de zucht tot vermagering). De bedreiging van het lichaam is zo groot dat er voor een ovulatoire cyclus geen ruimte meer is. Vaak verneemt men bij de anamnese van een meisje met een secundaire amenorroe dat alles begonnen is met een *vermageringskuur*. Waarschijnlijk is de emotionele stress die leidde tot de wil om ma-

gerder te worden nog belangrijker dan de vermageringskuur zelf, wellicht door een direct effect van endogene opioïden op de GnRH-secretie.
Bij intensieve atletiekbeoefening en 'jogging' ziet men nogal eens een secundaire amenorroe, evenals bij balletdanseressen. Zowel stress als vermindering van gewicht kunnen als oorzaak worden aangegeven. Soms ziet men een patiënte met een secundaire amenorroe die geheel overtuigd is dat ze zwanger is. Bij deze schijnzwangerschap of *pseudocyesis* worden ook andere symptomen bemerkt zoals misselijkheid, braken of kindbewegingen.

10.4.2 Perifere oorzaken

Ovariële oorzaken

Congenitale afwijkingen
Wanneer de ovaria niet zijn aangelegd, kan er sprake zijn van *agenesie*. Vaker is er sprake van gonadale *dysgenesie*. Wanneer het Y-chromosoom ontbreekt of deficiënt is, ontwikkelt het embryo zich tot het vrouwelijke fenotype met weliswaar tubae, uterus en vagina, maar op de plaats van de ovaria bevindt zich een bindweefselstreng zonder normale kiemcellen ('streak gonads').
Syndroom van Turner. Als het Y-chromosoom ontbreekt, zijn er ook nog andere genetische afwijkingen, zoals duidelijk is bij het syndroom van Turner. Bij deze chromosomale 45-XO-configuratie vindt men niet alleen een primaire amenorroe maar ook een gestoorde lengtegroei. De meisjes zijn meestal niet langer dan 1,50 m, hebben een wat gedrongen bouw, met afwijkingen in de nekvorm door een plooi, lopend van het oor naar de schouder ('webbed neck'), en wat ouwelijke gelaatstrekken (progerie), ook wel sfinxgelaat genoemd. Voorts is er een lage haarinplanting en zijn er ook nog wel eens cardiale afwijkingen. De oestrogeenproductie is afwezig, zodat er geen ontwikkeling is van de mammae en nauwelijks van de uterus en de vagina. De diagnose is met zekerheid te stellen door chromosomaal onderzoek. De afwezigheid van het tweede X-chromosoom is ook kenbaar door het ontbreken van het Barr-lichaampje in de celkernen van een wang- of vaginastrijkje. Het ontbreken van oestrogenen- en inhibineproductie resulteert in een hoog FSH-gehalte. Soms wordt de diagnose al gesteld bij de geboorte door het herkennen van een typisch oedeem van de voetjes (*syndroom van Bonnevie-Ullrich*). Als de diagnose gesteld is, gaat men meestal over tot hormonale substitutie met oestrogenen of progestativa en groeihormoon. De vaak normaal intelligente meisjes moeten deskundig worden begeleid om tot acceptatie van het defect te kunnen komen. Het vóórkomen van chromosomale mozaïeken maakt mengvormen mogelijk.
Gonadale XY-dysgenesie (syndroom van Swyer). Wanneer het Y-chromosoom aanwezig is maar deficiënt functioneert door het ontbreken van de testisdeterminerende factor Tdf ontstaat eveneens een fenotypische vrouw met tubae, uterus en vagina. Het ontbreken van embryonale testes heeft tot gevolg dat er geen Müller-inhiberende substantie (MIS) wordt geproduceerd zodat de gebruikelijke remming van de buizen van Müller achterwege blijft. Ook dit meisje bezoekt het spreekuur wegens primaire amenorroe, maar haar afwijking is minder gemakkelijk herkenbaar. De lengtegroei is normaal, alleen de mammae en de genitalia zijn hypoplastisch door het ontbreken van oestrogenen. Bij chromosomaal onderzoek komt men tot de diagnose. Extirpatie van de 'gonadal streaks' is geïndiceerd gezien de grote kans op het ontstaan van kiemceltumoren. Oestrogeensubstitutie is gewenst, de aanwezigheid van een Y-chromosoom zal een goed bewaard geheim moeten blijven om de genderidentiteit van deze fenotypische vrouw niet in de waagschaal te stellen.
Testiculaire feminisatie. Wanneer het Y-chromosoom actief is maar de perifere lichaamscellen ongevoelig blijven voor testosteron, ontstaat het syndroom van de testiculaire fe-

minisatie of androgeen insensitiviteitssyndroom (AIS). De testes zijn tot ontwikkeling gekomen en daardoor de vorming van de inhibitiesubstantie tegen de buizen van Müller (MIS). De tubae en de uterus ontbreken dientengevolge. De ontwikkeling van de sinus urogenitalis is onafhankelijk van MIS, maar wel afhankelijk van testosteron. De gevoeligheid voor testosteron ontbreekt echter, zodat een vulva en een vagina kunnen ontstaan. Ook deze fenotypisch normaal geproportioneerde vrouwen, met goed ontwikkelde mammae, bezoeken het spreekuur wegens primaire amenorroe. De diagnose is meteen te stellen door de typerende afwezigheid van axilla- en pubisbeharing. De atypische testes bevinden zich tegen de bekkenwand of in het lieskanaal en dienen na voltooiing van de puberteit verwijderd te worden, wegens de mogelijke kans op een kiemceltumor. Ook deze vrouw heeft er recht op dat de ware aard van de gonade aan haar, en zeker ook aan haar omgeving, verborgen blijft. Haar gevoel, een vrouw te zijn (de genderidentiteit) heeft zich van jongs af aan ontwikkeld en mag voor haar niet ter discussie komen te staan op grond van chromosomenonderzoek.

Vroegtijdig functieverlies
Als de ovariële functie uitvalt vóór het veertigste jaar, ontstaat een *climacterium precox*. Dit syndroom van 'premature ovarian failure' (POF) kent verscheidene oorzaken. De eicellen kunnen onvoldoende in aantal zijn aangelegd of vroegtijdig door een auto-immuunproces in regressie zijn gegaan. Ook intensieve chemotherapie, zoals noodzakelijk bij leukemie en ziekte van Hodgkin, kan op jonge leeftijd alle eicellen vernietigen.
De diagnose bij deze vorm van secundaire amenorroe kan worden gesteld op grond van de anamnese en de verschijnselen die passen bij de hypo-oestrogene status zoals de congesties en de verhoogde FSH-spiegel. Histologisch onderzoek van een ovariumbiopsie heeft geen waarde voor diagnose en prognose en is vervangen door serumbepaling van het inhibine, als maat voor de resterende ovariële reserve. Het POF-syndroom is meestal irreversibel, maar soms herstelt de cyclus zich en komt het wel eens tot een graviditeit. Eiceldonatie is mogelijk als infertiliteit een rol speelt; in ieder geval dient oestrogeensubstitutie te worden overwogen.

Ovariumtumoren
Tumoren zijn zelden een oorzaak van ovariële amenorroe. Ondanks grote tumormassa's blijft een functioneel ovarium meestal bestaan. Alleen bij hormonaal actieve tumoren, zoals granulosacel- of andere stromaceltumoren, kan de cyclus door atypische terugkoppeling worden ontregeld. De secundaire amenorroe wordt meestal voorafgegaan door een ontregelde cyclus.

Polycysteus ovariumsyndroom (PCO)
Vroeger werd het polycysteus ovariumsyndroom genoemd naar Stein en Leventhal, die een groep patiënten beschreven met infertiliteit, amenorroe, hirsutisme, obesitas en vergrote, cysteuze ovaria. Er bleken zoveel graduele verschillen in deze groep te bestaan dat geen enkel symptoom obligaat geacht kon worden, behoudens de vergrote, cysteuze ovaria.
De ovulatiestoornis uit zich in amenorroe, anovulatie of luteale insufficiëntie en geeft nogal eens infertiliteit. Er is sprake van een vicieuze cirkel tussen hypofyse en ovarium, waarin de primaire oorzaak niet duidelijk is. Het syndroom wordt gekenmerkt door lage FSH- en verhoogde LH-spiegels. De verhoogde LH-spiegel leidt tot stimulatie van het ovariumstroma en het ovariumtheca waardoor een verhoogde productie van androgenen optreedt, wat aanleiding geeft tot hirsutisme. Men spreekt daarom in plaats van het PCO-syndroom de laatste tijd ook wel van *chronische hyperandrogene anovulatie*. De overmaat aan androgenen wordt door middel van perifere conversie in het vetweefsel, waaraan het deze patiënten meestal niet ontbreekt, omgezet in oestrogenen. De relatief verhoogde oestrogeenspiegel (tot een niveau als in de tweede helft van de cyclus) leidt tot een positieve terugkoppeling op de LH-afgifte door

de hypofyse en tot een negatief effect op de FSH-afgifte. De cirkel is nu rond en de follikelrijping is door de verstoorde LH/FSH-ratio ontregeld. Volgens sommigen is er een primaire stoornis in het steroïdmetabolisme van het ovarium, anderen menen dat er sprake is van een hypothalamische dysregulatie. Weer anderen kennen de belangrijkste rol toe aan de meestal aanwezige verhoogde insulineresistentie. Het hyperinsulinisme hangt wellicht eerder samen met de adipositas.

De diagnose wordt gesteld op grond van de klinische symptomen en de karakteristieke hormoonspiegels. Met behulp van ultrageluid zijn de talrijke kleine follikels in de ovaria zichtbaar te maken ('kralensnoer-aspect').

Vroeger dacht men dat het straffe ovariumkapsel de oorzaak was van de anovulatie. Men werd hierin gesteund doordat het klieven van dit kapsel therapeutisch effect had. Met deze zogenaamde *wigexcisie* wordt ook stroma verwijderd, zodat de relatieve hyperandrogenisatie verdwijnt en het ovulatieproces niet meer wordt geremd. Deze wigexcisies hadden lang niet altijd succes en resulteerden nogal eens in postoperatieve adhesies met steriliteit tot gevolg. De huidige behandeling van eerste keuze is toediening van clomifeen of een andere oestrogeenantagonist zoals tamoxifen, waarmee de negatieve terugkoppeling door de verhoogde oestrogeenspiegel wordt geblokkeerd. Met een dosering van clomifeen 50 mg 1-2 dd gedurende 5-7 dagen kunnen meestal ovulaties worden opgewekt. Bij clomifeenresistentie wordt getracht een ovulatoire cyclus te verkrijgen door ovulatiestimulatie met gonadotrofinen (zie § 11.3.1). Een nieuwe ontwikkeling is de medicamenteuze verbetering van de insulinegevoeligheid; een behandeling die voorlopig alleen in trial-verband plaatsvindt. Een nieuwe vorm van de aloude wigexcisie is de laparoscopische kapseldoorboring waarbij multipele gaatjes worden geponst in het ovariële kapsel. Vermagering leidt bij het PCO-syndroom nogal eens tot herstel van de ovulatoire cyclus, doordat de mogelijkheid tot perifere oestrogeenvorming verdwijnt. Met deze zeer effectieve, maar moeilijk te verwezenlijken aanpak hoort eigenlijk elke behandeling te beginnen.

Ook toename van de lichaamsbeweging heeft een gunstig effect op het herstel van de cyclus, misschien door beïnvloeding van het hyperinsulinisme. Het hirsutisme en de acne zijn in wezen het moeilijkst te behandelen. Van een ovulatieremmer met een anti-androgeen effect, zoals cyproteron, kan een gunstig effect op de huid worden gezien.

Uteriene oorzaken van amenorroe

Aplasie

Aplasie van de uterus komt voor als aanlegstoornis bij testiculaire feminisatie. Vaker ziet men de combinatie van een aplasia uteri met een aplasia vaginae: het syndroom van Mayer-Rokitansky-Küster (zie § 4.1.2). Hypoplasie komt voor als de ovaria niet zijn aangelegd, zoals bij het syndroom van Turner en Swyer.

Syndroom van Asherman

Als de wanden van het cavum uteri met elkaar vergroeid zijn en het *endometrium* verdwenen is, ontstaat amenorroe. Deze vergroeiingen kan men zien na een te grondig uitgevoerde curettage, vooral wanneer deze plaatsgevonden heeft in het kraambed. Soms is er geen sprake van een atresie van het cavum, maar zijn er alleen synechieën. Afhankelijk van de uitgebreidheid van de vergroeiingen kan men te maken krijgen met de verschillende symptomen van het syndroom van Asherman (zie § 6.3.1). Soms is er geen echte amenorroe doch een inwendige retrograde menstruatie, gevolgd door een haematosalpinx en endometriosis externa. Men spreekt dan van *cryptomenorroe*. Bij de in Nederland zelden voorkomende tuberculeuze endometritis treedt ook amenorroe op door vergroeiing van het cavum uteri.

Stenose van de cervix

De cervix uteri is zelden afgesloten. Een obstructie kan plaatsvinden als complicatie van conisatie. Er ontstaat amenorroe met cyclische pijnaanvallen door de haematometra.

Vaginale oorzaken

Bij atresie van het hymen kan de eerste menstruatie niet optreden. Er treedt stuwing op: haematocolpos, die zich uitbreidt naar de uterus: haematometra, gevolgd door haematosalpinges. Geleidelijk aan wordt de menstruatie door toenemende stuwing pijnlijk. De diagnose wordt pas moeilijk wanneer men te maken heeft met een vagina duplex waarvan de ene vagina wel en de andere vagina niet geopend is. Een dwarsseptum halverwege de vagina is zeer ongebruikelijk. Aplasia vaginae kwam reeds ter sprake bij de uteriene oorzaken.

10.4.3 Onderzoek bij amenorroe

Primaire amenorroe

Men zal eerst een oriënterend onderzoek doen om eventuele congenitale afwijkingen op het spoor te komen. Een dysgenetische gonade moet vroegtijdig worden vastgesteld om deze profylactisch te kunnen verwijderen. Als echter de thelarche is ingetreden, de lengtegroei normaal is en de vagina en uterus aanwezig zijn, is er waarschijnlijk sprake van een pubertas tarda en kan worden afgewacht. Op het achttiende jaar is zonder meer een uitgebreid specialistisch onderzoek noodzakelijk.

Bij het *algemeen onderzoek* moet er aandacht zijn voor de habitus, de proporties en het beharingspatroon.

Bij het *specieel onderzoek* zal men de mammaontwikkeling en de pubisbeharing aangeven volgens Tanner (zie fig. 10.4). De grootte van de clitoris schat men in centimeters. Bij inwendig onderzoek zal men septa en aplasieën willen uitsluiten; bij virgo's kan de uterus vaak makkelijker rectaal dan vaginaal worden gepalpeerd. Echoscopie geeft dan betere informatie. Bij het speculumonderzoek krijgt men informatie omtrent eventueel aanwezige oestrogene activiteit door inspectie van het cervixkanaal. Is er helder, draden trekkend slijm, dan is er ook oestrogene activiteit aanwezig.

Bij het *laboratoriumonderzoek* zal men in eerste instantie de gonadotrofinespiegels bepalen, ook al om een zwangerschap uit te sluiten. Vrij gebruikelijk is het dan ook om informatie te vragen over oestrogenen, progesteron, testosteron, cortisol, prolactine en schildklierfunctie.

Bij de *progesterontest* gebruikt men meestal een oraal progestativum voor de onttrekkingstest. Na gebruik van een progestativum zoals norethisteron of medroxyprogesteron (5 mg 3 dd gedurende 10 dagen) kan een dervingsbloeding optreden wanneer er endometrium aanwezig is. Men krijgt informatie over het al of niet bestaan van endometrium, maar ook over de aanwezigheid van een basale oestrogeenspiegel, die nodig is voor een progestativumeffect.

Tot de *oestrogeentest* zal men overgaan wanneer er geen dervingsbloeding optreedt. Men geeft een oestrogeen meestal in orale vorm, bijvoorbeeld ethinylestradiol 50 µg 3 dd gedurende 10 dagen, en wacht af of er een dervingsbloeding ontstaat. Indien er geen bloeding optreedt, is er geen uterus of bestaat er twijfel omtrent de inname van de tabletten. In de praktijk voldoet de OAC-belastingtest met een strip van een gebruikelijke ovulatieremmer.

De *GnRH-stimulatietest* kan worden uitgevoerd bij een hypogonadotrope amenorroe om een onderscheid te maken tussen een hypothalame of een hypofysaire oorzaak. Als na pulsatiele toediening van GnRH een snelle stijging optreedt van LH en FSH, wijst dit op een intacte hypofysefunctie.

Chromosomaal onderzoek kan alleen in speciale laboratoria worden verricht met behulp van een leukocytenkweek uit perifeer bloed, bij verdenking op chromosomale mozaïeken ook uit een huidbiopsie.

Röntgenonderzoeken worden verricht op indicatie, een IVP bij verdenking op congenitale afwijkingen. Bij een sterk verhoogd prolactinegehalte zal een CT-scan of MRI van de schedel (sella turcica) worden overwogen.

De *skeletleeftijd* wordt bepaald op een foto van de handwortel.

Laparoscopisch onderzoek van de genitalia

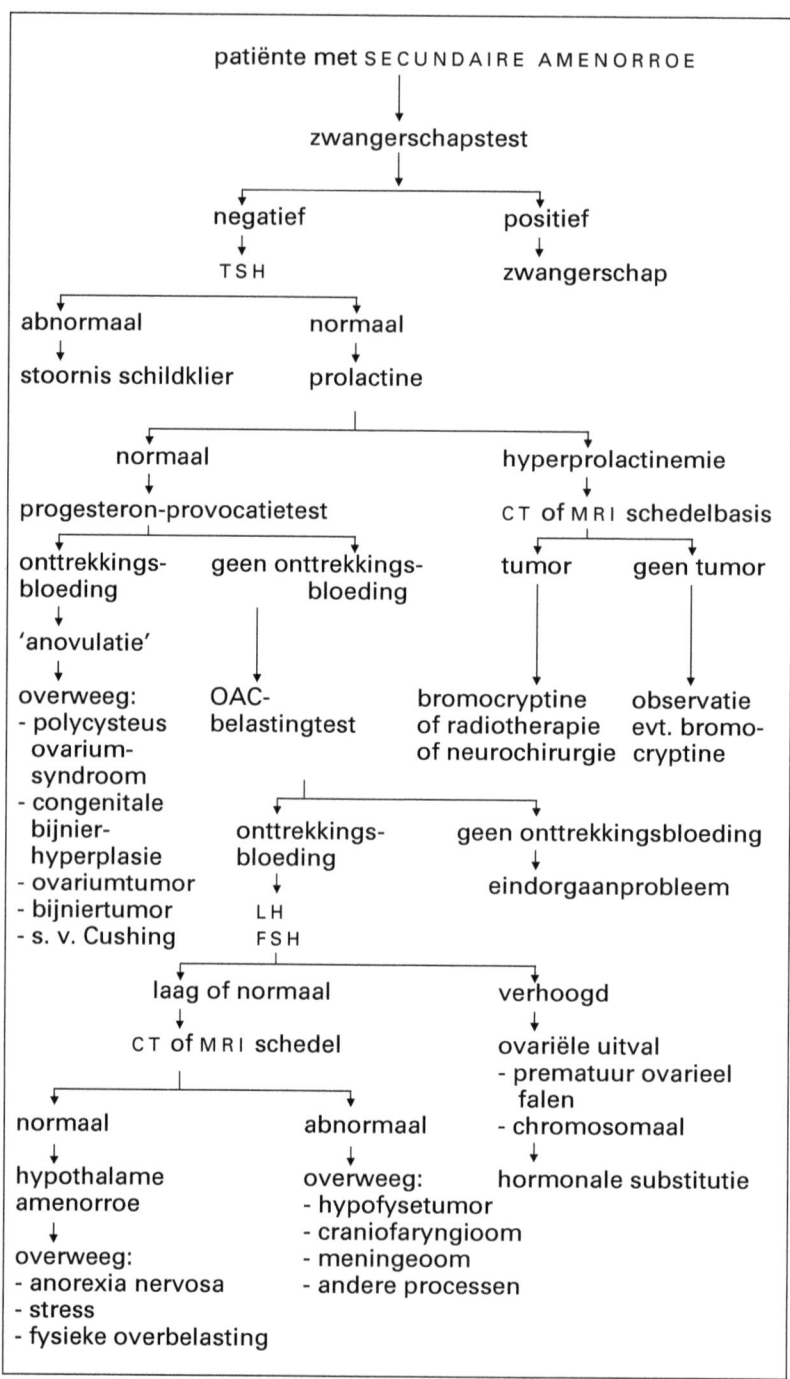

Figuur 10.5 *Beslisboom bij de analyse van secundaire amenorroe om na te gaan in welk compartiment de stoornis is gelegen: hypothalamus, hypofyse, ovaria of uterus/vagina. In dit schema wordt ervan uitgegaan dat bij lichamelijk onderzoek geen bijzonderheden zijn gevonden en dat een zwangerschap en een stoornis in de schildklierfunctie zijn uitgesloten (naar Curosh in: Greene HL, Johnson WP, Maricic MJ. Decision making in medicine. St. Louis: Mosby Year Book; 1993).*

interna is soms noodzakelijk om tot een afronding van de diagnose te komen. Alle gegevens moeten dan reeds bekend zijn om tot een goede differentiële diagnose te komen. De mogelijkheid tot een fotografische vastlegging van de bevindingen is obligaat, zodat deze gegevens later altijd voor de patiënte ter beschikking staan.

Secundaire amenorroe
Als een zwangerschap is uitgesloten, zal men het eerst aan een psychogene oorzaak denken. Bij de anamnese is dan van groot belang om na te gaan:
- of er een abrupte of een geleidelijke verandering van de cyclus is opgetreden;
- of er relaties te leggen zijn met andere somatische veranderingen of ziekten;
- of er een relatie bestaat met medicamenten, zoals sedativa en ovulatieremmers;
- of er een verband bestaat met veranderingen in de privé-omstandigheden;
- of er verband bestaat met een vermageringskuur of excessieve sportbeoefening.

Wanneer men samen met de patiënte een tijdslijn tekent, komen de relaties soms treffend naar voren.
Men zal meestal pas na zes maanden overgaan tot een uitgebreid endocrinologisch gynaecologisch onderzoek, tenzij anamnese en oriënterend lichamelijk onderzoek aanleiding geven tot snellere actie. Een goede bepaling van onder- en vooral van overgewicht met behulp van de body-mass index (BMI) kan een belangrijke oorzaak van de cyclusstoornis aan het licht brengen. Het uitgebreidere endocrinologisch onderzoek vangt aan met de serologische bepaling van het HCG en het TSH om een zwangerschap en een gestoorde schildklierfunctie uit te sluiten. Is dit gebeurd, dan zal vervolgens op grond van de al of niet verhoogde waarde van FSH en prolactine een diagnostische beslisboom (fig. 10.5) worden gevolgd om na te gaan in welk compartiment de stoornis is gelokaliseerd: de uterus, het ovarium, de hypofyse of de hypothalamus.
Bij een verhoogd *prolactinegehalte* is een verder gericht onderzoek gewenst, in eerste instantie naar een medicamenteuze oorzaak. Gezien de grote variatiebreedte van de spiegel zal men hiertoe pas overgaan bij een spiegel van > 250 µg/l. Ook de mogelijkheid van een prolactinoom in de hypofyse zal dan worden overwogen.
Bij *hyperandrogenisme* kan ook zonder tekenen van hirsutisme een amenorroe optreden. In het algemeen moet men bij verhoogde testosteronspiegel de oorzaak in het ovarium zoeken, terwijl DHA (dehydro-epiandrosteron) vrijwel exclusief door de bijnier wordt geproduceerd.

10.4.4 Therapie van amenorroe

Als op grond van anamnese en onderzoek kan worden vastgesteld in welk compartiment de stoornis is gelegen, kan de behandeling worden aangevangen. De behandeling is niet alleen afhankelijk van de oorzaak, maar vooral ook van de probleemstelling van de patiënte.
Bij primaire amenorroe zal er vaak zorg zijn omtrent eventuele toekomstmogelijkheden, vooral over de fertiliteit. Vaak bestaat er ook zorg of men wel als volwaardige vrouw seksueel kan functioneren. Wanneer bij een zestienjarig meisje met normaal ontwikkelde secundaire geslachtskenmerken de menstruatie nog steeds is uitgebleven, kan men een progesteronprovocatietest uitvoeren. Indien een onttrekkingsbloeding uitblijft, zal gericht moeten worden nagegaan of er een anatomische afwijking is, in het bijzonder of er geen sprake is van een aplasie van vagina en uterus. Bij secundaire amenorroe is lang niet altijd een behandeling noodzakelijk als bij het onderzoek geen afwijkingen worden gevonden. Geruststelling en uitleg zijn dan voldoende, soms kan men dit beleid ondersteunen door een dervingsbloeding op te wekken met een pilstrip van een ovulatieremmer, die desgewenst daarna kan worden voortgezet. Bij een duidelijke kinderwens zal men overgaan tot *ovulatie-inductie* (zie § 11.3.1), waarbij de

WHO-classificatie van de endocriene stoornis (zie § 10.4) richtinggevend is. Bij overgewicht (BMI > 28) is vermagering de behandeling van eerste keuze. De grote kans op succes met minder kans op complicaties (onder andere gemelli!) kan de motivatie ondersteunen, waarbij een goede begeleiding van een diëtist onmisbaar is.

Wanneer er geen sprake is van een kinderwens, kan behandeling van de secundaire amenorroe soms toch nodig zijn. Zo zal bij hyperprolactinemie na uitsluiting van een hypofyseadenoom vaak een behandeling volgen met bromocriptine, vooral als er ook sprake is van een hinderlijke galactorroe. Bij de hypothalame amenorroe die gevonden kan worden bij excessieve lichamelijke inspanning dreigt het gevaar van osteoporose op grond van de oestrogeenonttrekking, met het risico van spontane fracturen. Hetzelfde risico ontstaat wanneer er sprake is van premature ovariële uitval (POF). In overleg met de patiënte kan worden bezien welke oestrogeensubstitutie te verkiezen valt; vaak komt men dan uit bij een laag gedoseerde anticonceptiepil.

10.4.5 Hirsutisme

Niet zelden gaat een secundaire amenorroe gepaard met een vermannelijking van het beharingspatroon. Het hirsutisme uit zich in een beginnende beharing op de kin en de bovenlip, rond de areola mammae en in ruitvormige, tot de navel opstijgende pubisbeharing. Vooral de beginnende snor- en baardgroei zijn sociaal onacceptabel en vormen een ernstige klacht. De frequentie van epilatie geeft een indruk van de ernst. Soms is het hirsutisme een onderdeel van een *virilisatie*. De vermannelijking uit zich dan verder in een kaalheid aan de slapen ('Geheimratsecken'), toegenomen algemene lichaamsbeharing, clitorisvergroting, stemverlaging ('het zangkoor') en menstruatiestoornissen.

Van *hypertrichosis* spreekt men wanneer de algemene lichaamsbeharing is toegenomen zonder specifieke plaatsvoorkeur.

Oorzaken

Idiopathisch kan hirsutisme optreden. In bepaalde families, vooral met donkerbruin haar, kan hirsutisme gewoon zijn, zoals rond de Middellandse Zee het geval is. Er is dan meestal sprake van een vergrote gevoeligheid van de haarfollikels voor op zichzelf normale hoeveelheden androgenen. Er kan ook sprake zijn van een absoluut toegenomen circulerende hoeveelheid androgenen afkomstig uit de bijnier of het ovarium.

In het *ovarium* worden normaliter geringe hoeveelheden androgenen gevormd. Bij het PCO-syndroom is er sprake van een stoornis in het steroïdmetabolisme, die leidt tot hirsutisme en anovulatie. Bij een ernstige, plotseling ontstane vorm van hirsutisme zal men denken aan een stromaceltumor zoals de Sertoli-Leydig-celtumor, de lipoïdceltumor of de hilusceltumor. Er is dan meestal virilisatie. De *bijnier* kan oorzaak zijn van hyperandrogenisme. Duidelijk is dit bij tumoren of bij hyperplasie (ziekte van Cushing) of bij congenitale bijnierhyperplasie. Bij partiële 21-hydroxylasedeficiëntie treedt de virilisatie pas op in de puberteit. Toegenomen beharing van het gelaat in de postmenopauze hangt samen met de bijnierfunctie en het sterk toegenomen LH-effect op de androgeenreceptoren van het ovarium.

Onderzoek

Een uitgebreid endocrinologisch onderzoek is noodzakelijk om de juiste oorzaak op te sporen. Hierbij zal onder andere gebruikgemaakt worden van serumspiegels van testosteron, in het bijzonder de ongebonden fractie die biologisch in de haarfollikels actief wordt gemaakt door omzetting in 5-dihydrotestosteron. Voorts zal men de spiegels willen weten van de precursors van testosteron: androsteendion en dehydro-epiandrosteron (DHEA). Hiermee kan gedifferentieerd worden tussen een origine vanuit de bijnier of het ovarium. Zo is bij een bijniertumor het DHEA sterk verhoogd. Een dexamethasonsuppressietest kan behulpzaam zijn bij het uitsluiten van een tumor.

Therapie

Lang niet altijd kan een oorzaak worden gevonden. In die gevallen zal het tot praktische adviezen moeten komen. Epileren moet vakkundig geschieden, is kostbaar en eigenlijk alleen toepasbaar op vrij kleine huidgebieden. Droogscheren is meestal de beste oplossing, waarbij de vrouw gerustgesteld kan worden dat hierdoor geen stimulatie optreedt van de groei of dikte van de haren. Soms wordt gebruikgemaakt van *anti-androgene hormonen* zoals cyproteron. De benodigde dosering geeft nogal eens bijverschijnselen. Soms wordt met lage doseringen cortison een lichte bijniersuppressie gegeven. Een ovulatieremmer kan een gunstig effect geven, hoewel ook het tegenovergestelde het geval kan zijn. Dezelfde problematiek doet zich voor bij acne. In de ovulatieremmer waar het oestrogeen gecombineerd wordt met cyproteron, is een anticonceptiepil verkregen met een anti-androgeen effect. De voorspelde werking valt nogal eens tegen. Zeker is het zinvol om een patiënte met ernstig hirsutisme contact te laten opnemen met een goede schoonheidsspecialiste.

10.5 Meno- en metrorragie en overige cyclusstoornissen

De cyclus kan veranderd zijn door stoornissen in het ritme en door afwijkingen in de hoeveelheid bloedverlies. De vrouw brengt als klacht de onregelmatigheid of de abnormale hoeveelheid van de menstruatie. Dit symptoom is nog geen diagnose en kan zeer verschillende oorzaken hebben, hetzij stoornissen in de endocriene regulatie, hetzij organische afwijkingen. Men onderscheidt de volgende stoornissen (zie ook fig. 1.2).
Oligomenorroe of polymenorroe. Wanneer de menstruatie langer op zich laat wachten dan zes weken, spreekt men van oligomenorroe. Is de cyclus kort en volgen de menstruaties elkaar op binnen 21 dagen, dan spreekt men van polymenorroe. 'Veel menstrueren' kan betekenen dat er vaak wordt gemenstrueerd of dat er veel bloedverlies bestaat. Voorts moet men erop bedacht zijn dat nogal eens de lengte van de cyclus wordt berekend van de laatste dag van de menstruatie tot de eerste dag van de volgende, zodat men ten onrechte een drieweekse cyclus veronderstelt.
Hypo- of hypermenorroe. De hoeveelheid bloedverlies is minder of meer dan normaal. In hoofdstuk 1 is de moeilijkheid om dit symptoom te objectiveren reeds ter sprake gebracht.
Menorragie of metrorragie. Wanneer de menstruatie langer duurt dan zeven dagen, spreekt men van menorragie. Essentieel is de voorwaarde dat de maandelijkse cyclus herkenbaar blijft. Vaak is er ook te veel bloedverlies, wat maakt dat de begrippen hypermenorroe en menorragie nogal eens door elkaar worden gebruikt. Bij ieder onregelmatig bloedverlies spreekt men van metrorragie, of de cyclus daarbij nu nog herkenbaar blijft of niet.
Tussenbloedingen zijn zeer geringe, onregelmatige bloedingen met behoud van de cyclus. Bij het gebruik van ovulatieremmers spreekt men wel van 'spotting'. De mogelijkheid van *contactbloedingen* (bloedverlies na de coïtus) zal altijd moeten worden overwogen.
Deze definiëringen geven de suggestie dat een strikte classificatie van het symptoom altijd mogelijk is. Er bestaan echter vloeiende overgangen tussen oligomenorroe en secundaire amenorroe, evenzo tussen menorragie en metrorragie. Vaak is het ook moeilijk voor de vrouw om haar cyclusanomalie onder woorden te brengen. Het gebruik van een menstruatiekalender (fig. 10.6) kan dan van groot nut blijken om te komen tot een zo exact mogelijke classificatie.

10.5.1 Oorzaken

Het *symptoom* van de menstruatiestoornis kan veroorzaakt worden door stoornissen in de endocriene sturing of door organische afwijkingen.
Wanneer het onregelmatige bloedverlies wordt veroorzaakt door een abnormale hor-

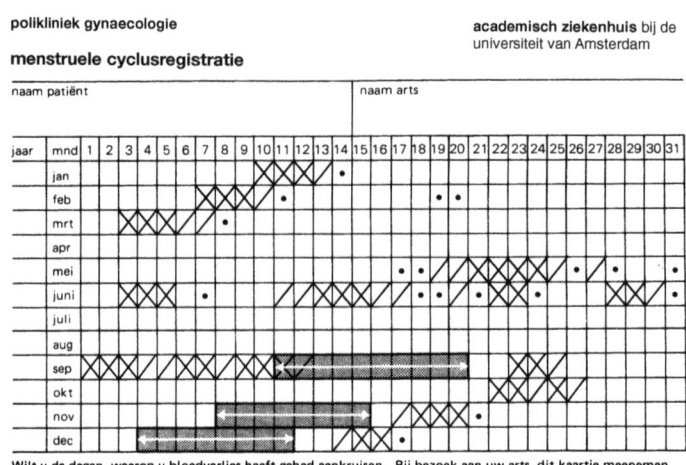

Figuur 10.6 *Menstruele cyclusregistratie. De patiënte krijgt een voorgedrukt kaartje mee, waarop zij kan aantekenen wanneer het bloedverlies plaatsvindt. Met behulp van kruisjes, streepjes of stippen kan zij de verschillen in hoeveelheid aangeven. Er is een regulaire cyclus in het eerste kwartaal, met wellicht een ovulatiebloeding in februari. In mei is er metrorragie na een secundaire amenorroe van ongeveer tweeënhalve maand. De irregulariteit wordt duidelijk in juni. In september wordt een metrorragie na twee maanden amenorroe gecoupeerd door het voorschrijven van een progestativum, waarmee wordt aangevangen op 11 september. De bloeding stopt na twee dagen. Na staken van de tiendaagse behandeling treedt een dervingsbloeding op. Op grond van dit beloop wordt profylactisch een progestativum voorgeschreven van de 18e tot 25e dag van de cyclus. Dat resulteert in regulering van de cyclus in november en december.*

monale regulatie spreekt men ook wel van *disfunctionele* bloedingen. Deze zijn te verdelen in:
- *dervings- of onttrekkingsbloedingen:* het endometrium wordt afgestoten omdat de hormoonspiegel van oestrogenen en/of progesteron plotseling wegvalt of sterk daalt ('de muur stort in');
- *doorbraakbloedingen:* het slijmvlies wordt niet meer intact gelaten omdat de hormoonspiegel relatief onvoldoende is om het endometrium in stand te houden ('er vallen scheuren en bressen in de muur').

Tempowisselingen van de endocriene regulatie
Lichte ritmeanomalieën zijn fysiologisch. Deze worden veroorzaakt door veranderingen in de lengte van de folliculaire fase, doordat de rijping later op gang komt of langer duurt. Oligomenorroe wordt nogal eens afgewisseld met perioden van secundaire amenorroe. Met een nauwkeurig gemaakte BTC kan men meestal nagaan of er sprake is van anovulatie. De oligomenorroe wordt meestal niet als afzonderlijke klacht gebracht omdat de geringe menstruatiefrequentie niet als hinderlijk wordt ervaren. Bij de infertiliteitspatiënte is dit symptoom van belang, omdat hiermee de verdenking op anovulaties ontstaat. Een ovulatoire oligomenorroe kan ook een subfertiele factor zijn, doordat het aantal kansen per jaar dat de vrouw zwanger wordt afneemt. Wanneer de man door zijn beroep zelden thuis is, kan dit een duidelijk praktisch probleem vormen.

Anovulatie
De eerste jaren na de menarche en verscheidene jaren vóór de menopauze is een anovulatoire cyclus een fysiologisch verschijnsel. Het rijpen van het endometrium blijft achterwege door het uitblijven van de luteale fase. Als de niet-gesprongen follikel in regressie

gaat, vindt er een vertraagde afstoting plaats van het endometrium, wat zich kan uiten in te lang en vaak ook te veel bloedverlies. Een vaste regel is dit niet en veel 'menstruaties' zijn dervingsbloedingen bij een anovulatoire cyclus. Het ontbreken van dysmenorroe kan ons op het spoor brengen. Een goede BTC geeft meestal zekerheid. Eventueel kan met een progesteronbepaling rond de 21e dag van de cyclus het uitblijven van de ovulatie bevestigd worden.

Een bijzondere vorm van de anovulatoire cyclus treedt op bij de *persisterende follikel*. Meestal gaat in een anovulatoire cyclus de rijpende follikel geleidelijk in regressie wanneer de 'LH-piek' uitblijft. Soms echter blijft de follikel functioneren en neemt zelfs in grootte toe tot een blaasje met een diameter van wel 8 cm. De continue oestrogene beïnvloeding van het endometrium geeft een zeer sterke proliferatie van het epitheel en het stroma, zodat het karakteristieke microscopische beeld ontstaat van de *glandulaire cystische hyperplasie*. Uiteindelijk is de oestrogeenproductie uit de follikel niet meer in staat om dit hyperplastische endometrium in stand te houden en treedt er een regressie op van het endometrium met doorbraakbloedingen zonder hemostase of contractie van spiraalarteriën en vertraagde afstoting. Door het uitblijven van een snelle regressie van de follikel neemt dit afstotingsproces geruime tijd in beslag, zodat er een metrorragie van drie à vier weken kan ontstaan. Meestal is de diagnose te stellen doordat er een periode van amenorroe aan de metrorragie is voorafgegaan (zie fig. 1.2 sub 10). Soms ziet men uit de portio niet alleen bloed, maar ook veel helder slijm tevoorschijn komen als teken van de hyperoestrogeniteit. Deze symptomencombinatie van amenorroe gevolgd door metrorragie is in deze premenopauzale leeftijdsfase zo kenmerkend, dat men na uitsluiting van een zwangerschap een medicamenteuze behandeling kan instellen zonder verdere diagnostiek. Wanneer men een progestativum toedient, vindt alsnog rijping van het endometrium plaats en stopt de bloeding binnen drie dagen.

De (pro)gestagenen kan men in twee groepen verdelen; al naar gelang de chemische bouw lijken ze op progesteron zoals dydrogesteron of medroxyprogesteron (de C-21-groep) of meer op testosteron zoals lynestrenol of norethisteron (de C-19-groep). De gestagenen uit de laatste groep, de nor-steroïden, lijken effectiever in hun transformatie van het endometrium. Meestal geeft men daarom norethisteron of lynestrenol (3 dd 5 mg gedurende 10 dagen). Continueert de metrorragie, dan dient onverwijld uitbreiding van de diagnostiek plaats te vinden. Aan de patiënte moet duidelijk worden uitgelegd dat bij het verdwijnen van de bloeding toch de medicatie gedurende tien dagen moet worden voortgezet en dat na staken alsnog een 'nieuwe menstruatie' optreedt. Zonder deze instructie willen patiënten nog wel eens ophouden met de medicatie zodra de bloeding verdwenen is, het gevolg is dan een snel recidief. Is de patiënte er niet van op de hoogte dat er een dervingsbloeding optreedt na de behandeling van tien dagen progestagenen, dan zal zij menen dat de behandeling zonder resultaat was. Wanneer men op deze wijze de metrorragie heeft bedwongen, doet men er verstandig aan de volgende cycli nauwgezet te reguleren of te overwegen om voorlopig een ovulatieremmer enige tijd, zonder onderbreking, voor te schrijven. Men kan profylactisch progestativa geven van de 18e tot de 25e dag of de cyclus geheel reguleren door middel van een combinatiepil. Behandeling van een *disfunctionele bloeding* met progestativa is alleen acceptabel als men duidelijk met de patiënte heeft afgesproken dat zij terugkeert wanneer de bloeding persisteert. Een geschreven instructie met behulp van een menstruatiekalender (zie fig. 10.6) is hierbij onmisbaar.

De 'metrorragie des jeunes vierges' berust eveneens op anovulatie. Men geeft een combinatiepil met 50 μg oestrogeen, om de 6 uur, tot de bloeding stopt; gevolgd door één pil per dag gedurende twee weken. Verdere hormonale therapie zal men echter zoveel mogelijk willen vermijden om de ontwikkeling van het hypothalamisch-hypofysaire systeem niet onnodig te beïnvloeden.

Tabel 10.1 *Oorzaken van metrorragie*[1]

corpus	*endometrium*	*morfologische oorzaak:*
		– endometriumcarcinoom
		– sarcoom van endometrium (mixed Müllerian tumor)
		– adenomateuze poliep
		– chronische endometritis, op basis van submukeus myoom, IUD, Chlamydia of TBC
		– atrofische endometritis van de postmenopauze
		zwangerschapsprobleem:
		– abortus incompletus
		– endometritis decidualis
		– EUG (Arias Stella, decidua-afgietsel)
		– placentarest
		– persisterende trofoblast/choriocarcinoom
		endocriene rijpingsstoornis slijmvlies:
		– doorbraakbloeding bij OAC
		– anovulatoire cyclus
		– hyperplasie (simplex of complex)
		– luteale insufficiëntie
		– ovariumtumor met hormonale activiteit
		– iatrogeen: climacteriële oestrogeensubstitutie
	myometrium	myoom (meestal alleen menorragie)
		sarcoom (leiomyosarcoom of mixed Müllerian tumor)
		adenomyose
		vaatanomalie, zoals AV-shunt
	systemisch	*stollingsstoornis:*
		– Von Willebrand
		– trombocytopenie
		– anticoagulantia
		stoornis in het steroïdmetabolisme:
		– leverfunctiestoornis
		– medicamenteus: anti-epileptica, tranquillizers
		– dialysepatiënte
		– hypo- of hyperthyreoïdie
cervix		*carcinoom:*
		– portio
		– occult endocervicaal carcinoom
		endocervixpoliep
		chronische cervicitis (cave TBC, bilharzia)
vagina		carcinoom (achter speculumblad!)
		vaginitis desquamativa (lichen planus)

1 Bij deze opsomming is gestreefd naar volledigheid, waarbij voor de overzichtelijkheid moest worden afgezien van het hanteren van een volgorde van incidentie. Zie ook differentiële diagnostiek bij bloedverlies in de postmenopauze, § 6.6.1.

Anovulatie komt verder uitvoerig ter sprake bij de infertiliteit (zie § 11.2.3). Soms wordt bij het microscopisch onderzoek van het curettement vastgesteld dat er sprake is van een *atypische hyperplasie*. Er is dan een onregelmatige rangschikking van krachtig geprolifereerde buisjes die bekleed zijn met epitheel dat duidelijk polymorfie en verhoogde mitoseactiviteit vertoont. De 'complexe' vorm kan men beschouwen als een carcinoma in situ. De kans op progressie naar een carcinoom is zo groot dat meestal besloten wordt tot een uterusextirpatie.

Luteale insufficiëntie

De functie van het corpus luteum kan traag op gang komen en te snel afnemen, zodat de hormonale rijping van het endometrium onvoldoende totstandkomt. Aan het einde van de cyclus kunnen dan al doorbraakbloedingen optreden. Dit antemenstruele bloedverlies kan meestal goed worden bestreden met een progestativum, waarmee aangevangen dient te worden twee dagen voor de te verwachten bloeding.

Organische afwijkingen

Naast de drie genoemde vormen van dysregulatie als oorzaak van een cyclusanomalie bestaan er ook verscheidene organische afwijkingen.
Bij afwijkingen van het cavum uteri kan de normale afstoting van het endometrium verstoord zijn of is een oppervlaktedefect de oorzaak van de cyclusanomalie. Bij een uterus myomatosus blijft het ritme behouden maar is er sprake van meer en langer bloedverlies door verscheidene oorzaken (zie § 6.5.2). Er is dus eerder sprake van een meno- dan van een metrorragie. Vermindering van bloedverlies kan optreden bij afwijkingen aan het cavum die het oppervlak verkleinen, zoals bij het syndroom van Asherman. Een stollingsstoornis zoals de ziekte van Von Willebrand kan de oorzaak zijn dat de menstruatie heviger verloopt, doordat de stolling in het stratum basale verstoord is. Vooral bij jonge patiënten moet hieraan worden gedacht. Bij patiënten die een langdurige tromboseprofylaxe met anticoagulantia krijgen, heeft dat overigens weinig invloed op de menstruatiehoeveelheid.
Organische afwijkingen die een slijmvliesdefect geven met onregelmatig bloedverlies zijn er vele. Bij een metrorragie moet men niet alleen denken aan endometriumafwijkingen, zoals een poliep of een endometriumcarcinoom, maar ook aan andere oorzaken, zoals deciduale endometritis, incomplete abortus, EUG of een afgebroken stuk IUD. Voorts kan de metrorragie veroorzaakt worden door een cervixcarcinoom of verband houden met een ovariumtumor.
Kortom, metrorragie is niet te beschouwen als een dysregulatie van de cyclus maar is een symptoom dat vraagt om verdere gerichte diagnostiek.

10.5.2 Diagnostisch en therapeutisch beleid bij een patiënte met metrorragie of menorragie

Overvloedig en onregelmatig menstrueel bloedverlies is een frequent voorkomend probleem. Gemiddeld één op de tien vrouwen in de vruchtbare periode heeft hiermee te maken, vooral na het veertigste jaar. Door een nauwkeurige anamnese zal men trachten onderscheid te maken tussen menorragie en metrorragie. Men zal de klacht trachten te objectiveren aan de hand van kalendergegevens en aan de hand van praktische informatie, zoals de noodzakelijke hoeveelheid verband, de preventieve maatregelen als luiers en het gebruik van plastic 's nachts. Het Hb-gehalte geeft soms onvoldoende de ernst van het symptoom weer, door een sterke compensatoire bloedaanmaak.
De zeer uitgebreide differentiële diagnose maakt dat men vaak gebruik mag maken van de kans dat er op grond van de leeftijd waarschijnlijk sprake is van functionele bloedingen, zodat niet terstond een verwijzing behoeft te volgen voor specialistisch onderzoek. Maar deze benadering legt een groot gewicht

bij het initiële gynaecologisch onderzoek. Bij het speculumonderzoek zal men een macroscopisch cervixcarcinoom meestal opmerken, maar ook bij een ogenschijnlijk normale portio zal men cytologisch onderzoek verrichten, ook bij bloedverlies uit het ostium. Weliswaar is de betrouwbaarheid bij bloedverlies verminderd, maar dit geldt niet voor een positieve uitslag. Een grote uterus myomatosus kan meestal gemakkelijk worden vastgesteld, maar submukeuze myomen en poliepen kunnen ernstige menorragieën geven, zonder een palpabele vergroting van de uterus. Vooral bij ernstige anemie kan een echoscopie van het cavum in die gevallen al duidelijke informatie over de oorzaak geven door het beeld van een poliep of een submukeus myoom. Bij geringe metrorragie zal men een Chlamydia-infectie willen uitsluiten, ook al zijn daarbij nog veel onzekerheden inzake de pathogenese. De mogelijkheid van een zwangerschapscomplicatie kan gemakkelijk worden vergeten. Pas als al deze onderzoeken negatief blijken, mag men in eerste instantie aannemen dat er sprake is van een 'disfunctionele bloeding' en de patiënte daarvoor behandelen (zie § 10.5.1). Het bloedverlies moet bij een disfunctionele bloeding na behandeling met progestativa na twee dagen zijn verdwenen. Men bespreekt daarom met de patiënte dat ze terugkomt als het bloedverlies op de derde dag nog aanhoudt; zij zal dan verder onderzocht moeten worden met onder meer een curettage. Verdwijnt het bloedverlies echter, dan wordt de begonnen behandeling met progestativa voltooid en volgt na staken de dervingsbloeding (zie fig. 10.6). Er kan nu worden gekozen tussen verdere observatie van de cyclus. het profylactisch geven van progestativa van de 18e tot de 25e dag van de cyclus of het voorschrijven van een ovulatieremmer, wellicht zonder onderbreking. In de premenopauze zal men de laatste mogelijkheid verkiezen. Spoedig na het staken van het bloedverlies moet het cervixstrijkje worden herhaald, dat nu betrouwbaarder is.

De anticonceptiepil speelt een belangrijke rol en is een machtig wapen in het reguleren van cyclusstoornissen , soms na een eerdere kuur met progestativa en soms als initiële therapie. Na een sterilisatie bijvoorbeeld wordt nogal eens teruggegrepen op de pil om de hinderlijke cyclusstoornissen die dan de kop opsteken te reguleren. Ook veel vrouwen van rond de 50 jaar gaan over op de pil om cyclusstoornissen, die veel voorkomen op deze leeftijd, tegen te gaan en tevens gevrijwaard te blijven van opvliegers en andere (peri)menopauzale klachten.

Indien bij het gewone gynaecologisch onderzoek geen afwijkingen gevonden worden zal verder specialistisch onderzoek noodzakelijk zijn. Meestal zal besloten worden tot een *echoscopie*, een *hysteroscopie* en een *diagnostische curettage* (zie § 6.1). Afhankelijk van de bevindingen van deze onderzoeken zal het verdere beleid worden bepaald. Niet zelden worden geen duidelijke afwijkingen gevonden en kan de cyclus hormonaal worden gereguleerd. Bij terugkeer van de cyclusstoornis kan men, na een volledig gynaecologisch onderzoek, in eerste instantie een disfunctionele oorzaak aannemen en hormonaal behandelen. De voorschriften moeten duidelijk aan de patiënte worden meegegeven, tezamen met een menstruatiekalendertje, om de effectieve toepassing te kunnen vervolgen. Het is vaak praktisch om de cyclus geheel medicamenteus te reguleren door het voorschrijven van een ovulatieremmer met een niet al te laag gedoseerde combinatie van oestrogenen en gestagenen. Men kan het endometrium ook tot rust brengen met behulp van een gestageenbevattend IUD (Mirena), dat continu een kleine hoeveelheid progestatief hormoon aan het endometrium afgeeft. De Mirena werkt het beste bij menorragie met een normale grootte en contour van het endometrium, maar wordt ook bij aanwezigheid van myomen wel succesvol toegepast. Bij voortduren van de problematiek zullen zeldzame oorzaken, zoals stoornissen in de stolling en de schildklierfunctie, moeten worden uitgesloten. Een ijzergebrekanemie zal actief moeten worden bestreden. Blijven desondanks de klachten bestaan, dan zal afhankelijk van de ernst daarvan beslist moeten worden over het verdere beleid. Wanneer geen fertiliteit meer gewenst is, zal niet zelden besloten worden tot een uterusextirpatie. Indien de ingreep op deze indicatie wordt verricht, zijn er niet veel repercussies te verwachten. Ook na jaren blijkt de vrouw dankbaar dat er eindelijk een einde kwam aan het overvloedige onregelmatige bloedverlies. Een nieuwe ontwikkeling is de hysteroscopische transcervicale endometriumresectie ('ablatie') waarbij de uterus zelf behouden blijft (zie § 6.1).

Wanneer de fertiliteit nog niet is voltooid, kan een goede behandeling moeilijk zijn. Het gaat nogal eens om jonge patiënten, bij wie men de psychische factoren van de sterke ontregeling van de cyclus in overweging moet nemen. Deskundig overleg is noodzakelijk om al te frequente curettages en verdere ingrepen te vermijden. Soms vindt men bij deze groep patiënten soelaas bij hoge doseringen van een progestativum zoals lynestrenol of danazol. Ook is het zinvol om bij hen het effect te bezien van behandeling met een prostaglandinesyntheseremmer zoals naproxen of van het antifibrinolyticum tranexaminezuur.

Bij *bloedverlies in de postmenopauze* is een andere diagnostische benadering nodig, gezien de andere prevalentie van oorzaken (zie § 6.6 onder differentiële diagnostiek).

10.6 Dysmenorroe

Wanneer pijn bij de ongesteldheid als een echte klacht wordt gebracht, spreken we van dysmenorroe. Deze definitie houdt rekening met de subjectieve interpretatie van de vrouw zelf. De klacht is niet goed meetbaar; de ernst kan soms duidelijk worden door te vragen naar het eventueel verzuimen op school of op het werk. Van *primaire dysmenorroe* spreekt men wanneer de klacht bestaat sinds de menarche. Er is een *secundaire dysmenorroe* wanneer de klachten ontstaan op latere leeftijd, terwijl de cyclus daarvoor zonder noemenswaardige problematiek plaatsvond. Bij dysmenorroe bestaat er meestal een combinatie van een koliekachtige pijn in de onderbuik en een continue, doffe, vaag begrensde pijn in de rug. Vaak komen hierbij nog meer algemene klachten, zoals misselijkheid, hoofdpijn en diarree.

10.6.1 Primaire dysmenorroe

Oorzaken

Het is reeds lang bekend dat anovulatoire cycli vaker zonder dysmenorroe verlopen. Het is gebleken dat bij het uiteenvallen van endometrium dat door progesteron is gerijpt andere stoffen vrijkomen dan bij een anovulatoir endometrium. Het zijn vooral de prostaglandinen die tonische contracties geven van het myometrium en door ischemie van het myometrium pijn veroorzaken (*uteriene angina*). Dit wordt gesteund door de gunstige resultaten die worden verkregen bij de behandeling van dysmenorroe met prostaglandineremmers.

Met deze recente inzichten zijn allerlei andere mechanische verklaringen, zoals stenose van het cervixkanaal, naar de achtergrond verdrongen. Bij ernstige primaire dysmenorroe moet men ook de mogelijkheid overwegen van een congenitale afwijking. Heel verraderlijk is een rudimentaire uterushoorn die niet in verbinding staat met de rest van de uterus of een uterus didelphys met een vagina duplex waarvan één helft is afgesloten (zie fig. 6.4). Deze congenitale afwijkingen kunnen langdurig miskend worden wanneer er cyclische bloedingen uit de helft met open verbinding optreden. Bij langdurige persisterende primaire dysmenorroe zal bewust naar een congenitale anomalie worden gezocht, waarbij echoscopie zeer behulpzaam is.

Therapie

De laatste jaren wordt de klacht minder vaak gehoord, vermoedelijk door frequenter pilgebruik. Naast prostaglandineremmers, zoals acetosal, ibuprofen of naproxen, kan een tijdelijk anovulatoir maken van de cyclus het vertrouwen geven dat er geen organische afwijking bestaat maar een functioneel probleem.

10.6.2 Secundaire dysmenorroe

Als een vrouw pas op latere leeftijd gaat klagen over dysmenorroe is een organische oorzaak zeer waarschijnlijk. De volgende mogelijkheden moeten worden overwogen en uitgesloten:
– endometriosis externa;
– cervixstenose, zoals die kan ontstaan na een operatieve ingreep als de conisatie;
– syndroom van Asherman: de vergroeiingen in het cavum uteri kunnen tot diverse klachten leiden, afhankelijk van de uitgebreidheid;
– afwijkingen in het cavum uteri: een endometriumpoliep of een submukeus myoom kan tijdens de menstruatie gedeeltelijk worden uitgedreven; de vrouw geeft het typische weeënkarakter duidelijk aan, er zijn meestal ook menorragieën;
– chronische salpingitis: exacerbatie van de klachten kan ontstaan tijdens de menstruatie door hyperemie van het kleine bekken;
– een IUD kan secundaire dysmenorroe veroorzaken;
– de rol van adenomyose (endometriosis interna) als oorzaak is onzeker.

Een retroversio uteri kan *niet* als oorzaak worden beschouwd. Wellicht alleen bij fixatie door adhesies.
Er moet een duidelijk onderscheid gemaakt worden tussen de secundaire dysmenorroe en het 'bekkenpijnsyndroom' (zie § 17.2.2).
De therapie van secundaire dysmenorroe wordt bepaald door de gevonden oorzaak en kan hierdoor zeer verschillend zijn.

10.7 Premenstruele spanning

De cyclische veranderingen van de hormoonspiegels hebben niet alleen een effect op de uterus maar geven overal in het vrouwelijk lichaam cyclische veranderingen. Vlak voor de menstruatie kan dit zo problematisch zijn dat de vrouw in haar dagelijks leven en functioneren duidelijk belemmerd wordt. Toch is de premenstruele spanning (*PMS-syndroom*) niet goed afgegrensd. Het syndroom bestaat uit drie symptomengroepen, waarvan elk sterk kan variëren in samenstelling en ernst:
– psychische klachten, bestaande uit emotionele labiliteit, snelle irritaties en depressieve gevoelens;
– pijnlijke diffuse zwelling van de mammae;
– hinderlijk opgeblazen gevoel van de buik, al of niet gepaard gaande met hoofdpijn, oedeem en een duidelijke gewichtstoename.

Het tijdstip kan variëren van één week tot twee dagen voor de menstruatie.
Een goede verklaring is niet gevonden. Waarschijnlijk is er een verstoorde balans tussen de oestrogenen en progesteron, met een relatief gebrek van het laatste. Het syndroom komt veel voor doch is meestal niet zo ernstig dat om behandeling wordt verzocht. Er zijn verschillende mogelijkheden. Als men gelooft in een progesterontekort kan men premenstrueel een progestativum geven. Men kan ook primair de vochtretentie behandelen door premenstrueel een zoutloos dieet of diuretica in geringe dosering voor te schrijven. Een licht sedativum vormt nogal eens de meest praktische oplossing. De mastodynie reageert goed op bromocriptine. Sommigen beschouwen PMS als een cyclisch depressieve stemmingsstoornis op basis van een serotoninedisfunctie en zullen daarom kiezen voor een psychotherapeutische behandeling, al of niet medicamenteus met SSRI's ondersteund. Hoe dan ook zal men in een uitvoerig gesprek met de patiënte willen nagaan of er spanningsvelden zijn die maken dat deze welhaast fysiologische verandering tot een dergelijke problematiek leidt. Het syndroom blijft ook bestaan na een hysterectomie, zodat daar nooit een oplossing zal mogen worden gezocht.

10.8 Menstruatieverschuiving

Af en toe zijn er gebeurtenissen die het voor een vrouw zeer gewenst maken dat zij niet ongesteld is. Men kan dan de menstruatie vervroegen of naar een later tijdstip verschuiven. Wanneer de vrouw een ovulatieremmer gebruikt, is het doel gemakkelijk te bereiken en te berekenen. De pil wordt hetzij eerder gestopt, hetzij langer dan gebruikelijk gecontinueerd, eventueel in dubbele dosering om doorbraakbloedingen te voorkomen. Dit lukt alleen met een monofasische combinatiepil en *niet* met een sequentiepreparaat. Bij een spontane cyclus kan men de menstruatie gemakkelijk tien dagen uitstellen door niet later dan drie dagen voor het te verwachten begin aan te vangen met een progestativum. Wanneer men ten minste één week (liefst nog iets eerder) voor de te verwachten menstruatie begint, dan is 1 tablet lynestrenol van 5 mg dd gedurende 10 à 14 dagen voldoende. Indien men vier tot zes dagen vóór de datum van de te verwachten menstruatie begint, geldt het advies: eenmaal per dag 3 tabletten. De bloeding volgt dan twee à drie dagen na het staken. Binnen drie dagen vóór de te verwachten menstruatie is uitstel eigenlijk niet meer mogelijk.

Ook voor grote sportieve prestaties, zoals de Olympische Spelen, wordt ervan afgezien om de menstruatie te verschuiven, hoewel de excessieve training meestal al heeft gezorgd voor secundaire amenorroe. Vele keren is vastgesteld dat sportieve topprestaties tijdens de menstruatie niet verminderd zijn; sommige sportsters geven aan juist tijdens de menstruatie een topprestatie te kunnen neerzetten.

Kernpunten

- De menstruele cyclus is een complex samenspel tussen hypothalamus, hypofyse, ovarium en uterus waarbij gemakkelijk stoornissen optreden.
- De menstruele cyclus bestaat uit een proliferatiefase en een secretiefase. Deze laatste is afhankelijk van de aanwezigheid van postovulatoir progesteron.
- De menstruatie wordt in gang gezet door een scherpe daling van de oestrogeen- en progesteronspiegels.
- Het gemiddelde bloedverlies tijdens de menstruatie is 40 ml. Boven de 80 ml spreekt men van hypermenorroe.
- Objectieve meting en subjectieve beleving van de hoeveelheid bloedverlies kunnen fors verschillen.
- Abnormale menstruatie kan worden veroorzaakt door uteriene oorzaken, door hormonale stoornissen en door stollingsstoornissen of door een of meer van deze oorzaken.
- Hysteroscopie is een belangrijk diagnostisch hulpmiddel bij cyclusstoornissen. Het is ook een belangrijk therapeutisch middel door de mogelijkheid van het verwijderen van poliepen, submukeuze myomen of zelfs het totale endometrium.

11 Fertiliteitsstoornissen

Ongewilde kinderloosheid komt vaak voor, naar schatting in 10% van de relaties. Het is geen strikt gynaecologisch probleem, maar een gezamenlijk probleem van man en vrouw. Pas wanneer duidelijk is dat een van beide partners onmogelijk in staat is om kinderen voort te brengen spreekt men van *steriliteit*. Soms treedt ongewenste kinderloosheid op nadat de vrouw reeds zwanger is geweest. Men spreekt dan van *secundaire* infertiliteit, ook wanneer de vorige zwangerschap in abortus is geëindigd. Men mag pas spreken van infertiliteit wanneer bij onderzoek afwijkingen worden aangetoond die duidelijk maken dat het ontstaan of verwekken van een zwangerschap onmogelijk is. Meestal is er echter sprake van *subfertiliteit*, zoals een ovulatiestoornis of oligospermie. Wanneer er bij beide partners sprake is van verminderde vruchtbaarheid kan een *relatieve* subfertiliteit het gevolg zijn. Met een andere partner zou de verminderde fertiliteit mogelijk niet tot uiting komen. Soms is het niet zozeer een probleem om zwanger te worden maar om zwanger te blijven. Men spreekt dan van primaire of secundaire *kinderloosheid*.

Men spreekt van subfertiliteit als na één jaar regelmatige coïtus geen zwangerschap is opgetreden. Eerder is een gericht onderzoek niet geïndiceerd. Na drie maanden is bij circa 60% van de vrouwen die dit wensen een zwangerschap opgetreden. Na één jaar is dit bij 85% het geval. In de volgende jaren wordt de kans op een spontane zwangerschap spoedig zeer gering.

De oorzaak van onvruchtbaarheid ligt in circa 30% alleen bij de vrouw, in circa 30% alleen bij de man, in circa 30% bij beiden, terwijl er in circa 10-20% geen oorzaak wordt gevonden. In dit laatste geval spreekt men over onverklaarde subfertiliteit. Elke oorzaak gaat gepaard met een specifieke kans op een zwangerschap.

Tabel 11.1 *Oorzaken van sub- of infertiliteit*

Cyclusstoornis	21%
Tubapathologie	14%
Ernstige sperma-afwijkingen	5%
Matige sperma-afwijkingen	35%
Gestoorde interactie tussen cervixslijm en zaadcellen	5%
Onbegrepen stoornis	20%

De vruchtbaarheid van de vrouw is duidelijk afhankelijk van haar leeftijd. Het optimum ligt tussen het 20e en 24e jaar. De fertiliteit vermindert na het 30e jaar. Na het 40e jaar is de vruchtbaarheid sterk verminderd door afname van de ovariële reserve aan goede eicellen, ook al blijft de cyclus tot ongeveer het 45e jaar nog regulair. Bij de man speelt de leeftijd veel minder een rol, wel bestaan er andere problemen op oudere leeftijd, zoals potentiestoornissen.

De klacht 'ongewilde kinderloosheid' is het laatste decennium duidelijk toegenomen. Hiervoor zijn verschillende redenen aan te voeren. De maatschappelijke veranderingen hebben gemaakt dat kinderwens pas op een latere leeftijd tot uitdrukking kan worden gebracht. Allerlei negatieve factoren voor de vruchtbaarheid krijgen daardoor meer kans hun invloed uit te oefenen. Te denken is niet alleen aan endometriose, uterus myomatosus en Chlamydia-salpingitis, maar ook aan cyclusstoornissen. Voorts zijn er aanwijzingen dat de kwaliteit van het sperma de laatste jaren verminderd is, waarbij niet alleen gedacht wordt aan de schadelijke invloed van nicotine maar ook aan toxische milieufactoren, in het bijzonder afvalstoffen met zwak oestrogene activiteit.

11.1 Oorzaken

De voortplanting is een uiterst gecompliceerd biologisch gebeuren. Steeds komen er nieuwe facetten aan het licht die ook weer oorzaken van onvruchtbaarheid kunnen inhouden. De vrij strakke indeling die hieronder volgt, naar vrouwelijke en mannelijke oorzaken, heeft het nadeel dat men zich onvoldoende realiseert dat er vaak sprake is van een combinatie van meer factoren, zowel bij de vrouw als bij de man, die tezamen tot infertiliteit leiden. Het is van groot belang om bij de analyse van de infertiliteit steeds de mogelijkheid van subfertiele factoren bij de partner voor ogen te houden, om te voorkomen dat onderzoek en behandeling zich ten onrechte op een van de partners concentreert.

Het voortplantingsduel tussen Lea en Rachel

Het verdriet dat onvruchtbaarheid veroorzaakt, is van alle tijden. Zo kan men in het Oude Testament lezen over de rivaliteit tussen Lea en Rachel (Genesis 29:15-30:24).
Jacob wil het liefste trouwen met Rachel, 'schoon van gestalte en schoon van uiterlijk'. Als echter na de huwelijksnacht de sluier wordt weggenomen, blijkt dat hij bedrogen is door zijn schoonvader en dat hij Lea, haar oudste zuster 'met de fletse ogen' heeft verworven. Pas als Jacob heeft beloofd dat hij nogmaals zeven jaar in dienst zal blijven, krijgt hij ook Rachel tot vrouw. Maar alleen Lea wordt zwanger: 'Toen de Here zag dat Lea niet bemind was, opende hij haar schoot.' Rachel blijft onvruchtbaar.
Lea baart kind na kind en de radeloze Rachel stelt dan ten einde raad haar slavin Bilha als plaatsvervangster aan Jacob ter beschikking. Als draagmoeder avant la lettre baart Bilha Jacob twee zonen. Inmiddels wordt Lea niet meer zwanger, en zij zet op haar beurt haar slavin Zilpa in, die ook twee zonen baart. Het mag niet baten; Jacob prefereert het warme bed met Rachel. Lea's nood wordt dan wederom verhoord als haar zoon Ruben bijzondere appeltjes vindt die de vruchtbaarheid bevorderen. Rachel komt op de hoogte van deze vondst en vraagt Lea om dit afrodisiacum, in ruil voor een nachtje met Jacob. De transactie vindt plaats en Lea wordt wederom zwanger, maar nu eindelijk ook Rachel. Kennelijk hebben de appeltjes bij beide zusters effect gehad.
Het verdriet van infertiliteit vindt men in het Oude Testament ook nog op andere plaatsen terug. Men krijgt echter wel de indruk dat er ten onrechte steeds van wordt uitgegaan dat iedere man kinderen kan verwekken, mits 'de moederschoot van zijn vrouw maar ontsloten is'.

11.1.1 Oorzaken bij de vrouw

Ovariële oorzaken
Het totaal achterwege blijven van ovulaties komt zelden voor. Veel vaker vindt men als oorzaak het onregelmatig optreden of langdurig uitblijven van de ovulatie. Bij de cyclusstoornissen wordt hierop uitvoerig ingegaan. Na de ovulatie krijgt het ovarium een andere belangrijke functie, die tekort kan schieten. De luteïnisatie van de gesprongen follikel zorgt via progesteron voor een goede voorbereiding van het endometrium, waardoor nidatie en implantatie optimaal kunnen plaatsvinden. Bij *luteale insufficiëntie* kan verdere uitgroei van de zwangerschap worden verhinderd. De meeste ovariële oorzaken hangen

samen met een disfunctie van het systeem van hypothalamus, hypofyse en ovarium. Stoornissen kunnen op elk niveau plaatsvinden.

Tubaire oorzaken

Een afsluiting van de tuba maakt zowel het transport van de spermatozoa als dat van het bevruchte ovum onmogelijk. Een complete afsluiting kan overal in de tuba worden aangetroffen, zowel in het intramurale gedeelte, de istmus als in de ampulla. Ook partiële vergroeiingen van de fimbriae verstoren het 'pick-up'-mechanisme van de ampulla. Dergelijke vliezige adhesies, zoals ook phimosis van de fimbriae, kunnen een verminderde fertiliteit geven. De oorzaak van een complete of gedeeltelijke tubablokkade is meestal salpingitis of opstijgende endometritis, zoals na een abortus. Lang niet altijd kan de vrouw aangeven of ze in het verleden een salpingitis heeft doorgemaakt. De zogeheten '*stille Chlamydia-salpingitis*' gaat vaak met alleen wat vage onderbuikklachten gepaard. De rol van endometriose is niet altijd duidelijk, omdat zelfs in uitgebreide gevallen van endometriose de tubae nog doorgankelijk blijven. Hier spelen nog andere oorzaken een rol. Ook kunnen adhesies ontstaan in aansluiting aan gynaecologische operaties of na een appendectomie. De gynaecoloog zal van nature een grote terughoudendheid moeten betrachten bij adnexaoperaties op jonge leeftijd. Evenzo moet terughoudendheid worden betracht met een appendectomie op onzekere indicatie, maar een te laat vastgestelde appendicitis heeft ook risico's voor de fertiliteit. Bij diagnostische twijfel dient een laparoscopie te worden verricht.

Corporele oorzaken

De broedkamer van het cavum uteri kan verstoord zijn door chronische endometritis, zoals na incomplete abortus of bij tuberculose, wat kan leiden tot een dusdanig persisterend afwijkend endometrium dat geen zwangerschap kan ontstaan. Poliepen, submukeuze myomen en intra-uteriene synechieën (vergroeiingen) (vaak ten gevolge van herhaalde curettages) kunnen de implantatie eveneens verhinderen. Vormafwijkingen van het cavum uteri, zoals bij een septum of een uterus bicornis, verhinderen de bevruchting en innesteling niet maar kunnen wel aanleiding zijn voor een partus immaturus of prematurus. Bij de DES-dochters blijkt het cavum uteri vaak afwijkend en wordt een verhoogd percentage spontane abortus en EUG gezien. Retroversio uteri is geen oorzaak van een infertiliteit.

Cervicale oorzaken

Het cervixslijm heeft rond de ovulatie een zeer specifieke functie. Met grote hoeveelheden komt het helder en dun viskeus uit de cervix. Deze 'Spinnbarkeit' hangt samen met een submicroscopische fibrillaire structuur, die richting geeft aan de spermatozoa. Het cervixslijm begunstigt niet alleen de motiliteit van de spermatozoa maar beïnvloedt ook de penetrerende eigenschappen van het spermatozoön. Door deze *capacitatie* is bij inseminatie het direct inbrengen van het onbewerkte zaad in het cavum uteri minder succesvol – bovendien kan dit (ten gevolge van de prostaglandines in het onbewerkte zaad) leiden tot zeer pijnlijke uteruskrampen en is dus gecontraïndiceerd. Wellicht kan een chronische cervicitis door Chlamydia deze functie verstoren. De aanwezigheid in het cervixslijm van vrouwelijke immobiliserende antilichamen tegen spermatozoa is een nog niet opgeloste infertiliteitsfactor. Indien op grond van het onderzoek de cervixfactor een belemmerende rol speelt bij de vruchtbaarheid spreekt men van 'cervical hostility'. Een cervixfactor kan goed worden behandeld door middel van intra-uteriene inseminatie met 'opgewerkt' semen.

Vaginale oorzaken

Congenitale anatomische afwijkingen die een coïtus onmogelijk maken, zijn zeldzaam. Aplasia vaginae wordt meestal reeds eerder ontdekt als oorzaak van primaire amenorroe. Functionele oorzaken daarentegen, zoals dyspareunie en vaginisme, zijn niet zeldzaam.

Psychogene factoren
Als bij het onderzoek geen oorzaak wordt gevonden van de kinderloosheid, zal het paar zich afvragen of er wellicht een psychische oorzaak is. De regulatie van de cyclus is via de hypothalamus zo verweven met het psychisch gebeuren dat de mogelijkheid van een psychogene infertiliteit niet te loochenen valt. Ook de tubafunctie is vegetatief te beïnvloeden, zoals blijkt uit het tubaspasme dat gezien kan worden bij een hysterosalpingografie. Toch is het nog steeds niet gelukt om aan te geven welke psychogene factoren een rol spelen en hoe deze te beïnvloeden zijn. Het onderzoek naar psychogene factoren wordt bemoeilijkt doordat een langdurige ongewenste kinderloosheid op zichzelf reeds een niet te onderschatten stress betekent. De infertiliteitsanalyse moet ruimte geven aan deze mogelijkheid van psychogene factoren. De uitvoerige anamnese moet zowel de vrouw als de man in de gelegenheid stellen om emotionele facetten naar voren te brengen. Continuïteit in het onderzoeksplan, maar vooral ook in de persoon van de arts, is uitermate belangrijk.

11.1.2 Oorzaken bij de man

Sperma-afwijkingen
Eén spermatozoön bevrucht uiteindelijk de eicel, doch vele miljoenen zijn noodzakelijk om dit doel te bereiken. Het is gebleken dat een minimumconcentratie van twintig miljoen per ml noodzakelijk is om in het algemeen te garanderen dat een enkel spermatozoön in de afvalrace tussen vagina en eicel kan overwinnen. Dit getal is een statistische en daardoor relatieve grens. Een geringere dichtheid behoeft nog geen subfertiliteit te betekenen. De *fertiliteitsgraad* van het sperma is ook afhankelijk van de motiliteit, het aantal afwijkende vormen en de chemische samenstelling. Men onderscheidt de volgende afwijkingen:
– aspermie: er is geen ejaculaat;
– azoöspermie: in het ejaculaat bevinden zich geen spermatozoa;
– oligozoöspermie: het ejaculaat bevat minder dan twintig miljoen spermatozoa per ml;
– asthenozoöspermie: de spermatozoa hebben verminderde propulsieve motiliteit;
– teratozoöspermie: de spermatozoa hebben voor meer dan 40% afwijkende vormen, zoals dubbelkoppen of een te kleine kop (microstrongyloïdie).

De spermatogenese is een complex proces, dat golvend door het tubulussysteem van de testis verloopt. Het vangt aan met een reductiedeling, gevolgd door de transformatie tot het hooggespecialiseerde spermatozoön. Het rijpingsproces in het tubulusbuisje duurt ongeveer zeventig dagen en is vooral afhankelijk van FSH-stimulatie. De testosteronproductie geschiedt in de tussengelegen Leydig-cellen en is afhankelijk van LH. Verhoging van de temperatuur in het scrotum heeft vermindering van de productie tot gevolg. Bij een hoge coïtusfrequentie kan de productie relatief achterblijven, wat subfertiliteit veroorzaakt. Vanuit de epididymis wordt het zaad via het vas deferens getransporteerd naar de ampulla, die als reservoir dient. Bij de ejaculatie vindt vermenging met prostaatvloeistof plaats. Nu pas begint, door het aandeel van de vesiculae seminales, de motiliteit van de spermatozoa. De beweeglijkheid is 15 minuten na de ejaculatie maximaal, als de vervloeiing heeft plaatsgevonden. In de cervix blijft de motiliteit nog zeer lang aanwezig, tot 5 à 7 dagen post coitum als het slijm gunstig is.
Er kunnen in het serum van de man, en daardoor ook in de semenvloeistof, antistoffen voorkomen tegen de eigen spermatozoa. Men kent agglutinerende en immobiliserende anti-spermatozoa-antilichamen (ASA). Deze kunnen bij de man ontstaan na stuwing van spermatozoa in de epididymis. De agglutinerende ASA herkent men bij het spermaonderzoek aan een staart-staart- of kop-kopklontering. Dit verschijnsel is een duidelijke oorzaak van subfertiliteit.

Testiculaire oorzaken

Bij het ontbreken van spermatogonia vindt men in de tubuli alleen nog Sertoli-cellen. Er is dan een azoöspermie. De testes zijn duidelijk te klein en te week van consistentie. Het FSH is sterk verhoogd. De testosteronproductie kan normaal zijn. Deze afwijking kan aangeboren zijn zoals bij het Klinefelter-syndroom (47 XXY), of kan secundair het gevolg zijn van radiotherapie of cytostatica. Na intensieve chemotherapie, zoals bij leukemie of bij de ziekte van Hodgkin, moet men rekening houden met een irreversibele beschadiging van de spermatogonia, zodat invriezen van sperma voor aanvang van de therapie moet worden overwogen. De toxische invloed van andere stoffen, zoals onkruidbestrijdingsmiddelen, is onzeker, maar minder groot dan het schadelijke effect van roken en alcohol. Bij cryptorchisme zal de testis niet functioneren. Echter, ook als deze tijdig uit het lieskanaal in het scrotum is gebracht kan er later sprake zijn van een oligo- of azoöspermie. Mogelijk zijn er genetische factoren die zowel het cryptorchisme als de abnormale spermatogenese verklaren. De indicatiestelling tot orchidopexie kan echter niet scherp genoeg zijn. Gelukkig is door de invoering van het 'ballenkaartje' vaak bekend of de testikels bij de geboorte waren ingedaald. Er is geen bewijs dat een *varicokèle* de oorzaak vormt voor mannelijke subfertiliteit.

Stoornissen in transport en opslag

Stoornissen in transport en opslag komen zelden voor. Afsluiting van het vas deferens kan gezien worden na een epididymitis of na een ondeskundig uitgevoerde liesbreukoperatie. Ook congenitale afwezigheid komt voor. Over de invloed van de zaadblaasjes op de kwaliteit van het sperma is niet veel bekend. Bij congenitale afwezigheid ervan ontbreekt de fructose in het ejaculaat. Na prostaatoperaties kan men te maken krijgen met een retrograde ejaculatie naar de blaas.

Potentiestoornissen

Stoornissen in de erectie en de ejaculatie zijn meestal anamnestisch snel te herkennen. Men moet niet schromen om zo nodig gedetailleerde vragen te stellen om deze mogelijkheid uit te sluiten. De man geneert zich om het probleem spontaan te brengen. Ook ejaculatio precox kan makkelijk miskend worden wanneer men niet op deze mogelijkheid bedacht is. Vaak zal seksuologische hulp noodzakelijk zijn voor de diagnostiek en behandeling van organische en psychogene potentiestoornissen.

11.1.3 Oorzaak onverklaard

Men spreekt van onverklaarde subfertiliteit als een gewenste zwangerschap uitblijft, terwijl bij de gebruikelijke onderzoeken geen bijzondere afwijkingen gevonden zijn. Het is een omstreden en relatief begrip. In de eerste plaats wordt een aantal vrouwen alsnog spontaan zwanger. In de tweede plaats is omstreden welke 'gebruikelijke' onderzoeken moeten zijn verricht en voorts is niet gedefinieerd wat zodanig abnormaal is dat daarmee de fertiliteitsstoornis verklaard is. De opgegeven incidentie wisselt daarom ook sterk van 10 tot 20%. Ook al is na drie jaar de kans op een spontane zwangerschap niet uitgesloten, daarmee is nog niet duidelijk wie tot de gelukkigen zal gaan behoren en de kans wordt na elke cyclus kleiner. Als regel wordt na twee tot drie jaar gekozen voor een vorm van geassisteerde voortplanting zoals intra-uteriene inseminatie, al dan niet in combinatie met hormonale stimulatie of IVF, om de kansen op zwangerschap te vergroten. Landelijk zijn hiervoor criteria vastgelegd in NVOG-richtlijnen.

11.2 Analyse

Het onderzoek zal zich van meet af aan moeten bezighouden met man en vrouw gezamenlijk. Het moet grondig en systematisch geschieden, met zo min mogelijk wisseling in de medische begeleiding. Het fysiologische gebeuren moet men de tijd gunnen, anderzijds moet de analyse planmatig en met een zekere doortastendheid worden afgewikkeld. Gestreefd moet worden naar een conclusie waarmee het paar verder kan. Vage onzekerheid of valse hoop geven soms onnodig verdriet.

11.2.1 Anamnese

In het gesprek met het paar samen wordt getracht een gedetailleerd beeld te krijgen van de algemene en meer speciële voorgeschiedenis, zoals de duur van de infertiliteit, de voorafgegane anticonceptie en de eventuele zwangerschappen. In de gynaecologische anamnese zal men nauwkeurig speuren naar aanwijzingen voor anovulatie, endometriose, doorgemaakte infecties, IUD-gebruik, een gecompliceerde abortus of kraambed en eventuele gynaecologische behandelingen of operaties. Bij de man zal men vragen naar exogene factoren, zoals intoxicaties (roken, alcoholgebruik, drugs), medicijngebruik en werkomstandigheden, lokale operaties of genitale infecties. De seksuele anamnese moet uitgebreid zijn, vaagheden in de vraagstelling moeten worden vermeden. Hoe is de gemiddelde frequentie en wordt soms timing van de coïtus toegepast op het verkeerde moment? Er moet bewust gevraagd worden naar dyspareunie en naar wisselingen in libido. Bij de man zal uitdrukkelijk een potentiestoornis moeten worden uitgesloten. Voor ejaculatio precox kan de man zich generen, terwijl de vrouw de abnormaliteit niet bespeurt. Het eerste gesprek is erg belangrijk en er moet zeker de tijd voor worden genomen. Soms ziet men een spontane zwangerschap na een gesprek ontstaan en vraagt men zich af wat er eigenlijk heeft plaatsgevonden.

11.2.2 Gynaecologisch onderzoek

Bij het gynaecologisch routineonderzoek zal men vooral aandacht hebben voor geringe vormen van hirsutisme (peri-areolaire beharing), aanwijzingen voor endometriose (cavum Douglasi), uterus- en adnexa-afwijkingen. Bij de man zal men zich moeten vergewissen van de grootte en consistentie van de testes, de epididymis, het vas deferens en het al of niet aanwezig zijn van een varicokèle of een hernia. De geruststelling die van normale bevindingen uitgaat kan voor beiden van belang zijn.

11.2.3 Specifiek onderzoek

Bij de specifieke onderzoeken is een duidelijke volgorde noodzakelijk om te voorkomen dat onderzoeken worden verricht die overbodig zijn of onnodig risico opleveren. De onderzoeken volgen hieronder in de noodzakelijke volgorde.

Sperma
Drie dagen abstinentie is gewenst om uniformiteit in de beoordeling te verkrijgen. Het sperma moet verkregen worden door masturbatie en bij voorkeur binnen twee uur worden onderzocht. Het moet worden opgevangen in een droog, schoon plastic of glazen potje en binnen een uur getransporteerd worden naar het laboratorium zonder af te koelen of te verwarmen. Ook de huisarts kan met zijn microscoop reeds een indruk krijgen, doch vaak is meer gedetailleerde informatie noodzakelijk.
De waarden zijn aan discussie onderhevig, ze vormen een gemiddelde. Ook bij ernstige oligo-asthenozoöspermie kan toch een zwangerschap optreden. Men mag echter wel aannemen dat de prognose erg somber is wanneer waarden worden gevonden van een concentratie onder de 2 miljoen per ml, morfologie minder dan 5% normaal en een motiliteit die geringer is dan 10%. Vaak is het gewenst het spermaonderzoek te herhalen teneinde fluctuaties vast te stellen. De spermatogenese duurt circa zeventig dagen, zodat, ook al door het langdurige transport via de epididymis, een negatieve invloed zoals een voorbijgaande ziekte pas na twee maanden tot uiting

komt in de sperma-analyse. Herhaling na drie maanden is bij afwijkende waarden daarom noodzakelijk. Bij aspermie doet zich de vraag voor of überhaupt een ejaculatie heeft plaatsgevonden. De mogelijkheid van retrograde ejaculatie naar de blaas kan worden uitgesloten met een urinesediment.

Tabel 11.2 *Normale waarden bij normospermie (WHO)*

volume	2-6 ml
viscositeit	vervloeiing binnen de 30 minuten
dichtheid	20-180 × 106/ml
motiliteit	in het eerste uur: 50% propulsief na twee tot drie uur: 50%
vitaliteit	25% dode cellen
morfologie	50% normale cellen
agglutinatie	afwezig in vitro
zure fosfatasen	25.000-60.000 IE/ml (prostaatfunctie)
fructose	1,5-6,0 mg/ml (zaadblaasjesfunctie)
pH	7,2-7,8

Bij azoöspermie zal moeten worden gedifferentieerd tussen een productiedefect of een transportstagnatie. Een *testisbiopsie* kan hierover uitsluitsel geven. Wanneer de testikel bij palpatie reeds duidelijk te klein is, of bij een sterk verhoogde FSH-spiegel, ontbreekt de noodzaak hiertoe. Vaak zal bij de analyse van ernstige sperma-afwijkingen een uroloog met andrologische ervaring worden betrokken.
Met specifieke spermaonderzoekmethoden kan men de fertiliteit van het semen verder objectiveren. Met behulp van de MAR-test ('mixed antiglobulin reaction') kunnen aanwijzingen gevonden worden voor sperma-antistoffen op de spermatozoa.

Ovariële functies

Het is essentieel om te weten of er ovulaties optreden, en zo ja wanneer; voorts of de ovulaties gevolgd worden door een normale luteale fase. De anamnese van een reguliere cyclus met dysmenorroe maakt anovulatie niet waarschijnlijk.

Basaletemperatuurcurve

Een basaletemperatuurcurve (BTC) is een gemakkelijke en goedkope manier om ovulatie vast te stellen (fig. 11.1). De kwaliteit van de curve is afhankelijk van de instructie door de arts. De vrouw moet iedere ochtend vlak na het ontwaken de temperatuur rectaal op-

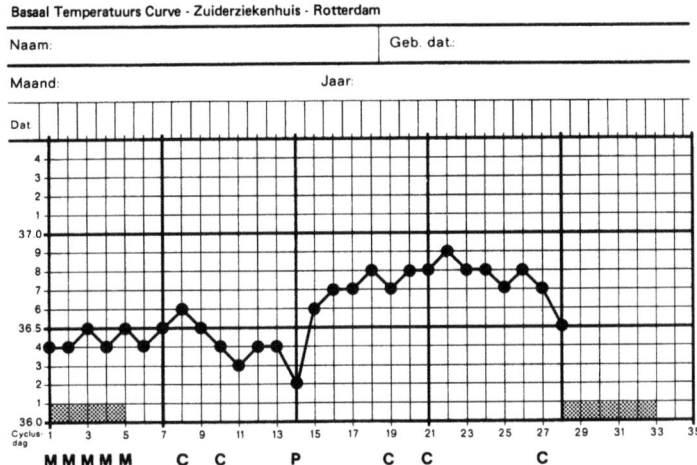

Figuur 11.1 *Basaletemperatuurcurve (BTC). Het gebruik van de grafiek, zoals het intekenen van de punten, moet met de vrouw worden geoefend, anders krijgt men geen fraaie curve. Zo nodig kunnen bijzonderheden worden aangetekend, zoals coïtus, pijn, klachten of verkoudheid. De curven kunnen ook gebruikt worden voor het uitstippelen van de medicatie bij ovulatie-inductie.*

nemen en nauwkeurig noteren. Een normale koortsthermometer is voldoende. Het invullen van de getallen in de grafiek moet meestal eerst samen met de arts geoefend worden. Tijdens de menstruatie wordt doorgemeten. Er treedt 12 à 24 uur na de ovulatie een temperatuurstijging op van circa 0,5 °C. De temperatuur blijft hierna hoog. Na deze zogenoemde hyperthermische fase daalt de temperatuur vlak voor de nieuwe menstruatie weer tot het oorspronkelijke niveau. Op het moment van de ovulatie is soms een kleine dip zichtbaar. Alleen in retrospectie kan de BTC gebruikt worden om het moment van ovulatie te bepalen. Als met de coïtus gewacht wordt tot de temperatuur is gestegen, is het ovum alweer te oud om nog bevrucht te worden. Voorts geeft de bifasische curve informatie omtrent de duur en de kwaliteit van de luteale fase. De vrouw kan notities aanbrengen zodat de relatie tussen coïtus en ovulatie kan worden bezien. Het bijhouden van een BTC wordt in het algemeen als erg belastend ervaren en wordt om die reden steeds minder toegepast.

Cervixslijm
Observatie van het cervixslijm kan aangeven wanneer de folliculaire fase op zijn hoogtepunt is gekomen, doordat er in het openstaande ostium overvloedig helder, draden trekkend slijm zichtbaar is. Dit is wel een bewijs voor een hoge oestrogeenspiegel, doch niet voor een ovulatie.

Progesteronbepaling
Progesteronbepaling in de tweede helft van de cyclus, bij voorkeur op de 21e dag, is bewijzend voor de luteïnisatie van de follikel, als de spiegel meer bedraagt dan 16 nmol/l. Ook met deze bepaling kan een ovulatie niet bewezen worden, omdat er in zeldzame gevallen sprake kan zijn van het zogenaamde LUF-syndroom ('luteinised unruptured follicle'). Wanneer een progesteronspiegel wordt bereikt van 30 nmol/l weet men dat na de ovulatie ook een optimale luteïnisatie heeft plaatsgevonden.

Echo-onderzoek
Het rijpen van de follikel kan dagelijks nauwkeurig vervolgd worden met ultrageluid, vooral met vaginale echografie. De grootte van de preovulatoire follikel varieert aanzienlijk (18-30 mm), zodat het onderzoek enkele dagen achtereen herhaald moet worden. Dit onderzoek is geschikt voor bepaling van het juiste moment van kunstmatige inseminatie. In dat geval kan men ook gebruikmaken van LH-detectie in de urine, een onderzoek dat door de patiënte redelijk goed zelf kan worden uitgevoerd. Een voorspelling van de ovulatie is echter nog geen vaststelling daarvan. Als men dagelijks de groei van de follikel volgt, kan exact de eerste dag van de luteale fase worden vastgesteld als men ziet dat de dominante follikel verdwenen is.

Functiestimulatie
Functiestimulatie door middel van een clomid-, FSH- of GnRH-test wordt alleen toegepast in het kader van specifieke gynaecologische endocrinologische problematiek bij anovulaties.

Cervixfactor
In het cervixslijm worden de spermatozoa opgenomen en voortgeleid. Voorts vindt er *capacitatie* plaats. Bij capacitatie vindt er een verandering plaats in het acrosoom van de kop van het spermatozoön waardoor de zona pellucida gepenetreerd kan worden en voorts verandert de staartmembraan waardoor het zwemvermogen toeneemt.

Post-coitum-test (PCT)
De post-coitum-test volgens Sims-Hühner geeft zeer veel informatie op een eenvoudige wijze. De vrouw wordt voor deze PCT terugverzocht vóór de ovulatie, met een coïtusadvies voor de avond tevoren. De portio wordt ingesteld. De wijdte van het ostium, de hoeveelheid, helderheid en de 'Spinnbarkeit' van het slijm worden beoordeeld. Met behulp van een lang anatomisch pincet of korentang wordt wat slijm uit het kanaal gevat en verwijderd. Met de punt van het dekglaasje haalt

men het slijm van het pincet. Het dekglaasje wordt op een objectglas gelegd, waarna beoordeling onder de microscoop volgt. Men zoekt eerst bij een zwakke (10 × 10) vergroting en maakt een schatting hoeveel spermatozoa per gezichtsveld zichtbaar zijn. Vervolgens onderzoekt men bij een sterkere (10 × 40) vergroting de beweeglijkheid. Men differentieert tussen: goed propulsief, doelloos bewegend op de plaats of slechts alleen met de kopjes knikkend, de 'schudders'. De aanwezigheid van leukocyten wordt vermeld. Een beschrijving van de PCT verdient duidelijk de voorkeur boven de uitslag 'positief' of 'negatief'. Wanneer geen spermatozoa worden gezien, zal men uit het achterste gewelf van de vagina wat secreet verwijderen om te beoordelen of er wel een intravaginale ejaculatie heeft plaatsgevonden. Met de mogelijkheid van een potentiestoornis, een ejaculatio ante portam of een retrograde ejaculatie moet rekening worden gehouden. Een negatieve PCT kan veroorzaakt zijn door een verkeerde planning in de cyclus. Is dit niet het geval, dan zal men de test herhalen. De diagnostische waarde van de PCT is beperkt, wat ook blijkt uit het feit dat de test bij 20% van de fertiele paren negatief uitvalt. Het voordeel van de test is echter dat men bij positieve bevindingen belangrijke informatie verkrijgt. Ook moet men niet onderschatten wat het voor het paar betekent als zij, meekijkend door de microscoop, ooggetuige zijn van deze normale bevinding. Wanneer er bij herhaling een discrepantie bestaat tussen de PCT en de sperma-analyse, zal men de oorzaak van deze 'cervical hostility' willen nagaan. Het kan zijn dat het ejaculaatvolume kleiner is dan 1 ml, doch vaker bestaat er een penetratiedeficiëntie van de spermatozoa, berustend op antistoffen. Met twee eenvoudige tests kan men dit onderzoek dan uitbreiden.

De Kurzrock-Miller-test
Men brengt op een objectglas wat cervixslijm en een druppel sperma op enige afstand van elkaar tezamen. Wanneer nu op beide druppels een dekglas wordt gelegd, ontstaat er een grensvlak dat microscopisch kan worden beoordeeld. Onder normale omstandigheden kan men de spermatozoa zich fraai met de kop zien richten naar het cervixslijm en geleidelijk aan zien penetreren. Bij negatieve bevindingen kan men de test 'gekruist' uitvoeren: met gebruik van donorsemen of van donorcervixslijm om na te gaan waar de belemmerende factor is gelegen. Praktische factoren maken dat deze gekruiste test alleen in een centrum mogelijk is. Bij een afwijkende test kan intra-uteriene inseminatie worden overwogen.

Tubafunctie
Bij inwendig onderzoek worden zelden aanwijzingen gevonden voor een tuba-afsluiting. Een anamnese geeft soms verdenking, doch lang niet altijd, zodat gericht onderzoek noodzakelijk is. Wanneer een verhoogde titer wordt gevonden tegen Chlamydia-antistoffen (> 1 : 8), geeft dit een verdenking van een doorgemaakte (stille) salpingitis, maar zeker is dat niet.

Laparoscopie
Wanneer men met een laparoscoop de buikholte bekijkt, kan men de genitalia interna goed beoordelen. De tubae (fimbriae?) en ovaria (stigmata, dat wil zeggen tekenen van recente ovulatie?) worden nauwkeurig bekeken en beschreven. Niet alleen kunnen de tubae worden beoordeeld, maar ook een endometriose of een uterus myomatosus kan onverwacht ontdekt worden. Bij de blauwtest wordt tijdens de laparoscopie de uterus onder druk gevuld met methyleenblauwoplossing via een spuit op de cervix. Bij deze *chromopertubatie* kan men de doorgankelijkheid van de tubae à vue beoordelen. De laparoscopische chromopertubatie mag niet beschouwd worden als de gouden standaard voor tubadoorgankelijkheid. Bij verkeerde plaatsing van de apparatuur kan ten onrechte worden verondersteld dat er geen doorgankelijkheid is. Ook na laparoscopie met chromopertubatie treden op onverklaarbare wijze zwangerschappen op.

Hysterosalpingogram (HSG)
Een röntgencontrastfoto van het cavum uteri en de tubae geeft belangrijke informatie. Het onderzoek gebeurt poliklinisch. Het risico een opstijgende infectie te induceren moet zo klein mogelijk worden gehouden. Bij een verhoogde titer van de antistoffen tegen Chlamydia, bij een sterk verdachte anamnese of bij een afwijkend beeld van de tubae wordt als regel een antibiotische profylaxe toegepast. Inwendig onderzoek en BSE of CRP mogen geen aanwijzingen geven voor een lokale ontsteking. Bij bloedverlies wordt het onderzoek uitgesteld om een endometriose te voorkomen. Als regel wordt het onderzoek preovulatoir uitgevoerd om een eventuele jonge graviditeit niet te verstoren. Na desinfectie van de portio met betadine wordt een canule geplaatst in het cervixkanaal, waarna contrastvloeistof in de uterus wordt gespoten. Er treedt dan spoedig vulling op van het cavum uteri en van de beide tubae, gevolgd door diffuse verspreiding in de buikholte. Dunne, in water oplosbare contraststof geeft de fraaiste beelden. Soms wordt lipiodol gebruikt, vooral om afwijkingen van het cavum op te sporen. Het onderzoek wordt onder röntgendoorlichting gedaan, waarbij een foto wordt genomen van de beginfase en de eindfase van het onderzoek. Men beoordeelt de vorm van het cavum en het al of niet aanwezig zijn van ophelderingen. Voorts let men op de slankheid en het verloop van de tubae, het al of niet aanwezig zijn van slijmvliesplooien in de ampullae en de mate van verspreiding in de buikholte. Een cornuale afsluiting kan ontstaan door spasmen en behoeft dus geen absolute stop te betekenen. Soms is er geen goede verspreiding van het contrast in de buikholte door peri-ovariële adhesies. Ook bij deze verdenking op 'pockets' zal laparoscopisch onderzoek noodzakelijk zijn. In het algemeen geeft het laparoscopisch onderzoek een veel exactere beoordeling van de tubafunctie, hoewel specifiek de slijmvliesplooien het best zichtbaar zijn op een HSG (verricht met wateroplosbaar contrastmiddel).

Het HSG heeft ook therapeutische waarde, doch dit is alleen aangetoond bij het gebruik van lipiodol (vetoplosbaar contrastmiddel). Soms ontstaat reeds snel na het HSG een zwangerschap, zodat wel eens wordt voorgesteld om in de eerste zes maanden na het HSG geen andere diagnostische en therapeutische ingrepen te verrichten. De oorzaak van het therapeutische effect is niet duidelijk. Waarschijnlijk is er sprake van een mechanisch effect doordat geringe verklevingen worden losgemaakt. Sommigen schrijven ook een therapeutisch effect toe aan het jodium van de contraststof. Soms wordt een HSG ten onrechte als normaal beoordeeld. Dit kan gebeuren bij een *sactosalpinx*, waarbij de lege afgesloten buidelvormige ampulla de suggestie geeft van verspreiding. Ook kunnen aanwijzingen worden gemist voor een submukeus myoom of een cavumpoliep.

Cavum uteri

Het cavum uteri kan het best worden beoordeeld met behulp van hysteroscopie. De beoordeling kan rechtstreeks plaatsvinden via een smalle scoop die door het cervixkanaal wordt ingebracht (zie fig. 6.3). Distensie van het cavum uteri kan worden verkregen door een viskeuze dextraanvloeistof. Soms worden cavumpoliepen of kleine submukeuze myomen gezien, die zelfs op een HSG niet werden vermoed. De hysteroscopie heeft voorts een plaats bij de behandeling van het syndroom van Asherman, doordat de synechieën à vue kunnen worden opgeheven. Ook bij de speurtocht naar een verdwenen IUD kan hysteroscopie nuttig zijn.

De vorm en het oppervlak van het cavum uteri kunnen worden beoordeeld op het HSG. Verdenking op een submukeus myoom kan ontstaan wanneer men een uitsparing ziet of een asymmetrische vorm (de bollewanguterus). Ook verklevingen zoals bij het syndroom van Asherman kunnen zo worden herkend.

Met vaginale echografie kan men een redelijke indruk krijgen van de vorm van het cavum en de contouren van de uterus. Echoscopie gecombineerd met waterinfusie (SIS) maakt intracavitaire poliepen of myomen fraai zichtbaar.

Laboratoriumonderzoek

Er zijn maar weinig laboratoriumonderzoeken die een duidelijke bijdrage leveren aan het oriënterend vruchtbaarheidsonderzoek. Het meeste laboratoriumonderzoek zal op indicatie plaatsvinden bij vermoeden van een endocrinologische afwijking. Screening op Chlamydia-antistoffen is bij elk onderzoek aan te bevelen. Het testen van de ovariële 'reserve' door het bepalen van een FSH-waarde wordt vaak verricht maar is omstreden.

11.3 Behandeling

Steeds zal men beide partners bij de behandeling betrokken willen houden. De lijn van het diagnostische schema dreigt verloren te raken als men zich te vroeg concentreert op detailfactoren. Men dient eerst alle componenten te onderzoeken en pas daarna een behandelingsplan op te stellen, waarbij aangevangen wordt met de ernstigste afwijking. De relativiteit van verschillende onderzoeksuitslagen, zoals die reeds ter sprake kwam bij de PCT, moet met het echtpaar worden besproken om te voorkomen dat men zich vastbijt in een negatieve bevinding en er geen vrede mee heeft zolang deze uitslag afwijkend blijft.

11.3.1 Ovulatiestoornissen

Afhankelijk van de gevonden oorzaak zal men tot verschillende behandelingen overgaan. *Ovulatie-inductie* is alleen geïndiceerd in geval van anovulatie en indien een zwangerschap wordt gewenst. Bij ovulatie-inductie streeft men naar monofolliculaire groei. Dit in tegenstelling tot (milde) hyperstimulatie. (Milde) hyperstimulatie wordt toegepast bij vrouwen met een regelmatige cyclus met als doel multipele follikelgroei. Bij anovulatie laat men zich meestal leiden door de WHO-classificatie (zie § 10.4).
Correctie van over- en ondergewicht kan soms reeds leiden tot herstel van de cyclus. Individuele medicatie is noodzakelijk om overstimulatie tegen te gaan. Niet alleen om het risico van meerlingen te voorkomen, maar ook in verband met het gevaar van het *hyperstimulatiesyndroom*. Dit wordt gekenmerkt door een vrij acuut klinisch beeld van buikpijn gepaard gaande met misselijkheid, braken en diarree. Bij onderzoek vindt men een sterk opgezette buik met ascites. Bij echoscopie ziet men de zeer sterk vergrote ovaria met talloze follikels. Het is een ernstige situatie, waarbij hypovolemie met gevaarlijke elektrolytstoornissen kan optreden. Klinische bewaking en behandeling van de dreigende shock is noodzakelijk. Een sterke gewichtstoename kan aan het klinische beeld voorafgaan, zodat de patiënte wordt geïnstrueerd dagelijks haar gewicht te bepalen. Bij de medicatie zal daarom gebruikgemaakt worden van (dagelijkse) oestrogeenbepalingen en echoscopische follikelmetingen, om het effect van de stimulatie nauwgezet te vervolgen.
De volgende therapeutische mogelijkheden voor ovulatie-inductie zijn aanwezig.

Substitutie van de hypothalamusfunctie

Alweer enige tijd heeft men de beschikking over gonadoreline. Wanneer men GnRH (LHRH) intermitterend intraveneus toedient met een pulsfrequentie van 60 tot 120 minuten kan men de ovulatie induceren. Dit kan worden toegepast bij hypothalame anovulatie (laag FSH, laag E_2). Het middel wordt toegediend via een infuuspompje, ingesteld met lage pulsdosering, waardoor de kans op meerlingen niet verhoogd is. Op deze wijze wordt de hypofyse gestimuleerd tot de productie van FSH en LH. De mogelijkheid tot terugkoppeling door endogene oestrogenen wordt hierdoor niet verstoord, zodat follikelrijping en ovulatie fysiologisch kunnen plaatsvinden. Als daarentegen het GnRH continu wordt toegediend, raken de gonadotrofineproducerende cellen uitgeput en wordt de hypofysefunctie geblokkeerd. Dit effect van desensitisatie of 'downregulatie' kan ook worden verkregen met GnRH-analogen, zoals gosereline, die de receptoren in de hypofyse bezetten waardoor een hypogonadotroop hypogonadisme wordt bereikt. Dit vindt zijn toepassing bij de aanvang van een IVF-behandeling om endogene regulatiemechanismen tijdens de ovulatie uit te schakelen. Deze GnRH-analogen worden ook gebruikt om een kunstmatige postmenopauze op te wekken; dit kan zinvol zijn bij de behandeling van endometriose en bij de behandeling van een uterus myomatosus. Bij langdurige toediening vormen de congesties, maar vooral ook het risico op ernstige osteoporose, een reden om de behandeling te staken dan wel om 'add-back'-therapie te geven, waarbij de GnRH-analogen worden gecombineerd met oestrogenen en progestativa.

Substitutie van de hypofysefunctie

De werking van de hypofyse op de ovaria kan zeer redelijk worden nagebootst door het geven van gonadotrofinen. De belangrijkste indicatie is de clomidresistente anovulatie. Uit de urine van vrouwen in de postmenopauze kan men humaan menopauzaal gonadotrofine (HMG) extraheren, dat zowel FSH- als LH-activiteit heeft. Het is ook mogelijk om met recombinant-DNA-techniek FSH in zuivere vorm, follitropine, te synthetiseren. Uit de urine van zwangeren kan men humaan choriogonadotrofine (HCG) extraheren, dat LH-activiteit bezit. Door dagelijkse toediening van FSH treedt follikelrijping op. Een ovulatie wordt dan verkregen door toediening van HCG. De dosering moet getitreerd worden op grond van het echografische beeld van de follikels, soms in combinatie met oestrogeenspiegels. Een te sterke stimulatie leidt echter tot het reeds genoemde hyperstimulatiesyndroom. In de praktijk worden verschillende doseringsschema's gebruikt.

Regulering van de hypofysefunctie

Een dysregulatie tussen hypothalamus en hypofyse kan beïnvloed worden door het geven van het anti-oestrogeenpreparaat clomifeen of tamoxifen. Clomifeen werkt op de oestrogeenreceptoren als een competitieve antagonist, waardoor terugkoppelingsmechanismen worden beïnvloed. De clomifeenbehandeling is de eerste keuze bij het PCO-syndroom. Als na clomifeen geen ovulatie kan worden geïnduceerd, gaat men meestal over op gonadotrofineninductie (zie onder Substitutie van de hypofysefunctie).

Opheffen van hypofyseremming

Bij een verhoogde prolactineproductie wordt de ovulatie geremd. Met bromocriptine kan de prolactinesecretie worden geremd, waardoor ovulaties gaan optreden. Deze op dopamine lijkende stof bindt zich aan de receptor, waardoor het PIF-effect wordt verkregen (zie § 10.1.1). Deze behandeling van hyperprolactinemie moet worden gestaakt zodra een zwangerschap is ontstaan. Een hypofyseadenoom kan dan juist weer worden gestimuleerd, zodat hervatting van de dopamineagonist soms toch noodzakelijk is.

Hyperstimulatie in het kader van geassisteerde voortplanting

Bij IUI wordt soms milde hyperstimulatie m.b.v. clomifeen of gonadotrofinen toegepast, in de hoop dat meerdere follikels de kans op zwangerschap vergroten. Het belangrijkste risico hierbij is uiteraard het optreden van meerlingzwangerschappen. Ook in het kader van IVF wordt hyperstimulatie toegepast. Na 'down-regulatie' met een GnRH-agonist (ter preventie van een endogene LH-piek), wordt FSH toegediend. Wanneer tijdens de echografische controle te veel follikels blijken te ontstaan, ziet men meestal af van de lh-gift om de risico's van hyperstimulatie te vermijden.

Stralend!

Het is toch goed dat er IVF is, dacht ik toen ik het jonge stel stralend zag binnenkomen. Ze waren twee jaar geleden bij me gekomen omdat het zwanger worden niet lukte. Hij een potige lasser en zij een moderne jonge vrouw die hem qua opleiding ver voorbijgestreefd was en nu werkte als directiesecretaresse in een groot handelsbedrijf. Maar de liefde spatte ervan af en dat ze een kind wilden ook. Naïef waren ze nog wel, maar helaas werd dat minder na een frustrerend jaar van BTC's, bloedprikken, sperma-analyses, Sims-Hühners, HSG en ten slotte een laparoscopie. Je zag de koppies gaan hangen in dat jaar als er helaas weer geen duidelijke oorzaak werd gevonden voor hun vruchteloze pogen een kind te maken. Het eindgesprek was dan ook moeilijk. Ik kon hun immers niks bieden en het was of gewoon wachten tot het wel een keer lukte of IVF. Ze gingen voor de IVF ondanks mijn pogingen om hun verwachtingen, speciaal in de groep onbegrepen infertiliteit waar zij immers bij hoorden, wat te temperen. Na een wachttijd van een halfjaar werden ze opgeroepen door het IVF-centrum waar ik zaken mee deed. De eerste twee pogingen mislukten maar de derde keer was het gelukkig raak.

'En nog een tweeling ook', zei zij glunderend, zich kennelijk niet bewust van de risico's in de zwangerschap. Maar deze keer was de natuur mild. De zwangerschap verliep tot 36 weken voorspoedig en ze beviel van twee fraaie zoontjes. Ik zie haar, nu zo'n vijf jaar later, nog wel eens lopen met twee blonde, zeer ondernemende bengeltjes. Goed dat er IVF was, denk ik dan keer op keer.

11.3.2 Tuba-afwijkingen

Afhankelijk van de gevonden afwijkingen zal men besluiten tot tubachirurgie of tot 'in-vitrofertilisatie' (IVF). De resultaten van IVF worden steeds beter, zodat de keuze steeds meer in die richting verschuift. Als de vrouw reeds ouder is en de tijd gaat dringen zal daarvoor dan ook sneller gekozen worden dan voor tubachirurgie.

Tubachirurgie
Deze microchirurgie wordt niet door iedere gynaecoloog verricht, zodat de patiënte verwezen moet worden om te profiteren van de ervaring die in een centrum is verkregen. Aan de hand van de gegevens van het HSG en de laparoscopie wordt ingeschat of het een chirurgisch behandelbare of onbehandelbare afwijking betreft. Bij veel vaste adhesies en ook een dikke tubawand met onherstelbaar beschadigd epitheel is de prognose zeer slecht, ook doordat spoedig nieuwe vergroeiingen optreden.

Salpingostomie vindt plaats bij een totaal afgesloten ampulla, waarbij soms heel gemakkelijk met een diathermische naald de fimbriae tot ontvouwen kunnen worden gebracht. Bij een hydrosalpinx kan een nieuw stoma worden gemaakt, dat echter niet zo fraai functioneert. Een afsluiting in het istmus- of cornuagedeelte van de tuba zal met behulp van een operatiemicroscoop worden hersteld. Na excisie van de stenose kan 'end-to-end'-aansluiting van de gezonde tuba plaatsvinden. Reïmplantatie van de tuba is minder succesvol. Bij adhesies zonder afsluiting zal men zeer terughoudend zijn om tot adhaesiolysis (salpingolysis of fimbriolysis) over te gaan, omdat de situatie door de operatie juist kan verslechteren. Alle soorten tubaplastieken geven een grotere kans op het ontstaan van een extra-uteriene zwangerschap. Bij geringe adhesies heeft tubachirurgie goede kansen (50-70% succes), zodat zo mogelijk bij jonge vrouwen eerst voor deze behandeling wordt gekozen. Ook bij herstel van een eerdere sterilisatie waar spijt van is is tubachirurgie succesvol.

In-vitrofertilisatie
De in-vitrofertilisatie (IVF) heeft geheel nieuwe mogelijkheden geopend voor de behandeling van infertiliteit. Door hormonale stimulatie wordt een aantal follikels verkregen, omdat het plaatsen van verscheidene bevruchte eicellen de kans op succes vergroot. Op geleide van echografie en soms in combinatie met dagelijkse hormoonbepalingen wordt het moment afgewacht waarop de follikels bijna rijp zijn. De follikels worden aangeprikt en de inhoud opgezogen. Deze ovumaspiratie vindt transvaginaal plaats op geleide van echografie. De oöcyten worden door een bioloog in de broedstoof geïncubeerd tot rijpheid. Het inmiddels geproduceerde sperma

wordt gecentrifugeerd, waarna de semenvloeistof wordt vervangen door een medium dat capacitatie van de spermatozoa geeft. Dit 'opgewerkte' sperma wordt bij de eicellen in een petrischaal in de broedstoof gebracht en de fertilisatie wordt afgewacht en vervolgd. In het vier- of achtcellige stadium wordt de zygote overgeplaatst naar de uterus. Deze 'embryotransfer' (ET) vindt plaats ongeveer 48 tot 72 uur na de follikelaspiratie. Via een plastic canule wordt de zygote in de uterus gebracht. De hormonale behandeling heeft gemaakt dat de luteale fase niet fysiologisch verloopt, zodat progestativa worden toegediend. De zwangerschapskans bij IVF wordt vooral bepaald door de leeftijd van de vrouw. In de beoordeling kunnen de IVF-resultaten aangegeven worden ten opzichte van het aantal gestarte cycli, verrichte follikelpuncties, doorgaande zwangerschappen of 'take home babies'. Ook na IVF kan een EUG voorkomen door retrograde verplaatsing van het embryo. In de meeste centra is nu sprake van een voldragen zwangerschap in 20 tot 25% van de gestarte cycli. Als de vrouw ouder is dan 40 jaar zullen de meeste centra niet meer tot IVF willen overgaan, gezien de zeer geringe kans op succes door de veroudering van de oöcyt. De belangrijkste complicatie van IVF is het hoge percentage meerlingzwangerschappen. Hoewel in Nederland nooit méér dan twee embryo's worden teruggeplaatst is het percentage met 25% veel te hoog. De risico's van IVF hangen samen met de hormonale stimulatie (hyperstimulatiesyndroom) en met het oogsten van de eicellen door het aanprikken van de ovaria. Een infectie wordt echter zelden gezien, en betreft dan vaak een geïnfecteerde endometriosecyste.

Tot dusverre zijn de successen met zogenaamde ingevroren embryo's nog matig. Theoretisch is het ook mogelijk om het vier- of achtcellige embryo te verplaatsen naar een 'draagmoeder', indien bij de eidonor de uterus ontbreekt door een cervixcarcinoomoperatie of door een congenitale afwijking. Wettelijk is deze vorm van draagmoederschap nu toegestaan onder strikte voorwaarden. Een vrouw mét een uterus maar zónder ovaria kan gebruikmaken van een IVF-embryo waarvan de eicel door donatie is verkregen.

Een bijzondere vorm van IVF vormt de intracytoplasmatische sperma-injectie (ICSI), waarbij per eicel één zaadcel wordt geïnjecteerd. Deze methode wordt toegepast bij ernstige mannelijke subfertiliteit of als bij een eerder IVF geen fertilisatie werd verkregen.

Was aanvankelijk de enige indicatie voor IVF tubapathologie, tegenwoordig vormt vrijwel iedere oorzaak voor subfertiliteit uiteindelijk een indicatie voor IVF of ICSI.

11.3.3 Cavumafwijkingen

Synechieën kunnen hysteroscopisch verwijderd worden, evenals endometriumpoliepen. Een uterus myomatosus vormt een therapeutisch dilemma. Bij een submukeuze lokalisatie bestaat er een indicatie tot *enucleatie*, zo mogelijk via een hysteroscoop. Bij de overige myoomlokalisaties zal men zeer terughoudend zijn met chirurgie, omdat een oorzakelijk verband met de infertiliteit niet zeker is en enucleatie risico's heeft voor de fertiliteit door de kans op het ontstaan van adhesies of beschadiging van het intramuraal verlopende tubadeel.

11.3.4 Cervixafwijkingen

Een slechte cervixfactor is meestal een oorzaak van subfertiliteit. De oorzaak van '*cervical hostility*' is lang niet altijd duidelijk. Bij verdenking op een chronische cervicitis veroorzaakt door Chlamydia kan tetracycline worden gegeven. De aanwezigheid van antilichamen in het cervixslijm tegen spermatozoa is moeilijk te beïnvloeden. Bij aangetoonde cervixfactor zal men overgaan tot intra-uteriene inseminatie met opgewerkt zaad.

11.3.5 Testisafwijkingen

De functie van de testes is heel moeilijk te verbeteren. Het resultaat is ook moeilijk te interpreteren, daar herhaalde spermamonsters bij onderzoek reeds van nature een sterk wisselende kwaliteit tonen. Behandeling van functiestoornissen van de testes met FSH, LH en GnRH hebben nauwelijks tot duidelijk aantoonbare therapeutische resultaten geleid. Testosteronbehandeling geeft juist een remming van de hypofysaire stimulatie door een negatieve terugkoppeling op de hypofyse. Een spermatogenetische azoöspermie is kenbaar aan een sterk verhoogd FSH en is op geen enkele wijze te behandelen. Bij elke nieuwe therapie zal men zich afvragen in hoeverre er sprake is geweest van een verantwoorde analyse van de onderzoeksresultaten. Vaak is dat niet het geval en vergeet men dat juist bij onverklaarde infertiliteit na vele jaren een spontane zwangerschap kan optreden.

Afsluiting van het vas deferens is door microchirurgische technieken op te heffen maar het resultaat is vaak teleurstellend, niet alleen door nieuwe stenosering maar ook door de reeds ontstane sperma-antilichamen. Refertilisatie van de man na sterilisatie heeft daarom lang niet altijd resultaat.

Een nieuwe behandeling van mannelijke subfertiliteit is *intracytoplasmatische sperma-injectie*. Bij ICSI wordt een zaadcel geïnjecteerd in het cytoplasma van de eicel. De eicel wordt verkregen door punctie van het ovarium na ovariële hyperstimulatie, waarna onder de microscoop de granulosacellen van de cumulus en de corona radiata worden verwijderd. Het semen ondergaat een bewerking waarbij het seminale plasma wordt verwijderd, waarna onder de prepareermicroscoop een spermatozoön wordt geselecteerd met behulp van een glazen micropipet met scherp geslepen punt. Terwijl met een fixatiepipet de eicel wordt vastgezogen, kan met micromanipulatoren de zona pellucida worden aangeprikt, waarna de spermacel wordt geïnjecteerd in het oöplasma. Vervolgens wordt, evenals het geval is bij IVF, de fertilisatie en verdere deling van de blastocyste afgewacht. Het is gebleken dat zelfs spermatozoa verkregen door epididymispunctie (PESA of MESA, percutane of microchirurgische epididymale sperma-aspiratie) of geëxtraheerd uit een testisbiopsie (TESE, testiculaire sperma-extractie) gebruikt kunnen worden voor ICSI. Daarmee is ook een behandelingsmogelijkheid verkregen voor mannen met een azoöspermie. De kans op een doorgaande zwangerschap is circa 20%. In verband met twijfel omtrent de veiligheid van deze technieken bestaat er in Nederland een moratorium op het gebruik van testiculaire zaadcellen voor ICSI en mag PESA/MESA alleen worden toegepast bij een obstructieve azoöspermie.

11.3.6 Kunstmatige inseminatie

Men maakt onderscheid tussen KIH (husband) en KID (donor). Bij verminderde fertiliteitsgraad van het sperma heeft vaginale inseminatie geen zin maar wordt gekozen voor intra-uteriene inseminatie (IUI) met 'opgewerkt' sperma, al dan niet in combinatie met milde ovariële stimulatie. Bij IUI wordt het sperma geconcentreerd door centrifugering; vervolgens wordt capacitatie verkregen door menging met een bufferoplossing. Met dit 'opgewerkte' sperma worden de beste zwemmers geselecteerd, waarna de 'pellet' via een dunne canule in het cavum uteri wordt gebracht. Ook bij oligoasthenospermie geeft deze techniek goede resultaten. Soms wordt KIH overwogen als de partner niet tot een normale coïtus in staat is maar wel tot masturbatie. Het is duidelijk dat hier seksuologische stoornissen aanwezig zijn, die maken dat KIH niet zonder meer de beste oplossing vormt.

Donorinseminatie zal meestal spoedig door het echtpaar zelf ter sprake worden gebracht wanneer het duidelijk is dat de oorzaak van de infertiliteit bij de man is gelegen. Veel paren zijn gelukkig geworden met deze mogelijkheid tot 'half-adoptie'. Het echtpaar doet er goed aan bij de familie en kennissen geen ruchtbaarheid te geven aan de mogelijke mannelijke oorzaken van de infertiliteit, zodat bij het slagen van KID het kind door eenieder geheel gelijkwaardig wordt benaderd. Bij KID wordt vóór de verwachte ovulatie het semen met een dun lang tuberculinespuitje tegen de portio gedeponeerd. Het gebruik van ingevroren donorsperma heeft verscheidene voordelen. Het verkrijgen van een geschikte donor geeft dan minder organisatorische problemen. Tevens kan het ejaculaat zuiniger worden opgedeeld over enige 'rietjes'. Recent is de mogelijkheid van anoniem donorschap bij wet opgeheven en het kind dat via KID is verwekt heeft het recht om de identiteit van de biologische vader te weten. Begrijpelijkerwijs gaat dit gepaard met een duidelijke terugloop in het aantal zich aanmeldende donoren.

In overleg met de microbioloog wordt een quarantaineperiode voor het semen betracht in verband met de mogelijkheid van een SOA, met name HIV. Deze veiligheidsoverweging heeft tot gevolg dat tegenwoordig alleen gebruikgemaakt wordt van sperma dat diepgevroren in een spermabank wordt bewaard. De spermabank geeft ook mogelijkheden voor mannen die een behandeling moeten ondergaan met cytostatica. Het sperma kan in bevroren toestand bewaard worden tot vele jaren na de behandeling. De man moet dan in een codicil hebben vastgelegd wat zijn bedoeling is.

Bij KID komen de meeste zwangerschappen tot stand binnen vier maanden. Ovulatievoorspelling kan plaatsvinden op grond van de verkregen gegevens die met behulp van een BTC zijn verkregen in voorafgaande cycli. Zekerder is het om af te gaan op echografische follikelgroottebepaling of detectie van de LH-piek in de urine. Soms is het noodzakelijk de ovulatie medicamenteus te reguleren. Meestal wordt de behandeling na de twaalfde inseminatiecyclus gestaakt, hoewel over deze termijn geen uniformiteit bestaat. Het ziekenfonds vergoedt de behandeling.

11.3.7 Adoptie

Deze mogelijkheid wordt vooral door de ouders overwogen wanneer het paar infertiel blijkt te zijn. De mogelijkheid van Nederlandse adoptiefkinderen is zeer gering, zodat meestal de weg ingeslagen moet worden van interlandelijke adoptie. In elk arrondissement is een Raad van Kinderbescherming gevestigd, die kan adviseren welke weg bewandeld moet worden door de toekomstige adoptiefouders. Ook de afdeling Kinderbescherming van het ministerie van Justitie te 's-Gravenhage adviseert. De langdurige procedure en de beperkingen die de wet stelt aan de leeftijd van de adoptiefouders maken dat vroegtijdig met de aanvraag moet worden aangevangen.

Kernpunten

- Infertiliteit wordt in ongeveer even grote proporties door mannelijke en vrouwelijke factoren veroorzaakt.
- Door nieuwe technieken kan bij een overgrote meerderheid van de paren die zich melden met infertiliteit uiteindelijk een zwangerschap worden bereikt. Er blijven echter paren bij wie dat niet mogelijk blijkt.
- Als regel zal men pas na één jaar regelmatig onbeschermde coïtus zonder zwangerschap overgaan tot verder onderzoek.
- Vrijwel iedere oorzaak van subfertiliteit vormt uiteindelijk een indicatie voor IVF/ICSI.
- De belangrijkste complicatie van IVF is het hoge aantal meerlingen met alle problemen van dien.

12 Abortus en extra-uteriene graviditeit

De uitdrijving van de vrucht, al of niet spontaan, noemt men in Nederland een abortus wanneer deze plaatsvindt vóór de zestiende week van de zwangerschap. In het buitenland legt men de grens later, bij de twintigste week. Volgens de internationale definitie van de WHO spreekt men van 'abortion' bij een geboortegewicht tot 500 g (circa 22 weken). Deze definitie is overgenomen door de FIGO en geeft verwarring, omdat daardoor een overlapping ontstaat met de periode waarin wij in Nederland spreken van partus immaturus (16e-28e week). Er zijn duidelijke argumenten om de grens bij zestien weken te leggen. De placenta is op dat tijdstip voltooid, zodat daarna een spontane complete uitstoting verloopt als bij de partus. Voor de zestiende week vindt er een afscheuring plaats van de nog niet voltooide placenta, waarbij trofoblast en decidua in de uterus achterblijven. Bij zestien weken is de embryogenese voltooid, zodat stoornissen vóór de zestiende week tot spontane abortus leiden. Na de zestiende week vindt zelden meer een spontane uitstoting plaats. De scheidingslijn bij zestien weken hangt dus duidelijk samen met klinische verschillen. Een goed compromis is de steeds meer gebruikelijke indeling in 'eerste' en 'tweede trimester' abortus, waarbij de grens dus ligt aan het einde van de twaalfde week.
Het Nederlandse spraakgebruik heeft zich in het laatste decennium zodanig ontwikkeld dat het woord 'abortus' synoniem is geworden met 'kunstmatige beëindiging'. Bij het opnemen van de anamnese kan men beter vragen naar 'miskraam' of 'spontane' abortus.
Een abortus is allerminst zeldzaam. Ongeveer 10 à 15% van alle aangelegde zwangerschappen wordt spontaan uitgestoten, en dan meestal tussen de achtste en de dertiende week. Er zijn aanwijzingen dat dit percentage nog hoger is en grotendeels ongemerkt voorbijgaat, als de afstoting plaatsvindt rond de implantatie en de vrouw nog niet weet dat zij zwanger is.
Bloedverlies in de vroege zwangerschap heeft vier oorzaken:
– abortus, spontaan of geprovoceerd;
– extra-uteriene zwangerschap;
– trofoblastaandoening;
– laesie van vagina of cervix.

12.1 Oorzaken van abortus

Meestal kan de oorzaak niet worden ontdekt. Bekend zijn de acht volgende factoren.

12.1.1 Aanlegstoornissen

Soms is macroscopisch duidelijk dat het embryo niet is aangelegd als men een leeg, met vocht gevuld blaasje aantreft (het zogeheten *windei*). Vaker vindt men alleen bij microscopisch onderzoek afwijkingen van de vlokken, hoewel differentiatie met secundaire degeneratie dan moeilijk is. Bij chromosomaal onderzoek van abortusmateriaal worden afwijkingen zoals triploïdie in vrij hoge frequentie aangetroffen. De oorzaak hiervan kan zowel bij de moeder als bij de vader gelegen zijn. Een bijzondere vorm van een aanlegstoornis is de mola hydatidosa.

12.1.2 Maternale oorzaken

Zelfs bij ernstige ziekten als tuberculose gaat de zwangerschap vaak ongestoord verder. Infectieziekten als rubella, toxoplasmose, cytomegalie, listeriose en het parvovirus kunnen een oorzaak vormen. Hoge koorts op zichzelf kan een oorzaak zijn, hoewel afgrenzing ten opzichte van aspecifieke virale infecties moeilijk is. Hypertensie en chronische nierziekten gaan gepaard met een grotere kans op spontane abortus. Bij diabetes en hyperthyreoïdie is het verband niet altijd met zekerheid aan te geven.

12.1.3 Uterusafwijkingen

Bij een congenitale afwijking van de uterus bestaat meestal geen verhindering tot conceptie, maar kan wel een problematiek ontstaan bij nidatie en uitgroei van de vrucht. Vooral een uterusseptum kan tot recidiverende problemen leiden. Vergroeiingen in het cavum uteri (syndroom van Asherman) kunnen een belemmering geven van de groei, evenals een submukeus myoom. Retroversio uteri kan niet als oorzaak worden gezien, tenzij er sprake is van een incarceratie. Wanneer in het cavum nog een IUD of een restant daarvan aanwezig is, bestaat er een grote kans dat de zwangerschap voortijdig tot een einde komt (zie § 15.2.4, onder Complicaties).

12.1.4 Immunologische oorzaken

De foetus is genetisch vreemd voor de moeder. Toch wordt dit natuurlijke transplantaat niet afgestoten. De afstotingsreacties worden in de zwangerschap op verschillende wijzen geblokkeerd. De trofoblast speelt daarbij een belangrijke rol als immunologisch inerte barrière tussen kind en moeder. Een van de oorzaken van abortus zal te vinden zijn in verstoring van deze immunologische tolerantie, maar tot dusverre is daarover nog niet veel met zekerheid bekend.

12.1.5 Iatrogene oorzaken

Sommige medicamenten geven stoornissen in de embryogenese, die echter niet altijd leiden tot abortus, zoals bleek bij thalidomide (Softenon) en DES. Een vroege amnionpunctie, noodzakelijk bij vruchtwateronderzoek voor antenatale diagnostiek, kan in zeldzame gevallen leiden tot een abortus, zelfs wanneer deze punctie wordt uitgevoerd door een zeer ervaren onderzoeker op geleide van echografie. Hetzelfde risico geldt in iets hogere mate voor de vlokkentest.

12.1.6 Traumatische oorzaken

Tegen stompe buiktrauma's is de vrucht in dit vroege stadium van de zwangerschap goed beschermd. De vrouw meent soms ten onrechte dat de abortus werd opgewekt door de coïtus of een gynaecologisch onderzoek. Uitleg over het verschil tussen 'post aut propter' kan dan verhelderend zijn.

12.1.7 Psychische oorzaken

Vaak vindt men in het geheel geen oorzaak en vraagt de vrouw zich af in hoeverre emotionele oorzaken bij haar in het spel konden zijn. Deze mogelijkheid lijkt niet zo reëel, wanneer we ons herinneren hoe vaak vroeger een ongewenste zwangerschap ongestoord verliep bij zeer ernstige emotionele problematiek. Men kan de ongeruste vrouw met zelfverwijt uitleggen dat zeer vroege aanlegstoornissen lang niet altijd met de gebruikelijke methodieken zijn aan te tonen en dat er vaak sprake is van een natuurlijk selectieproces.

12.2 Klinisch beloop

De navolgende classificatie berust op klinische verschijnselen en is afkomstig uit de tijd dat nog geen echografie beschikbaar was. In de praktijk voldoet deze indeling nog steeds goed, al wordt ze langzamerhand vervangen door *levensvatbare* en *niet-levensvatbare* intra-uteriene zwangerschap.

12.2.1 Abortus imminens

Bij de dreigende miskraam is de vrucht nog intact en bestaat er een gerede kans dat de zwangerschap continueert. De patiënte komt met licht, gering, slijmig bloedverlies en krampachtige onderbuikpijnen. Bij het onderzoek moet men zich afvragen of de portio nog gesloten is, of het bloed wel uit het ostium komt en of de grootte van de uterus nog overeenkomt met de zwangerschapsduur. Tevens zal men adnexa-afwijkingen willen vaststellen. Het achterwege laten van speculum- en inwendig onderzoek is niet juist, met name een EUG moet worden uitgesloten.

Het is van belang om vast te stellen of de patiënte überhaupt zwanger is. Er bestaan verschillende bepalingen om het zwangerschapsgonadotropine (HCG) aan te tonen. Het gebruik van monoklonale antilichamen tegen de β-fractie van het HCG-molecuul heeft de betrouwbaarheid van de zwangerschapstest sterk verhoogd. De routinetests zijn nu zodanig samengesteld dat reeds een lage gonadotropinespiegel (25 IE) kan worden aangetoond. Een test met ochtendurine kan al positief zijn als de vrouw enkele dagen over tijd is. Een negatieve test sluit een zwangerschap dan ook vrijwel uit. Men kan ook gebruikmaken van zeer gevoelige radio-immunologische bepalingen in het serum, die vooral ook van nut zijn bij de specifieke problematiek bij verdenking op een EUG of bij de controle na een molazwangerschap.

Echoscopie vormt de hoeksteen van de diagnostiek en het beleid bij de bedreigde jonge zwangerschap. Men mag verwachten om na vijf weken amenorroe in de uterus echografisch zwangerschapskenmerken te zien. Men kan met echografie het volgende zien.
- Een *zwangerschapsring*, de weerspiegeling van het intra-uteriene vruchtzakje. Het deciduazakje bij een EUG kan hier bedrieglijk op lijken, men noemt dit de zogenaamde pseudo-ring.
- Een *dooierzakje*, dit kan men boven de 3000 IE/l in het vruchtzakje onderscheiden, het geeft zekerheid over de intra-uteriene lokalisatie van de zwangerschap.
- Foetale hartactie, deze kan men bij een amenorroe van zes à zeven weken vaststellen. Bij een vruchtzakje met een diameter kleiner dan 2,5 cm zal men aan een negatieve bevinding echter nog geen consequenties mogen verbinden. Het onderzoek moet dan een week later worden herhaald.
- De foetale pool, deze kan boven de 10.000 IE/l worden herkend en al spoedig kan het embryo dan worden gemeten en kan de CRL-waarde ('crown-rump-length') worden vastgelegd.

De voorspellende waarde van deze bevindingen voor het verloop van de verdere zwangerschap is groot. Komt in het algemeen bij bloedverlies in de vroege zwangerschap het in 50% tot een spontane abortus, bij aangetoonde foetale hartactie is deze kans veel kleiner, circa 5 à 6%; terwijl bij visualisatie van een levend embryo deze kans nog maar 2-3% bedraagt. Een vergissing bij het vaststellen van ontbrekende foetale hartactie is mogelijk, zo kan de zwangerschap minder ver gevorderd zijn dan was verondersteld. Daarom zal men bij het ontbreken van klachten het onderzoek na een week willen herhalen.

Het is van klinisch belang een niet-vitale zwangerschap met zekerheid aan te tonen, niet alleen om een einde te maken aan de onzekerheid, maar ook om een beleid vast te stellen dat langdurig bloedverlies en ontsteking voorkomt. Bij gering bloedverlies zal men bij een niet-vitale zwangerschap zo mogelijk het spontane beloop afwachten. Men ziet dan meestal dat binnen een week de abortus 'doorzet'.

Bij een aangetoonde vitale zwangerschap zal de zwangerschap voortgaan in een normaal beloop. De waarde van bedrust hierbij is zeer omstreden. Zeker is dat geen medicamenten moeten worden gegeven die de embryogenese nadelig kunnen beïnvloeden. Verloopt de zwangerschap verder normaal, dan is er geen vergrote kans op congenitale afwijkingen.

12.2.2 Abortus incipiens

Men zegt dat de abortus in gang is wanneer op grond van de verschijnselen en het onderzoek een uitdrijving onvermijdelijk lijkt. Hiervan is sprake wanneer het ostium duidelijk geopend is en het weefsel zichtbaar wordt. Ook als het bloedverlies zodanig toeneemt dat men transfusies gaat overwegen, is het duidelijk dat het behoud van de zwangerschap illusoir is. De grens tussen abortus imminens en incipiens is nogal eens arbitrair. Wanneer de abortus doorzet, gebeurt dit meestal spontaan. Het spontane beloop kan men afwachten. Bij hevig bloedverlies kan men ergometrine 0,15 mg i.m. geven en zal men spoedig de uterus door curettage moeten ontledigen. In noodgevallen kan dit digitaal uitruimen gebeuren zonder narcose.

12.2.3 Abortus completus

Soms wordt de vruchtzak in toto uitgestoten en is deze geheel omgeven met een fluwelige vlokkenwand, wat men pas goed ziet als men het weefsel in een glas water bekijkt. Het is daarom altijd zinvol de patiënte te vragen uitgestoten weefsel voor onderzoek mee te nemen. Soms blijkt er dan alleen sprake te zijn van stolsels. Het al of niet vaststellen van een vruchtje is van belang voor de oorzaak. Vaginale echografie is hier van belang om te beoordelen of het cavum uteri leeg is of dat eventueel alsnog een curettage moet volgen. Soms wordt men verrast door molablaasjes. Als het bloedverlies ophoudt, de portio zich weer sluit en de uterus leeg is, is er geen curettage nodig.

Voor de patiënte zelf is 'over tijd' vaak een bewijs dat zij zwanger is. Er kan echter sprake zijn van een anovulatoire bloeding, zodat het anamnestische gegeven 'ik heb een miskraam gehad' niet altijd bewijst dat de patiënte inderdaad zwanger is geweest. Vastlegging van de abortus door PA-onderzoek is daarom gewenst.

12.2.4 Abortus incompletus

Soms wordt slechts een gedeelte van het zwangerschapsproduct uitgestoten. Men spreekt hiervan als men nog weefsel aantreft in het ostium en men geen zekerheid heeft dat de vruchtzak geheel is uitgestoten. Meestal is er duidelijk bloedverlies. Dit bloedverlies kan ernstig, zelfs levensbedreigend zijn. De therapie is dan ontlediging van de uterus waardoor de bloeding ophoudt en infectie wordt voorkomen. Wanneer de uterus kleiner is dan twaalf weken, kan gemakkelijk worden gecuretteerd. Men gebruikt dan een stompe curette; bij een geopend ostium kan men soms digitaal met de middelvinger het cavum ledigen. Wanneer de uterus groter is dan twaalf weken, zal men eerst een spontane uitdrijving trachten te bewerkstelligen door middel van ergometrine i.m. of door oxytocine 10 IE per intraveneus infuus. De risico's van een beschadiging of een onvolkomen ontlediging bij curettage van een uterus groter dan twaalf weken, maken dat een spontane expulsie duidelijk de voorkeur heeft.

12.2.5 Septische abortus

Nu abortus provocatus lege artis mogelijk is, komt deze ernstige complicatie niet vaak meer voor. Toch kan bij een spontane abortus een infectie van het cavum uteri optreden. Gezien de ernstige complicaties bij uitbreiding van de ontsteking, is het gebruikelijk reeds te spreken van septische abortus bij een temperatuurverhoging vanaf 38 °C. Vaak is de patiënte ook ziek en vindt men bij onderzoek een pijnlijke uterus. Eventuele zwangerschapsresten kunnen foetide ruiken. Meestal is het een infectie met vooral Gram-negatieve bacteriën, doch ook zijn stafylokokken of streptokokken mogelijk. Bij Gram-negatieve bacteriën dreigt het beeld van een endotoxische shock. Dit beeld kan verraderlijk zijn, doordat de ernst alleen blijkt uit een tensiedaling of een polsversnelling, in tegenstelling tot de ogenschijnlijk goede algemene klinische indruk. De beste behandeling blijkt een actief beleid. Er wordt meteen aangevangen met antibiotica gericht op een menginfectie met Gram-negatieve bacteriën. Gezien de ernst van de situatie is een combinatie vereist van penicilline, gentamycine en metronidazol (consensus WHO 1994). De antibiotica moeten per infuus worden toegediend om een snelle weefselconcentratie te bereiken, waarbij het infuus tevens nodig is voor herstel van het circulerend volume. De uterusholte wordt spoedig na start van de antibiotica door curettage uitgeruimd, ook als de conditie van de patiënte nog matig is. De kans op ernstige complicaties bij deze actieve benadering is veel geringer dan bij het achterwege laten of uitstellen van de curettage. Al het necrotische materiaal wordt uit de uterus verwijderd, zodat ook aan anaërobe bacteriën de kans tot verdere uitgroei wordt ontnomen. Deze curettage geeft een kortdurende bacteriëmie, die niet overgaat in een sepsis als er gezorgd is voor een goede antibiotische paraplu. De intraveneuze antibiotica worden gecontinueerd tot de patiënte 48 uur koortsvrij is, waarna op geleide van de, nu bekende, kweekuitslagen voortgegaan kan worden met meestal tetracycline gedurende nog ten minste tien dagen. In de acute fase dient de circulatie bewaakt te worden, soms met behulp van centraalveneuze drukmeting op een intensivecareafdeling. In ieder geval moet ook de urineproductie worden vastgelegd en moet rekening worden gehouden met gedissemineerde intravasculaire stolling.

Mondiaal is septische abortus een belangrijke oorzaak van maternale sterfte en er is een rechtstreeks verband te zien met het ontbreken van goede anticonceptie en de mogelijkheid van een veilige afbreking van een ongewenste zwangerschap.

Bij een septische abortus van meer dan twaalf weken zal men trachten een spontane expulsie te activeren, met ergometrine of een oxytocine-infuus. Als ultimum refugium kan zelfs een uterusextirpatie noodzakelijk zijn om de patiënte te bevrijden van de septische bron. Bij elke septische abortus bestaat de kans dat door een opstijgende infectie de tubae worden afgesloten, het betreft dan nogal eens een intramurale afsluiting. Een ongecontroleerde septische abortus kan ook leiden tot een pelveoperitonitis.

12.2.6 Missed abortion

Niet altijd wordt het afsterven van de vrucht gevolgd door een spontane uitstoting. Wanneer het enige weken duurt voordat de abortus inzet, spreekt men van 'missed abortion', maar de termijn is nogal arbitrair. Meestal is er sprake van diagnostiek in retrospectie: bij de zwangerschapscontrole ontdekt men dat de uterus te klein is voor de duur van de amenorroe en dat er echoscopisch geen vitale zwangerschap (meer) is. Men zou dan kunnen aannemen dat de zwangerschap reeds enkele weken tevoren is afgestorven. Het is echter ook mogelijk dat de negatieve discrepantie met de amenorroeduur veroorzaakt wordt doordat de zwangerschap later is ontstaan dan wordt verondersteld.

Wanneer de diagnose zeker is (vaak zal men toch het onderzoek een week later willen herhalen), dan heeft het geen zin om een spontane uitstoting af te wachten. Het kan nog enkele weken duren, waarbij zelfs een kleine kans bestaat op het ontstaan van stollingsstoornissen. De curettage is soms moeilijk, omdat de dilatatie van het cervixkanaal niet gemakkelijk geschiedt en ook de ontlediging van de uterus vaak moeilijker gaat dan anders.

Sinds kort wordt misoprostol, een prostaglandine-E_1-analoog, vaak in combinatie met de progesteronantagonist mifepriston gebruikt om een uitstoting van de zwangerschap te bewerkstelligen. Ook bij vitale zwangerschappen kan dit worden gebruikt – en wordt dan ook gebruikt – als 'abortuspil'. Bij 'missed abortion' heeft het de noodzaak tot vaak moeizame curettages een heel stuk verminderd. Ook kan misoprostol veelal zonder mifepriston worden gebruikt ter voorbereiding op een curettage bij een 'missed abortion', waardoor de curettage een heel stuk gemakkelijker verloopt.

12.2.7 Habituele abortus

Als de vrouw driemaal een abortus heeft doorgemaakt, is de kans op herhaling groter en spreekt men van habituele abortus. Een uitgebreid onderzoek naar een eventuele oorzaak is dan zeker op zijn plaats. In de eerste plaats zal een uterusanomalie zoals een septum moeten worden uitgesloten, maar ook zullen andere oorzaken ter sprake komen. Het antifosfolipidesyndroom is een bekende oorzaak van habituele abortus en dient te worden uitgesloten. Lang niet altijd komt men tot een verklaring, omdat het chromosomale en immunologische onderzoek nog niet in staat is om alle oorzaken op te helderen. Het is tegenwoordig gebruikelijk een karyogram bij de partners te laten vervaardigen teneinde een zeldzame (bij 3-5% van de paren) gebalanceerde translocatie uit te sluiten. Bij negatieve bevindingen zal men nogal eens adviseren om onder zorgzame begeleiding een nieuwe zwangerschapspoging te wagen. Indien deze tot succes leidt, bestaat er een indicatie tot antenatale diagnostiek. Bij immunologische afwijkingen wordt laagmoleculairgewicht-heparine gegeven, al dan niet in combinatie met een lage dosis acetylsalicylzuur. De precieze plaats van deze therapie is nog omstreden.

12.3 Beleid bij spontane abortus

In eerste instantie is bij het natuurlijk beloop een afwachtend conservatief beleid zinvol. Vaak vindt spontane uitstoting plaats van het gehele zwangerschapsproduct en is geen curettage nodig. Bedrust is weinig zinvol en van medicamenten moet bewust worden afgezien, want deze zijn in potentie schadelijk voor het jonge embryo als de zwangerschap doorgaat. Spontane abortus is geen gemakkelijk bespreekbaar sociaal probleem; daardoor zijn velen niet op de hoogte van de hoge frequentie van deze gebeurtenis, zodat de vrouw en haar partner verbaasd zijn dat het hun overkomt. Goede uitleg over een aanlegstoornis als mogelijke oorzaak en over het natuurlijk beloop maakt dat de patiënte zonder te groot ongeduld zich kan vinden in een afwachtend beleid. Curettage is geïndiceerd in de volgende drie gevallen:
- als er zekerheid bestaat inzake een niet-vitale zwangerschap en bewust wordt afgezien van medicamenteuze 'abortus' met behulp van misoprostol/mifepriston;
- wanneer het vaginale bloedverlies ernstige vormen aanneemt;
- bij een incomplete abortus, die zich uit door continueren van het bloedverlies na de uitstoting van de vruchtzak.

Bij voorkeur vindt de instrumentele ontlediging van de uterus plaats met behulp van vacuümcurettage. Onder algehele of regionale c.q. lokale anesthesie vindt zo nodig eerst dilatatie plaats tot Hegar 8 à 10, waarna de zuigbuis voorzichtig in het cavum wordt gebracht. Terwijl men het vacuüm laat toenemen, wordt de vacuümcurette langzaam op en neer bewogen en geroteerd. Als het cavum leeg lijkt, wordt voor de zekerheid de procedure herhaald. Bij twijfel kan men met 'voorzichtige hand' met een scherpe curette navoelen, maar meestal is deze toch wel riskante handeling niet nodig. Bij koorts bij vermoede of aangetoonde infectie is antibioticaprofylaxe noodzakelijk. Men kan met echografie goed controleren of het cavum leeg is. Ergometrine (0,2 mg) of beter oxytocine per infuus (20 E/500 ml) kan de contractie van de uterus zo nodig goed bewerkstelligen. Bij een rhesusnegatieve vrouw zal anti-D-immuunglobine gewenst zijn.

Complicaties kunnen optreden bij perforatie of te sterke dilatatie. Voorts geeft retentie van abortusresten aanleiding tot een endometritis decidualis, die zich uit in koorts, persisterend bloedverlies en eventueel ook pijn. Het is daarom gewenst na iedere curettage een nacontrole te regelen na tien dagen, waarbij vragen kunnen worden beantwoord, maar ook bij inwendig onderzoek de involutie van de uterus kan worden geverifieerd. Er zijn geen strikte redenen om 'voorlopig even af te wachten' met een nieuwe zwangerschap.

12.4 Abortus provocatus

Wanneer een onbedoelde zwangerschap ook een ongewenste zwangerschap is, zal de vrouw overwegen om een abortus provocatus te laten verrichten. Tal van factoren en argumenten zal zij erbij betrekken om te besluiten of zij de zwangerschap zal aanvaarden. Bij dit moeilijke afwegingsproces kan zij soms haar partner betrekken, maar niet zelden zal zij hiervoor alleen staan. Als zij bij de huisarts komt voor verdere hulp heeft zij meestal haar beslissing reeds genomen. In dit gesprek kan geluisterd worden naar de motieven op grond waarvan de vrouw haar beslissing nam. Alternatieve mogelijkheden kunnen worden voorgesteld. In dit gesprek krijgt men vaak voldoende indruk in hoeverre de vrouw zelf, op eigen verantwoording, tot haar beslissing is gekomen. Een enkele keer bespeurt men een sterke aandrang van buiten, van de partner of van de ouders, om haar te bewegen tot abortus. Inschakelen van een maatschappelijk werker kan nuttig zijn bij de praktische benadering van de verschillende mogelijkheden. Van groot belang voor de verdere begeleiding is om na te gaan waarom de anticonceptie is mislukt, om te voorkomen dat de vrouw in de toekomst opnieuw in deze situatie verzeild raakt. Soms komt zijzelf met het verzoek om de abortus te combineren met een sterilisatie. De emotionele situatie rond de abortusaanvraag maakt dat men hiermee terughoudend moet zijn: sterilisatie kan altijd enkele maanden later worden verricht. Een IUD kan goed aan het einde van de abortuscurettage worden geplaatst, de kans op expulsie is echter iets vergroot.

12.4.1 Technieken

De legalisatie van abortus is in Nederland na langdurig politiek overleg afgerond met de Wet afbreking zwangerschap, die in 1984 in werking is getreden. De wetgever heeft aangegeven aan welke voorwaarden bij de besluitvorming moet zijn voldaan. Zo moet er 'een noodsituatie zijn die onoplosbaar is'. Voorts moet er onder meer een periode liggen van vijf dagen tussen het eerste verzoek tot abortus en de uitvoering ervan. Soms kan een verplichte bedenktijd nuttig zijn, soms geeft dit grote praktische bezwaren en soms wordt het ontstaan van schuldgevoelens erdoor bevorderd. De ingreep mag in een zogenaamde abortuskliniek worden uitgevoerd wanneer de zwangerschap niet verder dan dertien weken is gevorderd. De wetgever heeft het begin van de zwangerschap echter niet kunnen definiëren, zodat interpretatieverschillen mogelijk zijn. De tijdsverschillen tussen laatste menstruatie, conceptie en nidatie laten ruimte voor aanzienlijke speling. In de wet wordt niet gesproken over een minimumleeftijd, de vrouw moet 'mondig' zijn. De eventuele toestemming van de ouders komt evenmin ter sprake.

Er heeft zich een behandelingscircuit ontwikkeld dat plaatselijk sterk kan verschillen. De meeste abortusklinieken werken efficiënt en geven een goede begeleiding. Meestal bestaan er afspraken met naburige ziekenhuizen voor nader onderzoek, doorsturen van moeilijke gevallen en opvang bij eventuele complicaties. De zogeheten late terminaties worden slechts op enkele plaatsen in Nederland uitgevoerd, waarbij een zekere rayonbinding wordt gehandhaafd.

Het jaarlijks aantal legaal verrichte abortussen provocatus is in Nederland het laagste ter wereld. Ongetwijfeld hangt dit samen met de

reeds op jonge leeftijd aangevangen voorlichting over seksualiteit en anticonceptie, maar zeker ook met de verstrekking van de pil via het ziekenfonds. Helaas is door de regering de pil voor een deel weer uit het ziekenfondspakket gehaald en zal het aantal abortussen daardoor vermoedelijk weer gaan stijgen.
Wanneer de uterus niet groter is dan twaalf weken, is de beëindiging van de zwangerschap betrekkelijk eenvoudig. Bij twijfels omtrent de grootte, zoals bij adipositas en uterus myomatosus, moet exacte informatie verkregen worden met echo-onderzoek. De optimale behandeling van deze abortus provocatus lege artis (APLA) bestaat uit een *vacuümcurettage*. Na voorzichtig dilateren van het cervixkanaal tot 8, hoogstens 10 mm, wordt het cavum uteri leeggezogen via een plastic canule. Beschadiging van de uterus is hiermee zeer gering en de ontlediging zeer effectief. De ingreep kan onder lokale anesthesie worden verricht, wat gepaard gaat met minder bloedverlies dan bij narcose. De behandeling kan falen wanneer er sprake is van een dubbele aanleg, zoals een uterus duplex, of bij een septum in het cavum, zodat de verkeerde holte wordt leeggezogen. Het bestaan van een EUG kan gemakkelijk worden gemist als het verwijderde materiaal niet in een petrischaaltje met water gecontroleerd wordt op foetaal weefsel.
Een zeer vroege beëindiging van de zwangerschap – wanneer de vrouw hoogstens veertien dagen over tijd is – wordt de '*overtijdbehandeling*' genoemd. Zonder dilatatie van het ostium internum kan met een buisje het cavum uteri worden leeggezogen. In ervaren handen is dit een vrijwel pijnloze ingreep. Merkwaardigerwijze mislukt deze vorm van zwangerschapsonderbreking nogal eens. De zwangerschapsreactie zal daarom altijd na drie weken moeten worden herhaald. Andere bezwaren zijn dat een zwangerschapsdiagnose zo vroeg moeilijk met zekerheid te stellen is en dat de besluitvorming nog nauwelijks is voltooid. De ingreep is dan ook wat omstreden.
In het tweede trimester is een vacuümcurettage niet goed meer mogelijk door de grootte van de foetus. Ook de combinatie van mechanische verkleining (embryotomie) en vacuümcurettage vraagt toch een vrij sterke dilatatie, met kans op beschadiging. In sommige abortusklinieken heeft men met deze methode (*aspirotomie* volgens Finks) goede ervaring verkregen. Desondanks besluit men in het tweede trimester meestal tot andere technieken. Met prostaglandine kan de uterus tot contracties worden gebracht die tot uitstoting van de foetus leiden. De bijverschijnselen, braken en pijnlijke contracties, zijn ernstig en vragen om een aanvullende sedatieve medicatie. Contra-indicaties voor een dergelijk infuus met sulproston zijn astma en een litteken in de uterus. Uterusruptuur in de istmus met expulsie via het achterste gewelf is beschreven. Vaak is de abortus na prostaglandinetoediening niet compleet en moet het cavum nog worden leeggemaakt door vacuümcurettage. Recent heeft men de beschikking gekregen over een antiprogesteronpreparaat mifepriston (RU 486), dat door een competitief effect op de progesterongevoelige receptoren een abortus tot stand kan brengen. Het nadeel van deze progesteronantagonisten zijn de bijwerkingen, voorts de praktijkervaring dat in een vrij groot aantal gevallen toch alsnog vacuümcurettage noodzakelijk is door incomplete uitstoting. In combinatie met prostaglandinen worden betere resultaten verkregen; in sommige series wordt een succespercentage van 90% vermeld. Na de zestiende week is de amnionholte gemakkelijk te puncteren en kan men een gedeelte van het vruchtwater vervangen door hypertone 20% zoutoplossing. De placenta en de foetus sterven af, waarna spontane uitdrijving plaatsvindt, meestal binnen 24 uur na de ingreep. Voorzorgen zijn bij deze zoutinstillaties noodzakelijk om calamiteiten te voorkomen. Na de twintigste zwangerschapsweek zal eigenlijk nooit tot beëindiging van de zwangerschap worden overgegaan, tenzij er sprake is van een niet met het leven verenigbare congenitale afwijking, zoals een anencefalie. Bij deze bijzondere indicaties moet een zorgvuldige procedure worden gevolgd. De hysterotomie (sectio parva) wordt

zelden meer gebruikt om een zwangerschap in het tweede trimester te beëindigen, omdat de kans op complicaties bij deze ingreep sterk is vergroot.

Complicaties
De directe en vroege complicaties, zoals uterusletsels en overmatig bloedverlies, zijn bij goede techniek te voorkomen. Bij verdenking op een perforatie zal een proeflaparotomie moeten geschieden om darmlaesies uit te sluiten. Soms kan de vacuümcurettage worden voltooid door een combinatie met een laparoscopische beoordeling van de uterus. Een indirect risico wordt veroorzaakt door de narcose of door een overdosering bij lokale anesthesie. Bij onvolledige curettage kan endometritis optreden; deze kan ook veroorzaakt worden door een ascenderende infectie, met het risico van tuba-afsluiting.
Cervixinsufficiëntie kan optreden bij te sterke dilatatie van het cervixkanaal. Aanvankelijk bestond er vrees voor de psychische complicaties na een abortus provocatus. Spijt blijkt zelden voor te komen omdat de vrouw meestal heel bewust alles overwegende tot haar beslissing komt. Toch zal de huisarts dit aspect in gedachten moeten houden bij de nacontrole. Vaak zijn er echter positieve gevoelens van verlichting en ook dankbaarheid dat deze oplossing mogelijk was. Het regelen van een goede anticonceptie geeft de huisarts de gelegenheid psychische aspecten aan de orde te stellen. Wanneer er op grond van een congenitale afwijking een medische indicatie bestond tot afbreking van de zwangerschap is de verwerking veel moeilijker en zal aparte begeleiding, ook na langere tijd, nodig zijn.

12.5 Mola hydatidosa

Een aanlegstoornis die tot een bijzonder soort abortus leidt is de mola hydatidosa oftewel druiventroszwangerschap. Macroscopisch ziet men talloze, in grootte wisselende, meestal kleine heldere blaasjes, die eerder op kikkerdril lijken dan op druiventrosjes. Microscopisch blijken deze blaasjes te bestaan uit sterk oedemateuze uitgezette vlokken, waarin zelden bloedvaatjes herkenbaar zijn. Het oppervlak is bekleed met trofoblast, die veel meer dan gebruikelijk prolifereert. Deze trofoblastproliferatie vormt de potentiële maligniteit die in deze zwangerschap besloten ligt. Normale trofoblast ontwikkelt zich na de conceptie zeer snel en moet het omringende weefsel invaderen om in contact te komen met de moederlijke circulatie. Meestal treedt hierbij een evenwichtstoestand op, maar bij de mola dringt de prolifererende trofoblast dieper en dieper in de spierwand van de uterus (*mola destruens*) en ontstaan er trofoblastembolieën in de longen. Meestal wordt de molazwangerschap grotendeels spontaan geboren. Ook na vacuümcurettage blijft er altijd trofoblast achter in de muscularis. Vaak gaat deze resterende trofoblast spontaan in regressie, hoewel dit enige maanden kan duren. Soms gaat '*persisterende trofoblast*' over in een *choriocarcinoom* met verdere invasie en hematogene metastasering. Soms ontwikkelt een choriocarcinoom zich na een normale zwangerschap of abortus. In deze zeldzame gevallen is echter nooit meer de oorspronkelijke placenta voor onderzoek beschikbaar. Men spreekt van een *partiële mola* wanneer slechts enkele van de microscopische mola-achtige veranderingen in de vlokken te vinden zijn. Soms is er toch een embryo aanwezig met een duidelijke afwijking (triploïdie).
Chromosomaal onderzoek van mola's heeft tot opmerkelijke bevindingen geleid: er is sprake van een vrouwelijk XX-patroon, doch de beide X-chromosomen zijn van paternale herkomst. Het is nog niet duidelijk of de primaire stoornis gelegen is in het ovum of in de spermatozoa.
De frequentie van de molazwangerschap bedraagt in Nederland circa 1 op 1800 zwangerschappen. In 90% vindt spontane regressie plaats na evacuatie. In 10% is behandeling nodig wegens persisterende trofoblast; een derde hiervan moet dan geclassificeerd worden als een choriocarcinoom.

12.5.1 Symptomatologie

Aanvankelijk onderscheidt de molazwangerschap zich niet. Soms wordt de mola ontdekt doordat er een te snelle groei van de uterus plaatsvindt. Deze positieve discrepantie met de amenorroeduur treedt op in 70% van de mola's. Soms vormt bloedverlies en uitstoting van molaweefsel het eerste symptoom. Bij echo-onderzoek herkent men het karakteristieke beeld van een drillerige inhoud die natrilt bij beweging. Er is een zeer hoge HCG-spiegel. Chemisch is dit te differentiëren van het hypofysaire gonadotrope hormoon door een immunologische reactie gericht op de β-HCG-component van het molecuul. Ook andere trope hormonen zijn verhoogd aanwezig. Zo kan er ook sprake zijn van een thyreotoxicose. Voorts ziet men vroege zwangerschapshypertensie of preëclampsie en hyperemesis. In 10% vindt men grote luteïnecysten in de ovaria als gevolg van de HCG-stimulatie. Deze ovariële cysten gaan na beëindiging van de mola spontaan in regressie, maar dit kan enige maanden duren.

Het wonder van Loosduinen

Pelgrims uit geheel Europa bezochten tot ver in de negentiende eeuw Loosduinen wegens de wonderbaarlijke zwangerschap van gravin Margaretha van Henneberg, die in 1276 was bevallen. De gravin, zo gaat de legende, was ongewenst kinderloos en ging elke ochtend naar de Mariakapel in de abdij in de hoop dat haar gebed uiteindelijk zou worden verhoord. Op een ochtend ontmoette ze daar een bedelares die haar tweeling kwam laten dopen. Hooghartig en misschien ook wel door de jaren heen verzuurd, beschuldigde ze de vrouw ervan dat haar kinderen nooit van één man konden zijn. De bedelares riep Maria aan als getuige van haar onschuld en sprak een vloek uit: 'Gravin, mocht ge ooit zwanger worden, dan zult ge zoveel kinderen krijgen als er dagen zijn in het jaar'. Het wonder geschiedde en de gravin werd zwanger, maar ze beviel van een zeer groot aantal minuscule kindertjes; de Utrechtse bisschop Guido moest eraan te pas komen om ze allemaal te dopen. Het waren er 364 en nadat hij ze verdeeld had over twee schalen doopte hij de ene schaal: Jan en de andere schaal: Elisabeth. Zowel de gravin als de kinderen overleden vlak daarna, waarmee het godsgericht werd voltooid.
Tot ver na de Reformatie kwamen kinderloze vrouwen naar Loosduinen om hun handen te wassen in het doopbekken, in de hoop door de magie van de legende weer vruchtbaar te worden. De beide schalen zijn nu nog te zien in de abdijkerk te Loosduinen, op een groot houten wandbord waarop tevens in het Hollands en Latijn de legende wordt vermeld. Naspeuringen hebben duidelijk gemaakt dat de abdij door de Spanjaarden is verwoest om te voorkomen dat de geuzen er een vesting van zouden maken. Na de beeldenstorm heeft de eerste protestantse predikant in de herbouwde kerk de legende in ere hersteld. Hij liet een houten bord met de tekst maken en kocht in Delft twee koperen bekkens. Het vroegste document dat de legende vermeldt, dateert uit 1381 en vormt nog steeds een bron van speculaties. Mogelijk is er sprake geweest van een molazwangerschap met talrijke blaasjes en stierf de gravin aan een atonische nabloeding, nog steeds een van de ernstige risico's van een molazwangerschap.

12.5.2 Beleid

Wanneer de diagnose met zekerheid gesteld is, blijkt ontlediging van de uterus de beste keuze. De spontane geboorte van de mola kan soms nog geruime tijd op zich laten wachten, waarbij de uterus tot gigantische afmetingen kan groeien. Men kan dan geconfronteerd worden met plotselinge uitstoting met extra veel bloedverlies. Een vacuümcurettage met aansluitende oxytocinestimulatie is veilig mogelijk. Stimulatie met prostaglandine geeft het risico van ongecontroleerde intra-uteriene drukverhoging die extra aanleiding geeft tot trofoblastemboliëen.

Men kan niet met zekerheid voorspellen welke mola naderhand problemen gaat opleveren, zodat een nauwkeurige controle gewenst is. Het HCG blijkt een uitmuntende parameter (tumormerker) om het beloop van de trofoblastactiviteit te vervolgen. Wekelijks wordt in het serum het HCG-gehalte bepaald met een radio-immunologische methode. Wanneer men de waarden uitzet op logaritmisch papier, krijgt men een goed visueel vervolg (meetpapier Wormerveer nr. 8H). Met de immunologische reactie gericht op de β-component van het HCG-molecuul kan men differentiëren of men te maken heeft met HCG of met LH. Er wordt naar gestreefd alle mola's in Nederland centraal te registreren en te vervolgen. Het serum moet daartoe worden opgestuurd naar het UMC St. Radboud te Nijmegen. Wanneer men deze verfijnde controle nalaat, herkent men te laat een hernieuwde stijging van HCG-activiteit.

Vanzelfsprekend moet de vrouw in deze controleperiode voorkomen dat zij opnieuw zwanger wordt, omdat anders een stijging van de HCG-spiegel ten onrechte als actieve tumorgroei wordt geduid. Wanneer de HCG-spiegel gedaald is tot niet meer aantoonbare waarden, kan na zes maanden een nieuwe zwangerschap worden toegestaan.

Wanneer er sprake is van een te lang persisterende trofoblast zal chemotherapie overwogen worden, zeker bij een stijging van de activiteit. Afhankelijk van de risicofactoren (zie FIGO-stadiëring, § 7) zal dan een keuze worden gemaakt, maar meestal wordt aangevangen met een behandeling waarbij methotrexaat en folinezuur elkaar afwisselen. Bij deze combinatiekuur wordt het toxische effect van methotrexaat tenietgedaan door het alternerend geven van folinezuur. In 20% van de gevallen blijkt methotrexaat niet voldoende te zijn. Meestal kan in tweede instantie met combinaties van andere chemotherapeutica zoals etoposide de trofoblast worden uitgeschakeld. Het HCG blijkt een zeer effectieve tumormerker, zodat de behandeling kan worden voortgezet totdat met zekerheid geen trofoblast meer aanwezig is. Het blijkt dat zelfs na deze gecombineerde chemotherapie de cyclus zich weer kan herstellen en ook zwangerschap mogelijk is, zonder een verhoogde kans op congenitale afwijkingen. Pas in laatste instantie zal men gebruikmaken van chirurgie, waarbij in de eerste plaats gedacht zal worden aan een uterusextirpatie. Er is dan meestal reeds duidelijk sprake van een choriocarcinoom. De zeldzaamheid van trofoblasttumoren heeft geleid tot de Nederlandse Werkgroep Trofoblasttumoren, die de diagnostiek en de behandeling van deze tumoren in Nederland coördineert.

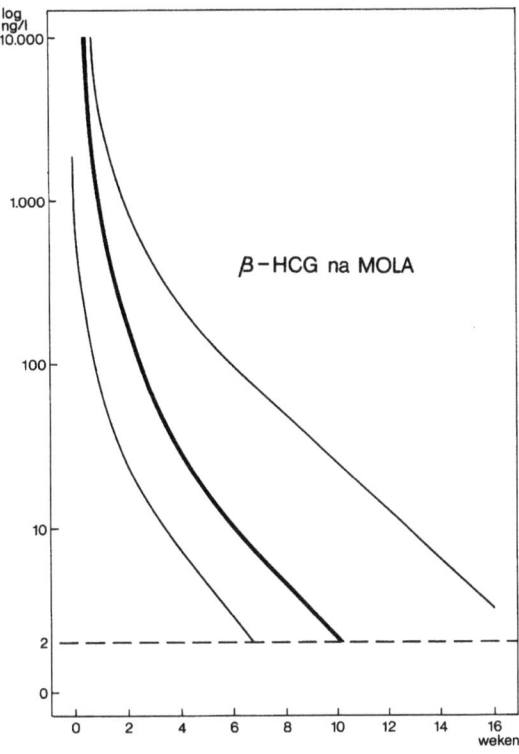

Figuur 12.1 *Verdwijningscurve na mola. Na verwijdering van de mola is het zwangerschapsgonadotrofine meestal nog lang aantoonbaar. Een logaritmische curve is noodzakelijk om de uitslag te kunnen interpreteren. Een serumspiegel kleiner dan 2 ng/l kan niet worden bepaald. Curve met 5e- en 95e-percentiellijnen op grond van gegevens van de Centrale Molaregistratie te Nijmegen (Yedema en Kenemans).*

12.6 Extra-uteriene graviditeit

De blastocyste implanteert zes à zeven dagen nadat de eicel is bevrucht. De innesteling vindt plaats in het endometrium. Als de blastocyste het endometrium nog niet heeft bereikt, zal deze elders implanteren. De trofoblast zal, waar deze zich ook bevindt, beginnen met in het moederlijk weefsel te groeien om contact te krijgen met de circulatie, met desastreuze gevolgen wanneer dit buiten de uterus plaatsvindt. De extra-uteriene graviditeit (EUG) is meestal in de tuba gelokaliseerd: in circa 20% op de fimbriae, in circa 55% in de ampulla, in circa 15% in de istmus (fig. 12.2). Een implantatie in het intramuraal verlopende gedeelte van de tuba leidt tot een interstitiële zwangerschap. Evenals de cervicale zwangerschap is dit eigenlijk geen EUG maar een *ectopische* zwangerschap. Directe implantatie op het ovarium of het peritoneum komt voor. Meestal betreft het een secundaire implantatie na een zogenaamde tubaire abortus of een rupturering vanuit de tuba naar de buikholte. Ook een intraligamentaire zwangerschap is zo te verklaren. De incidentie van EUG is het laatste decennium sterk toegenomen. Dit kan verklaard worden door een toename van elk der hierna genoemde oorzaken.

12.6.1 Oorzaken

De bevruchting van het ei vindt meestal plaats in de ampulla, waarna het transport door de tuba aanvangt. Vergroeiingen of verklevingen in de tuba kunnen verhinderen dat passage plaatsvindt. Er zijn vernauwingen van het lumen, die gemakkelijk gepasseerd kunnen worden door spermatozoa doch niet door de groeiende blastocyste.

Vooral een doorgemaakte *salpingitis* vormt de belangrijkste oorzaak van adhesie tussen de slanke trilhaarepitheelplooien van de tuba. De verbeterde antibiotische behandeling maakt dat totale afsluiting door uitgebreide adhesies minder vaak voorkomt, waardoor de incidentie van EUG verder stijgt. Kleine endometriosehaardjes kunnen een obstructie geven en nodigen wellicht uit tot nidatie. Ook een vertraging van de tubaperistaltiek, die de blastocyste naar de uterus moet masseren, zou kunnen veroorzaken dat de blastocyste zich nog niet in het cavum uteri bevindt op het moment dat de implantatie gaat plaatsvinden. Ook door verlenging van de marsroute, zoals bij transperitoneale migratie van de eicel, kan een EUG optreden. Men vindt soms het corpus luteum graviditatis in het ovarium aan de andere kant.

Een *IUD* geeft waarschijnlijk een vergrote

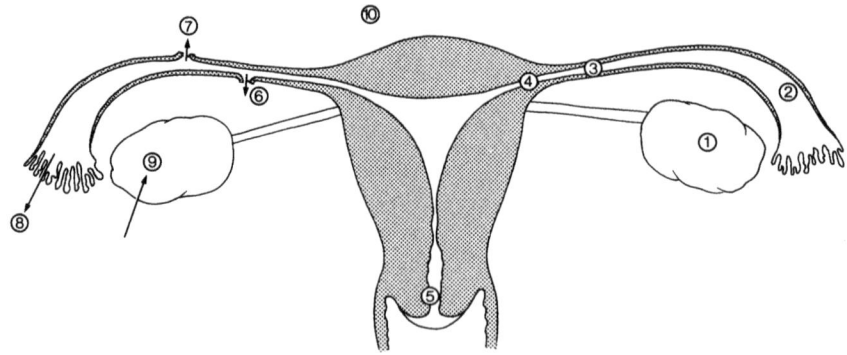

Figuur 12.2 *Lokalisaties van een extra-uteriene zwangerschap (EUG). 1 Primaire EUG in ovarium. 2 EUG in ampulla, infundibulum, fimbrae. 3 EUG in istmus. 4 Interstitiële zwangerschap. 5 Cervicale zwangerschap. 6 Intraligamentaire EUG na ruptuur. 7 Secundaire abdominale EUG na ruptuur. 8 Secundaire abdominale EUG na tubaire abortus. 9 Secundaire ovariële EUG. 10 Primaire abdominale implantatie. Strikt genomen zijn 4 en 5 ectopische nidaties.*

kans op een EUG. Mogelijk veroorzaakt het IUD niet alleen een lichte chronische endometritis, maar ook een opstijgende lichte chronische salpingitis.

De verbeterde technieken van *tubachirurgie* geven meer kansen op doorgankelijkheid, maar ook nogal eens een partiële doorgankelijkheid resulterend in een EUG.

Na een *laparoscopische sterilisatie* kan de vruchtbaarheid zich herstellen door het ontstaan van een tuboperitoneale fistel. De spermatozoa bereiken de buikholte door dit uiterst smalle kanaaltje, en uiteindelijk het ovum. De blastocyste wordt via de ampulla opgevangen en getransporteerd tot de sterilisatiestenose, met een EUG tot gevolg.

Zwangerschap bij een gesteriliseerde patiënte of zwangerschap bij een vrouw met een IUD is een situatie die vraagt om een spoedconsult. De kans op EUG is groot en de diagnose moet gesteld worden voordat de ruptuur optreedt. Een EUG is niet zeldzaam. Men schat de frequentie in Nederland op 1: 300 zwangerschappen.

12.6.2 Pathologische anatomie

De groeiende trofoblast vindt in de wand van de musculatuur van de tuba spoedig vaten. Aanvankelijk zal een geringe bloeding optreden naar het lumen van de tuba of naar de buikholte. Na een grotere bloeding kan de conceptus worden losgeweld, waardoor een tubaire abortus optreedt, of er kan een bloeding ontstaan die ruptureert naar de buikholte of naar het lig. latum. Uiterst zelden ontstaat dan een secundaire nieuwe implantatie. De uterus heeft de hormonale veranderingen van een jonge zwangerschap ondergaan en is vergroot en week als bij een intra-uteriene zwangerschap van zes à zeven weken. In het endometrium ontstaan doorbraakbloedingen, soms wordt een *deciduazakje* uitgestoten met de driehoekige vorm van een afgietsel van het cavum uteri. Het endometrium toont karakteristieke regressieve histologische veranderingen in de klierbuisjes en het stroma (het *Arias-Stella-fenomeen*). De combinatie van kernatypie en hypersecretie kan de enige aanwijzing zijn voor de diagnose EUG wanneer de vrouw voor een vermeende abortus wordt gecuretteerd.

12.6.3 Symptomen

Door de frequent uitgevoerde vaginale echografie wordt de EUG tegenwoordig vaak vroeg ontdekt; veelal al voordat echte symptomatologie aanwezig is. Na verloop van tijd gaat het beeld, indien niet behandeld, over in het meer klassieke EUG-beeld. Meestal is de vrouw dan één à twee weken over tijd, maar toch kunnen symptomen reeds ontstaan rond of voor de te verwachten menstruatie. De patiënte klaagt over pijn in de onderbuik, aanvankelijk gering, doch spoedig hevig en gelokaliseerd, rechts of links. Het beeld kan snel overgaan in dat van een acute buik met shock. Het vaginale bloedverlies is meestal gering en wordt voorafgegaan door pijnklachten, die juist bij de wat verder gevorderde EUG ontbreken. In de beginfase zal de patiënte klagen over een neiging tot flauwvallen door de peritoneale prikkeling. De prikkeling van het cavum Douglasi door het daar verzamelde bloed geeft aanleiding tot het zeer karakteristieke symptoom van de 'loze defecatiedrang'. Dit vroege symptoom wordt vaak miskend, er moet ook bewust naar worden gevraagd. De zo vaak genoemde schouderpijn vindt men vooral in die ernstige gevallen die klinisch allang duidelijk zijn.

Zoals gezegd: veel vaker dan vroeger wordt de diagnose EUG gesteld in een zeer vroeg stadium met nog geringe vage klachten, omdat men op grond van anamnestische risicofactoren een gericht onderzoek naar de lokalisatie van de zwangerschap is begonnen.

12.6.4 Onderzoek

Inwendig onderzoek
Bij het klassieke beeld is er een duidelijke peritoneale prikkeling, tot défense musculaire toe. De peristaltiek is meestal niet veranderd. In speculo ziet men enige lividiteit, soms bloed en deciduastukjes. Bij inwendig onderzoek is er een zeer sterke slingerpijn met een duidelijk verschil in pijnlijkheid tussen linker en rechter adnexa, waarbij soms een adnexavergroting voelbaar is. Meestal echter is de pijn bij onderzoek te hevig om deze vergroting vast te stellen. Het cavum Douglasi is zeer pijnlijk en kan bij rectovaginaal onderzoek als gevuld worden herkend. Terughoudendheid bij het inwendig onderzoek is geboden wanneer het klinische beeld reeds duidelijk is, om te voorkomen dat door het onderzoek een toename van de intraperitoneale bloeding wordt geprovoceerd. Dit kenmerkende klinische beeld is bij de EUG echter zeldzaam. Veel vaker wordt men verrast door een gemitigeerd beloop. Vooral in het begin zijn er weinig klachten. Ten onrechte wordt vaak gedacht dat de afwezigheid van pijn of een normaal inwendig onderzoek een EUG uitsluit.

Laboratoriumonderzoek
De zwangerschapsreactie in de urine, zoals die ook voor particulieren in de handel verkrijgbaar is, wordt pas positief bij een serumwaarde van 25-50 IE/l. In de acute fase is het Hb-gehalte nog nauwelijks gedaald. In onduidelijke gevallen wordt men soms nog wel eens door een geleidelijke Hb-daling op het spoor gebracht. Leukocytose is niet uitgesproken. De BSE is steeds iets verhoogd, zoals gebruikelijk bij een zwangerschap.

Echografisch onderzoek
Vaginale echografie is de hoeksteen van de diagnostiek. Het vaststellen van een intra-uteriene zwangerschap is meestal betrouwbaar mogelijk, daardoor kan de áfwezigheid van een zwangerschapsring een duidelijke verdenking op een EUG geven. Het vaststellen

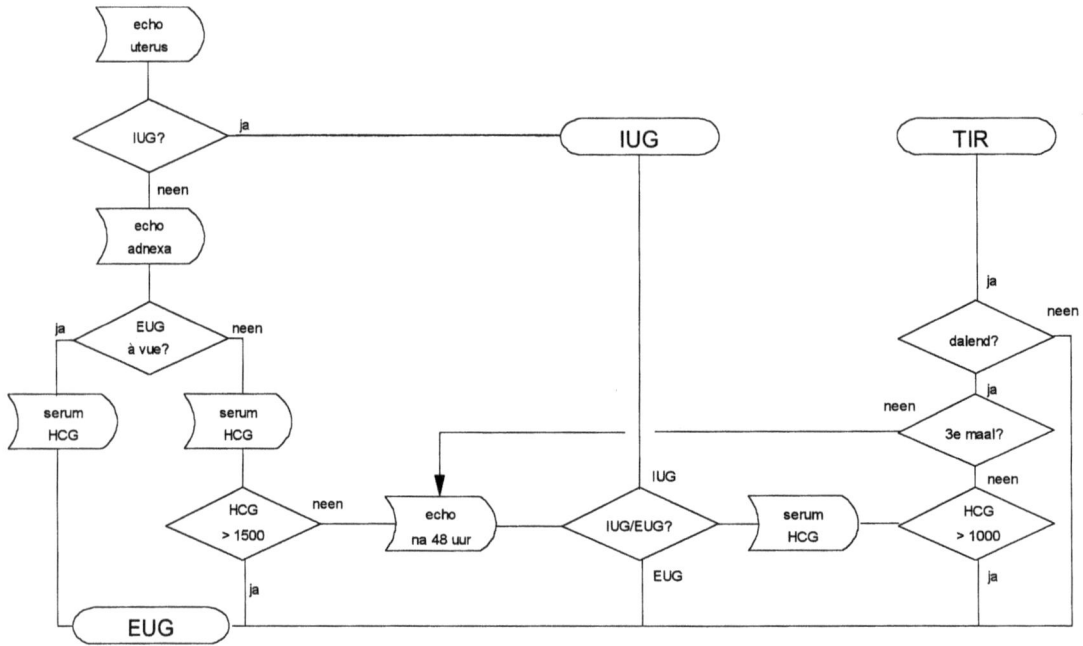

Figuur 12.3 *Vereenvoudigd algoritme bij verdenking op EUG. TIR = trofoblast in regressie*

van de EUG naast de uterus is veel moeilijker, maar gelukt soms fraai als men foetale hartactie ziet. Het uitsluiten van de diagnose EUG op grond van echo-onderzoek is een hachelijke zaak, zelfs wanneer een intra-uteriene lokalisatie zeker lijkt. De 'pseudo-ring' kan bedrieglijk een intra-uteriene zwangerschap imiteren. De aanwezigheid van vrij vocht in het cavum Douglasi is soms duidelijk zichtbaar en steunt de verdenking op intraperitoneale bloeding.

Vroege diagnostiek
De nieuwe, zeer gevoelige zwangerschapstests maken dat de verdenking op EUG reeds ontstaat als de EUG nog niet zichtbaar is met de laparoscoop. Door het beloop te vervolgen met vaginale echoscopische beoordeling van het cavum uteri en de HCG-serumspiegels van kan men tot een juiste diagnose komen en differentiëren tussen een abortus imminens en een EUG. Als bij een β-HCG-serumspiegel van meer dan 2000 IE nog steeds geen intra-uteriene zwangerschapsring te zien is, mag men aannemen dat er sprake is van een EUG. Hoe men in de praktijk de laboratoriumgegevens van het β-HCG kan combineren met het echo-onderzoek, wordt aanschouwelijk gemaakt in een algoritme (fig. 12.3).
Deze combinatie van vaginale echoscopie en laboratoriumwaarden van het serum-HCG maakt dat de diagnose EUG veel eerder gesteld kan worden dan vroeger, waardoor eerder en minder ingrijpend kan worden behandeld. Ook het aantal onnodige laparoscopieën is daardoor sterk verminderd. De diagnose dreigende abortus en corpus-luteumbloeding kan nu gemakkelijker worden gesteld. Toch zijn ook met deze geïntegreerde diagnostiek nog valkuilen mogelijk die vooral gelegen zijn in een verkeerde interpretatie van de echoscopische beelden.
Met deze nieuwe diagnostiek blijkt een nieuwe entiteit te kunnen worden afgegrensd: 'trofoblast in regressie' (TIR). Men spreekt hiervan als het verloop van de dalende serumwaarden aangeeft dat er sprake is van een zwangerschap die spontaan in regressie gaat, maar waarbij het niet duidelijk is of de zwangerschap zich nu buiten of in de uterus bevindt. De oplossing van dat probleem is bij lage HCG-spiegels (onder de 1000 IE/l) niet direct noodzakelijk, want in beide gevallen kan gezien de daling van de β-HCG-spiegel het verdere klinische beloop worden afgewacht. Soms is het bloedverlies zodanig hinderlijk dat het toch tot een curettage komt, waarbij dan meestal blijkt dat het om een traag verlopende spontane abortus ging, maar ook een EUG kan spontaan in regressie gaan. De grote voorspellende waarde van het algoritme maakt dat men bij zwangeren zonder klachten maar met een verhoogde kans op een EUG (zie tabel 10.1), kan gaan 'screenen' op een eventuele EUG.

Tabel 12.1 *Anamnestische factoren die een verhoogde kans geven op een EUG*

- Eerder doorgemaakte EUG
- Adnexitis in het verleden
- Infertiliteitschirurgie verricht aan de tuba
- Zwanger na sterilisatie
- Zwanger door IVF
- Zwanger met een IUD
- DES-dochter

12.6.5 Differentiële diagnostiek

Onregelmatig bloedverlies en buikpijn moet bij elke vrouw in de geslachtsrijpe leeftijd leiden tot verdenking op EUG. De volgende andere mogelijkheden moeten worden overwogen:

Salpingitis
Bij een EUG is het beeld meestal eenzijdig, doch dat kan ook zeer goed het geval zijn bij een exacerbatie van een chronische salpingitis. Bij een EUG is meestal geen sterke temperatuurverhoging, maar een temperatuur tot 38,5 °C komt soms bij een EUG voor. Een sterk verhoogde BSE past niet bij een EUG, terwijl een matig verhoogde BSE allerminst een salpingitis uitsluit.

Bloeding uit een corpus luteum graviditatis
De symptomatologie kan vrijwel identiek verlopen, omdat er ook hier sprake kan zijn van een grote intraperitoneale bloeding. Bij twijfel kan vaststelling van een intra-uteriene zwangerschap met echografie en beoordeling van de adnexa met laparoscopie een oplossing geven.

Ovulatiebloeding
Hierbij kan soms zoveel peritoneaal bloedverlies optreden dat het klinische beeld ontstaat van de 'acute buik'. De peritoneale prikkeling, tot défense musculaire toe, het palpabele pijnlijke adnex en een laboratoriumuitslag passend bij een acute bloeding zijn tezamen zeer suggestief voor een EUG. Het speculumonderzoek kan dan het juiste spoor aangeven als in de portio helder cervixslijm wordt gezien. Ook een bloeding uit een endometriosecyste van het ovarium kan een vergelijkbare symptomatologie geven.

Appendicitis acuta
Appendicitis acuta is moeilijk van de EUG te onderscheiden, zeker niet wanneer die optreedt in een normale vroege zwangerschap. Dit zal vaak tot overleg leiden met de chirurg. De mogelijkheid tot laparoscopie is ook hierbij onmisbaar (zie ook § 8.2.5).

Torsie van een adnexatumor
Torsie van een adnexatumor geeft eveneens een acuut beeld, maar meestal met meer uitgesproken palpabele adnexa-afwijkingen. Er zijn ook voorbijgaande torsies van kleine adnexa-afwijkingen, zoals een hydatide, die misleidend kunnen zijn.

Zwangerschap in een rudimentaire bijhoorn
Een zwangerschap in een rudimentaire bijhoorn kan meestal preoperatief niet worden herkend. Verdenking op deze congenitale afwijking krijgt men soms door de aanwezigheid van een septum vaginae.

Abortus imminens of incompletus
Soms is onderscheid op het klinische beeld niet goed mogelijk. Slingerpijn kan aanwezig zijn bij een abortus, maar de peritoneale prikkeling ontbreekt.

12.6.6 Valkuilen

De vermomming van de EUG zou fascinerend zijn als deze maskerade niet zulke ernstige gevolgen had. Mortaliteit door uitstel van de diagnose is bij de EUG helaas niet onbekend. Hoewel elke arts het beeld kent, wordt de diagnose soms pas laat gesteld. De blinde vlek in de diagnosestelling is soms verklaarbaar maar daarom nog niet acceptabel. De volgende valkuilen bij de presentatie en de symptomatologie komen voor.
– De vrouw is gesteriliseerd en komt met klachten van wat onregelmatig bloedverlies en wat vage buikpijn. Men vergeet dat na sterilisatie herstel van de fertiliteit mogelijk is en dat dan juist vaker een EUG optreedt.
– De vrouw heeft een IUD en vloeit onregelmatig met wat krampen, zoals zo vaak daarbij het geval is. De 'zichtbare' anticonceptie verdringt de diagnose zwangerschap, die bij een IUD-draagster relatief vaker buiten de uterus is gelokaliseerd.
– De vrouw is in het geheel niet 'over tijd'. De deciduadoorbraakbloedingen kunnen beginnen rond de te verwachten menstruatie. De buikpijn wordt als dysmenorroe geduid.
– De zwangerschapsreactie is negatief. Af en toe valt de gebruikelijke reactie negatief uit bij de EUG, ook kan verwisseling van urinemonsters zijn opgetreden.
– Een EUG is 'uitgesloten', want de echoscopist heeft een zwangerschapsring in de uterus gezien. Men vergeet echter de mogelijkheid van een 'pseudo-ring' of een extrauteriene gemellus.
– Er is 'klinisch duidelijk' sprake van een abortus. Er komt weefsel uit de uterus en de krampige pijn behoort daarbij. Het betreft echter de uitstoting van een deciduazakje. Soms heeft men geluk en krijgt

men nog tijdig bericht van de patholoog-anatoom dat hij geen vlokken vindt, of dat hij een typisch endometriumbeeld herkent met de regressieve afwijkingen beschreven door Arias-Stella.
- Een zwangerschap is 'onmogelijk', want de vrouw heeft van de gynaecoloog zelf na het infertiliteitsonderzoek vernomen dat zij niet zwanger kon worden, gezien de gevonden uitgebreide adhesies rond de tubae. Een absolute afsluiting was echter niet met zekerheid vastgesteld.
- De vrouw 'kan niet zwanger zijn', omdat zij de vorige week is geaborteerd wegens een ongewenste zwangerschap. Men overweegt nu een endometritis decidualis. Men vergeet dat bij de vacuümcurettage het materiaal lang niet altijd wordt onderzocht op foetaal weefsel.
- De vrouw 'kan niet zwanger zijn', want zij is de vorige week geaborteerd en er is echt een vruchtje gezien. Er is echter sprake van een tweelingzwangerschap, waarvan één extra-uterien. Met name bij IVF komen deze 'heterotope' zwangerschappen voor.
- Er kan geen sprake zijn van een EUG, want de vorige week is wegens dezelfde klachten reeds een laparoscopie verricht, waarbij een 'oude salpingitis' werd gezien. Men vergeet dat er in beginnende gevallen nog geen intraperitoneale bloeding hoeft op te treden.
- Er kan geen sprake zijn van een EUG want twee weken geleden is de patiënte laparoscopisch geopereerd waarbij een EUG werd verwijderd, wat ook histologisch werd bevestigd. Men vergeet echter dat juist bij de sparende behandeling trofoblast in de wand van de tuba kan achterblijven, die na de operatie kan blijven doorgroeien met een nieuwe bloeding tot gevolg.
- De internist heeft de patiënte opgenomen wegens braken en toenemende intestinale klachten. Hij overweegt een gastro-enteritis.
- De chirurg overweegt een atypische appendicitis en vraagt nog om een gynaecologisch consult, doch niet met spoed.

Deze lijst van valkuilen kan zeker worden uitgebreid. Hij moet iedere klinisch werkzame arts intrigeren. Het plaatsen van EUG als eerste in de rij van de differentiële diagnostiek bij buikpijn en onregelmatig bloedverlies maakt dat men de minste kans loopt om deze diagnose te missen. Buikpijnklachten bij verhoogde risicofactoren, zoals een infertiliteitsanamnese, voorafgaande tubachirurgie, een eerder doorgemaakte EUG of een zwangerschap ondanks IUD of sterilisatie, moeten grote argwaan geven voor een EUG. Het zal dan een bewuste beslissing moeten zijn niet over te gaan tot uitbreiding van het onderzoek met vaginale echoscopie en serum-HCG-bepaling. Bij twijfel is een diagnostische laparoscopie een grote aanwinst gebleken. Echografisch onderzoek kan een EUG nooit uitsluiten.

'Saved by the bell'

Een goede praktijkassistente is goud waard, dat weet elke gynaecoloog. Meestal zijn het hun administratieve vaardigheden die ervoor zorgen dat alles loopt in weerwil van de soms wat chaotische dokters. Maar een ervaren assistente ontwikkelt soms ook een klinische blik die uitermate behulpzaam kan zijn voor de arts. Zo ook in dit geval. Bij Nicolien vdT, een 28-jarige regieassistente, had ik die blik wel nodig.
Het leek niet meer dan een wat moeizaam consult vanwege buikpijn in combinatie met cyclusstoornissen. Bij lichamelijk onderzoek was er niet veel te vinden en zwangerschap was 'uitgesloten', zei ze. Bij deze stellige bewering had ik niet om uitleg gevraagd. Het was een jonge en assertieve dame die het allemaal wel zou weten, dacht ik. Ik stuurde haar weg met een kuurtje progestativa maar helemaal lekker zat het me niet. Toen ze aansluitend de vervolgafspraak maakte bij Yolanda, onze onvolprezen assistente, klaagde ze ook over haar buik. Ervaren als ze is, 'rook' Yolanda een EUG. Ze kwam bij me binnen en

vroeg fijntjes: 'Zou je niet toch een zwangerschapstest bij haar doen?' Even dacht ik: Waar bemoeit ze zich mee, maar al snel besloot ik het advies toch maar op te volgen en ja hoor: daverend positief, ondanks de 'onmogelijkheid' van zwangerschap. Het bleek een forse tubaire zwangerschap, die we er netjes hebben kunnen uithalen. Ik moet er niet aan denken dat de tuba was geruptureerd, iets wat gezien de pral gespannen zwelling zeker mogelijk was geweest.

Uiteraard heb ik gevraagd hoe het nou zat met die onmogelijkheid van zwangerschap. Ze had een incidenteel seksueel contact gehad met een man die een condoom had gebruikt maar blijkbaar toch niet een waterdichte. Yolanda heb ik uiteraard uitvoerig bedankt met een fraaie bos bloemen. Saved by the bell, dacht ik.

12.6.7 Therapie

Als regel wordt direct nadat de diagnose bij diagnostische laparoscopie is bevestigd de EUG ook per therapeutische laparoscopie verwijderd. In ongeveer twee derde van de gevallen is dit mogelijk. Afhankelijk van de heftigheid van het bloedverlies, de eigen ervaring en andere operatieve mogelijkheden zal de operateur eventueel beslissen om te converteren naar een laparotomie. Meestal wordt een salpingostomie of een partiële salpingectomie toegepast. Bij salpingostomie wordt met een diathermisch naaldje de verdikte tuba ter plaatse van de EUG in de lengterichting geopend en de EUG verwijderd. De tuba wordt als regel niet gehecht, het defect sluit zich spontaan weer. Als de tuba sterk gedestrueerd is door de EUG zal men sneller kiezen voor een salpingectomie. Bij een salpingostomie is het van groot belang om het HCG-gehalte in het serum goed te controleren omdat er trofoblast kan achterblijven. In enkele gevallen is er sprake van een tubaire abortus waarbij de trofoblast via de fimbriae wordt uitgedreven. Dan volstaat het simpel verwijderen hiervan.

In de uitgesproken gevallen is een spoedlaparotomie noodzakelijk om de bloeding tot staan te brengen. Niet zelden treft men dan tot drie liter bloed in de buikholte aan. Soms is de vrouw reeds in shock en dringt de anesthesist aan op eerst transfusie, doch het wachten op bloed heeft bij een jonge vrouw vaak grotere risico's dan een lichte narcose. Tegenwoordig tracht men zo behoudend mogelijk te opereren, omdat niet altijd met zekerheid bekend is of de andere tuba goed functioneert.

Een geheel nieuwe ontwikkeling is de medicamenteuze behandeling. De trofoblast is zeer gevoelig voor methotrexaat, een foliumzuurantagonist die in de oncologie gebruikt wordt als chemotherapeuticum. De trofoblast gaat hiermee in regressie, waarna het zwangerschapsproduct wordt geresorbeerd. Deze behandeling van de EUG met een cytostaticum is nog in ontwikkeling, maar lijkt van voordeel voor de patiënte; niet zozeer door het vermijden van een operatie als wel door het behoud van een betere tubafunctie. De toediening van methotrexaat geschiedt naar analogie van de behandeling van een gecompliceerde molazwangerschap, waarbij methotrexaat alternerend wordt toegediend met folinezuur om de toxische bijwerkingen tegen te gaan. Behandeling op deze wijze is alleen verantwoord bij een vroege EUG. Bij zichtbare foetale hartactie en bij een HCG-spiegel hoger dan 5000 IE/l zal gekozen moeten worden voor een operatieve behandeling. Vaak zal de klinische toestand dit reeds noodzakelijk maken. Een nadeel van deze medicamenteuze behandeling is dat het geruime tijd duurt voordat de EUG met zekerheid is uitgeschakeld, en dat acute chirurgie soms toch onvermijdelijk is. De behandeling gebeurt poliklinisch, in overleg met de huisarts en met duidelijke instructies aan de patiënte.

12.6.8 Interstitiële zwangerschap

Bij implantatie in het intramurale gedeelte van de tuba geeft een interstitiële zwangerschap vrijwel dezelfde symptomatologie als de tubaire EUG. Het kaliber van de uterusvaten maakt dat de bloeding veel ernstiger kan zijn. De diagnose blijkt meestal pas bij de laparotomie; een cornuale resectie van de fundus uteri is meestal noodzakelijk. Ook hier biedt methotrexaat curatieve mogelijkheden.

12.6.9 Cervicale zwangerschap

Cervicale zwangerschap komt zeer zelden voor. De lage innesteling openbaart zich al spoedig als een dreigende abortus met opvallend veel bloedverlies. Ook een verwarring met een cervixmaligniteit is dan mogelijk. Een uterusextirpatie kan wel eens noodzakelijk zijn, als enige doeltreffende therapie.

12.6.10 Abdominale zwangerschap

Soms krijgt een extra-uteriene zwangerschap de kans om zich te ontwikkelen tot de foetus levensvatbaar is geworden. De diagnose wordt meestal niet gesteld. Men kan een vermoeden krijgen bij onverklaarbare pijn in het verloop van een zwangerschap, of bij opvallend pijnlijke kindbewegingen. Verdenking krijgt men wanneer men veel duidelijker dan normaal foetale bewegingen voelt en ziet. Men zal de laparotomie uitvoeren zodra het kind redelijkerwijze levensvatbaar wordt geschat. Bij de laparotomie zal het lang niet altijd mogelijk zijn de placenta te verwijderen, gezien de insertie van de placenta op de darm of de buikwand, waardoor een scheiding onmogelijk is. Er treedt echter spontane resorptie op van de placenta wanneer men de navelstreng ligeert en de placenta laat zitten. Vooral in ontwikkelingslanden, waar de diagnostiek bij onderbuikklachten aan het begin van de zwangerschap niet optimaal mogelijk is, kan men worden verrast door deze situatie wanneer men een sectio caesarea wil verrichten wegens een afwijkende ligging. Het kind kan ook afsterven en vervormen. Vele jaren later wordt de diagnose bij een laparotomie dan bij toeval gesteld door het vinden van een *lithopaedion.*

Kernpunten

- Abortus of miskraam is een zeer veel voorkomende aandoening die in ongeveer 10-15% van de zwangerschappen optreedt.
- De meest voorkomende oorzaak van een miskraam zijn chromosomale afwijkingen bij de foetus. Deze zijn echter niet altijd gemakkelijk te ontdekken. Pas als er meerdere miskramen achter elkaar zijn geweest heeft het zin de ouders hiervoor te onderzoeken.
- De behandeling van een miskraam bestaat in principe uit het verwijderen van de niet-vitale zwangerschap uit de uterus. Dit wordt in toenemende mate medicamenteus gedaan, waar het traditioneel altijd via een curettage werd verricht.
- Een EUG of buitenbaarmoederlijke zwangerschap treedt vrijwel altijd op in het ampullaire deel van de tuba.
- De oorzaak moet vrijwel altijd worden gezocht in een niet goed functionerende tuba die de bevruchte eicel niet goed naar de uterus transporteert.
- Door vaginale echografie en de bepaling van HCG in het serum kan de diagnose EUG vrijwel altijd vroeg worden gesteld voordat er ruptuur van de tuba optreedt.
- Het overgrote deel van de EUG's kan via een laparoscopische operatie worden verwijderd.
- Medicamenteuze behandeling van EUG met behulp van methotrexaat is uitsluitend mogelijk bij relatief lage HCG-waarden en heeft daardoor maar een beperkte waarde.

13 Uterovaginale prolaps

Het steunweefsel van het kleine bekken heeft verscheidene, onderling totaal verschillende functies. De bekkenbodem moet steun geven aan de buikinhoud, en een betrouwbaar sluitmechanisme van blaas en rectum moet een efficiënte passage van de bekkenbodem mogelijk maken. Voorts moet de bekkenbodem bij de geboorte van een kind veilig gepasseerd kunnen worden, met maximale tijdelijke distensie. De anatomie van het kleine bekken toont de fraaie oplossingen die voor deze totaal verschillende taken zijn gevonden. Het diaphragma pelvis is deels een spiertrechter van de levator ani, de 'levatorplaat', bedekt met bindweefsel dat overgaat in schotten die onderling verschuifbaar zijn door vetweefsellamellen. Vooral de cervix is zeer stevig met de bekkenwand verbonden door de ligamenta sacrouterina en de ligamenta cardinalia, die vanwege hun onderlinge verwevenheid ook wel het sacrouterina-cardinalia-complex worden genoemd. De verbinding met de blaas is, evenals het parametrium, veel losmaziger en bevat een uitgebreide veneuze plexus.

De passage van het kind bij de geboorte vormt soms een te grote belasting voor het steunbindweefsel, zodat niet alleen overrekking maar ook verscheuring kan plaatsvinden. De organen in het kleine bekken zakken door de hiatus van het diaphragma pelvis heen en ook de sluitfunctie van de blaas wordt verstoord. Verzwakking van de bekkenbodem

Tien jaar te laat

Vijfentachtig was toen ze bij me kwam maar zeer vitaal. Ze woonde nog op zichzelf en kookte nog steeds elke dag. Haar man was al twintig jaar geleden overleden, net na zijn pensionering. 'Lang heeft hij er niet van genoten dokter.'
Ze bekende me dat ze al wel tien tot twintig jaar een verzakking had. Eénmaal was ze eens naar haar huisdokter geweest, lang geleden, maar de ring die hij haar gaf deed zo'n zeer dat ze er nooit meer over had durven beginnen. Maar nu ging het echt niet meer. Er kwam een steeds grotere bal naar buiten en het plassen ging ook steeds slechter. Soms moest ze wel eens de verzakking terugduwen om te kunnen plassen, zei ze met het schaamrood op haar gerimpelde gezicht. Het bleek om een grote cystokèle te gaan die zeker 5 cm buiten de hymenale ring kwam. Gezien haar leeftijd heb ik haar eerst door de internist laten beoordelen maar ze bleek voor haar leeftijd nog goed gezond. Het probleem werd opgelost met een simpele voor- en achterwandplastiek onder spinale analgesie. Ze doorstond de operatie prima en kon na een dag of vijf voor een paar weken naar haar schoondochter, die haar liefdevol liet aansterken.
Op de nacontrole na zes weken kwam ze stralend binnen en ik kreeg een doosje bonbons voor de goede zorgen. 'Ik had het tien jaar eerder moeten laten doen dokter', zei ze bij het afscheid. Ja, als je alles van tevoren weet, dacht ik.

kan ook ontstaan op grond van een congenitale slechte bindweefselaanleg, die vooral bij ouderdom en bij het wegvallen van oestrogenen duidelijker wordt. Bij een excessieve belasting van de bekkenbodem, zoals bij chronisch hoesten, adipositas en obstipatie, maar ook bij ascites en grote tumoren, treedt sneller een prolaps op.

13.1 Symptomatologie

13.1.1 Verzakkingsgevoel

De patiënte klaagt over een niet scherp te omschrijven, zeurderig gevoel van verzakking en moeheid in rug en liezen. De klachten nemen in de loop van de dag toe. Ook wanneer bij het onderzoek nog niet veel zichtbaar is, kan zij toch duidelijk een gevoel aangeven, dat zij omschrijft als 'de bodem is eruit'.

13.1.2 Balgevoel

De patiënte geeft aan dat er spontaan of bij persen een 'bal' naar buiten komt of nog in de vagina gevoeld wordt. Vaak bemerkt ze een balletje bij het afvegen of douchen. Uit nader onderzoek moet dan blijken van welke soort prolaps er sprake is.

13.1.3 Mictieklachten

Vooral bij een cystokèle is er vaak sprake van een gering residu na de mictie, zodat gemakkelijk cystitis ontstaat. Vaak is er sprake van een chronische prikkeling van de blaashals, waardoor klachten van overactieve blaas en soms urge-incontinentie worden veroorzaakt. Wanneer de urethra verzakt of te mobiel is tijdens intra-abdominale drukverhoging treedt stressincontinentie op door gebrek aan transmissie van de intra-abdominale druk op de urethra. De meeste vrouwen met een cystokèle hebben echter niet zozeer klachten van stressincontinentie maar veeleer een bemoei-lijkte, geobstrueerde mictie. Soms moet men dan de cystokèle terugduwen om te kunnen plassen.

13.1.4 Defecatieproblematiek

Soms is de rectokèle zo groot dat de feces bij defecatie de rectumwand boven de sfincter doet uitpuilen in de vagina. De patiënte voelt dan dat de ontlasting niet de goede kant op gaat, dat wil zeggen niet richting anus maar richting vagina. Men spreekt dan van geobstrueerde defecatie. De patiënte moet soms digitaal de prolaberende achterwand in bedwang houden. Bij een rectokèle en vooral een enterokèle kan ook na de defecatie het gevoel blijven bestaan dat de ampulla recti nog niet leeg is, zodat de defecatieaandrang blijft.

13.1.5 Decubitus

Bij een chronische prolaps zal meestal het plaveiselepitheel gaan verhoornen, waardoor defecten niet snel ontstaan. Bij het langdurig dragen van maand- of incontinentieverband kan echter ulceratie van de vaginawand of de portio optreden. Bij bloedverlies zal men altijd andere oorzaken moeten uitsluiten, voordat men de prolaps als schuldige aanwijst.

13.1.6 Pijnklachten

Ten onrechte wordt vaak verband gelegd tussen pijnklachten en een aanwezige prolaps. Alleen laag in het sacrum gelokaliseerde pijnklachten kan men verklaren door tractie aan ligamenten, doch lumbale rugklachten hebben meestal een andere (orthopedische) achtergrond. Bij het bevolkingsonderzoek op cervixcarcinoom is het opvallend hoe vaak een grote prolaps wordt aangetroffen zonder dat de patiënte specifieke klachten heeft.

13.1.7 Dyspareunie

Dyspareunie komt relatief zelden voor, evenmin als onvoldoende frictie, tenzij er een erectiestoornis bij de man bestaat. Veel vaker staat men versteld hoe een blijkbaar bevredigende coïtus nog mogelijk is ondanks de enorme prolaps.

13.1.8 Vaginale flatus

Soms wijkt de introitus duidelijk, waardoor er lucht in de vagina kan komen die later bij houdingsveranderingen onwillekeurig wordt verloren (garrulitas vulvae).

13.2 Diagnostiek

Door insufficiëntie van de bekkenbodem komt de uterus of de vagina naar buiten (fig. 13.1). Allerlei combinaties zijn mogelijk. Men onderscheidt drie soorten.

13.2.1 Prolaps van de uterus

Prolaps van de uterus kan een descensus uteri, een subtotale of een totale prolaps inhouden. Wanneer de uterus zo ver naar beneden komt dat de vagina binnenstebuiten keert, spreekt men van een *totale prolaps* of *procidentia*.
Soms is er sprake van een elongatio colli. Hierbij is niet zozeer de uterus verzakt maar is de baarmoederhals veel langer dan normaal geworden, soms zelfs langer dan het corpus uteri. Op het eerste gezicht lijkt dit op een prolapsis uteri, immers ook hierbij presenteert zich de cervix veel te ver naar beneden.

13.2.2 Prolaps van de vagina

Prolaps van de vagina kan bestaan uit een *urethrokèle, cystokèle, rectokèle, enterokèle* (Douglaskèle of culdokèle). De term urethrokèle is een 'misnomer' omdat het niet een herniatie betreft zoals de cystokèle maar een hypermobiliteit van een op zichzelf normale urethra. Meestal zijn er combinaties, zoals urethrocystokèle of recto-enterokèle. Na een uterusextirpatie kan een prolaps van de vagina plaatsvinden waarbij de vagina als de vinger van een handschoen binnenstebuiten wordt gestulpt (*vaginablindzakprolaps*). In geringe mate kan er ook sprake zijn van een prolaps van de vaginatop, een zogenaamde *vaginatopprolaps*. Vaak is hierbij dan ook sprake van een enterokèle.

13.2.3 Combinatie van uterus- en vaginaprolaps

De mate van prolabering kan men aangeven met een classificatie: graad 1-3. Criterium is het niveau van de prolabering ten opzichte van de resten van het hymen. Dit niveau is duidelijk herkenbaar en niet voor meerdere interpretaties ontvankelijk zoals het ook nog wel gebruikte begrip introitus. Bij een cystokèle graad 1 zal de vaginavoorwand niet tot het hymen komen. Bij een descensus uteri graad 2 komt de portio net aan het hymen bij persen, terwijl bij een rectokèle graad 3 de opbollende achterwand bij het persen duidelijk buiten het hymen komt. Met behulp van de POP-Q score ('pelvic organ prolapse quantification score') kan men de anatomische situatie in negen getallen exact beschrijven.
Niet zelden blijkt er ook een verlenging van de cervix te zijn (elongatio colli) waardoor slechts een gedeelte van de uterus zich buiten de vagina bevindt (subtotale prolaps).

13.3 Onderzoek

De prolaps is meestal zonder meer goed zichtbaar op de gynaecologische stoel wanneer men de vrouw laat persen. De grens tussen urethro- en cystokèle is niet altijd geheel scherp te stellen. De differentiatie tussen rectokèle en enterokèle is moeilijk. Men kan de

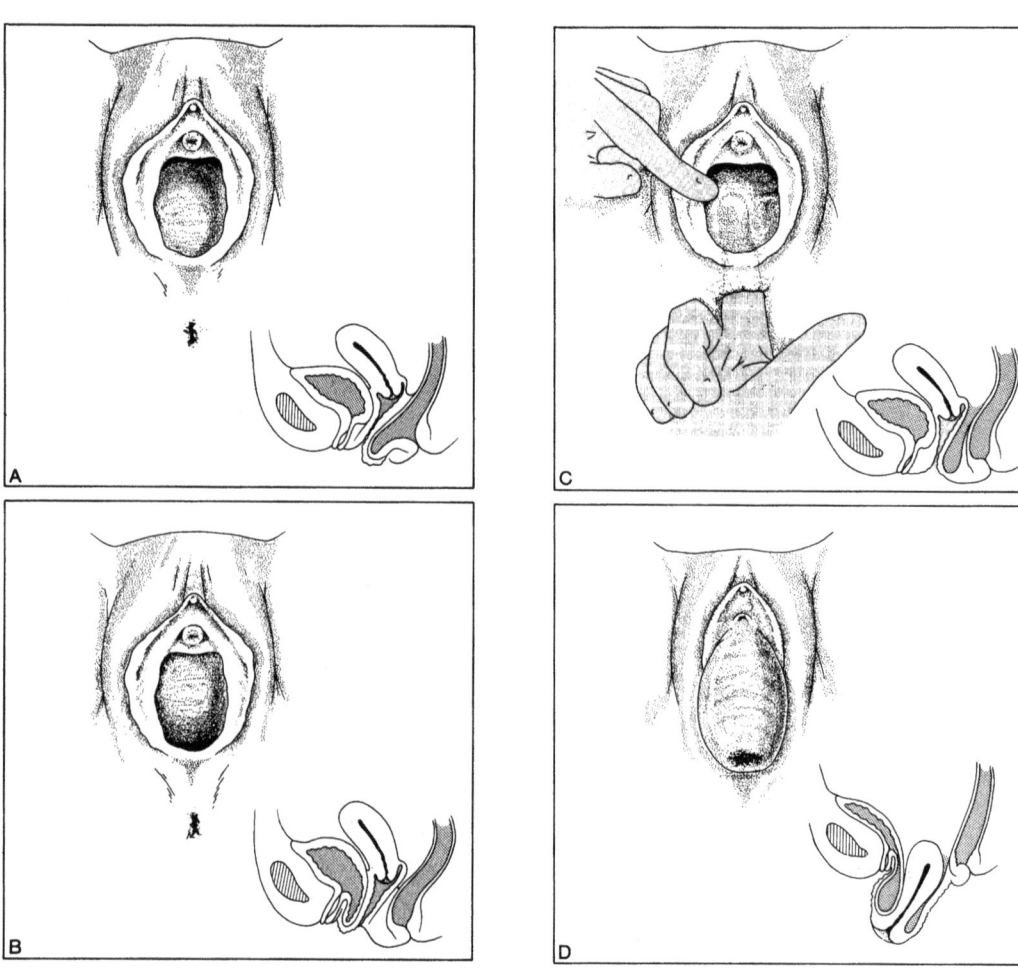

Figuur 13.1 *Vormen van prolaps. A Bij de rectokèle komt bij persen de achterwand van de vagina duidelijk naar buiten. B Bij de cystokèle komt bij persen duidelijk de voorwand van de vagina naar buiten. C Een enterokèle kan men differentiëren van een rectokèle door tegelijkertijd zowel vanuit de vagina als vanuit het rectum te palperen. Bij een enterokèle merkt men met de vaginaal geplaatste vinger dat er bij persen een darmlis in de kèle voelbaar wordt. D Totale of subtotale prolaps. Als men de prolaps palpeert bij de introitus kan men voelen of de gehele uterus naar buiten komt of slechts een gedeelte.*

differentiatie tussen recto- en enterokèle soms goed zichtbaar maken door met gecombineerd rectovaginaal onderzoek de rectokèle af te grenzen. Bij een tevens aanwezige enterokèle ziet en voelt men de prolaps dan hoog uit de achterste fornix komen. Vaak kan men dunnedarmlissen in een enterokèle voelen of zien bewegen. Als de enterokèle niet wordt herkend en bij een prolapsoperatie alleen de rectokèle wordt verholpen, kan dit een recidief van de prolaps veroorzaken. De ernst van een descensus uteri kan soms duidelijk worden door tractie met behulp van een kogeltang. Soms is een prolaps pas goed duidelijk in staande houding of bij enige vermoeidheid. Bij een discrepantie tussen de anamnese en de bevindingen kan men de patiënte een paar uur later laten terugkomen nadat zij bijvoorbeeld 'de stad in geweest' is. Beeldvormende diagnostiek zoals echografie, CT of MRI levert vaak prachtige plaatjes op maar heeft nog weinig klinische waarde. Dit geldt niet voor de defecografie, ook wel DRE ('dynamic rectal examination') genoemd. Hierbij wordt met contrastmiddel in dunne darm en rectum tijdens persen, een nagebootste defecatie, een aanwezige recto- en enterokèle fraai zichtbaar gemaakt.

Valkuilen zijn de urethradivertikel, die een cystokèle kan nabootsen, of een vaginawandcyste. Bij de oudere patiënte ontstaat het gevaar dat men een ovariumtumor die de bekkenbodem belast niet als etiologisch moment herkent. Bloedverlies bij een totale prolaps met een decubitusulcus kan ook veroorzaakt worden door een endometriumcarcinoom.

> **Het lapsken werd in het Damrak gegooid**
>
> Op 25 december 1745 beviel mejuffrouw De Haen in de Warmoesstraat te Amsterdam van haar eerste kind. Aanwezig bij de bevalling waren een Doctor, een vroedvrouw, een apotheker en de vroedmeester Jan de Bruyn, die in het bezit was van het geheim van Van Roonhuyzen, een hefboom waarmee 'het geklemde hoofd' verlost kon worden. Wat er bij de bevalling precies is voorgevallen is onbekend, maar na de bevalling prolabeerde de uterus naar buiten, misschien ook was er sprake van een inversio uteri.
>
> In arren moede sneed De Bruyn het uitpuilende orgaan af, waarna de darmen zichtbaar werden. Diezelfde dag nog overleed de kraamvrouw. De Bruyn meende dat er sprake was van een stuk vagina, maar de apotheker toonde *het lapsken* aan de inspecteurs van het Gilde, die 'ontwijfelbaar' vaststelden dat het de baarmoeder was. De Bruyn had er kennelijk geen notie van gehad dat bij de genitale prolaps ook de blaas naar buiten kan stulpen, zodat hij met de uterus ook 'tegelijk het leven uitvroette'. Het Collegium Medicum nam dit gebrek aan anatomische kennis hoog op, en het schandaal leidde nog in 1746 tot invoering van het vroedmeestersexamen in Amsterdam, dat een chirurgijn moest afleggen alvorens hij zich met de verloskunde mocht bezighouden.
>
> Ook nu zal bij een prolapsoperatie met zorg de blaas worden afgeprepareerd om te voorkomen dat deze beschadigd wordt.

13.4 Therapie

Een prolaps moet in principe pas behandeld worden indien er duidelijke klachten zijn. Vaak wordt een prolaps bij toeval gevonden bij een lichamelijk onderzoek, bijvoorbeeld in het kader van het maken van een uitstrijk terwijl de patiënte er geen last van heeft. Het is niet zo dat elke prolaps per definitie in ernst zal toenemen. Juist op hogere leeftijd nemen de lichamelijke activiteiten af en kan de prolaps daardoor minder uitgesproken worden, en bovendien kan men tot op hoge leeftijd nog zeer succesvol opereren. Er is dus, behalve bij hoge uitzondering, geen plaats voor een 'profylactische' operatie omdat de leeftijd het nu beter zou toestaan.

13.4.1 Pessarium

Bij deze eeuwenoude therapie wordt de vaginawand opgespannen, waarbij de ring steun zoekt op de restanten van de bekkenbodem. Ontbreekt deze geheel, dan heeft een pessarium geen functie meer. Vooral bij een groot operatierisico kan een goed gekozen pessarium de juiste oplossing zijn. Voorts is het een tijdelijke oplossing wanneer de operatie nog niet gewenst is. Vooral in de zwangerschap en in het puerperium is een operatie gecontraïndiceerd. Wanneer er nog verdere bevallingen verwacht worden, kan men ook beter een pessarium voorschrijven en de operatieve correctie uitstellen. Soms verkeert men in onzekerheid of de pijn- of mictieklachten veroorzaakt worden door de relatief geringe prolaps. Men kan dan wel eens op proef een pessarium plaatsen – er wordt dan wel over 'ringtest' gesproken.

Het pessarium heeft ook nadelen. Er treedt

bijna altijd fluor op door een chronische ontstekingsreactie. In de postmenopauze is decubitus van de vaginawand moeilijk te vermijden, wat bloedverlies veroorzaakt. Soms zakt de portio door de opening van het pessarium heen en ontstaat er stuwing.

Pessaria werden vroeger gemaakt van eboniet of porselein, maar nu meestal van polivinyl of siliconen. De verschillende diameters (60, 70, 80 enzovoort) worden aangegeven in millimeters. Men kent verschillende vormen, zoals de ronde ring, het zeefpessarium, het Hodge-pessarium, het rubberknoppessarium en het kubuspessarium, die elk hun eigen indicatiegebied hebben.

De *ronde ring* wordt verreweg het meeste toegepast. Om decubitus te vermijden kiest men een pessarium van niet al te grote diameter, zodat gemakkelijk een vinger gebracht kan worden tussen de vaginawand en de ring. Wanneer de vrouw de benen over elkaar doet, mag zij het pessarium niet voelen. Een te klein pessarium wordt, vaak bij defecatie, verloren. Bij coïtus geeft het pessarium meestal geen problemen. Bij het plaatsen en verwijderen van het pessarium maakt men gebruik van de persparadox: als de vrouw perst opent de vagina zich en gaat het pessarium gemakkelijk naar binnen en naar buiten. Men roteert de ring, met de achterste commissuur als draaipunt, in schuine stand om de urethra te vermijden. Wanneer de ring in de vagina is gebracht, plaatst men de ring in de dwarse stand, waarbij de voorste rand achter de symfyse komt. De portio bevindt zich binnen de ring. Na de eerste plaatsing volgt een controle na ongeveer twee weken. Hierna kan een drie- tot zesmaandelijkse controle geschieden. Men reinigt de ring en inspecteert met een speculum de vagina op defecten, waarna de ring wederom wordt geplaatst. De wat jongere vrouw kan men goed instrueren zelf het pessarium op gezette tijden te verwijderen, bijvoorbeeld op een vaste avond in de week, en het de volgende morgen opnieuw te plaatsen. Hierdoor voorkomt men te grote irritatie van het vaginaslijmvlies, dat dan af en toe enige tijd rust krijgt. Wanneer het pessarium enige tijd moet worden verwijderd, noteert men de diameter; dit vergemakkelijkt de volgende keer de keuze. Bij (dikwijls aanwezige) atrofie van het vagina-epitheel dient men te overwegen al vanaf het begin, dus uit voorzorg, oestrogenen erbij te geven. Als regel volstaat oestriolzalf of ovula die enkele malen per week vaginaal kunnen worden toegediend. Wanneer de controle en/of regelmatige verwijdering achterwege blijft, kan de vaginawand vanuit de decubitusrand over de ring groeien. Een dergelijk 'gevangen' pessarium kan men pas verwijderen na kliewing, bijvoorbeeld met een gipsschaar of een Gigli-zaagje.

Het *zeefpessarium* wordt gebruikt wanneer er eigenlijk geen bekkenbodem meer bestaat en het gevaar bestaat dat de portio door de ronde ring heen zakt. Het zeefpessarium wordt opklapbaar geleverd, zodat plaatsing van grote diameters geen problemen oplevert. Het veroorzaakt veel fluor en snel decubitus.

Het *Hodge-pessarium* werd vroeger gebruikt voor repositie van de uterus in retroflexie. Tegenwoordig gebruikt men het Hodge-pessarium nog voor matige gevallen van stressincontinentie. De brede boog is dan gericht tegen de urethra.

Het *rubberknoppessarium* wordt eveneens gebruikt bij stressincontinentie en kan door de vrouw gemakkelijk worden ingebracht en uitgenomen.

Het *kubuspessarium* gebruikt men wanneer er geen steun van de bekkenbodem meer is. De wat holle wanden van de kubus, meestal zo'n 2 à 3 cm in doorsnee, zuigen zich vast aan de vaginawanden en het houdt daardoor zichzelf op zijn plaats. Het geeft veel irritatie en moet daardoor elke avond worden verwijderd. Het wordt uitsluitend gebruikt wanneer een regulair pessarium niet 'houdt' en chirurgie niet mogelijk of wenselijk is.

13.4.2 Chirurgie

Al naar gelang de soort van de prolaps kent men verschillende methodieken. Zo onderscheidt men een voor- of achterwandplastiek:

colporrhaphia anterior of *posterior* en de *perineoplastiek*. Na afprepareren van de vaginawand wordt getracht om het diaphragma pelvis te herstellen, waarna de overtollige vaginawand wordt verwijderd (zie fig. 16.2). Bij een matige descensus of een elongatio colli kan men de portio verwijderen en de ligamenta cardinalia en sacrouterina (het sacrouterina-cardinalia-complex) hoog op de uterus bevestigen. Men kan ook via een laparotomie of laparoscopie met behulp van een kunststof 'matje' de cervix aan het sacrum bevestigen (cervicosacropexie); bij adipeuze patiënten is dit zeker geen eenvoudige ingreep. Vaak wordt bij een descensus besloten tot een vaginale uterusextirpatie. Na zo'n uterusextirpatie moet de vaginatop stevig aan de resten van het sacrouterina-cardinalia-complex worden bevestigd ter voorkoming van het uitzakken van de vaginatop. De operateur moet begiftigd zijn met een timmermansoog om de functionele capaciteit van de vagina optimaal te houden. Dyspareunie door stricturen is niet zeldzaam. Er is veel verborgen leed ontstaan door een te hoog opgehechte commissuur; soms is op latere leeftijd een verwijdingsplastiek nog gewenst. Een Z-plastiek of kleine zwaailap geeft dan het fraaiste functionele resultaat (zie fig. 16.1). Chronische cystitis is een andere complicatie na een prolapsoperatie, als gevolg van de langdurige katheterisatie.

Een totale prolaps bij een oudere patiënte kan soms zeer gemakkelijk operatief worden behandeld met een *colpocleisis* (fig. 13.2). De voor- en achterwand van de vagina worden met elkaar verbonden. De portio verdwijnt en is niet meer beschikbaar voor verder onderzoek. Nog eenvoudiger is de Labhardt-plastiek, waarbij de introitus wordt gesloten (zie ook fig. 16.3). Deze ingreep kan onder lokale verdoving geschieden en kan een grote verbetering van de mobiliteit betekenen van een hoogbejaarde.

Een prolaps van de vaginablindzak kan op verschillende manieren operatief worden behandeld. Men kan de vaginatop abdominaal bevestigen aan het sacrum met behulp van een kunststof 'matje' (colposacropexie) of vaginaal fixeren aan het lig. sacrospinosum.

13.5 Profylaxe

Er bestaat een duidelijke epidemiologische correlatie tussen het krijgen van kinderen en de kans om, veelal vele jaren later, een pro-

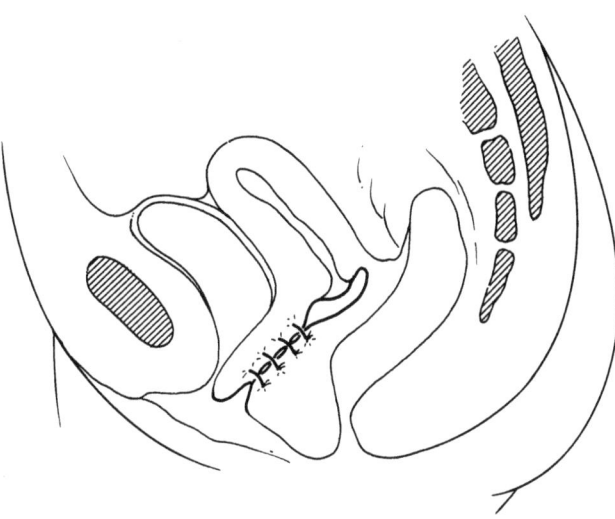

Figuur 13.2 *Colpocleisis.* De voor- en achterwand van de vagina zijn aan elkaar gehecht na verwijdering van een rechthoekig stukje vagina. Paramediaal bestaan er nog twee verbindingskanaaltjes naar de vaginatop.

laps te krijgen. Veel minder duidelijk is echter de rol van aantal en grootte van de kinderen, van een episiotomie en van eventuele kunstverlossingen. Er zijn aanwijzingen dat het verrichten van een sectio caesarea in zekere mate beschermt, maar vermoedelijk geldt dit alleen voor een primaire sectio caesarea, dus één die wordt verricht zonder dat er weeën zijn (geweest). De discussie over het beschermende effect van een sectio caesarea op de bekkenbodem is nog in volle gang en zal de komende jaren nog volop worden gevoerd.

Naast de partus zijn vermoedelijk genetische factoren, ras, chronisch persen of hoesten en zwaar tillen van belang.

Kernpunten

- Uterovaginale prolaps uit zich met name in klachten van een verzakkingsgevoel dat in de loop van de dag verergert; urine-incontinentie komt hierbij weinig voor, hoewel de obstruerende prolaps de mictie juist bemoeilijkt.
- Er zijn drie verschillende vormen van prolaps, te weten die van het voor-, het achter- en middencompartiment. Als regel komen deze vormen niet geïsoleerd maar gecombineerd voor.
- De ernst van de prolaps wordt omschreven aan de hand van de positie van de drie compartimenten van de prolaps ten opzichte van de resten van het hymen. Deze beoordeling gebeurt bij maximale Valsalva.
- De twee behandelingsvormen van prolaps zijn pessarium en operatieve therapie. De keuze wordt voornamelijk bepaald door de individuele situatie van de patiënt zoals leeftijd, algemene conditie en eventuele kinderwens.
- Operatieve behandeling van een prolaps is op de korte termijn zeer succesvol. Op de lange termijn komen nogal eens recidieven voor.

14 Incontinentie

14.1 Urine-incontinentie

Urine-incontinentie komt voor bij meer dan de helft van de vrouwen boven de 40 jaar. Het gaat dan echter over het algemeen om zeer lichte vormen van onwillekeurig urineverlies, die patiënten niet nopen om naar de dokter te gaan. In ongeveer 5 à 6% van de gevallen wordt de urine-incontinentie duidelijk als klacht ervaren. In de leeftijd van 40 tot 60 jaar overheerst de stressincontinentie, op hogere leeftijd overheersen de urge-incontinentieklachten. Hoewel minder dan vroeger ervaren veel vrouwen urine-incontinentie nog steeds als een gênante aandoening waarvoor met niet snel hulp zoekt. Vanwege deze sterk negatieve associatie wordt over het algemeen in het patiëntencontact gesproken van 'onwillekeurig of ongewenst urineverlies'.

In Nederland wordt urine-incontinentie zowel door de gynaecoloog als door uroloog behandeld. Steeds meer komen samenwerkingsverbanden van de grond waarin in zogenoemde bekkenbodempoliklinieken de diagnostiek en de behandeling van de urine-incontinentie gezamenlijk worden verricht.

14.1.1 Typen incontinentie

Stress- of inspanningsincontinentie
Bij stress- of inspanningsincontinentie wordt urineverlies ervaren bij lichamelijke inspanning. Meestal betreft dit hoesten, niezen of iets zwaars optillen. Ernstiger vormen kunnen al optreden bij lichte inspanning, zoals lopen. Bij stressincontinentie is er een functionele insufficiëntie van de urethra. Indien door de intra-abdominale drukverhoging de druk in de blaas groter wordt dan de afsluitdruk in de urethra treedt urineverlies op. Met onderscheidt twee belangrijke vormen van stressincontinentie. Bij intrinsieke urethra-insufficiëntie is het sluitmechanisme van de urethra ook in rust onvoldoende. Deze vorm is sterk leeftijdsafhankelijk; men ziet hem veel meer op oudere leeftijd, maar ook na operaties aan of nabij de urethra. Veel gangbaarder is de stressincontinentie die optreedt onder invloed van transmissieverlies. Onder transmissie wordt verstaan het gegeven dat een intra-abdominale drukverhoging zich voortplant in de urethra en daarmee ten tijde van de drukverhoging ook de urethra helpt af te sluiten (fig. 14.1). De patiënte hoest dus als het ware haar urethra dicht. Dit fenomeen van transmissie kan alleen functioneren indien de urethra goed gepositioneerd is in het kleine bekken en indien er tijdens de intra-abdominale drukverhoging geen grote mobiliteit van de urethra optreedt. Bij te grote mobiliteit spreekt men van transmissieverlies. Dit fenomeen kan verklaren dat een op zichzelf goed functionerende urethra onvoldoende sluitmogelijkheden heeft bij momenten van intra-abdominale drukverhoging, zodat ongewenst urineverlies ontstaat.

Urge-incontinentie
Bij urge-incontinentie klaagt de patiënte over het onvoldoende kunnen ophouden van de mictie. Wanneer zij aandrang voelt, moet zij hieraan vrijwel direct gehoor geven, anders gaat het fout. Logischerwijs gaat dit vaak ge-

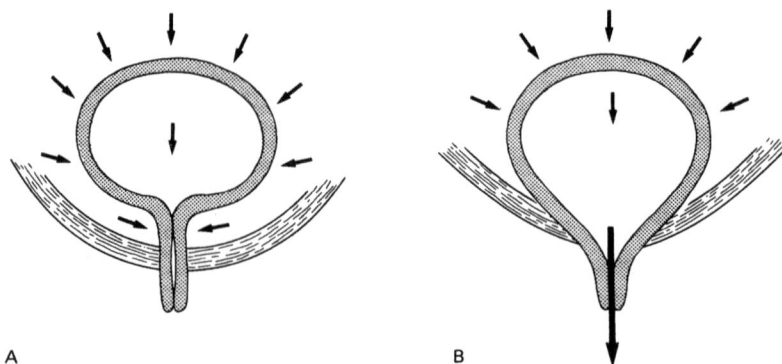

Figuur 14.1 *Het begrip transmissie. A Bij goede overdracht (transmissie) van de intra-abdominale druk naar het sfinctergebied wordt de urethradruk verhoogd met de intra-abdominale druk zodat de sfincter continent blijft. B Als de sfincter zich bevindt onder het diaphragma pelvis zal geen transmissie naar het sfinctergebied kunnen optreden. De blaasdruk wordt bij persen groter dan de urethradruk en incontinentie is het gevolg.*

paard met een sterk verhoogde mictiefrequentie. In het Engels spreekt men van 'frequency' bij een verhoogde mictiefrequentie en van 'urgency' indien er onvoldoende weerstand kan worden geboden aan een snel opkomende mictiedrang. Bij urge-incontinentie gaat dit gepaard met ongewenst urineverlies. Tegenwoordig wordt ook vaak de term 'overactieve blaas' gebruikt indien een of meer elementen van urgency, frequency en urge-incontinentie aanwezig zijn. Ook nycturie valt onder een overactieve blaas.

Men onderscheidt twee belangrijke hoofdvormen van urge-incontinentie. Bij *motorische urge-incontinentie* wordt bij een urodynamisch onderzoek instabiliteit van de m. detrusor vastgesteld. Bij *sensorische urge-incontinentie* is er sprake van een stabiele blaas maar een verhoogde aandrang bij op zichzelf nog normale volumina.

Gemengde incontinentie

Hierbij is sprake van zowel urge- als stressincontinentie. In de praktijk is het eerder regel dan uitzondering dat patiënten anamnestisch beide elementen vertonen. Nogal eens gaat een stressincontinentie over in een gemengde incontinentie doordat vrouwen geneigd zijn bij stressincontinentie profylactisch te gaan plassen. Hieronder verstaat men dat men frequent plast om de blaas leeg te houden om zo incontinentie te voorkomen Op den duur zal dit gedrag overgaan in klachten van een overactieve blaas en mogelijk ook urge-incontinentie.

Overige vormen van incontinentie

Soms kan men op grond van de anamnese niet goed het type incontinentie differentiëren. Er is dan vaak sprake van continu gering urineverlies. Er kan dan sprake zijn van een vesicovaginale fistel maar ook van een overloopblaas. Bij oudere vrouwen is het vaak moeilijk goed te differentiëren tussen stress- en urge-incontinentie. Bij overloopincontinentie is er een zich niet goed ledigende blaas die op willekeurige momenten overloopt en dan scheutjes urine verliest. Dit kan een complicatie zijn na een eerdere prolaps of incontinentieoperatie, maar ook na een bevalling treedt het nogal eens op.

Blaasfistels

Blaasfistels zijn in de ontwikkelde wereld zeldzaam geworden, maar in ontwikkelingslanden met slechte obstetrische zorg helaas nog niet. Bij een langdurige en geobstrueerde partus treedt door de druk van het foetale caput soms necrose op van de blaaswand of de urethra, met grote vesicovaginale fistels (tot 7 cm) tot gevolg. Vermoedelijk lopen zo per jaar enkele honderdduizenden vrouwen in de Derde Wereld een fistel op. Een aantal speciale fistelklinieken trekt zich het lot van deze vaak jonge en verstoten vrouwen aan en is gespecialiseerd in het vaak moeilijke operatief sluiten van de fistels.

De meeste blaasfistels in Nederland ontstaan na hysterectomie waarbij bij het sluiten van de vaginatop hechtingen per ongeluk door de blaas lopen. De tweede belangrijke veroorzaker van blaasfistels is een bestraling waarbij de blaas onvoldoende buiten de stralenbundel blijft, met necrose en fisteling tot gevolg. Het operatief sluiten van een blaasfistel, met name na bestraling, is lastig en leidt niet altijd tot het gewenste resultaat.

Anarcha, Lucy en Betsey

In een katoenplantage in Alabama was de 17-jarige negerslavin Anarcha al drie dagen in partu toen J. Marion Sims om hulp werd gevraagd. Met een forcipale extractie verloste hij haar van een dood kind. De misère was echter nog niet afgelopen, want enkele dagen later werd duidelijk dat er een grote blaasfistel was ontstaan. Anarcha kon – in 1845 – niet op chirurgie rekenen en Sims moest haar teleurstellen, evenals twee andere slavinnen, Lucy en Betsey. Patiënten met een blaasfistel wachtte in die tijd een ellendig bestaan. De stank van de constant aflopende urine maakte elk sociaal contact onmogelijk en ze waren gedoemd tot een leven in afzondering – zoals heden ten dage nog het geval is in ontwikkelingslanden. Bij toeval echter werd Sims in consult geroepen bij een patiënte met een ingeklemde achterovergekantelde baarmoeder. Vaginaal reponeerde hij de uterus terwijl de patiënte in knie-ellebooggligging lag, zoals in die tijd gebruikelijk. Hij ontdekte dat de vagina zich in deze wat onbetamelijke houding plotseling vulde met lucht, zodat de gehele wand zich ontplooide en goed onderzocht kon worden.

Sims reed snel te paard naar huis en kocht onderweg nog een tinnen lepel die hij tot een speculum boog. Thuisgekomen onderzocht hij ook Betsey in knie-ellebooggligging. En jawel, hij zag de gehele fistel fraai uitgestrekt en realiseerde zich dat de randen nu operatief toegankelijk waren. Enkele dagen later opereerde hij Lucy als eerste, maar dat werd een fiasco. Sims realiseerde zich dat hij vlak bij een operatieve oplossing van het probleem was. Hij kreeg toestemming van de plantagehouders om de slavinnen op zijn kosten te huisvesten en te voeden. Poging op poging volgde, de motivatie van de patiënten was groot en ondanks het ontbreken van goede verdoving groeide het aantal der kandidaten die bereid waren tot een operatie om te ontkomen aan hun desolate bestaan. Sims vervaardigde ingenieuze instrumenten zoals naaldvoerders en katheters, en zocht naar beter hechtmateriaal, maar steeds opnieuw mislukten de operaties. De doorbraak kwam toen hij in plaats van zijden hechtingen dunne zilverdraden gebruikte, die hij aan weerszijde van de wondrand fixeerde met een loden kogeltje zodat hij in de diepte van de vagina geen knopen hoefde te leggen. 'Net zoals ik als jongetje een loodje aan mijn vislijn bevestigde', zou hij later schrijven. Dit werkte; Anarcha was droog na de dertigste operatie in vier jaar, en ook Betsey en Lucy viel dat geluk ten deel. Geleidelijk verbreidde Sims' faam zich, en in 1855 opende hij in New York een eigen kliniek voor gynaecologische ingrepen. Daarmee was de gynaecologie als zelfstandig specialisme geboren.

14.1.2 Ernst van de incontinentie

Er is geen algemeen geaccepteerde gradering van de ernst van de incontinentie. Gezien de vele belevingsaspecten van deze klacht is dit ook niet zo verwonderlijk. Van belang zijn de volgende.
- De hoeveelheid urine die wordt verloren, bijvoorbeeld druppels, scheuten, kleren nat makend of langs de benen lopend. Dit is

echter moeilijk objectiveerbaar in de dagelijkse praktijk.
- De frequentie en aard van het opvangmateriaal: inlegkruisjes, gewoon verband of incontinentieverband.
- De frequentie waarmee het urineverlies optreedt: dagelijks, wekelijks enzovoort.
- De sociale belemmering die het urineverlies geeft. Dit wordt met name aangeduid in kwaliteit van leven.

Over het algemeen is een urge-incontinentie belastender dan een stressincontinentie. Immers, een urge-incontinentie geeft aanleiding tot een vaak ernstiger vorm van incontinentie, treedt zeer onvoorspelbaar op en de bijbehorende urgency en frequency zijn vaak sociaal sterk belemmerend.
Van belang is ook geïnformeerd te zijn over de vochtinname. Soms blijkt dat vrouwen met incontinentieklachten excessief veel drinken. Hoewel dit op zichzelf de incontinentie niet kan verklaren, heeft een aanpassing van het drinkgedrag vaak al een duidelijke verbetering tot gevolg.
Algemene ziekten die aanleiding kunnen geven tot incontinentie zijn met name ziekten die gepaard gaan met veel hoesten, zoals COPD. Roken is op meerdere gronden ongunstig voor incontinentieklachten. In de gynaecologische voorgeschiedenis is van belang om te vragen naar eventuele eerdere operaties voor verzakkingen dan wel uterusextirpatie. Met name uterusextirpatie wordt nogal eens geassocieerd met het optreden van urineverlies. Op wetenschappelijke gronden is dit echter niet goed te rechtvaardigen.
Een goede gynaecologische anamnese hoort uiteraard thuis in het in kaart brengen van urine-incontinentieklachten. De aandacht gaat met name uit naar het al dan niet cyclisch optreden van de klachten. Nogal eens zijn er vrouwen bij wie de klachten van urineverlies premenstrueel verergeren. Ook treedt een niet onaanzienlijk deel van de klachten pas op na de menopauze. Speciale aandacht moet ook besteed worden aan de seksuele anamnese in relatie tot de incontinentieklachten. Urineverlies bij coïtus is een relatief veelvoorkomend verschijnsel. Ook defecatieproblematiek gaat vaak gepaard met urineverlies. Chronische obstipatie kan een bekkenbodemdeficiëntie induceren met urineverlies tot gevolg. Veel oudere patiënten gebruiken nogal wat medicatie waaronder diuretica. Soms kan het kritisch bekijken van de indicatie hiertoe of het schuiven met het tijdstip van inname wonderen doen.

14.1.3 Onderzoek

Een algemeen gynaecologisch onderzoek hoort thuis in de diagnostiek van urine-incontinentie. In het bijzonder kijkt men naar atrofie van de vaginawanden. Met laat persen om een eventuele uterovaginale prolaps te beoordelen. De conditie, kracht en coördinatie van de bekkenbodemspieren moeten worden getest. Na enige instructie vraagt men de patiënt haar spieren in dit gebied een aantal malen aan te spannen met zo min mogelijk aanspannen van andere spiergroepen zoals buikspieren en bilspieren. Als regel wordt de kracht van de bekkenbodemspieren dan weergegeven op een vierpuntsschaal: afwezig, zwak, matig en goed. Indien men de patiënt laat hoesten met volle blaas kan men de aanwezigheid van het symptoom stressincontinentie eventueel objectiveren. Een enkele keer treedt na de hoeststoot een blaascontractie op die dan aanleiding geeft tot urineverlies. Hierbij wordt door hoesten een instabiele contractie van de m. detrusor uitgelokt. Een simpel neurologisch onderzoek mag niet ontbreken, waarbij in het bijzonder de bulbocavernosus en de anusreflex worden getest.

Aanvullend onderzoek

Urodynamisch onderzoek
Het urodynamisch onderzoek omvat een aantal tests die niet noodzakelijkerwijs altijd allemaal hoeven te worden uitgevoerd.
Flowmetrie. Hierbij wordt de kracht van de urinestraal tijdens de mictie getest. Aanslui-

tend wordt bepaald of de blaas zich ook volledig heeft geledigd en er geen residu is achtergebleven.
Vullingscystometrie. Hierbij wordt de blaas met behulp van een pompje en een urethrale katheter gevuld. Ook wordt de druk in de blaas gemeten. Tevens wordt de intra-abdominale druk gemeten via een drukkatheter in het rectum. Door middel van dit onderzoek kan men de capaciteit van de blaas bepalen. Met kan verder bepalen of de blaas zich normaal spanningsloos ontplooit (compliantie) en of er geen instabiele detrusorcontracties optreden. In dat geval spreekt men van een instabiele blaas. Tijdens vullingscystometrie wordt de patiënte op gezette tijden verzocht te hoesten, om te kijken of er stressincontinentie optreedt. Aan het eind van de vulling wordt de patiënte nogmaals gevraagd uit te plassen en kan de kracht van de straal gerelateerd worden aan de druk die de blaas hiervoor moet leveren ('pressure-flow').
Urethradrukprofiel. Hierbij wordt een kathetertje met een druksensor door de urethra getrokken en kan men de afsluitdruk van de urethra bepalen. Door patiënte tegelijkertijd te laten hoesten kan men de krachtoverbrenging (transmissieratio) tussen intra-abdominale druk en intra-urethrale druk bepalen.
Lekdruk. Door de vrouw met toenemende kracht te laten hoesten of persen kan men bepalen of en zo ja bij welke gegenereerde druk er urineverlies optreedt. Deze druk wordt hoest- of 'Valsalva'-lekdruk genoemd en is een maat voor de urethrale functie.
Elektromyografie. Door middel van simpele ECG-plakkers peri-anaal wordt het EMG van de bekkenbodem tijdens het vullingscystogram bepaald. Tijdens de mictie behoort dit EMG vlak te worden als uiting van het ontspannen van de bekkenbodemspieren.

Blaasdagboek
Bij het blaasdagboek wordt de patiënte gevraagd om gedurende enkele dagen de tijdstippen dat zij plast en de volumina bij te houden. Als regel wordt haar ook gevraagd bij te houden wanneer de urine-incontinentie optreedt en onder welke omstandigheden. Men kan dit blaasdagboek desgewenst uitbreiden met vochtinname.

Urineonderzoek
Zeker bij klachten van urge-incontinentie of overactieve blaas hoort een urineonderzoek om te testen op occulte infecties en hematurie.

Verbandweegtest
Door middel van een verbandweegtest kan men de hoeveelheid verloren urine in een bepaalde tijdseenheid bepalen. Een voorgewogen verband of verbanden worden gedurende een bepaalde tijd gedragen en hierna opnieuw gewogen. De vermeerdering van het gewicht van het verband is dan een maat voor de hoeveelheid verloren urine. Het meest gebruikt is de één-uurs verbandweegtest waarbij patiënt niet alleen een bepaalde gestandaardiseerde hoeveelheid moet drinken maar tevens een aantal gestandaardiseerde handelingen moet verrichten zoals trappenlopen, hoesten en handen wassen. De interpretatie van deze tests levert nogal wat moeilijkheden op. De verbandweegtest is in Nederland niet breed geaccepteerd.

14.1.4 Behandeling

Op grond van de anamnese, het lichamelijk onderzoek en de aanvullende onderzoeken zal men in eerste instantie een diagnose stellen. Bijvoorbeeld: 'urodynamisch bevestigde stressincontinentie bij vrouw van 45 jaar op basis van urethrale hypermobiliteit met forse impact op haar sociale leven'. In de behandeling zal men als regel in eerste instantie kiezen voor conservatieve maatregelen en pas indien deze niet succesvol zijn overgaan op operatieve ingrepen.

Bekkenbodemreëducatie
Dit is een breed begrip waaronder een aantal gedragstherapeutische en fysiotherapeutische activiteiten wordt verstaan.

Bij *aanpassing van het gedrag* kan bijvoorbeeld aandacht worden gevraagd voor de vochtinname, de inname van cafeïne, gewichtsverlies.

Onder *blaastraining* wordt verstaan het beter leren omgaan met de mictiedrang. Men moet dan als regel proberen de aandrang tegen te gaan en niet direct hieraan gehoor te geven. Steeds probeert men het plassen wat verder uit te stellen. Hierdoor kan een mictiefrequentie van bijvoorbeeld twintig keer per dag worden teruggebracht tot tien keer per dag. Het is echter een frustrerende en moeilijke therapie die veel ondersteuning nodig maakt. *Toiletgedrag* wordt geadviseerd indien men de indruk heeft dat bijvoorbeeld de zithouding tijdens de mictie en de discipline om de tijd te nemen voor de mictie niet optimaal zijn.

Bij *fysiotherapie van de bekkenbodem* vraagt men in eerste instantie aandacht voor het herkennen van de spieren van de bekkenbodem. Pas indien de patiënte een bepaalde spiergroep goed willekeurig kan gebruiken, kan men overgaan tot training van deze spieren. Ook het in het dagelijks leven leren omgaan met de bekkenbodem is van belang. Zo kan men bijvoorbeeld patiënten leren hun bekkenbodem beter aan te spannen bij bijvoorbeeld tillen of hoesten. Vaak maakt deze training gebruik van biofeedbackmethoden. Hierbij wordt aan de patiënt door middel van een meting weergegeven hoe de functie wordt gebruikt. Er zijn verschillende apparaten op de markt die met lampjes of geluidjes aangeven hoe sterk de spieren van de bekkenbodem zijn. Motivatie en langdurige begeleiding zijn essentieel. Bekkenbodemreëducatie in de breedste zin van het woord wordt vaak gecoördineerd door bekkentherapeuten. Dit zijn fysiotherapeuten die een aanvullende opleiding hebben gekregen. Het is inmiddels een erkende subspecialisatie van de fysiotherapie. Er zijn ook speciaal opgeleide incontinentieverpleegkundigen die op dit gebied werken.

Medicamenteuze therapie

De medicamenteuze therapie richt zich met name op de urge-incontinentie en de overactieve blaas. Aangezien een blaascontractie cholinergisch wordt geïnnerveerd worden hiervoor anticholinergica gebruikt die de contractiliteit van de blaas kunnen verminderen. Deze anticholinergica zijn echter slechts weinig specifiek voor de blaas en hebben daardoor vaak forse bijwerkingen, waarvan de belangrijkste is het optreden van een droge mond door remming van de speekselklieren. Ook obstipatie en problemen met de accommodatie komen veel voor. De belangrijkste anticholinergica op de markt zijn momenteel oxybutynine, tolterodine en solifenacine. Deze middelen hebben een duidelijke remmende werking op de frequentie van de mictie, de urge en de urge-incontinentie. Er is een aantal nieuwe preparaten in de maak die binnenkort ook beschikbaar zijn.

Indien de vrouw postmenopauzaal is, valt behandeling van overactieve blaas met (lokale) oestrogenen te overwegen. In het bijzonder als ondersteuning van de anticholinergica is dit nog wel eens succesvol. Oestrogenen in de behandeling van stressincontinentie zijn teleurstellend, hoewel op theoretische gronden zeker een verbetering zou mogen worden verwacht.

Hulpmiddelen

Door middel van een ring of pessarium kan men de blaashals meer craniaal- en ventraalwaarts positioneren en hierdoor een betere transmissie van de intra-abdominale druk naar de urethra bewerkstelligen. Door de onplezierige bijwerkingen van het pessarium (fluor) heeft dit middel echter geen grote plaats in de behandeling van urine-incontinentie. Verschillende andere hulpmiddelen, zoals intravaginale tampons en stopjes in de urethra, zijn ontworpen maar zijn allemaal geen succes gebleken.

Operatieve behandeling

De meest uitgevoerde operatie voor de behandeling van stressincontinentie is de 'tension-free vaginal tape' (TVT). Ook de colposuspensie volgens Burch wordt nog regelmatig toegepast. Indien er sprake is van een gecombineerde cystokèle in combinatie met stressincontinentie valt een klassieke voorwandoperatie met urethrasuspensie volgens Kelly te overwegen (zie hoofdstuk 16).

Ik wil zo'n TVT, dokter

Met het krantenartikel in haar hand kwam ze binnenzeilen. Een 45-jarige, zelfbewuste, assertieve en goedgeklede accountmanager van een groot bedrijf in moderne kantoormeubelen. Een van mijn collega's had een juichend betoog in de krant geschreven over de zegeningen van de TVT en mevrouw was er rijp voor, dat was duidelijk. Bij het afnemen van de anamnese bleek al snel dat het, helaas voor haar, niet alleen om een simpele stressincontinentie ging maar dat er ook een duidelijke urge-incontinentie in het spel was. Het urodynamisch onderzoek bevestigde dat er, naast een minimale stressincontinentie, sprake was van een instabiele blaas en het blaasdagboek liet een mictiefrequentie van zo'n achttien keer per dag zien. Zeker geen indicatie voor een TVT dus, maar wat een moeite het me niet gekost heeft om haar hiervan te overtuigen! Slechts het schermen met een doemscenario van een ernstig verslechterende urge-incontinentie en de noodzaak van niet achttien maar misschien wel het dubbele aantal micties per dag kon haar overtuigen. Nu, na intensieve fysiotherapie en met een lage dosering anticholinergica, gaat het een stuk beter; ze plast nog maar zo'n acht keer en ze is af en toe nog eens nat. Echt tevreden is ze echter nog niet. Ik hoop vurig dat ze niet verzeilt in de handen van een collega die wel bereid is de gok van een TVT te nemen. Helaas weet ik uit eigen ervaring dat de gevolgen catastrofaal kunnen zijn bij een instabiele blaas.

Neuromodulatie
Een geheel nieuwe vorm van behandeling is sacrale neuromodulatie. Hierbij worden de zenuwvezels van S3 en S4 geprikkeld. Hierdoor treedt een remming van de instabiliteit van de blaas op. De methode heeft dan ook een plaats bij de behandeling van urge-incontinentie. Na een periode van proefprikkeling wordt, indien deze succesvol blijkt, een definitieve zenuwstimulator in dit gebied aangebracht die verbonden wordt met een pacemaker. Naast klachten van urge-incontinentie op basis van detrusorinstabiliteit worden ook klachten van hypoactiviteit van de blaas hiermee nogal eens succesvol behandeld. Een goede verklaring waarom deze therapie werkt bij zowel overactiviteit als onderactiviteit van de blaas is er niet. Sacrale neuromodulatie wordt in Nederland slechts door enkele urologische centra uitgevoerd.

14.2 Fecale incontinentie

Fecale incontinentie komt veel minder voor dan urine-incontinentie, maar wordt bij hoogbejaarden en in het bijzonder in verpleeghuizen wel frequent gezien. Veel minder dan urine-incontinentie is het exclusief een probleem van vrouwen. Op hoge leeftijd ziet men het zelfs meer bij mannen. Men onderscheidt in oplopende ernst ongewenst verlies van flatus, dunne en gevormde ontlasting. Ongemerkt verlies van dunne ontlasting wordt wel met 'soiling' aangeduid. De sociale impact van deze klacht is groot en zij vormt nog veel meer een taboe dan urine-incontinentie.

14.2.1 Oorzaken

Het fecale continentiemechanisme is complex. De volgende factoren spelen een rol.
Een normale *reservoirfunctie van het rectum* heeft 300 ml als ondergrens. Deze functie kan verstoord zijn na eerdere chirurgische ingrepen in dit gebied, of bij colitis ulcerosa of de ziekte van Crohn.
De *sensatie en innervatie in het anorectale gebied* kunnen gestoord zijn bij verschillende neurologische aandoeningen. Door een partus en door veelvuldig en langdurig persen

kan er schade van de n. pudendus optreden.
Consistentie van de feces. Bij waterdunne diarree is er vrijwel bij iedereen sprake van incontinentie.
Een goed functionerende *m. sphincter ani.* Deze bestaat uit twee componenten: de interne anale sfincter van glad circulair spierweefsel die een constante rusttonus geeft en de externe anale sfincter van willekeurig dwarsgestreept spierweefsel, die kan samentrekken in rust en daarnaast ook bij verhoogde intra-abdominale druk. Verder zijn ook de interne hemorroïden van belang die als kussentjes het anale kanaal dichtdrukken.
Het hele anale sfinctercomplex wordt door de m. puborectalis naar voren, ventraalwaarts (naar de symfyse) getrokken waardoor er een hoek ontstaat tussen het rectum en het anale kanaal; de *anorectale hoek.* Door deze hoek wordt de kracht bij intra-abdominale drukverhoging niet direct in de richting van het anale kanaal uitgeoefend maar bestaat er een beschermende klepwerking. De vaginale partus maar ook chirurgische ingrepen zoals hemorroïdectomie kunnen laesies van de sfincters veroorzaken maar ook neurologische schade aanbrengen.
Bewustzijn en mobiliteit zijn van belang als oorzaak van het veelvuldig voorkomen van fecale incontinentie bij hoogbejaarden. Zoals iemand eens zei: 'Mijn moeder is niet incontinent; ze krijgt alleen haar broek niet op tijd uit.'

14.2.2 Sfincterdefecten

Sfincterdefecten kunnen optreden na een partus, met name na een totaalruptuur waarbij in het ergste geval de interne en de externe sfincter alsook het rectumslijmvlies zelf zijn ingescheurd. Dit is een van de redenen om een dergelijke ruptuur altijd onder optimale condities te sluiten. Soms treedt er een compensatoire sfincterfunctie op van de m. levator ani en is men verbaasd als men bij het aantreffen van een verdwenen perineum zo weinig klachten verneemt. De beschadiging van de m. sphincter ani kan bestaan uit een verscheuring van de spiervezels, maar er kan ook sprake zijn van een verstoring van de innervatie. Bij een langdurige partus kan de n. pudendus zodanig worden opgerekt dat gedeeltelijke of totale uitval optreedt.
De laatste tijd wordt steeds duidelijker dat er vaak occulte sfincterlaesies optreden tijdens de partus en in het bijzonder na een forceps (tang) verlossing. Deze laesies kan men met speciale intra-anale echografie opsporen. De precieze klinische betekenis ervan is nog onduidelijk.

Diagnostiek en behandeling

Bij de diagnostiek van fecale incontinentie staat beeldvorming van het sfincter-ani-complex op de voorgrond. Naast intra-anale echografie, waarbij een 360° afbeelding van beide sfincters wordt verkregen, wordt ook MRI gebruikt voor dit doel. Gebleken is dat met deze beeldvorming laesies in de anale sfincters aanzienlijk nauwkeuriger kunnen worden opgespoord dan met het lichamelijk onderzoek. Met behulp van anale manometrie meet men de druk in het anale kanaal bij rust en bij aanspannen. Door het meten van de pudenduslatentietijd probeert men een indruk te krijgen van het al dan niet intact zijn van de n. pudendus. Beide laatstgenoemde functieonderzoeken hebben slechts een geringe betrouwbaarheid en klinische relevantie.
De behandeling van fecale incontinentie bestaat uit de volgende onderdelen.
Bekkenbodemreëducatie. Door optimaal gebruik en training van de bekkenbodemspieren kan men lichtere maar ook ernstige vormen van verlies van de sfincterfunctie soms volledig compenseren.
Dieet en medicamenteuze beïnvloeding van de darmmotiliteit en fecesconsistentie, met name met middelen zoals loperamide die normaal gebruikt worden ter behandeling van diarree en dus de consistentie van de feces verbeteren.
Door *irrigeren van de darm* kan men het rectum spoelen en ledigen op een gewenst tijdstip en plaats. Hiervoor zijn speciale systemen

ontwikkeld die men zelf thuis kan toepassen. Bij evidente laesies van de sfincter zal men overgaan op het overlappend *hechten van de beide sfincteruiteinden*. De resultaten zijn echter op de lange termijn maar matig, vermoedelijk door bijkomende neurologische schade.

Sinds kort wordt, net als bij urine-incontinentie, ook bij fecale incontinentie *sacrale neuromodulatie* toegepast met soms verbluffende resultaten.

14.2.3 Rectumfistels

Meestal betreft het rectovaginale of rectoperineale fistels. Na ontstekingsprocessen en radiatie kunnen ook fistels optreden tussen een hoger gelegen darmgedeelte en blaas, uterus of vaginatop (fig. 14.2). Deze fistels hebben meerdere oorzaken.

Chirurgie. Een slecht herstelde totale ruptuur kan resulteren in een fistel. Goede belichting en assistentie zijn bij het herstel van een totale ruptuur noodzakelijk. Vaak is narcose noodzakelijk om de anatomie goed te kunnen beoordelen. Het is daarom een goed gebruik een totale ruptuur niet in de verloskamer, maar in de operatiekamer te hechten, onder optimale omstandigheden.

Chronische ontstekingsprocessen, zoals bij enteritis regionalis van Crohn of bij perianale abcessen, kunnen aanleiding geven tot fistels. Meestal zijn deze multipel en vertakt. Een peridiverticulitis kan aanleiding geven tot een sigmoïdovaginale fistel.

Een *carcinoom van rectum of cervix* kan doorgroeien en na verval tot grote foetide fistels aanleiding geven.

Radiotherapeutische fistels kunnen ontstaan na de behandeling van cervixcarcinoom. Deze fistels ontstaan maanden tot jaren na de primaire behandeling. Steeds zal histologisch onderzoek noodzakelijk zijn omdat een stralingsfistel bedrieglijk veel lijkt op een tumorfistel.

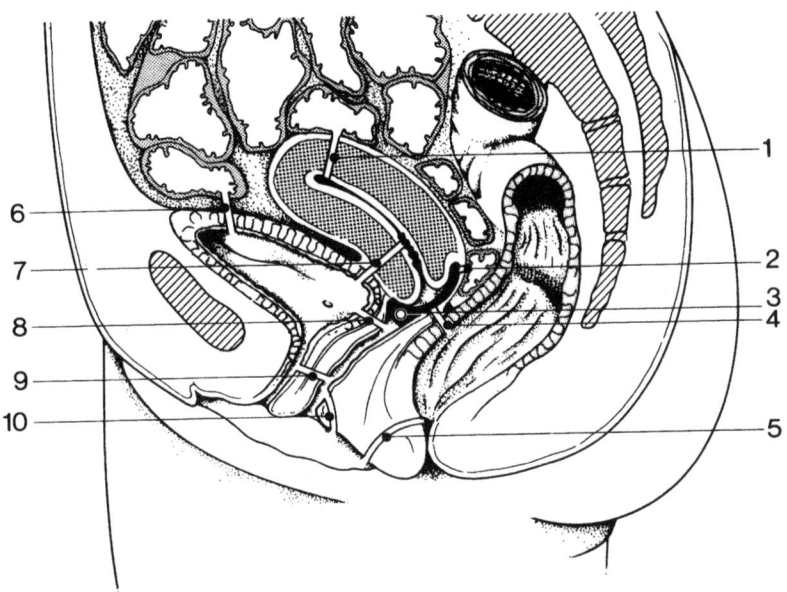

Figuur 14.2 *Gynaecologische fistels*. 1 Entero-uteriene fistel. 2 Enterovaginale fistel. 3 Ureterovaginale fistel. 4 Rectovaginale fistel. 5 Rectoperineale fistel. 6 Enterovesicale fistel. 7 Vesicocervicale fistel. 8 Vesicovaginale fistel. 9 Urethrovaginale fistel. 10 Perineovaginale fistel. Zeldzaam zijn 1, 2, 6, 7 en 9.

Diagnostiek

Grote fistels zijn gemakkelijk te zien bij speculumonderzoek. Kleine fistels worden pas zichtbaar wanneer men de vagina inspecteert terwijl een vinger rectaal de achterwand presenteert. Een kleine knopsonde kan nodig zijn. Een vaginografie of een coloninloopfoto is soms noodzakelijk om smalle, lange fistelgangetjes aan te tonen. Vooral bij perianale fistels zal men door een fistulogram de uitbreiding operatief vaststellen. Zeer kleine fistels vanuit de darm kan men soms pas ontdekken nadat men de patiënte maanzaadjes heeft laten eten. De minuscule pitjes kunnen het bestaan van een fistel zeker maken.

Met behulp van endoanale MRI heeft men een nieuwe diagnostische mogelijkheid verkregen om het verloop en de eventuele vertakkingen in beeld te brengen. Dit onderzoek is echter in maar weinig klinieken mogelijk. In grote klinieken is een samenwerking ontstaan tussen een gynaecoloog en een chirurg met speciale ervaring in diagnostiek en behandeling van deze functiestoornissen, waarbij in toenemende mate gebruikgemaakt wordt van onderzoekmethoden als anale manometrie, dynamische defecografie, rectovaginale echografie en sensibiliteitsonderzoek van de n. pudendus.

Vaginografie wordt uitgevoerd door de introitus vaginae af te sluiten met een Foley-katheter, waarvan de ballon wordt opgeblazen met 50 ml lucht. Vervolgens kan contraststof via de katheter worden ingespoten, waarna de vaginawanden scherp afgegrensd zichtbaar worden.

Therapie

Laaggelegen fistels, vlak bij de m. sphincter ani, kunnen direct gesloten worden. Men zal trachten verscheidene lagen op te bouwen in het septum rectovaginale. Het is van cruciaal belang postoperatief te zorgen dat feces, maar vooral flatus, ongehinderd via de anus kunnen verdwijnen. Bij hoge rectovaginale fistels is het meestal gewenst eerst een tijdelijke ontlastende anus preternaturalis aan te leggen. Wanneer er sprake is van een slecht genezen totale ruptuur of van een dehiscentie van een recente fisteloperatie, mag men pas tot een nieuwe operatie overgaan als het perineumgebied geheel rustig is geworden, om te voorkomen dat wederom een 'breakdown' optreedt. Zeker in een dergelijke situatie zal men te rade moeten gaan bij een ervaren operateur om de patiënt de meeste kans te geven op een uiteindelijk goed resultaat.

Bij hooggelegen fistels is een abdominale benadering soms noodzakelijk, waarbij het omentum gebruikt kan worden om de herstelde continuïteit te beschermen.

Kernpunten

- Urine-incontinentie bij vrouwen komt veel voor, maar lang niet altijd in een ernst waarvoor hulp wordt gezocht.
- De belangrijkste twee vormen van urine-incontinentie zijn stress- en urge-incontinentie. Slechts zelden komen deze in zuivere vorm voor; veel vaker is er een mengeling van beide.
- Anamnese, lichamelijk onderzoek en het laten bijhouden van een blaasdagboek zijn de belangrijkste hoekstenen in de diagnostiek van urine-incontinentie. Het urodynamisch onderzoek vormt een belangrijk aanvullend onderzoek. Het is echter een niet-natuurlijk onderzoek in een laboratoriumsituatie.
- Bij alle vormen van urine-incontinentie vormt bekkenbodemreëducatie met training en bewustwording van bekkenbodem en gedrag een belangrijke eerste stap in de behandeling.
- Alleen zuivere stressincontinentie rechtvaardigt een operatie, waarbij de TVT de operatie van keuze is.
- Fecale incontinentie is een complex probleem waarbij lang niet altijd duidelijk kan worden gemaakt wat de precieze oorzaak is.
- Analoog aan urine-incontinentie vormt ook bij fecale incontinentie bekkenbodemreëducatie de eerste stap in de behandeling.

15 Anticonceptie

Het bewust regelen van de conceptie is een van de belangrijkste verworvenheden van de laatste decennia. Men moet zich realiseren dat ook in Nederland een ideale situatie nog niet is bereikt en dat voorlichting over methodieken voorafgegaan moet worden door een ontwikkeling van een attitude, die onder meer bepaald wordt door de scholing en emancipatiemogelijkheden van de vrouw. Bij niet-autochtone Nederlanders kan een opmerkelijk andere culturele benadering bestaan van seksualiteit en voortplanting met een geheel eigen problematiek. De taalbarrière kan daarbij nog een extra hindernis opwerpen voor een goed advies en begeleiding. Uitgebreide informatie over de anticonceptie is in Nederland ruim voorhanden, maar men moet zich goed realiseren dat er nogal eens een commerciële beïnvloeding in doorklinkt.
De ideale anticonceptiemethode is:
- zeker in het voorkomen van een zwangerschap;
- zonder risico's voor gezondheid of verdere fertiliteit;
- niet storend in de seksualiteit;
- niet kostbaar en gemakkelijk verkrijgbaar.

Geen enkele methode blijkt aan al deze eisen te voldoen. Bij een advies zullen verschillende factoren moeten worden afgewogen, die van situatie tot situatie verschillen. Kennis van de complicaties van de verschillende methodieken is noodzakelijk om te kunnen adviseren. De betrouwbaarheid van anticonceptiva wordt aangegeven door de 'Pearl-index', die het aantal zwangerschappen aangeeft dat zou ontstaan wanneer honderd vrouwen het middel gedurende één jaar zouden gebruiken. Over de tevredenheid van de gebruikers wordt men door dit getal niet geïnformeerd. Het 'gebruikerspercentage na één jaar' ('continuation rate') geeft hierover duidelijkheid. Soms is dit percentage opvallend laag. Zo is bijvoorbeeld het IUD bij vele nulliparae binnen een jaar al weer verwijderd wegens klachten.

15.1 Reversibele methoden, te gebruiken door de man

15.1.1 Coitus interruptus

De man zorgt dat de ejaculatie buiten de vagina plaatsvindt. Ondanks de onbetrouwbaarheid wordt deze methode vaak gebruikt, vooral in situaties waarin niet tijdig met een coïtus was rekening gehouden. Vooral bij adolescenten bestaat het gevaar dat de effectiviteit van die ene keer wordt geïnterpreteerd als de betrouwbaarheid van de methode. De vrouw is hierbij geheel afhankelijk van de motivatie van de man. Het risico van een ongewenste zwangerschap bestaat ook bij ejaculatie vlak buiten de vulva: 'ante portam'. De secretie van het cervixslijm is pre-ovulatoir soms zo overvloedig dat spermatozoa die op de buitenkant van de vulva terechtgekomen zijn de weg naar binnen nog kunnen vinden, zelfs bij een virgo.

15.1.2 Condooms

Bij goed gebruik is het condoom een betrouwbaar middel dat tevens bescherming biedt tegen seksueel overdraagbare aandoeningen. Het is gemakkelijk verkrijgbaar en heeft geen risico voor de gezondheid. De vrouw dient behulpzaam te zijn om het gebruik in te passen in de seksualiteit. Bekende merken hebben een garantiecontrole dat voortijdig scheuren weinig vóórkomt. Falen wordt meestal veroorzaakt door te laat omdoen of door lekkage in de vagina na het verdwijnen van de erectie. Goede instructie, ook van de vrouw, maakt het tot een belangrijk middel. Het verminderen van de sensibiliteit maakt dat op den duur toch tot een andere keuze wordt gekomen.

De noodzaak om een HIV-infectie te voorkomen maakt dat het condoom weer steeds meer gebruikt wordt. De combinatie met de pil heeft de naam verworven van 'double Dutch', wat niets te maken heeft met de Engelse uitdrukking voor 'koeterwaals'.

15.2 Reversibele methoden, te gebruiken door de vrouw

15.2.1 Periodieke onthouding

De vrouw is tijdens haar cyclus slechts een korte periode vruchtbaar. De eicel is na de ovulatie hoogstens 24 uur te bevruchten, terwijl de spermatozoa na de coïtus nog ongeveer drie dagen de mogelijkheid tot impregnatie behouden. Met deze basisgegevens kan men aan het rekenen gaan en 'volgens de kalender' trachten conceptie te voorkomen. Het moment van ovulatie is echter niet exact van tevoren vast te stellen. Zelfs in een regelmatige 28-daagse cyclus varieert de ovulatie van de twaalfde tot de zestiende dag. Bij ongeveer 30% van de vrouwen heeft de cycluslengte een variabiliteit van meer dan vijf dagen. Wanneer men deze variatie kent door observatie van de cycluslengte gedurende een jaar, kan men tot een vrij exacte berekening komen van de 'veilige' periode. Een groot deel van de cyclus blijkt dan onveilig te zijn. De methode is slechts voor een enkeling acceptabel, gezien de sterke beperkingen die worden opgelegd aan een normale beleving van de seksualiteit en het grote risico dat er toch een niet-bedoelde zwangerschap ontstaat.

Als men het ovulatietijdstip nauwkeurig bepaalt met de basaletemperatuurcurve, kan in de cyclus exact worden aangegeven wanneer de ovulatieperiode is gepasseerd. Men kan van dit gegeven gebruikmaken bij een echtpaar dat zich strikt gebonden voelt aan religieuze voorschriften.

15.2.2 Mechanische methoden

Hoewel het in principe een middel is van de man, zal de vrouw toch menigmaal een condoom voorhanden hebben. Het gebruik van een condoom behoeft meestal geen praktische toelichting. Het bewust ter sprake brengen van de mogelijkheid in het anticonceptiegesprek is lang niet altijd overbodig, bijvoorbeeld bij ernstige bijwerkingen van anticonceptiva of als onderdeel van de SOA-preventie.

Het vrouwencondoom, een soort zakje van latex dat de vrouw zelf in de vagina brengt, heeft nog weinig toepassing gevonden. Vroeger werd veel gebruikgemaakt van het pessarium occlusivum. Het bestaat uit een dunne rubberen membraan die is uitgespannen binnen een flexibele, spiralende, ringvormige veer. Aletta Jacobs heeft rond de eeuwwisseling deze methodiek ook buiten Nederland gepropageerd, zodat elders nog steeds gesproken wordt van de 'Dutch cap'. Goed gebruikt, in combinatie met een spermicide crème, was het een redelijk betrouwbare methode met duidelijke voordelen. De vrouw regelde zelf haar anticonceptie zonder bijwerkingen. Het eiste echter motivatie en kennis van de anatomie, terwijl de toepassing vaak een spontane seksualiteit belemmerde.

Aletta Jacobs en de 'vrouwenring'

Vlak bij de Kalverstraat kreeg Aletta Jacobs in 1880 van het Nederlandsch Werkliedenverbond de beschikking over twee kamers boven een kroeg. Tweemaal per week klom ze de slecht verlichte trappen op om voorlichting te geven aan arbeidersvrouwen over hygiëne en de verzorging van zuigelingen. Het liep storm.

Aletta Jacobs (1854-1929) was de eerste vrouw die in Nederland – met speciale toestemming van Thorbecke – tot de studie Geneeskunde in Groningen werd toegelaten. Er waren speciale maatregelen genomen zodat ze op passende wijze kon deelnemen aan het onderwijs. Na haar promotie in 1879 vestigde ze zich in Amsterdam, onder protest van haar tegensputterende mannelijke collega's, die vonden dat ze een lager honorarium moest hanteren. De gegoede burgerij wist haar al gauw als huisarts te vinden, maar tegelijkertijd begon ze een gratis spreekuur voor de vrouwen uit de onderste laag van de samenleving in de Jordaan. Als het nodig was bezocht ze de vrouwen ook thuis. 'Meer nog dan de vreeselijke armoede in zoo veel gezinnen troffen me echter de schandelijke woningtoestanden in vele armenwijken in de stad', schrijft ze later in haar memoires.

De vrouwen vonden bij haar een luisterend oor voor hun zorgen, met als voornaamste klacht dat ze steeds ongewild zwanger werden. Informatie over geboortebeperking was niet beschikbaar en ook onder medici niet bespreekbaar. Naast onbetrouwbare huismiddeltjes waren er maar drie mogelijkheden: coitus interruptus, het dure condoom van schapendarm of vaginale irrigatie met een azijnoplossing. De onbetrouwbaarheid van deze methoden maakte dat Aletta zocht naar een andere oplossing. Ze las toen in 1882 een artikel van de Duitse arts Mensinga over zijn pessarium occlusivum, een verende ring afgesloten door een membraan van rubber die door de vouw zelf in de vagina kon worden geplaatst en zo een barrière vormde voor de cervix. Ze verkreeg enkele exemplaren van deze ring die goed bleek te voldoen. Dit nieuwe middel voor 'willekeurig moederschap' krijgt spoedig grote bekendheid en in Engeland wordt de ring zelfs geïntroduceerd als 'the Dutch cap'.

De stroom van leugens en laster die over haar heen kwam, belette niet dat Aletta in een stroomversnelling kwam van feministische activiteiten. Ze probeerde de prostitutie afgeschaft te krijgen, zorgde voor regulering van de winkelarbeid van jonge meisjes en was actief voorvechtster voor het vrouwenkiesrecht en antimilitarisme. Niet ten onrechte wordt ze beschouwd als de belangrijkste feministe in Nederland van het eerste uur. Nog vele jaren na haar overlijden in 1929 werd gebruikgemaakt van het pessarium occlusivum, wat de vrouw zelf letterlijk de mogelijkheid in handen gaf om haar anticonceptie te regelen. Met de komst van de pil is dit belangrijke contraceptivum echter vrijwel in de vergetelheid geraakt.

15.2.3 Orale anticonceptie

Door toediening van oestrogenen en progestagenen, al of niet in combinatie, kan een zeer effectieve anticonceptie worden verkregen. Deze 'combinatiepil', kortweg 'de pil' genoemd, heeft na 1956 geleid tot ingrijpende demografische veranderingen. De vrouw beslist wat er gebeurt en de seksualiteit wordt niet constant geconfronteerd met de mogelijkheid tot conceptie. De betrouwbaarheid is bij goede instructie uiterst groot, terwijl de bijverschijnselen niet opwegen tegen de voordelen.

Werkingswijze
Toediening van oestrogenen remt de ovulatie door een negatieve terugkoppeling op het systeem van hypothalamus en hypofyse, zodat de productie van FSH wordt geremd. De daling van de FSH-productie maakt dat er geen groei meer optreedt van een dominante folli-

kel, waardoor de LH-piek uitblijft. Voor een effectieve remming van de ovulatie is zeven dagen aaneengesloten gebruik van de pil noodzakelijk. Deze *'zevendagenregel'* staat centraal bij alle piladviezen.

Er is zo langzamerhand een piljargon ontstaan. Zo maken we onderscheid tussen 'zware' pillen met 50 microgram oestrogeen en 'lichte' pillen met 20 tot 37,5 microgram, de zogenaamde 'sub-50'-pillen. Er is één oestrogeenvrije pil met voldoende betrouwbaarheid op de markt die 75 µg desogestrel bevat. Binnen de oestrogeenhoudende pillen kan men kiezen tussen verschillende gestagenen: de zogenaamde 'tweede-generatiepil' met levonorgestrel of de meer recent ontwikkelde gestagenen van de 'derde generatie': gestodeen of desogestrel. Daarnaast zijn ook cyproteronacetaat, norgestimaat en drospirenon in gebruik die (nog) niet tot een bepaalde generatie worden gerekend. Verder kan men een onderscheid maken in een-, twee- of driefasepillen, al naar gelang de samenstelling in het verloop van de stripcyclus verandert. Met de eenfasepillen van de tweede generatie is het meeste ervaring opgedaan, zodat men het beste daarmee kan beginnen. Het is niet verstandig te veel soorten in het palet op te nemen, omdat men anders geen eigen ervaring kan verwerven.

De sub-50-pillen met hun lage gehalte oestrogenen hebben een klein risico dat 'ontsnappingsovulaties' kunnen optreden doordat de negatieve terugkoppeling te gering is. Er zijn echter nog meer anticonceptieve werkingen: het progestageen geeft verandering van het cervixslijm, waarvan de hoeveelheid vermindert en de troebelheid toeneemt, zodat het transport van de spermatozoa wordt belemmerd. Mogelijk zijn ook opstijgende infecties daardoor minder gemakkelijk mogelijk. Het endometriumstroma ondergaat veranderingen die een eventuele implantatie sterk bemoeilijken. Juist de combinatie van alle factoren maakt de betrouwbaarheid zo groot. Wanneer de resorptie in de darm verstoord is bij het gebruik van antibiotica, kan het effect uitblijven. Ook kan een te lage spiegel ontstaan bij een te snelle afbraak, zoals plaatsvindt wanneer de enzymatische activiteit van de lever verhoogd is, bijvoorbeeld bij het gebruik van anti-epileptica. De Pearl-index bedraagt 0,1-0,2 zwangerschappen per 100 vrouwjaren. Bij goede instructie en consistent gebruik is de betrouwbaarheid vrijwel 100%.

Complicaties

De ingrijpende medicamenteuze beïnvloeding van het endocriene systeem heeft natuurlijk ook zijn bijwerkingen. Soms zijn deze duidelijk terug te voeren tot de oestrogene of tot de progestagene component, maar lang niet altijd is er een strikte scheiding mogelijk. Voorts moet men rekening houden met de androgene bijwerking van de gestagenen. Nog ingewikkelder wordt het als men zich realiseert dat bij de vrouw de beschikbaarheid van de eigen androgenen weer afhankelijk is van haar oestrogeenspiegel, die bepaalt hoeveel SHBG ('sex hormone binding globulin') circuleert. Een onderlinge beïnvloeding van de effecten treedt vaak op, waarbij sterke individuele verschillen bestaan.

De belangrijkste bijwerking van de pil is de verhoogde kans op trombo-embolie, die met 3 à 4 per 10.000 enkele malen hoger is dan die bij niet-pilgebruiksters (1 per 10.000) maar in absolute zin nog steeds erg laag is. Roken is echter een veel groter risico, zeker in combinatie met pilgebruik.

De verhoogde kans op trombo-embolische complicaties en de kans op hypertensie worden vooral bepaald door de oestrogene component. Wanneer echter het oestrogeengehalte wordt verlaagd, zoals bij de sub-50-pil, ontstaan soms doorbraakbloedingen die zeer hinderlijk kunnen zijn. Men mag pas van 'spotting' spreken als via cytologisch onderzoek een maligniteit van de portio redelijkerwijs is uitgesloten. De bijwerkingen van progestagenen zijn nog complexer. Vochtretentie, invloed op glucosetolerantie en leverfuncties kunnen ook door oestrogenen worden veroorzaakt. Een structuurverwantschap met androgenen maakt dat acne zowel gestimuleerd als geremd kan worden, afhankelijk van de gevoeligheid van de receptoren en de keuze van het preparaat. Het effect van progestagenen op bloedlipiden is complex. Het beschermende effect van oestrogenen tegen coronaire afwijkingen kan tenietgedaan worden. Sommigen schrijven een grote waarde toe aan het al of niet verlagen van HDL-lipiden. De laatste jaren zijn nieuwe 'selectieve' progestagenen ontwikkeld, zoals desogestrel en gestodeen, die minder binding hebben met de androgeenreceptoren en daardoor minder cardiovasculaire risico's zouden hebben. Zeer zeldzaam is het ontstaan van een benigne leverceladenoom of een cholestatische icterus. De glucosetolerantie kan veranderen, wat bij diabetica tot aanpassingen kan leiden, maar dit vormt geen contra-indicatie.

De bijverschijnselen als hoofdpijn, gewichtstoename, spanning in de borsten, neerslachtigheid en libidoverlies verdwijnen meestal na enkele maanden pilgebruik. Toch merken vele vrouwen pas na de sterilisatie dat er duidelijk stemmingsveranderingen aanwezig waren gedurende het pilgebruik en dat de spontaniteit in de seksualiteit was veranderd. Het onbehagen over deze bijwerkingen maakt dat vaak voor sterilisatie wordt gekozen, wanneer zekerheid bestaat dat het gezin voltooid is.

De kans op een veneuze en arteriële cardiovasculaire complicatie is bij roksters vergroot en vormt een sterke relatieve contra-indicatie tegen de pil. Hypertensie en een doorgemaakte trombose vormen eveneens een relatieve contra-indicatie. Wanneer het gebruik van de pil wordt gestaakt, moet men rekening houden met de mogelijke terugkeer van klachten in verband met de cyclus van destijds. Carcinogene effecten van de pil zijn niet met zekerheid aangetoond, integendeel, er bestaan aanwijzingen dat de kans op het krijgen van een endometrium- en een ovariumcarcinoom is verminderd. Verdere voordelen van orale anticonceptie zijn het minder voorkomen van klachten over dysmenorroe en menorragie. De toename van maligne afwijkingen van de cervix hoeft niet veroorzaakt te zijn door de pil, maar kan ook goed samenhangen met veranderingen in de seksualiteit.

Vooral de overdracht van het HPV is gemakkelijker mogelijk geworden door minder gebruik van condooms. Bij regelmatige controle vormt het voorschrijven van een sub-50-pil aan een patiënte met goed gecontroleerde hypertensie geen bezwaar. Trombose in de voorgeschiedenis vormt in principe een absolute contra-indicatie tegen de pil.

Oestrogenen geven een remming van de borstvoeding. Borstvoeding hoeft echter bij een sub-50-pil niet per se te worden gestaakt, omdat slechts minimale hoeveelheden oestrogeen in de moedermelk overgaan. Ook kan men de niet-oestrogene pil met 75 µg desogestrel overwegen. In de periode dat de moeder borstvoeding geeft, kan ze alweer zwanger worden. Alleen bij borstvoeding 'de klok rond' mag men erop rekenen dat de hypofyse voldoende geremd wordt om erop te vertrouwen dat geen ovulaties optreden. De toepassingsmogelijkheid van de 'lactatie-amenorroemethode' (LAM) is daarom beperkt; vaak zal men toch veertien tot eenentwintig dagen na de bevalling het pilgebruik hervatten.

Bij acne zal de voorkeur uitgaan naar een pil met een gestageen met anti-androgene werking, zoals cyproteron. Over het mammacarcinoom bestaat onzekerheid. Zeker zal men de pil niet voorschrijven indien de vrouw voor een mammacarcinoom is behandeld, gezien de hormonale afhankelijkheid van de tumor. Het lijkt niet waarschijnlijk dat langdurig pilgebruik het ontstaan van een mammacarcinoom kan bevorderen. Toch is grote waakzaamheid noodzakelijk. Er gaat nu een cohort vrouwen het vijftigste jaar passeren die sedert meer dan dertig jaar de pil hebben gebruikt.

Praktisch gebruik

Als een vrouw voor het eerst de pil gaat gebruiken, moeten verscheidene punten de revue passeren. Een checklist als in tabel 15.1 kan hierbij behulpzaam zijn.

Het eerste consult dient voor informatie en uitleg en om na te gaan of er sprake is van contra-indicaties. Bij de volgende controle, na drie maanden, kan worden beoordeeld of er ernstige bijwerkingen zijn opgetreden, waar-

Tabel 15.1 *Checklist bij eerste pilconsult*

- De werking en betrouwbaarheid van de pil.
- Bijwerkingen, somatisch en psychisch.
- Mogelijke contra-indicaties.
- Wanneer in de cyclus het beste met de pil begonnen kan worden.
- Wat te doen als men de pil vergeet.
- Uitleg over verschillende soorten en verschillende verpakkingen, 21 en 28 stuks.
- De eventuele noodzaak en plaats van de periodieke controle, vooral bij persisteren van klachten.
- Risico's van roken in combinatie met pilgebruik.

bij in het bijzonder de tensie moet worden gecontroleerd. Vervolgens kan men volstaan met een jaarlijkse controle.

Een voorzichtig gynaecologisch onderzoek, meestal zonder speculum, is bij het eerste consult te overwegen. Dit onderzoek blijkt dan vaak het eerste gynaecologische consult voor de patiënte en vraagt daarom veel tijd en aandacht voor uitleg en uitvoering. Bij de latere controles is gynaecologisch onderzoek alleen noodzakelijk bij specifieke klachten.

De pil wordt geleverd in strips met duidelijke instructie. Als voor het eerst gebruikgemaakt wordt van de pil, is het zinvol het gebruik uit te leggen aan de hand van een modelverpakking. De eerste pil kan het best genomen worden op de eerste dag van de volgende menstruatie, de daaropvolgende pilcyclus is dan reeds als 'veilig' te beschouwen. Het innemen vlak voor het slapengaan, heeft meerdere voordelen, zoals minder kans op vergeten en minder last van eventuele misselijkheid. Na de laatste pil van de strip volgt precies één week interval, waarna begonnen kan worden met een nieuwe strip. In de pilvrije week volgt twee dagen na het staken de dervingsbloeding, die meestal gering en pijnloos is. Desgewenst kan men na drie maanden met enkele losse pillen een pilcyclus wat verlengen om te zorgen dat de onttrekkingsbloeding niet in het weekend valt. Na een partus of abortus kan men zes tot twaalf dagen later alweer met de eerste pil beginnen. Bij lactatie kan men beter eerst gebruikmaken van condooms, omdat de pil de samenstelling en productie van de moedermelk beïnvloedt en de hormonen ook in geringe hoeveelheden overgaan naar het kind.

Er bestaat geen enkele reden om jaarlijks het pilgebruik met een maand te onderbreken. Na staken herstelt de vruchtbaarheid zich meestal snel. Soms kan echter een langdurige amenorroe optreden, vooral wanneer er vroeger reeds een cyclusirregulariteit bestond. Een dergelijke '*postpilamenorroe*' herstelt zich merendeels binnen een jaar vanzelf en is ook goed medicamenteus te behandelen (zie § 10.4.1).

Het is niet noodzakelijk een week interval in te lassen, men kan ook meteen weer met een nieuwe strip beginnen, bijvoorbeeld bij vakanties of bij belangrijke gebeurtenissen. Als regel is het verstandig om dit eerst met twee of drie strippen te proberen, maar als het succesvol is, kan het voor langere tijd worden gecontinueerd. Het 'doorslikken' kan van belang zijn bij vrouwen die juist in de pilvrije week bijverschijnselen hebben zoals hevige migraine, of bij hevige of pijnlijke onttrekkingsbloedingen. Het is ook zinnig bij vrouwen die tijdens pilgebruik zwanger zijn geworden en bij wie de pilvrije week waarschijnlijk te veel kans geeft op een ontsnappingsovulatie, of bij vrouwen die medicamenten gebruiken die verhoogde enzymactiviteit van de lever activeren. Bij endometriose zal de pil veel langer continu worden voorgeschreven. De keuze van een pilvrije week is destijds gevoelsmatig genomen om de vrouw haar cyclus te laten behouden en haar de gelegenheid te geven 'metabole effecten te overwinnen', maar de noodzaak van de pilvrije

week en de onttrekkingsbloeding is nooit aangetoond.
Het 'vergeten' van de pil komt vaak voor en is zo natuurlijk dat hierop reeds bij de eerste instructie moet worden ingegaan. De reeds genoemde zevendagenregel moet hierbij de leidraad zijn. Als het vergeten binnen de twaalf uur wordt ontdekt, dat is meestal de volgende morgen, dan is er geen probleem. De vergeten pil moet worden ingenomen en 's avonds gaat men weer door in het ritme. Wanneer de vergeten tijd langer is, dan is er geen probleem als men al meer dan zeven dagen bezig was en dus was beland in de tweede of derde pilweek. Het vergeten kan dan beschouwd worden als een vervroegde pilvrije week die niet nog eens moet worden herhaald. De resterende pillen kunnen worden opgemaakt en meteen aansluitend moet met een nieuwe strip worden begonnen. Bij vergeten in de eerste week kan al een ontsnappingsovulatie zijn opgetreden en moeten condooms worden gebruikt tot het einde van de reeds begonnen verpakking, die verder wordt opgemaakt. De volgende pilcyclus is dan weer veilig. Treedt echter ondanks condoomgebruik geen doorbraakbloeding op, dan moet eerst een eventuele zwangerschap worden uitgesloten alvorens begonnen wordt met een nieuwe strip. Het beste advies is om bij het vergeten van een of meer pillen in de eerste week van de strip contact op te nemen over verdere maatregelen, in het bijzonder de morning-afterpil.
Op verschillende wijzen heeft men getracht de kans op bijverschijnselen te verminderen en zoveel mogelijk de fysiologische cyclus te benaderen. Naast de *monofasische* combinatiepil kent men ook de multifasische combinatiepil. Teneinde de totale steroïdendosis te verminderen wordt de combinatie oestrogeen/progestageen in de pilstrip geleidelijk veranderd, waarbij de onderlinge verhoudingen in de fysiologische cyclus als leidraad dienen. Het is echter nooit aangetoond dat deze twee- of driefasepreparaten veiliger zijn of minder bijverschijnselen zouden hebben.

Progestativa continu
In de hoop dat men de bijverschijnselen van oestrogenen kon vermijden is een preparaat ontwikkeld dat alleen bestond uit een progestageen (desogestrel). De werking berust op verandering van het cervixslijm, waardoor de passage van spermatozoa wordt verhinderd. De ovulatie wordt meestal niet geremd, maar er ontstaat wel een duidelijke irregulaire cyclus. Het gebruik van de progestageenpil is in het bijzonder geïndiceerd wanneer oestrogenen zijn gecontraïndiceerd, zoals bij hypertensie, diabetes of cardiovasculaire aandoeningen.
Bij de '*prikpil*' wordt een progestativum als depotpreparaat geïnjecteerd, zodat een werking verzekerd is van ongeveer drie maanden. Een hoge spiegel progestativa geeft een langdurige remming van de gonadotropinenafgifte door de hypofyse. Vooral in de eerste drie maanden zijn er onregelmatige doorbraakbloedingen. Andere oorzaken van onregelmatig bloedverlies worden dan wel eens vergeten. De volgende drie maanden wordt deze complicatie minder en na een jaar toepassing is er meestal een amenorroe ingetreden. Toch blijft het zinvol iedere keer voordat de volgende injectie gegeven wordt inwendig onderzoek te verrichten, opdat men niet verrast wordt door een vergevorderde ongewenste zwangerschap. De prikpil is van voordeel bij vrouwen met een doorgemaakte trombose, die erg vergeetachtig zijn of wier motivatie voor anticonceptie sterk wisselt. Het kan na staken lang duren voordat de vruchtbaarheid zich weer herstelt door een hardnekkige, moeilijk te beïnvloeden amenorroe. In sommige culturen wordt de amenorroe als een ontvrouwelijking ervaren en wordt deze anticonceptie afgewezen.
Een geheel andere toepassing van progestativa is de toepassing van een subcutaan implantaat dat gedurende drie jaar de anticonceptie verzekert. Het gestageen etonogestrel wordt op de markt gebracht in een nieuw, enkelvoudig, 5 cm lang staafje (Implanon), waaruit het langzaam perfundeert. Het middel is betrouwbaar wanneer het goed geplaatst wordt,

maar dit laatste heeft recent nogal wat problemen opgeleverd. Ook de verwijdering, na de geplande tijd of eerder wegens bijwerkingen, gaat niet altijd even gemakkelijk.

De Nuvaring is een flexibele dunne ring die in de vagina wordt gedragen en aldaar een combinatie van oestrogeen en progestageen afgeeft. Geadviseerd wordt een schema van drie weken de ring in met één week ringvrij, analoog aan de pil. De ervaring is echter nog gering.

Evra (pleister) kan eenmaal per week worden aangebracht gedurende drie weken, met eveneens één stopweek. Ook hier wordt een combinatie van oestrogeen en progestageen afgegeven en ook hiermee is nog slechts beperkte ervaring opgedaan.

Postcoïtale anticonceptie

Na een onbeschermde coïtus kunnen oestrogenen in hoge dosering alsnog de zwangerschap verhinderen door een rigoureuze verandering van de endocriene balans en verstoring van het endometrium. Momenteel zijn twee regimes in gebruik:
- twee tabletten levonorgestrel van 750 µg met een tussenpoos van twaalf uur;
- het tweemaal-tweeregime, waarbij twee tabletten van een 50 µg bevattende anticonceptiepil worden ingenomen, hetwelk na twaalf uur wordt herhaald (totaal dus vier tabletten).

Beide regimes moeten zo spoedig mogelijk na de onbeschermde coïtus worden gestart maar niet later dan 72 uur. Afhankelijk van het tijdstip van inname loopt de onbetrouwbaarheid op tot enkele percenten. Een andere mogelijkheid tot postcoïtale anticonceptie is het direct plaatsen van een IUD om alsnog de nidatie te verhinderen. De anticonceptie is dan ook voor de toekomst veiliggesteld, doch er zijn ook bezwaren. De kans op een opstijgende infectie is vergroot en het bacteriologisch onderzoek van de cervix is op het moment van plaatsing nog niet bekend. Bij een verhoogd risico op infectie, zoals bij verkrachting, is profylactische behandeling met doxycycline (100 mg gedurende 5 d) geïndiceerd. Als voordeel kan worden genoemd dat plaatsing tot een week na de coïtus nog effectief blijkt.

15.2.4 Intra-uterine device

De benaming IUD is destijds een goede keuze geweest, want tal van 'intra-uterine devices' zijn elkaar opgevolgd, waarbij de vorm lang niet altijd overeenkwam met een spiraaltje. De ontwikkeling is nog niet voltooid. Het IUD geeft contraceptie volgens verschillende mechanismen. Er treedt een geringe ontstekingsreactie op waardoor de innestelingsplaats ongeschikt raakt. De motiliteit van de tubae en de uterus is vergroot, zodat de blastocyste sneller passeert en sneller wordt uitgestoten. Het is gebleken dat koper de betrouwbaarheid vergroot, waarschijnlijk door een geringe chronische endometritis en door chemische beschadiging van de blastocyste, wellicht ook door invloed op de spermatozoa. Er kan dus zowel sprake zijn van interceptie als van contraceptie. De betrouwbaarheid is groot, met een Pearl-index van circa 3. Voor de vrouw is dit nog steeds een duidelijk risico, wat tevoren in al zijn consequenties moet worden besproken. Een spiraaltje is meteen na de plaatsing effectief, mits in de week voorafgaande aan de plaatsing geen coïtus heeft plaatsgevonden. Een beduidend risico voor de vrouw vormt de kans op het krijgen van een salpingitis. Dit risico is duidelijk gerelateerd aan de kans op de aanwezigheid van een SOA, zoals Chlamydia. Dit gevaar is bij een monogame relatie dan ook laag. Toch brengt dit het risico met zich mee dat men bij een nullipara zeer terughoudend zal zijn met het plaatsen van een IUD, ook al omdat de kans groot is dat het spiraaltje toch weer spoedig verwijderd zal moeten worden wegens klachten. Het IUD is desondanks uitermate geschikt voor het toepassen in grote projecten van familieplanning. Voor de plaatsing van het IUD is geschoolde hulp nodig, doch de werking is daarna verzekerd over een zeer lange tijdsduur. In Nederland zijn goede ervaringen verkregen met de Multiload, die ook verkrijgbaar is met een kortere steel, voor nulliparae.

Bij het LNG-IUD is rond de steel een capsule aangebracht, gevuld met levonorgestrel, dat geleidelijk diffundeert door de capsulewand (Mirena). De lokale endometriumsuppressie verhoogt de anticonceptieve werking en geeft ook een duidelijke vermindering van het menstruele bloedverlies, wat van duidelijk voordeel blijkt te zijn bij de behandeling van hypermenorroe. Met name voor deze laatste indicatie is het gebruik in de laatste jaren spectaculair vergroot en dat is een van de redenen dat er minder uterusextirpaties worden verricht.

Insertietechniek
Op elk moment van de cyclus kunnen tegenwoordig IUD's worden ingebracht, hoewel het tijdens de menstruatie het gemakkelijkst gaat. Plaatsing na een abortuscurettage is mogelijk, evenals plaatsing tijdens het kraambed, ofschoon de kans op expulsie en perforatie dan is vergroot, zodat men meestal zal wachten tot zes weken post partum.

Met zekerheid moet een bestaande zwangerschap worden uitgesloten, evenals de kans op een ascenderende genitale infectie. Bij twijfel hierover gebruikt men antibiotische profylaxe. Een perforatie door een 'fausse route' is de belangrijkste complicatie. Men moet dus goed op de hoogte zijn van de ligging en de richting van de uterus. Na inwendig onderzoek wordt de portio gedesinfecteerd met betadine en vervolgens aangehaakt met een kogeltang. Dit pijnlijke aanhaken is noodzakelijk om door tractie de uterus zoveel mogelijk in de lengterichting van de vagina te krijgen. Met de uterussonde oriënteert men zich over de lengte en de richting van het cavum uteri. Vervolgens plaatst men het IUD, ervoor zorgend dat een zogenaamde *funduspositie* wordt bereikt. Als regel wordt met vaginale echografie gecontroleerd of de positie intra-uterien is. Het is onduidelijk of een routinecontrole van de positie altijd nodig is, zeker waar het de LNG-IUD betreft die door zijn hormonale afgifte vermoedelijk minder van een ideale positie afhankelijk is. Het draadje wordt, niet te kort, op circa 3 cm van het ostium externum afgeknipt. De vrouw kan dan zelf het draadje palperen. Indien het draadje niet meer zichtbaar is, kan men het soms met een wattenstokje of haakje uit het cervicale kanaal tevoorschijn halen. Zekerheid over de aanwezigheid van een IUD verkrijgt men door echoscopie. Een fausse route ontstaat opvallend gemakkelijk, vooral bij scherpe anteflexie. Het IUD kan zich dan bevinden halverwege in de uterus of reeds in de buikholte. Verwijdering is noodzakelijk om complicaties te voorkomen. Met de laparoscoop is dit meestal goed mogelijk. Soms lukt het alleen in combinatie met hysteroscopie.

Complicaties
Geringe complicaties zijn pijnklachten, meestal in de vorm van dysmenorroe met premenstrueel bloedverlies. Vooral bij een relatief klein cavum, zoals bij de nullipara, ziet men de klachten frequent optreden. Soms zijn er duidelijke metrorragieën of menorragieën, die noodzaken tot verwijdering van het IUD. Na drie maanden worden de klachten duide-

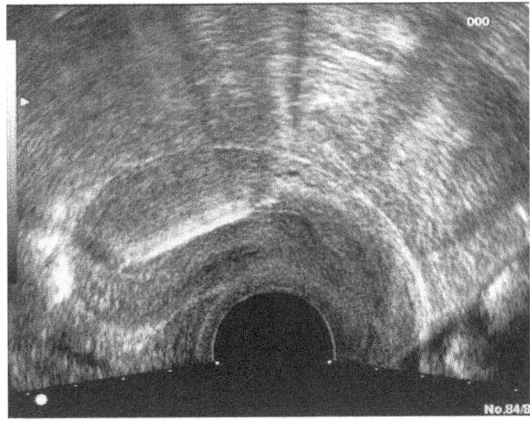

Figuur 15.1 *Normale uterus met koperhoudend IUD in het cavum uteri. Het IUD is herkenbaar als harde (witte) echo. Het is goed in het cavum uteri gepositioneerd en reikt tot aan de fundus uteri.*

lijk minder. Spontane expulsie van het spiraaltje komt de laatste tijd minder voor door een betere vormaanpassing van het IUD. Na nieuwe insertie is de kans op reëxpulsie duidelijk vergroot. Het is dan zeker gewenst eerst een oordeel te verkrijgen van het cavum uteri met behulp van hysteroscopie. Controle na de menstruatie of het draadje nog te voelen is, heeft ook zin. Salpingitis vormt de ernstigste complicatie, zeker wanneer het een nullipara betreft.

Wordt de vrouw zwanger, dan zal men in ieder geval het IUD moeten verwijderen. De kans op een spontane abortus door de verwijdering van het IUD is verhoogd, maar de kans op complicaties door het IUD later in de zwangerschap, zoals te vroeg gebroken vliezen en ascenderende infecties, is groter. Indien het draadje van het IUD niet meer zichtbaar is, behoeft dat niet te betekenen dat het IUD geperforeerd of verloren is. In de groeiende zwangere uterus wordt het draadje omhoog getrokken, wat op de 'echo' duidelijk te zien is. Meestal zal de vrouw verzoeken om beëindiging van de ongewenste zwangerschap en vindt men het IUD vanzelf terug. De kans op een EUG is bij een IUD duidelijk vergroot, waarschijnlijk doordat er ook vaak een lichte endosalpingitis bestaat. Het is dan ook altijd geïndiceerd om bij een zwangerschap met een IUD met behulp van ultrageluid zekerheid te verkrijgen over de lokalisatie van de vrucht.

Contra-indicaties
- Een doorgemaakte salpingitis geeft een grotere kans op een opflikkering van het ontstekingsproces.
- Bij afwijkende cervixcytologie en een onverklaarde metrorragie zal eerst optimale diagnostiek moeten geschieden.
- Bij een uterus myomatosus is de kans op onbetrouwbaarheid vergroot, tevens bestaat een grotere kans op metrorragieën.
- Bij een uterus bicornis is de kans op zwangerschap via de andere hoorn duidelijk vergroot. Lang niet altijd is echter deze congenitale afwijking bekend. De afwijkende vorm van het cavum bij een DES-dochter geeft een grotere kans op expulsie.
- Bij een nullipara zal men met de vrouw de nadelen van het IUD moeten afwegen tegen de voordelen. Vaak ligt kinderwens nog in een ver verschiet en kan het risico van infertiliteit door salpingitis niet goed door de vrouw en haar partner worden geschat. Het risico van een ongewenste zwangerschap heeft vaak een grotere actualiteit.

Een hartklepgebrek wordt door sommigen beschouwd als een contra-indicatie, gezien de kans op een endocarditis.

De verdwenen spiraal

De huisarts had de Mirena er maar met moeite in gekregen, schreef hij in zijn brief. Niet zo vreemd, want Joanne was een jong ogende scholiere van 17 jaar, niet de ideale kandidate voor deze vorm van anticonceptie. 'Hij is wel een halfuur bezig geweest en ik verging van de pijn', zei ze me. Het was een worstelpartij geweest, dat kon ik uit het levendige verslag wel opmaken. Maar nu zat ze hier voor een nieuw probleem: het spiraal was zoek! De draadjes konden niet meer worden gezien en bij vaginale echografie bleek het cavum uteri ook leeg. Wat te doen? Een collega adviseerde me een buikoverzichtsfoto te laten maken en ja hoor, de spiraal was gevonden. We hebben een laparoscopie gedaan om het ding te verwijderen. Het was ingekapseld in het omentum en het kostte nog heel wat moeite om het eruit te krijgen. Aan de uterus zagen we overigens niets bijzonders meer. Toch moet de worstelpartij van enkele weken geleden duidelijk met een fausse route en perforatie van de uterus gepaard zijn gegaan. Joanne besloot om voorlopig maar af te zien van een spiraal en koos wijselijk voor de pil. Uiteraard heb ik dit toegejuicht.

Verwijdering
Men kan het IUD meestal gemakkelijk verwijderen door tractie aan de draadjes. Soms is

enige kalkneerslag ontstaan, waardoor verwijdering bemoeilijkt is en de draadjes zelfs breken. Men kan dan gebruikmaken van een gebogen Kocher-klem of een speciaal haakje. Het spiraaltje moet worden gecontroleerd op compleetheid, in het bijzonder of niet één arm is achtergebleven in de uterus.
Het is niet noodzakelijk een koperhoudend IUD na enkele jaren te verwisselen. Er ontstaan dan soms klachten bij vrouwen die tot dusverre een tevreden IUD-draagster waren. Het is niet zo zeker dat de kans op zwangerschap na enkele jaren weer groter wordt. Velen gaan dan ook niet meer over tot verwisseling wanneer er geen klachten zijn. Men kan dan volstaan met jaarlijkse controle, totdat bij de menopauze het IUD verwijderd wordt. Niet zelden wordt het IUD reeds eerder verwijderd bij een sterilisatie. Bij het LNG-IUD is verwisseling om de vijf jaar wel nodig.

15.3 Permanente methoden

15.3.1 Sterilisatie van de man

Sterilisatie van de man is een veilige en relatief eenvoudige operatieve ingreep. Soms wijst de man de ingreep af om psychologische redenen, waarvoor geen objectieve grond bestaat. Sterilisatie van de man heeft zeker de voorkeur als sterilisatie van de vrouw problemen kan geven, zoals bij stollingsstoornissen, uitgebreide onderbuikadhesies, immense adipositas, pulmonale of cardiale afwijkingen. Overigens zal bij een sterilisatieverzoek van de man altijd moeten worden nagegaan of de vrouw wellicht behandeld wordt wegens een prolaps of metrorragieën, die een gynaecologische operatieve ingreep in de toekomst waarschijnlijk maken. Wanneer bij de vrouw een uterusextirpatie wordt verricht terwijl de man recent is gesteriliseerd, kan er iets zijn misgegaan bij het bespreken van het sterilisatieverzoek van de man. In Nederland is, evenals in de Scandinavische landen, de acceptatie door de man opvallend hoog. Blijkens gegevens van het NISSO wordt sterilisatie van de man bijna tweemaal zo vaak uitgevoerd als sterilisatie van de vrouw.

Techniek
Sterilisatie van de man wordt vrijwel altijd uitgevoerd door de chirurg of de uroloog. Onder lokale anesthesie wordt in het scrotum ongeveer 2 cm van het vas deferens verwijderd, waarna de einden worden onderbonden. Een hematoom komt nogal eens voor. Een latere complicatie is de vorming van een spermagranuloom, als gevolg van lekkage uit de distale stomp. Op deze wijze kan ook weer rekanalisatie plaatsvinden. Bij 50% van de gesteriliseerde mannen worden auto-immuunantilichamen gevormd tegen spermatozoa, wat voorzover bekend geen complicaties geeft.
De steriliteit van de man is pas na de operatie bereikt wanneer in twee verschillende ejaculaten geen spermatozoa worden aangetroffen. Dit moment wordt bereikt na ten minste tien ejaculaties; in het algemeen wordt het eerste spermaonderzoek acht weken na de vasectomie verricht.
Refertilisatie van de man vraagt een speciale kundigheid. Ook na een anatomisch herstel van de continuïteit kan het resultaat teleurstellend zijn, waarschijnlijk door de gevormde antilichamen.

15.3.2 Sterilisatie van de vrouw

De voordelen van sterilisatie van de vrouw zijn groot. De bijwerkingen van de andere contraceptieve methoden worden vermeden en een grote betrouwbaarheid wordt verkregen door een relatief kleine ingreep. Meestal wordt de beslissing door de vrouw genomen, na uitvoerig beraad, en aanvaardt zij de definitieve loskoppeling van seksualiteit en voortplanting als een bevrijding. Zij verkiest meestal bewust dat de ingreep bij haarzelf gebeurt, opdat de fertiliteit van haar man behouden blijft.
In principe moet de ingreep beschouwd worden als irreversibel. Weliswaar zijn herstel-

operaties mogelijk, doch het resultaat hiervan is nooit met zekerheid te voorspellen. Meestal zal de vrouw niet meer verzoeken om herstel van fertiliteit. Er kunnen zich echter in de levenssituatie onvoorziene veranderingen voordoen die aanleiding geven tot een verzoek om refertilisatie. Een grotere kans op een zekere spijt is aanwezig bij vrouwen die op zeer jonge leeftijd zijn gesteriliseerd. Het is gebleken dat ook een grotere kans op spijt verwacht kan worden bij vrouwen die zich op medisch advies hebben laten steriliseren of wanneer de sterilisatie gecombineerd was met een zwangerschapsonderbreking, omdat de beslissing tot sterilisatie dan vaak zeer emotioneel tot stand is gekomen. Wanneer het verzoek tot sterilisatie door de vrouw wordt gebracht in de hoop hiermee verbetering te krijgen van de huwelijkssituatie, leidt dit zelden tot het beoogde doel. Veelal zal men de voor- en nadelen met de vrouw bespreken en trachten te schatten in hoeverre zij de consequenties van de ingreep kan overzien. In twijfelgevallen bestaat altijd de mogelijkheid een definitieve beslissing uit te stellen.

Voorbereiding

Bij het preoperatieve gesprek met de vrouw moeten minstens de volgende zaken ter sprake komen. Een checklist kan daarbij behulpzaam zijn. Het gebruiken van een checklist voorkomt dat men iets vergeet te bespreken. Het is gebruikelijk geworden dat de gynaecoloog deze informatie ook schriftelijk aan de vrouw overhandigt en dat vastlegt in de status. De gynaecoloog gaat bij de sterilisatie een inspanningsverplichting aan om met alle zorg en kennis de sterilisatie zo goed mogelijk te verrichten. Een resultaatsverbintenis zal nooit kunnen worden gesloten. Duidelijkheid hierover vóór de operatie kan veel onnodige juridische procedures voorkomen.

Techniek

De tubae kunnen op verschillende manieren worden afgesloten (fig. 15.2). Het meest gebruikelijk is met behulp van laparoscopie.

Laparoscopie

De buikholte wordt opgeblazen met CO_2, waarna de laparoscoop via de onderrand van de navel in de buikholte wordt gebracht. Via een tweede insteekopening wordt een instrument in de buikholte gevoerd, waarmee de tuba kan worden bereikt. Veelgebruikt is de Fallope-ring. Een lusje van de tuba kan in een nylon ringetje worden getrokken, het tubalusje wordt necrotisch en vervolgens geresorbeerd. Men kan ook een (Filshie-)clip op de tuba plaatsen, wat de minste kwetsuur geeft. Als de clip niet goed geplaatst of gesloten wordt, kan doorgankelijkheid blijven bestaan. Mocht ooit verzocht worden om herstel van de continuïteit, dan is de kans op succes groter dan bij andere methoden. De laparoscopie geschiedt meestal onder narcose, doch kan

Tabel 15.2 *Checklist bij sterilisatieverzoek*

- De endocriene neutraliteit van de ingreep: er bestaat nogal eens een gemis aan anatomisch inzicht, zodat het niet overbodig kan zijn om met een tekening uit te leggen dat sterilisatie geen castratie betekent.
- De kans op technische moeilijkheden: onverwachte anatomische problematiek kan maken dat gekozen moet worden voor een andere benadering, i.c. een laparotomie.
- De betrekkelijke mogelijkheid tot reversibiliteit van de ingreep.
- De kans op herstel van de vruchtbaarheid. Deze is sterk afhankelijk van de leeftijd van de vrouw ten tijde van de sterilisatie en varieert van 2% bij jonge leeftijd tot 0,5% bij oudere vrouwen. In de series die hierover rapporteren wordt als regel geen onderscheid gemaakt tussen adequaat en niet adequaat uitgevoerde sterilisaties.
- De (geringe) kans op operatieve complicaties en welke dit zijn.

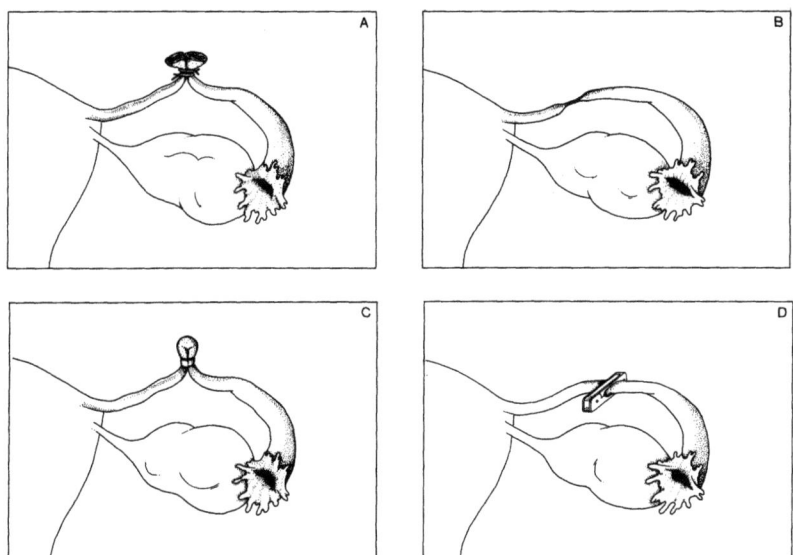

Figuur 15.2 *Sterilisatie. A Methode volgens Pomeroy (ligatuur en excisie). B Status na diathermische coagulatie. C Fallope-ring. D Tubaclip.*

ook goed onder lokale anesthesie worden uitgevoerd.

Laparotomie

Soms is een sterilisatie met de laparoscoop niet mogelijk, doordat er uitgebreide adhesies bestaan na salpingitis of een gynaecologische operatie. Men kan dan via een kleine incisie de buikholte benaderen en beiderzijds de tuba onderbinden. Veelal wordt dan ook een Filshie-clip of Fallope-ring geplaatst. Men kan ook gemakkelijk de tubae geheel of gedeeltelijk verwijderen.

Hysteroscopische sterilisatie

Met behulp van een hysteroscoop kan men in de tubae een snel hardende kunststof inspuiten (Ovabloc) of een obstruerende spiraal inbrengen (Essure). De ingreep kan, door een gynaecoloog met ervaring in deze techniek, gebeuren onder lokale verdoving. Lang niet altijd echter zijn de beide tubaopeningen goed te vinden en moet toch gekozen worden voor een andere methode. De effectiviteit van de procedure moet altijd eerst worden aangetoond met een HSG. Het is een alternatief voor die vrouwen bij wie een van de gebruikelijke sterilisatiemethoden niet goed mogelijk is, zoals bij extreme adipositas of bij uitgebreide adhesies in het kleine bekken.

Uterusextirpatie

Extirpatie van de uterus is nimmer de eerste keuze. Soms zijn er bijkomende factoren die maken dat het sterilisatieverzoek uiteindelijk leidt tot een hysterectomie. Goed voorstelbaar is dit bij reeds bestaande prolapsklachten. Soms ook is de vrouw reeds enige tijd onder behandeling wegens disfunctionele bloedingen of maakt een uterus myomatosus met menorragieën de beslissing gemakkelijk. Zo ook bestaat er een beperkt indicatiegebied bij een premaligne afwijking van de portio.

Complicaties

De kans op ernstige complicaties bij sterilisatie is klein, doch niet geheel uitgesloten. De mortaliteit bij laparoscopie bedraagt, afhankelijk van de uitgebreidheid van de ingreep, 2 op 100 000.

Directe complicaties

De anesthesie vormt ondanks alle voorzorgen altijd een zeker risico. Vrijwel altijd wordt voor algehele anesthesie gekozen. De insufflatie van de buikholte met lach- of koolzuurgas kan leiden tot calamiteiten als de punctienaald in een vat is gelegen. Bij het inbrengen van de trocart kan de darm of een groot vat worden aangeprikt, wat bij goede techniek echter vrijwel vermijdbaar is. Een brandwond door slechte isolatie kan vermeden worden door speciaal bipolair instrumentarium.

Late complicaties

Een brandwond in de darm kan pas na enkele dagen aanleiding geven tot een defect in de darm met perforatieperitonitis. Buikpijnklachten in de eerste dagen na de sterilisatie moeten uiterst serieus worden genomen.

Zwangerschap

Bij sterilisatie in de tweede helft van de cyclus bestaat de kans dat de vrouw tijdens de sterilisatie reeds zwanger is. De operateur zal met deze mogelijkheid rekening moeten houden. Er kan ook later een zwangerschap optreden. Lang niet altijd betreft dit een technische fout, zoals onderbinding van het ligamentum rotundum. Meestal is er sprake van een tuboperitoneale fistel, die is opgetreden ter plaatse van de afsluiting tussen het lumen van de tuba en de peritoneale holte. Spermatozoa kunnen passeren en dat leidt meestal tot een extra-uteriene zwangerschap omdat de blastocyste normaal getransporteerd wordt in het distale tubagedeelte en blijft steken bij de afsluiting. De vrouw moet op de hoogte zijn dat deze kans op zwangerschap gering is. Ze moet het weten, niet alleen gezien het risico van een EUG, maar ook om bij een intra-uteriene graviditeit tijdig te kunnen overwegen of zij deze ongewenste zwangerschap wil accepteren.

Vaak zal de vrouw verzoeken om de zwangerschap af te breken en over te gaan tot hersterilisatie. Vanzelfsprekend zal ze willen weten wat de oorzaak was van het mislukken van de sterilisatie en wellicht juridische stappen overwegen. Niet zelden komt deze laatste optie pas later aan de orde, na suggesties van anderen en vooral als tevoren de mogelijkheid van herstel van de fertiliteit niet expliciet is besproken en vastgelegd. Hoe dan ook is het verstandig om de hersterilisatie op een videoband vast te leggen. Men begint de hersterilisatie met een blauwtest om de oorzaak, bijvoorbeeld de lokalisatie van een tuboperitoneale fistel, vast te leggen. Meestal is er sprake van een niet-verwijtbare oorzaak die inherent is aan de gevolgde sterilisatieprocedure. De gynaecoloog zal zelf meestal reeds voorstellen dat het gebruikelijk is dat de hersterilisatie door een andere operateur wordt uitgevoerd, gezien de mogelijke forensische consequenties. Ook na een hersterilisatie blijft nog steeds de kans bestaan op nieuwe continuïteit, hoe paradoxaal dit de patiënte ook lijkt.

Cyclusanomalie

Men ziet na een sterilisatie vaker disfunctionele bloedingen dan men statistisch zou verwachten. De oorzaak is niet duidelijk. Mogelijk ontstaan er circulatieveranderingen in het ovarium doordat ook vaatverbindingen in de mesosalpinx zijn afgesloten. Het is ook mogelijk dat de cyclusstoornis eerder als afwijkend wordt ervaren omdat de vrouw jarenlang gewend was aan een regulaire pilcyclus.

Pijnklachten

Van tijd tot tijd ziet men patiënten met duidelijke onderbuikklachten in een van beide adnex-regio's die ontstaan zijn na een sterilisatie. Lang niet altijd kan bij onderzoek hiervoor een oorzaak worden gevonden. Een lokale hydrosalpinx tussen twee clips of een zogenaamde tubasalpingeosis komt voor. Zo zijn er vrouwen die vóór de sterilisatie nooit met onderbuikklachten de huisarts bezochten en bij wie een eenzijdige adnexextirpatie op niet goed begrepen wijze tot algeheel verdwijnen van de klachten leidt. Men zal bij deze poststerilisatieklachten terughoudend moeten zijn en niet te snel mogen besluiten tot functionele klachten. Wanneer de tuba gekliefd is bij de sterilisatie kan gemakkelijk een *torsie* optreden van het distale gedeelte, met alle symptomen van de 'acute buik'. Ook kan een adhesie tussen het sterilisatiegebied en de darm of buikwand optreden. In het overgrote deel van deze klachten vindt men echter geen duidelijke oorzaak.

Reversibiliteit

Herstel van de continuïteit is meestal mogelijk, doch de succeskansen zijn afhankelijk van de aangetroffen toestand en de ervaring van de operateur. Werd bij de sterilisatie een groot gedeelte van de tuba verwijderd of gecoaguleerd, dan is er geen goede anastomose te maken. De beste resultaten worden verkregen wanneer er slechts een kleine laesie is van de tuba, zoals bij een clip of Fallope-ring. Wanneer met de operatiemicroscoop een re-anastomose wordt gelegd, kan in zeker 80% van de gevallen op herstel worden gerekend. Op dit moment worden in Nederland vrijwel uitsluitend sterilisaties door clip of ring uitgevoerd.

Kernpunten

- De monofasische, laag gedoseerde combinatiepil is nog altijd het belangrijkste beschikbare contraceptivum.
- Sterilisatie van de vrouw heeft een klein maar aanwezig risico op mislukken. Dit dient dan ook altijd van tevoren met de vrouw of het echtpaar besproken te zijn alvorens de ingreep uit te voeren.
- Het risico van de pil op trombo-embolie is klein maar reëel. Roken vormt een belangrijke additionele factor.
- Het levonorgestrel afgevende intra-uterine device (IUD) is een belangrijke toevoeging aan het contraceptief arsenaal. Het heeft als additioneel voordeel dat het bloedverlies tijdens de menstruatie sterk vermindert, dit in tegenstelling tot het koperhoudende IUD.

16 Gynaecologische operaties

De algemene arts zal enig inzicht moeten hebben in gynaecologische operaties om naast de specialist de patiënte goed te kunnen begeleiden en te adviseren. Gedetailleerde kennis van operatietechnieken is hiervoor niet noodzakelijk en kan zo nodig elders worden gevonden.

De indicatiestelling bij gynaecologische operaties is vaak moeilijker dan de ingreep zelf. Niet zelden moeten verschillende doelen worden nagestreefd: genezing of herstel van de aandoening, zo mogelijk met behoud van de functies voor wat betreft seksualiteit, voortplanting, mictie en defecatie, en daarbij mag de ingreep het vrouwelijke identiteitsgevoel niet aantasten. Lang niet altijd is aan al deze doelstellingen tegelijk te voldoen, zodat moet worden gekozen voor een compromis. Zo moeten bij een maligne tumor geheel andere belangen worden afgewogen dan bij een vaginale prolaps, en beide problemen vragen op jonge leeftijd een geheel andere benadering dan op oudere leeftijd.

Vóór de ingreep moet de besluitvorming zijn afgerond inzake het plan de campagne. Tijdens de narcose kan geen beslissing worden genomen over sterilisatie of extirpatie van uterus of ovaria als dit niet met de patiënte tevoren is besproken. De kans op grote complicaties is bij gynaecologische operaties sterk verminderd, maar toch zijn kleinere complicaties lang niet zeldzaam, en deze moeten bij de indicatiestelling worden afgewogen. Bij de informatie aan de patiënte zal men zich enerzijds door haar vragen laten leiden maar anderzijds zal men ook zelf bewust zaken aan de orde stellen, zoals coïtale functie, hormonale deprivatie of de kans op graviditeit. Meestal begrijpt de patiënte wel dat 'altijd' en 'nooit' in de geneeskunde niet voorkomen, maar toch kan een relativerende bespreking van het verwachte resultaat en ook van eventuele complicaties verhoeden dat postoperatief grote teleurstellingen ontstaan.

Bij bespreking van de indicatiestelling is het van belang zo mogelijk de partner van de patiënte erbij te betrekken, zodat een verdere gezamenlijke overweging thuis kan plaatsvinden en nog vóór de ingreep allerlei vragen kunnen worden beantwoord. Het is aan te raden om de informatie die mondeling gegeven wordt te ondersteunen door schriftelijk foldermateriaal. Dit komt niet in de plaats van het gesprek maar kan wel als leidraad fungeren. Over de meeste gynaecologische operaties is goede informatie beschikbaar via www.nvog.nl. Deze informatie wordt gedragen door de gynaecologische beroepsgroep en verdient daarom de voorkeur boven lokale folders, die overigens prima als aanvulling over de lokale gebruiken kunnen functioneren.

Sommige moeilijke operatieve ingrepen worden niet door iedere gynaecoloog uitgevoerd. Teneinde de patiënte te laten profiteren van elders verworven ervaring verwijzen de meeste Nederlandse gynaecologen patiënten met een cervix- en vulvacarcinoom en ook genitale fistels naar een centrum, zodat een optimaal resultaat wordt verkregen. Ook bij sommige infertiliteitsoperaties is dit het geval.

Veel vaker dan vroeger worden allerlei ingrepen zoals curettage en laparoscopie poliklinisch onder lokale anesthesie verricht, met velerlei voordelen voor de patiënte. De aard van het operatieterrein in het kleine bekken brengt met zich mee dat vaak gebruikgemaakt kan worden van spinale of epidurale anesthesie, waarmee narcoserisico's kunnen worden verminderd. Bij een preoperatief spreekuur van de anesthesist zal de vorm van anesthesie uitvoerig aan de orde komen. Hoe beter de anesthesist geïnformeerd is over de precieze aard van de ingreep, hoe beter deze een advies hierover kan geven.

16.1 Vulva

De vulva is zeer rijk geïnnerveerd zodat een ingreep niet mag gebeuren zonder optimale analgesie. Uitgebreide lokale infiltratie van een groot gebied is vaak reeds zo pijnlijk dat voor narcose moet worden gekozen, waarbij vaak betere expositie door de assistentie kan worden verkregen. Bij de nabehandeling is het dagelijks gebruik van een zitbad met warm zout water of van een handdouche zeer zinvol. Na grotere ingrepen zal de patiënte een grote schroom moeten overwinnen om zelf het operatiegebied te bezien. Op voorhand kan men dan voorstellen om deze inspectie gezamenlijk te doen met behulp van een spiegel.

16.1.1 Biopsie

Een niet verknepen stukje weefsel voor histologisch onderzoek kan met een dermatologische stans worden verkregen na een lokale infiltratie met lidocaïne (zie ook § 3.4). Bij VIN zal men vele biopten willen nemen om het gehele gebied in kaart te brengen ('mapping').

16.1.2 Marsupialisatie (zie fig. 3.4)

Aan de binnenzijde van de gezwollen Bartholini-klier, grenzend aan de hymenale rand, wordt eerst een rondje epitheel afgeprepareerd met een diameter van circa 2 cm. Hierna wordt de cyste of het abces geopend en wordt de rand van het duidelijk zichtbare slijmvlies gehecht aan de huid. De aanvankelijk grote opening slinkt tot een nauwelijks zichtbaar, permanent kanaaltje.

16.1.3 Vulvectomie

Bij een dystrofie zoals *lichen sclerosus* kan soms uiteindelijk gekozen worden voor een totale verwijdering van het afwijkende en soms riskante epitheel. De vulva wordt omsneden. De huid kan daarna zonder al te grote tractie worden gehecht aan de vagina-snijrand. De verwijdering van de verschrompelde pijnlijke clitoris geeft geen grote problemen, want de vagina wordt functioneel weer toegankelijk. Vooral de bevrijding van de chronische intense jeuk is een groot voordeel, nog afgezien van het wegnemen van het risico op maligne ontaarding. In sommige gevallen kan, in samenwerking met de plastisch chirurg, worden gekozen voor het bedekken van het verwijderde gebied met een vrij huidtransplantaat.

16.1.4 Verwijdingsplastiek

Een litteken in het perineum na een prolapsoperatie of na een episiotomie kan een oorzaak zijn van een ernstige dyspareunie. Na zorgvuldig gekozen incisie kan weer ruimte worden verkregen. De distale vaginawand wordt naar buiten gemobiliseerd ('exteriorisatie') om het defect te bekleden. Een fraai functioneel resultaat krijgt men door nieuw gezond weefsel in de introïtus te brengen door middel van een zwaailap (zie fig. 16.1). Bij vaginisme is dergelijke chirurgie geen zinvolle oplossing.

16.1.5 Radicale vulvectomie

Bij een infiltrerend plaveiselcarcinoom van de vulva zal men niet alleen de primaire tumor geheel willen verwijderen maar ook de mogelijk aangedane lieslymfklieren. Afhankelijk van de grootte en de lokalisatie zal men be-

sluiten tot een verwijdering 'en bloc', de zogenaamde radicale vulvectomie, of tot een beperkte vulvectomie gecombineerd met een lymfadenectomie, al of niet dubbelzijdig uitgevoerd, meestal via gescheiden liesincisies.
De radicale vulvectomie bestaat uit verwijdering van de vulva tezamen met de mons veneris en de beide lieslymfeklierstations (zie fig. 3.5). De v. saphena magna loopt door het lymfeklierpakket en moet worden geligeerd. De vrijkomende grote vaten kunnen eventueel worden bedekt door verplaatsing van de m. sartorius. De ondermijnde huidflappen kunnen meestal niet geheel zonder spanning worden verenigd, zodat de kans op necrose is verhoogd. Ook met zorgvuldige techniek en goede zuigdrainage is dehiscentie niet altijd te vermijden. Na ontslag is het langdurig gebruik van steunkousen noodzakelijk om chronisch oedeem van de benen te voorkomen. Bij een sterk verhoogd operatierisico volstaat men soms, ook bij grote tumoren, met een eenvoudige vulvectomie, maar men moet zich goed realiseren dat met palpatie van de liezen eventuele metastasen niet met zekerheid zijn uit te sluiten. Afzien van het liesblok is daarom een concessie.

16.2 Vagina

Operaties om een vaginale prolaps te herstellen zijn er vele, met sterke voorkeuren van individuele operateurs. Wetenschappelijk bewijs welke operatie voor een specifiek probleem de voorkeur verdient is vaak schaars of afwezig. Met de regelmaat van de klok worden nieuwe operaties uitgevonden, vaak door industriële belangen ingegeven, die vrijwel zonder wetenschappelijk bewijs worden gepromoot. De essentie van de individuele operaties wordt beschreven in § 13.4.2. Een aantal principes in de keuze van de operatie is van groot belang.

De operateur kiest een operatie waarmee hij *ervaring* heeft opgedaan. Ook als op theoretische gronden een bepaalde operatie beter is maar deze nog slechts incidenteel wordt uitgevoerd in de betreffende kliniek kan men soms beter voor een 'second best' operatie kiezen of de patiënt naar een gespecialiseerde kliniek doorverwijzen.

Optimaal *functioneel herstel*, niet optimaal anatomisch herstel dient het leidende principe te zijn voor het resultaat van een operatie. Immers de patiënt is niet gebaat bij een fraaie anatomische correctie indien deze gepaard gaat met stoornissen in blaas- of darmfunctie die soms voortkomen uit een te 'mooie' correctie.

Al dan niet behoud van de *mogelijkheid tot coïtus*. Als regel zal de operateur uitgaan van de noodzaak tot behoud van een bevredigend seksleven, ook op hogere leeftijd. Er zijn echter situaties waarbij dit bewust wordt opgegeven om een optimaal herstel te kunnen bewerkstelligen. Dit dient uiteraard altijd preoperatief met het echtpaar of de vrouw te worden besproken.

Keuze voor de *minst belastende operatie*. Aan-

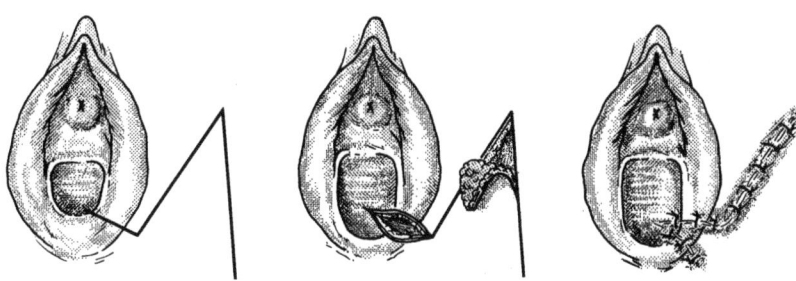

Figuur 16.1 *Zwaailapplastiek bij vernauwing van de introitus door littekenweefsel.*

gezien het vaak oudere patiënten betreft, zal men soms concessies moeten doen aan de uitgebreidheid van de ingreep in deze groep en soms bewust een minder 'goede' operatie moeten kiezen dan bij een jonger en vitaler iemand. In het bijzonder geldt dit nogal eens voor de keuze voor een abdominale ingreep, die vaak een fraai operatieresultaat geeft maar zwaarder is, tegenover een vaginale ingreep met minder morbiditeit.

16.2.1 Voorwandplastiek (colporrhaphia anterior, fig. 16.2)

De vaginavoorwand wordt afgeprepareerd van de blaasbodem, waarna de cystokèle kan worden ingestulpt. Vervolgens worden de restanten van het diaphragma urogenitale in de mediaanlijn verenigd of gepliceerd. De overtollige vaginawand wordt verwijderd, waarna sluiting volgt.

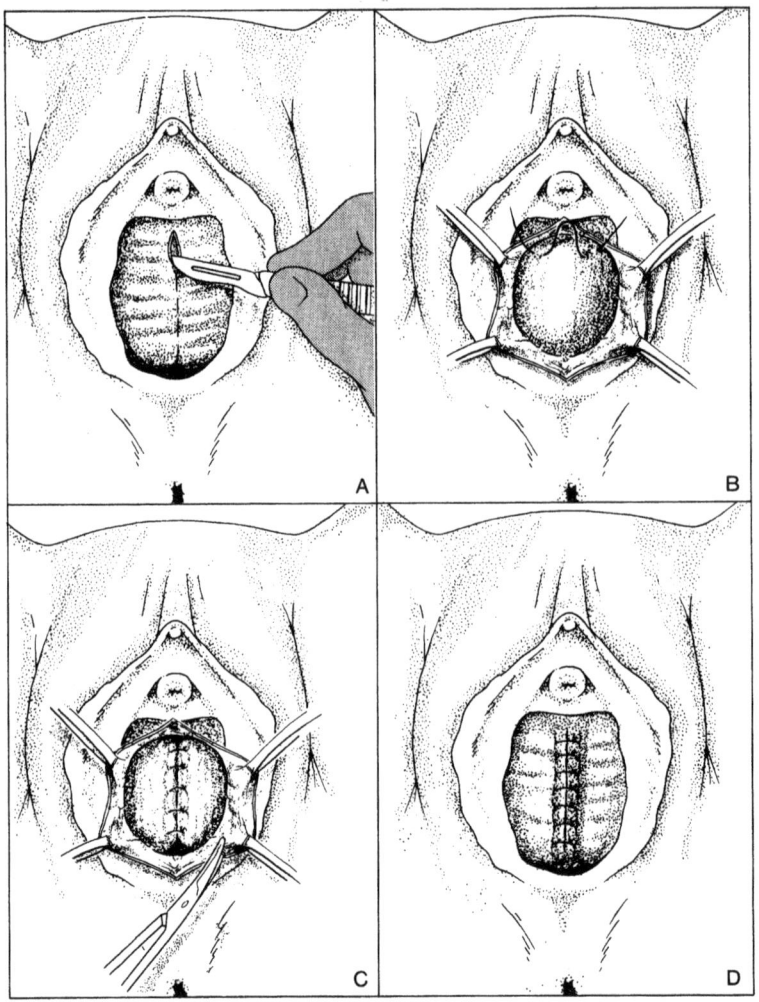

Figuur 16.2 *Voorwandplastiek (colporrhaphia anterior)*. *A De voorwand wordt gekliefd en daarna afgeprepareerd. B Het diaphragma urogenitale wordt hersteld met reefhechtingen. C De cystokèle is verdwenen. D Sluiting na verwijdering van de overtollige vaginawand.*

16.2.2 Achterwandplastiek (colporrhaphia posterior)

De vagina-achterwand wordt afgeprepareerd van het rectum, waarna de rectokèle kan worden ingestulpt. Afhankelijk van de wijdte van de hiatus genitalis wordt daarna met een perineoplastiek de m. levator ani in de mediaanlijn verenigd. Vaak vormt een flinke descensus uteri een onderdeel van de prolaps. Een vaginale uterusextirpatie is dan soms noodzakelijk, waarna de ligamenta cardinalia en sacrouterina gebruikt worden om de vaginatop hoog te fixeren. Bij nog bestaande kinderwens of indien er sprake is van een evidente elongatio colli zal men volstaan met een portioamputatie volgens Manchester, waarbij men tevens de ligamenta sacrouterina kan inkorten. Bij een totale prolaps van de uterus en de vagina kan men op zeer hoge leeftijd volstaan met een colpocleisis (fig. 13.2). Voor- en achterwand van de vagina worden hierbij vrijwel geheel aan elkaar gehecht, nadat een rechthoekig stuk epitheel zowel van voor- als achterwand is verwijderd. Inspectie van de cervix of curettage is daarna niet meer mogelijk, zodat pathologie van de cervix en het corpus tevoren moet zijn uitgesloten. Deze ingreep is veel minder ingrijpend dan een vaginale uterusextirpatie, maar kan alleen geschieden als er geen coïtus meer zal plaatsvinden. Bij een hoogbejaarde vrouw met verhoogd operatierisico kan men volstaan met sluiten van de introitus volgens Labhardt, dit kan zelfs onder lokale anesthesie gebeuren (fig. 16.3). Zo kan voorkomen worden dat de vrouw bedlegerig wordt door een hinderlijke totale prolaps.

16.2.3 Complicaties

Bij een goede techniek zal het zelden voorkomen dat er beschadiging optreedt van blaas of rectum. Wanneer een eventueel defect niet tijdig herkend en gesloten wordt, kan er een vesico- of rectovaginale fistel ontstaan. Een veel vaker voorkomende complicatie is de strictuur van de vagina of de introitus doordat er te veel vagina-epitheel is verwijderd en de bekkenbodem te strak werd aangespannen. Vooral het verenigen van de spiergroepen van de m. levator ani in de mediaanlijn is berucht voor de dyspareunieklachten die dit veroorzaakt. Ook bij de oudere vrouw zal de operateur ernaar streven de prolaps zodanig te corrigeren dat een functionele vagina resteert. Soms ontstaat er een verkleving tussen voor- en achterwand die, mits tijdig herkend, gemakkelijk kan worden opgeheven. De huisarts zal op deze complicatie bedacht moeten zijn. Urineretentie is een berucht risico na voorwandplastiek maar kan ook na een achterwandplastiek ontstaan. In de postoperatieve fase dient men hierop te letten. Voor veel patiënten is het risico op het optreden van urine-incontinentie na een pro-

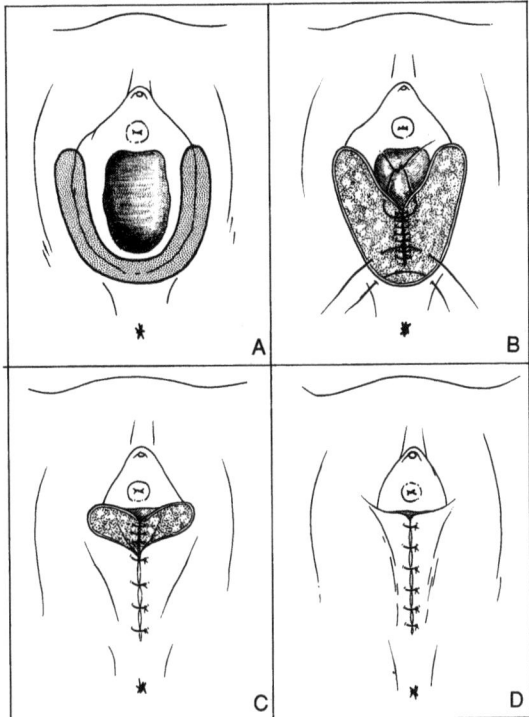

Figuur 16.3 *Vernauwingsplastiek in het senium, volgens Labhardt. Aan de binnenzijde van de labia wordt een U-vormig stuk weefsel geëxcideerd, waarna met dwarse hechtingen de introitus wordt gesloten.*

lapsoperatie en in het bijzonder een voorwandplastiek een reden om ervan af te zien. Hoewel dit risico reëel is, is het slechts klein. Het kan moeilijk met zekerheid preoperatief voorspeld worden. Indien het ontstaat, is in het merendeel van de gevallen met een incontinentieoperatie alsnog te verhelpen. Ook bestaat de mogelijkheid dat er een chronische cystitis resteert als gevolg van de postoperatieve verblijfskatheter. Na een prolapsoperatie kan een recidief optreden, dat niet veroorzaakt hoeft te zijn door een slecht uitgevoerde techniek. De steunweefsels zijn immers reeds matig van kwaliteit en zullen, zeker bij een abnormale belasting als chronisch hoesten en adipositas, gemakkelijk uitrekken. In het algemeen zijn echter geen specifieke leefregels noodzakelijk na een prolapsoperatie, behoudens excessief tillen. Bij een recidief zal nog wel eens *enterokèleplastiek* moeten plaatsvinden. De peritoneale holte moet dan worden geopend, waarna de hernia van het cavum Douglasi kan worden gesloten. Soms ontstaat een prolaps van de vaginablindzak, die kan worden opgeheven door een abdominale bevestiging van de vaginatop aan het sacrum met behulp van een kunststof geweven strip (*sacropexie*) of door een vaginale bevestiging aan het ligamentum sacrospinale volgens Richter. Een (partiële) *vaginectomie* kan noodzakelijk zijn bij een uitgebreid CIS van de vagina (VAIN). Men kan zo nodig tegelijkertijd zorgen voor het behoud van de vagina door een gesteelde sigmoïdlis of met behulp van huidtransplantaten.

16.3 Cervix

16.3.1 *Hysteroscopie en curettage*

Steeds vaker maakt men bij curettage gebruik van de hysteroscoop om het cavum uteri te onderzoeken op afwijkingen (zie fig. 6.3). Hysteroscopie geeft ook de mogelijkheid tot intra-uteriene ingrepen, zoals het verwijderen van een poliep, een submukeus myoom of een synechie, en het diathermisch verwijderen van het endometrium (zie ook § 10.5.1, onder Anovulatie, en § 10.5.2).
Met een curette kan men het slijmvlies van het cavum uteri en het cervixkanaal wegschrapen voor histologisch onderzoek (fig. 16.4). De ingreep gebeurt in steensnedeligging (lithotomieligging). Na desinfectie van de vagina en de cervix wordt de portio aangehaakt met een kogeltang, zodat men houvast heeft aan de uterus en ook de bocht van anteen retroversie kan strekken. Met een lange, gekalibreerde knopsonde wordt de sondelengte bepaald van ostium externum tot aan de fundus (normaal circa 7 cm). Vervolgens wordt het cervicale kanaal opgerekt met metalen stiften met toenemende diameter (dilatatoren van Hegar) tot de gewenste curette kan passeren. Voorzichtig, gezien de kans op perforatie, wordt daarna het slijmvlies met de curette van de vaste onderlaag geschraapt en verzameld voor PA. Met de curette kan men de vorm van het cavum redelijk beoordelen, vooral of er wellicht submukeuze myomen zijn. Met de smalle polieptang wordt ten slotte gezocht naar een eventuele endometriumpoliep in het cavum uteri. Bij een curettage wegens abortus incompletus gebruikt men een stompe curette om te voorkomen dat het zeer weke myometrium wordt afgeschild.

16.3.2 *Vacuümcurettage*

Hierbij wordt het cavum uteri met een zuigbuis leeggezogen. Dit is niet traumatisch voor de uteruswand en vormt daarom de routineprocedure bij de abortus provocatus lege artis (APLA) en de mola. Een dunne zuigcanule (Pipelle of Vabra) gebruikt men bij de 'overtijdbehandeling' en soms ook alleen voor diagnostiek.
Narcose is voor een diagnostische curettage niet strikt noodzakelijk. Vaak is een poliklinische behandeling met lokale paracervicaalblokkade goed mogelijk. Soms is narcose gewenst voor een goed inwendig onderzoek en een optimale dilatatie van het cervicale kanaal. Een complicatie van een curettage is de per-

foratie van de uteruswand met de sonde, de dilatator of de curette. Wanneer de perforatie terstond wordt bemerkt door de operateur zijn er meestal geen ernstige gevolgen. Wanneer ongemerkt door de uterus heen in de buikholte wordt gecuretteerd, kunnen er ernstige complicaties ontstaan door darmbeschadiging of inwendige bloedingen. Bij twijfel over eventuele perforatie zal nogal eens worden besloten tot een laparoscopische inspectie. Wanneer bij een APLA de grootte van de vrucht is onderschat, kan gemakkelijk beschadiging optreden van uteruswand of cervicaal kanaal. Een te sterke dilatatie van het ostium internum geeft de kans op het ontstaan van een cervixinsufficiëntie in latere graviditeiten, zodat men na twaalf weken amenorroe zal besluiten tot andere methoden.

16.3.3 Portiobiopsie

Deze kan worden verricht zonder speciale anesthesie en wordt als regel voorafgegaan

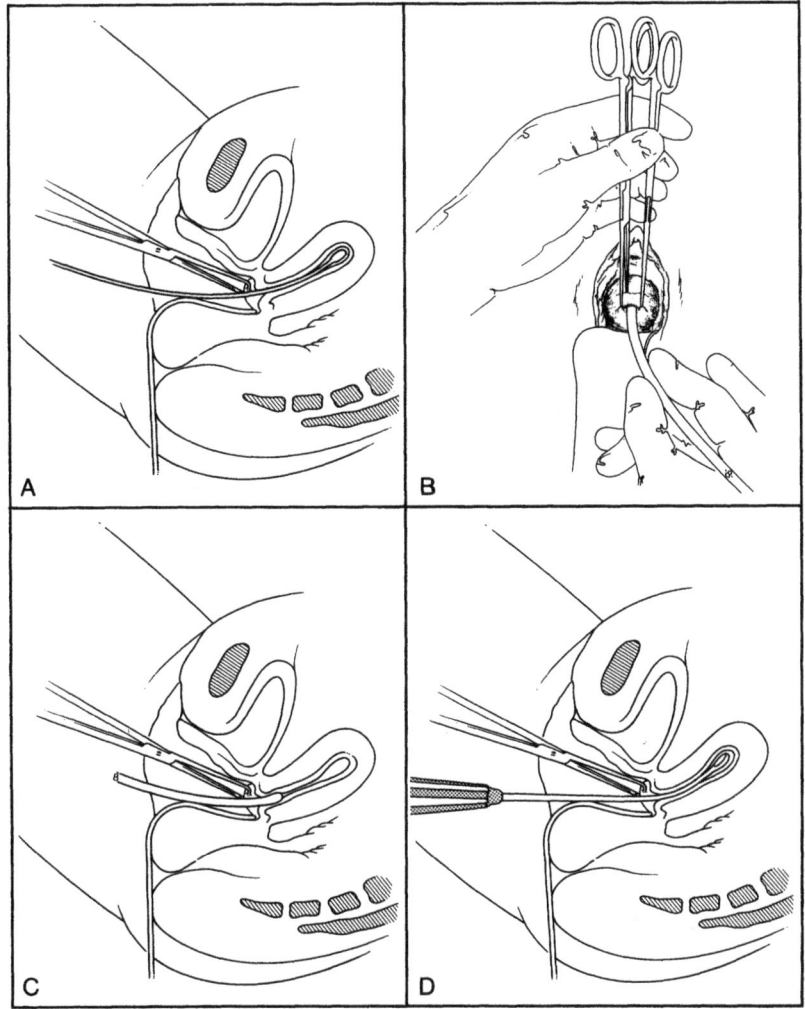

Figuur 16.4 *Sondage (A), dilatatie (B, C) en curettage (D). Door aanhaken van de portio met de kogeltang kan de uterus gefixeerd en gestrekt worden. Bij de dilatatie wordt met de pink gesteund om forceren te vermijden.*

door colposcopie. Het bekje van de biopsietang moet goed zijn geslepen. Bloedstelping kan geschieden met een adstringens, met een nitrasstift of met een wattenstokje gedrenkt in solutio Monsel. Profylactisch geeft men meestal een vaginatampon (lintgaas), die door de patiënte zelf verwijderd wordt. In de zwangerschap is het gevaar van een ernstige nabloeding vergroot en zal men opname overwegen.

16.3.4 Conisatie

Hierbij wordt de gehele transformatiezone conisch geëxcideerd uit de portio (zie fig. 5.1). Het wondoppervlak wordt daarna diathermisch gecoaguleerd, want hechtingen kunnen een portiovervorming geven die verdere cytologische controle onbetrouwbaar maakt. Soms is de transformatiezone zo uitgebreid dat de gehele portio wordt verwijderd. Veel meer wordt echter gebruikgemaakt van de lisexcisie. Portioamputatie vindt soms ook plaats bij prolapsoperatie. Het wondoppervlak wordt dan meestal gesloten met speciale (Sturmdorff-)hechtingen die het omringende vagina-epitheel over het wondvlak trekken. Een stenose van het cervixkanaal kan op deze wijze ontstaan. Cytologische controle is daarna minder betrouwbaar.

16.3.5 Shirodkar-cerclage

Hierbij wordt een bandje van Mersilene gelegd hoog om de cervix, onder het vagina-epitheel, om een cervixinsufficiëntie in de zwangerschap te voorkomen. De ingreep wordt meestal uitgevoerd tussen de twaalfde en de zestiende week van de graviditeit.

16.3.6 Lisexcisie en cryocoagulatie

Dysplasie van de cervix kan behandeld worden door verwijdering van de transformatiezone. Dit kan geschieden door 'wegschillen' met een diathermische lis, bevriezing, diathermische verbranding of laserverdamping. Zowel de lisexcisie (LLETZ, 'large loop excision of transformation zone') als de laserevaporatie kan onder lokale verdoving plaatsvinden. Cryocoagulatie is niet pijnlijk, hierbij wordt de tranformatiezone met behulp van een passende metalen conische applicator afgekoeld tot −60 °C. Het bevroren weefsel wordt in de daaropvolgende weken afgestoten, waarna het defect zich herstelt met fraai plaveiselepitheel.
Er moet aan strenge voorwaarden zijn voldaan voordat deze ingrepen mogen worden uitgevoerd, om te voorkomen dat men enige tijd later wordt geconfronteerd met een miskend carcinoom (het 'kat in de kelder'-fenomeen, zie ook § 5.4.2).

16.4 Adnexoperaties (tuba en/of ovarium)

Het is een gouden regel om zo min mogelijk operatieve ingrepen aan de adnexen te verrichten, om te voorkomen dat er adhesies in het kleine bekken ontstaan die de oorzaak kunnen worden van infertiliteit. Zo nodig zal men atraumatisch opereren en trachten tuba en ovarium te behouden. Bij tumoren of uitgebreide chronische ontstekingsprocessen is dit echter lang niet altijd mogelijk.

16.4.1 Laparoscopie

Als de peritoneale holte, via een speciale beveiligde naald van Veress, is gevuld met CO_2 kan door de onderrand van de navel een laparoscoop worden ingebracht waarmee de buikholte kan worden bezien. Als er geen adhesies zijn en er geen ernstige adipositas bestaat, kunnen de genitalia interna goed worden geïnspecteerd. De tubafunctie kan worden beoordeeld met de blauwtest (chromopertubatie). Via een aparte insteekopening kunnen hulpinstrumenten worden ingevoerd waarmee de tuba kan worden bereikt. Op deze

wijze kan een sterilisatie worden uitgevoerd door het afsluiten van de tuba met een ringetje of een clip (fig. 15.2) en kunnen ook eenvoudige operatieve ingrepen worden verricht, zoals het klieven van adhesies.
Complicaties ontstaan wanneer bij het inbrengen van de instrumenten de darm of een bloedvat wordt geraakt. Het vermoeden op ernstige adhesies vormt daarom een relatieve contra-indicatie. De diagnostische betrouwbaarheid van de laparoscopie is groot, zeker wanneer er gebruikgemaakt wordt van biopten voor een histologische bevestiging van een verdenking op bijvoorbeeld endometriose. De laparoscopische inspectie van de genitalia interna wordt meestal afgesloten met een inspectie van de appendix en de bovenbuik.
De adnexoperaties zijn bij uitstek het gebied waar de laparoscopische chirurgie een grote vlucht heeft genomen. Vrijwel al deze operaties kunnen, ook, per laparoscoop worden uitgevoerd. Het zijn voornamelijk de ervaring en de wil van de operateur die bepalen of de ingreep laparoscopisch dan wel per laparotomie geschiedt. De voordelen van de laparoscopische benadering zijn het snellere herstel en het cosmetische resultaat. Als nadeel geldt vooral de vaak fors langere operatietijd voor laparoscopische ingrepen.

Mooi vak!

Soms hebben we toch een mooi vak, dacht ik toen ik toen ik haar de volgende ochtend stralend in haar bed zag zitten. Wat een verschil met gisteravond toen deze jonge vrouw van even in de twintig zich lijkbleek en in extreme pijn op onze EHBO meldde. Ik werd door de dienstdoende assistent chirurgie gebeld. Er was een jonge vrouw met plotselinge en heftige pijn, ontstaan tijdens een vrijpartij. De chirurgen stonden al met het mes in de hand om een spoedlaparotomie te verrichten maar misschien was het handig als ik ook nog even keek? Het bleek dat ze qua cyclus rond de ovulatie zat en geen pil gebruikte. De buik was inderdaad extreem peritoneaal geprikkeld en bij mijn echo zat er veel vocht (of bloed) in de buikholte. Mijn diagnose stelde ik voorlopig op een ovulatiebloeding, hoewel, moest ik toegeven, het beeld wel erg heftig was daarvoor. De laparotomie werd veranderd in een laparoscopie en gelukkig bleek mijn diagnose juist. Na het spoelen en wegzuigen van zeker een liter bloed en stolsels konden we de boosdoener, een klein spuitertje in het rechter ovarium ten gevolge van een ovulatie, prima zien en de coagulatie deed de rest. In twintig minuten waren we uit en thuis en kon moeder natuur haar herstelwerkzaamheden beginnen. Zo'n forse ovulatiebloeding heb ik gelukkig nooit meer gezien. Uiteraard was ik trots dat ik haar een forse jaap in haar buik had kunnen besparen maar gelukkig was het allemaal grotendeels langs haar heen gegaan. Eigenlijk wilde ze alweer naar huis!

16.4.2 Cystectomie

Een grote cyste kan soms gemakkelijk worden verwijderd door de cystestomp uit het omringende ovariumstroma los te pellen (zie fig. 9.7). Ook endometriosecysten kunnen zo worden geëxtirpeerd. Diafane follikelcysten kunnen worden gepuncteerd. Cytologische punctie van een onbekende cyste heeft veel bezwaren, want lekkage van de inhoud naar de buikholte is dan het gevolg. Van *resectie* van een cyste spreekt men als de cyste tezamen met een deel van het ovarium wordt verwijderd.

16.4.3 Oöforectomie

Zeer grote ovariumtumoren worden zo mogelijk in toto verwijderd. Ter voorkoming van 'spill' zal men de voorkeur geven aan vergroting van de buikwandincisie boven een verkleinende punctie. Vaak wordt de aanliggende tuba om technische redenen tegelijkertijd verwijderd, doch pas na grondige inspectie van de contralaterale tuba. Een dubbelzijdige oöforectomie kan plaatsvinden als palliatieve ingreep bij gemetastaseerd mammacarcinoom, met soms een opmerkelijk resultaat. Dit kan eenvoudig gebeuren met behulp van een laparoscoop.

16.4.4 Tubaoperaties

Men onderscheidt verschillende plastische tubaoperaties, die verricht worden bij infertiliteit. Bij *salpingo- en fimbriolysis* worden adhesies verwijderd, zodat bij de ovulatie de eicel gemakkelijk kan worden opgevangen. Bij de *salpingo(neo)stomie* wordt een afgesloten tuba geopend op het punt waar de tubae verkleefd zijn. Bij een tuba-anastomose wordt de doorgankelijkheid hersteld na een resectie van het afgesloten gedeelte. Soms is tuba-implantatie nodig bij afsluiting van het pars intramuralis. Bij *salpingectomie* wordt de tuba in toto geëxtirpeerd, bijvoorbeeld bij een gebarsten EUG of hydrosalpinx. Bij een *salpingotomie* wordt de tuba uitsluitend geïncideerd en atraumatisch gesloten na verwijdering van een EUG. Bij laparoscopische behandeling zal men er zelfs van afzien de tuba hierna nog te sluiten. De wondranden liggen tegen elkaar en vergroeien spontaan, of er ontstaat een nieuw ostium. Deze bewuste keuze voor conserverend opereren van een EUG geeft de mogelijkheid tot behoud van de fertiliteit. Eventueel kan op een later tijdstip een optimale fertiliteitsoperatie worden verricht. De steeds betere resultaten van in-vitrofertilisatie hebben gemaakt dat plastische tubaoperaties steeds minder worden uitgevoerd.

16.4.5 Salpingo-oöforectomie

Bij chronische adnexitis of een para-ovarieel abces zal verwijdering in toto geschieden. Steeds zal de operateur eerst de ureter identificeren, die vaak onverwacht dicht bij het ovarium ligt. Bij een dubbelzijdige adnexextirpatie zal meestal ook besloten worden de uterus te verwijderen. Deze laatste indicatie is echter relatief en vindt zijn argumentatie in maligniteitsprofylaxe en de mogelijkheid van hormoonsubstitutie zonder doorbraakbloedingen. De operatie wordt er niet eenvoudiger door en het verwijderen van de uterus is ook lang niet altijd zo noodzakelijk.

Giganten in de gynaecologie

De grootste gezwellen die in het menselijk lichaam gevonden kunnen worden, zijn de benigne ovariumtumoren. Een goedaardige tumor kan in de vrije buikholte uitgroeien zonder dat druk op de darmen optreedt. De ureter, de grote bloedvaten en zenuwen liggen goed beschermd langs de zijkant van het kleine bekken. De meeste opgaven van gigantische tumoren dateren uit de tijd dat een operatie niet of nauwelijks mogelijk was. Zo woog de grootste tot nu toe bekende ovariumtumor 148 kg. Ook is er een obductieverslag bekend uit 1774, waarbij de buikomvang van de vrouw 193 cm bedroeg, veroorzaakt door een ovariële cyste. Het is daarom niet toevallig dat juist de eerste laparotomie werd verricht bij een vrouw met een immense ovariële cyste.

In 1805 werd in Virginia de chirurgijn-vroedmeester McDowell bij de 44-jarige Jane Crawford geroepen wegens een niet vorderende, zeer pijnlijke baring. Hij stelde al spoedig vast dat er geen sprake was van een zwangerschap. Anesthesie of asepsis was nog geheel onbekend en pas na grote aarzeling en omstandige uitleg van de risico's wees McDowell op de mogelijkheid van een operatieve verwijdering bij hem thuis.

Hij had niet verwacht haar ooit terug te zien maar tot zijn verbazing verscheen de radeloze vrouw enkele dagen later. De twee dagen lange reis had ze te paard afgelegd. Op een houten tafel in zijn woonhuis verrichtte hij met zijn neef in 25 minuten de operatie, waarbij Jane de beproeving doorstond met het zingen van psalmen. Na afloop draaide hij haar op de linker zij om het bloed uit de buik te laten weglopen en vervolgens sloot hij in één laag de buikwand. De korte duur van de ingreep is wel begrijpelijk als men zich realiseert dat deze ovariumtumor na simpel onderbinden en klieven van de steel verwijderd kon worden. Het probleem was meer om alle darmen, die over de tafel waren geglibberd, weer terug te krijgen in de buikholte. Tot zijn ontsteltenis trof hij Jane vijf dagen later al bezig met het opmaken van haar bed. Spoedig hersteld keerde ze naar huis en ze overleefde McDowell nog vele jaren.

Toen rond 1850 narcose mogelijk was geworden en men had ontdekt hoe men infecties kon vermijden, werden buikoperaties ook op andere indicaties mogelijk. In Nederland werd in 1864 door Polano de eerste ovariotomie verricht, waarna ook in ons land de gynaecologie zich als afzonderlijk specialisme ging profileren.

16.5 Uterusextirpatie (hysterectomie)

16.5.1 Indicaties

De hysterectomie is een van de meest uitgevoerde operaties. De kans dat een vrouw op enig punt in haar leven een uterusextirpatie zal ondergaan, is groot (bijna 20%), maar varieert van land tot land. In Nederland is er de laatste jaren een duidelijke daling aantoonbaar, dankzij verbeterde medicamenteuze behandeling en door een scherpere indicatiestelling. Verwijdering van de uterus zal worden overwogen:
- bij maligne en benigne tumoren van de uterus (vooral leiomyomen);
- bij endometriose die niet reageert op hormonale therapie;
- bij chronische persisterende ontstekingsprocessen;
- als onderdeel van een genitale prolapsoperatie;
- bij een verloskundige catastrofe zoals een uterusruptuur;
- als laatste oplossing bij ernstige cyclusstoornissen.

Deze laatste indicatie kan voor de patiënte, als alle hormonale therapie heeft gefaald, een zeer bevredigende en efficiënte oplossing zijn, doch deze behandeling geeft toch ook duidelijk blijk van de nog ontbrekende kennis van dit ziektebeeld.

De laatste tijd zijn er methoden ontwikkeld om via de hysteroscoop het endometrium te destrueren. Bij deze *endometriumresectie* (ook wel 'ablatie' genoemd) blijft altijd nog slijmvlies intact, zodat meestal geen amenorroe optreedt, maar er bestaat ook de kans op het ontstaan van het syndroom van Asherman met dysmenorroe door de haematometra. Aan de ingreep zijn ook risico's verbonden, zoals ernstige beschadiging bij onverhoopte perforatie; voorts is er de kans op cardiale insufficiëntie en waterintoxicatie door intravasatie van een te grote hoeveelheid distensievloeistof.

Een speciale vorm van endometriumresectie is die waarbij een ballon in het cavum uteri wordt gebracht die met heet water gedurende enkele minuten wordt gevuld. Het endometrium komt in bijna direct contact met dit hete water en wordt gedestrueerd. Het lukt echter lang niet altijd om alle plaatsen goed te bereiken zodat deze op zichzelf simpele en aantrekkelijke vorm van endometriumdestructie nog geen hoge vlucht heeft genomen.

Bij onbegrepen pijnklachten in het kleine bekken is het verwijderen van de uterus een hachelijke zaak en ook meestal niet geïndiceerd. Door sommigen wordt een hysterectomie acceptabel geacht wanneer er sprake blijkt te zijn van een 'bekkenbandenpijnsyndroom', doch deze indicatie is niet altijd goed af te grenzen in het gehele syndroom van pelvicopathie, zodat de uterusextirpatie kan resulteren in een toename van de onderbuikklachten. In sommige gevallen kan een combinatie van factoren een indicatie vormen, zoals sterilisatiewens bij een uitgebreid carcinoma in situ van de cervix en matige prolapsklachten.

16.5.2 Soorten (fig. 16.5)

Als het corpus en de cervix tezamen worden verwijderd spreekt men van totale uterusextirpatie, in tegenstelling tot de subtotale hysterectomie waarbij de cervix wordt behouden. In het laatste geval spreekt men ook wel van *supravaginale amputatie,* een verwarrende benaming want het sneevlak ligt boven de cervix zodat de portio intact blijft. Hiervoor wordt gekozen als het verwijderen van de cervix op grote technische problemen zou stuiten, bijvoorbeeld bij endometriose tussen rectum en cervix of bij een ruptuur van een gravide uterus. Het al of niet verwijderen van de adnexa wordt apart benoemd. Het begrip 'totaalextirpatie' wordt wel gebruikt om aan te geven dat uterus en adnexa tezamen werden verwijderd, maar 'totaal' wordt tegenwoordig steeds vaker, in navolging van de Angelsaksische literatuur, gebruikt om aan te geven dat de uterus zelf in toto is verwijderd en niet supravaginaal (subtotaal). Bij myomen is het mogelijk een uterusextirpatie te vermijden door *enucleatie* van de myomen (zie fig. 6.7). Bij submukeuze lokalisatie is dat ook hysteroscopisch mogelijk.

Het verwijderen van de ovaria geschiedt tegenwoordig niet meer profylactisch bij nadering van de menopauzeleeftijd. Het belang

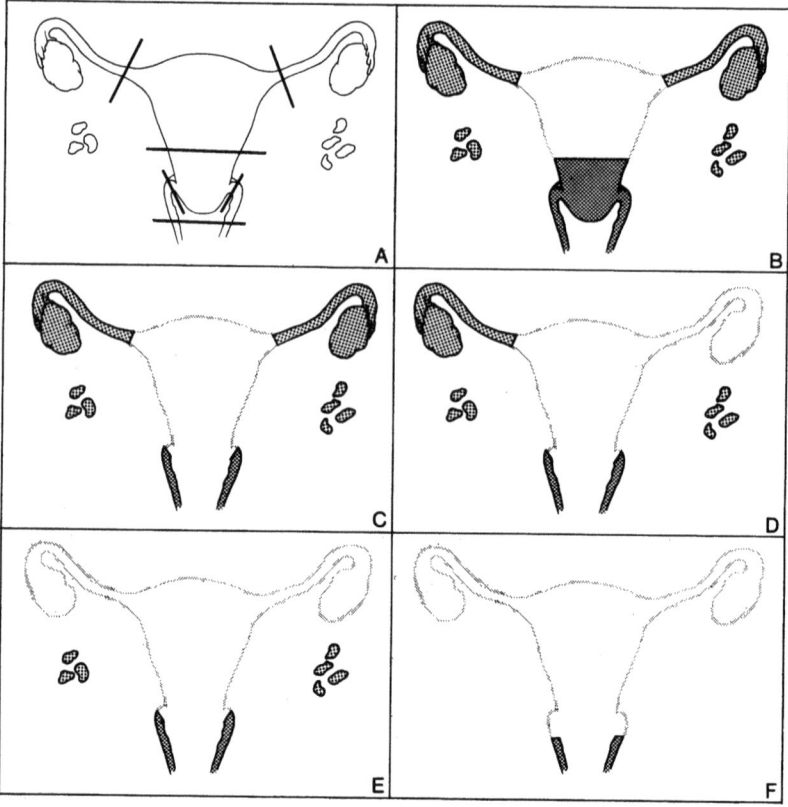

Figuur 16.5 *Uterusextirpatie. A Normale anatomie met sneevlakken. B Supravaginale uterusamputatie (subtotale uterusextirpatie). C Abdominale totale uterusextirpatie met behoud van beide adnexa. D Abdominale totale hysterectomie met unilaterale salpingo-oöforectomie (eenzijdige adnexextirpatie). E Abdominale totale uterusextirpatie met dubbelzijdige adnexextirpatie ('totaalextirpatie'). F Radicale extirpatie van uterus en adnexa met een gedeelte van de vaginatop en dubbelzijdige lymfadenectomie (Wertheim).*

van de hormonale functie is veel groter dan het gevaar van maligniteit in een ovarium dat bij de operatie een normaal aspect heeft. Na de menopauze zal men atrofische ovaria meestal wel verwijderen uit oncologische profylaxe. Het is regel dat het al of niet verwijderen van de ovaria vóór de operatie met de patiënte wordt besproken.

16.5.3 Methodieken

Abdominale uterusextirpatie
Bij de laparotomie is een goede expositie mogelijk van het kleine bekken. Adhesies en eventuele vergroeiingen van de darm zijn overzichtelijk en technisch goed te benaderen. De adnexa kunnen goed worden beoordeeld, evenals de rest van de buikholte. De grootte van de uterus vormt geen technisch probleem. Ureters en rectum kunnen adequaat worden gevisualiseerd, waardoor laedering kan worden voorkomen. Men kent ook een intra- of extrafasciale uterusextirpatie, al naar gelang de cervix binnen of buiten een bindweefselmanchet wordt verwijderd. Wanneer binnen deze manchet wordt geprepareerd is er minder kans op blaas-, ureter- of rectumlaesies. De vaginatop wordt bij een uterusextirpatie meestal niet gesloten, teneinde een goede drainage uit het wondgebied te verzekeren. Een genitale prolaps kan niet tegelijkertijd adequaat worden gecorrigeerd. Door de buikwond is de morbiditeit iets vergroot. De voor- en nadelen van de Pfannenstiel-incisie ten opzichte van een mediane laparotomie kwamen reeds ter sprake (§ 9.4.1).

Vaginale uterusextirpatie (fig. 16.6)
De verwijdering van de uterus via de vagina is ook bij nulliparae meestal goed mogelijk, maar eist een specifieke scholing van de operateur. De adnexa kunnen zo nodig tegelijkertijd worden verwijderd. Een vaginaprolaps kan tegelijkertijd worden hersteld. De morbiditeit van de ingreep is geringer, nog afgezien van het cosmetische voordeel. Een nadeel vormt de geringe overzichtelijkheid van het operatieterrein, wat problemen kan geven bij uitgebreide vergroeiingen zoals bij een chro-

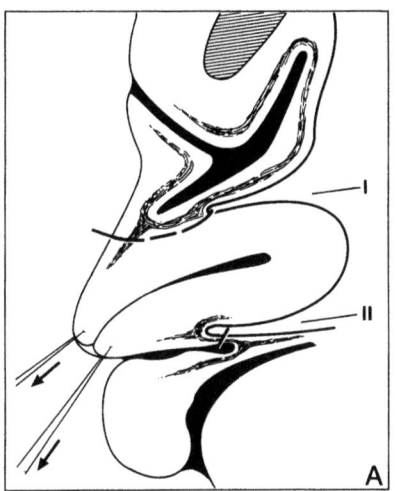 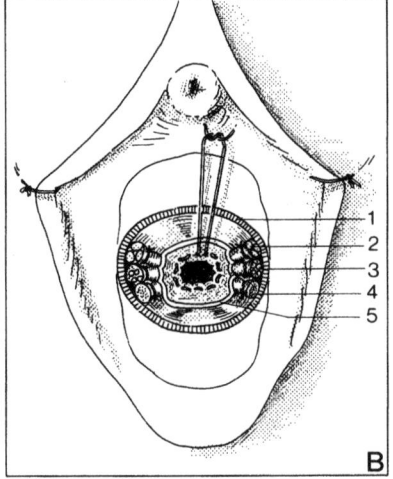

Figuur 16.6 *Vaginale uterusextirpatie. A Bij tractie aan de uterus verandert de anatomie aanzienlijk. De peritoneale holte is aan de voorzijde (I) moeilijker te bereiken dan in het cavum Douglasi (II). Een blaaslaesie is gemakkelijk gemaakt bij onvolkomen techniek. B De vaginatop toont na verwijdering van de uterus: 1 snijrand vagina; 2 stomp met ligamentum ovarii proprium, de tuba en het ligamentum rotundum; 3 stomp met arteria uterina en parametrane venen; 4 ligamentum sacro-uterinum; 5 snijrand van het peritoneum dat met een tabakszaknaad gesloten wordt.*

nische salpingitis of een endometriose. Inspectie van de buikholte kan niet worden uitgevoerd.

Laparoscopische uterusextirpatie
Het is mogelijk gebleken met behulp van de laparoscoop de uterus met gewiekste nietjestangen ('staplers') los te maken van zijn verbindingen, waarna de uterus in stukjes wordt gefragmenteerd ('gemorcelleerd') en daarna door een canule wordt verwijderd. Meer toepassing krijgt de laparoscopisch geassisteerde uterusextirpatie, waarbij laparoscopisch wordt aangevangen met het corpus en eventueel de adnexa los te maken om daarna vaginaal de operatie te beëindigen. De technieken zijn nog volop in ontwikkeling.

16.5.4 Complicaties

De mortaliteit van de hysterectomie is zeer gering. De morbiditeit wordt bepaald door infecties en onverwachte bloedingen. Wanneer technische problemen niet adequaat worden opgelost kunnen recto- of vesicovaginale fistels ontstaan. Voorts heeft men te maken met de gebruikelijke complicaties van trombose en in zeer zeldzame gevallen van de anesthesie. Eerder dan bij andere operaties zal men rekening moeten houden met een postoperatieve depressieve reactie. De uterus heeft voor de vrouw een waarde die duidelijk uitgaat boven die van andere organen. Op rationele gronden kan de vrouw hebben afgezien van continuering van de menstruele cyclus of zich hebben neergelegd bij beëindiging van de fertiliteit, doch dat betekent niet dat zij de ingreep rimpelloos zal verwerken. Bij de postoperatieve zorg zal hiervoor aandacht moeten zijn. Soms lijkt het of de beleving van de seksualiteit verandert na een uterusextirpatie door een verandering in de kwaliteit van het orgasme; hierover moet nog veel onderzoek worden gedaan. Indien de indicatiestelling afgewogen en verantwoord is geschied en doorgesproken met de vrouw en ook met haar partner, heeft men meestal geen problemen te verwachten. Integendeel, er wordt dan met grote regelmaat een positief effect op de seksualiteitsbeleving gezien.

16.5.5 De radicale uterusextirpatie (Wertheim)

Bij het cervixcarcinoom en soms ook bij het endometriumcarcinoom moet niet alleen de uterus maar ook het parametrium en het paravaginale weefsel tot aan de bekkenwand worden verwijderd, tezamen met een deel van de vaginatop. Voorts wordt het perivasculaire vet- en bindweefsel van de laterale bekkenwand verwijderd met daarin lymfebanen en vele lymfeklieren. De ervaring van de operateur is in hoge mate bepalend voor zowel de radicaliteit van de ingreep als de morbiditeit. Bij deze operatie zal men trachten de tumor zo ruim mogelijk te verwijderen om de kans op een recidief zo klein mogelijk te maken, doch hierdoor wordt de bloedvoorziening van de ureter en de blaas bedreigd. De kans op het ontstaan van een uretero- of vesicovaginale fistel is echter bij een goede techniek zeer klein. De uitgebreide veneuze plexus van het kleine bekken maakt dat er een risico bestaat van grote en ernstige veneuze bloedingen. Door gebruik te maken van anatomisch bepaalde avasculaire ruimten zoals bij de Okabayashi-modificatie kan dit risico sterk worden verkleind. Een goede radicaliteit kan niet verkregen worden zonder dat ook een gedeelte van de blaasinnervatie wordt opgeofferd; er ontstaat daardoor postoperatief soms een vrij langdurige urineretentie. Extirpatie van de lymfeklieren kan aanleiding geven tot het ontstaan van een lymfokèle die meestal symptoomloos is, doch soms problemen kan geven door lokale druk of ontsteking.

16.6 Stressincontinentieoperaties

16.6.1 TVT

De operatie voor stressincontinentie die het

meest wordt uitgevoerd is de 'tension-free vaginal tape' (TVT). Hierbij wordt een kunststof bandje van ongeveer 1 cm breed spanningsloos onder het midden van de urethra aangebracht en vlak achter de symfyse weer naar buiten. Het bandje loopt dus suburethraal en door het cavum Retzii. Het wordt niet vastgehecht maar fixeert zichzelf door snelle ingroei van bindweefsel in de open mazen van het bandje. De operatie duurt slechts twintig minuten. Omdat het bandje pal achter de blaas loopt, moet men wel controleren of er geen blaasperforatie is opgetreden. Het aanbrengen kan onder plaatselijke verdoving gebeuren maar vaak kiest men voor spinale anesthesie. Men kan de TVT ook combineren met vormen van prolapschirurgie, zoals het uitvoeren van een voorwandplastiek indien er ook sprake is van stressincontinentie. Een recent ontwikkelde variant op de TVT is de 'trans obturatorius tape' (TOT), waarbij het bandje niet via het cavum Retzii loopt (verticaal) maar via het foramen obturatorius (horizontaal). De TOT is veelbelovend maar nog niet goed geëvalueerd.

16.6.2 Colposuspensie

Bij de klassieke colposuspensie volgens Burch wordt via een laparotomie het cavum Retzii blootgelegd en wordt links en rechts een aantal hechtingen door de vaginakoepel gefixeerd aan het ligament van Cooper (de verdikte periostrand aan de bovenzijde van het os pubis). De belangrijkste complicatie van alle incontinentieoperaties is de obstructie die onbedoeld soms wordt aangebracht en waardoor de blaas zich niet of moeilijk kan ledigen. Naast urineretentie geeft dit ook vaak klachten van irritatie met urge en urge-incontinentie.

16.7 Operatieverslag

Het operatieverslag geeft exacte informatie over het gehele verloop van de ingreep. Het is een officieel ziekenhuisdocument en behoort daarom in getypte vorm aanwezig te zijn. Zie tabel 16.1 op de volgende pagina. Routinedetails van de ingreep worden kort vermeld, terwijl alle bijzonderheden uitvoerig worden beschreven, zo mogelijk toegelicht met een tekening. Er zal ook aangegeven worden welke details zijn bestudeerd en normaal zijn bevonden, zodat men later weet waar de operateur op gelet heeft. Vaak zal niet alleen worden vermeld wat is weggenomen maar ook wat is behouden. Vergissingen en twijfels tussen links en rechts kunnen zo worden vermeden. Tot slot wordt de duur van de ingreep en de hoeveelheid bloedverlies gemeld. Wanneer men exact geïnformeerd wil zijn over een operatie zal men altijd het originele operatieverslag moeten vragen en niet mogen volstaan met gegevens uit de ontslagbrief.
Beleidsbeslissingen die tijdens de ingreep zijn genomen, worden gemotiveerd vermeld. Eventuele consulenten die tijdens de ingreep werden geraadpleegd, worden vermeld, evenals hun advies. Complicaties en hoe deze werden opgelost, worden beschreven. De ervaring en zorg van de operateur kan ook blijken uit de schriftelijke vastlegging van de wijze waarop bepaalde complicaties werden vermelden, zoals het vrijleggen van de ureter alvorens een moeilijke ovariumtumor werd verwijderd.

Tabel 16.1 *Checklist voor het operatieverslag*

- Samenvatting van indicatie en procedure.
- Positie patiënte, soort incisie.
- Anesthesie en assistentie.
- Antibiotische profylaxe, en zo ja wat.
- Aanvangsanatomie, ook wat als normaal is bevonden.
- Procedure stapsgewijs.
- Eventuele complicatie: welke, waarom, hoe, en door wie hersteld.
- Preventieve handelingen bij essentiële stappen.
- Motivatie beleidsbeslissing.
- Eventueel overleg of consultatie.
- Farmaca toegediend door, of op instructie van, de operateur.
- Verzameld bijzonder materiaal (kweek, cytologie, researchlab, pa).
- Operatieterrein droog?
- Eindigende anatomie bij gecompliceerde ingrepen.
- Gazen en eventueel aanvullend instrumentarium compleet?
- Drains, katheter.
- Bloedverlies (gewogen of geschat).
- Duur ingreep.

17 Seksuele disfuncties

Seksualiteit is sterk verweven met de gynaecologie. De seksualiteit is echter evenzeer verweven met de fysiologie en de psychologie en ook duidelijk met de psychiatrie, zodat hier volstaan moet worden met een summiere aanduiding van de problematiek die men op het gynaecologisch spreekuur kan ontmoeten. Er is goede, ook Nederlandse literatuur voorhanden om zich hierover breder te oriënteren.
Herkenning van de problematiek is gemakkelijk als de patiënte zelf om advies vraagt, doch vaak is enige aanmoediging in die richting gewenst. Eigenlijk hoort in elke gynaecologische anamnese de vraag thuis: 'Zijn er seksuele problemen?' Wil men deze vraag stellen, dan zal men adequaat op het antwoord moeten kunnen inspelen. Men zal daartoe op de hoogte dienen te zijn van de hedendaagse inzichten in de fysiologie en de pathologie van de seksuologie, zoals die door Masters en Johnson en later door Kaplan zijn uiteengezet. De menselijke seksuele responscyclus is samengesteld uit vier onafhankelijke, maar in elkaar overvloeiende fasen: verlangen – opwinding – orgasme – herstel. Elke fase kan verstoord worden door een veelheid van lichamelijke en psychische factoren. Stoornissen in een van de fasen hebben hun weerslag op de andere; zo zal bijvoorbeeld orgasmeproblematiek uiteindelijk vaak leiden tot verminderd verlangen.
Men zal ook getraind moeten zijn in het afnemen van een seksuologische anamnese en het verdere gesprek met de patiënte en haar partner. Van belang is het om de dingen bij de naam te noemen, waarmee niet alleen de anatomie wordt bedoeld, maar ook de handelingen die plaatsvinden. Men zal zich bewust moeten zijn van eigen remmingen en vooroordelen die kunnen leiden tot een preoccupatie, of juist tot verdringing van de vraagstelling. In toenemende mate zal men op de hoogte dienen te zijn van de opvattingen rond seksualiteit bij patiënten van niet-Europese origine, zoals die voortkomen uit hun religie of cultuurpatroon.
Bij de vrouw kan seksuele disfunctie tot uiting komen bij verlangen en initiatief, immissio en orgasme.

Verlangen en initiatief
De seksuele motivatie is bij de vrouw meer verweven met een goede emotionele communicatie met de partner dan het geval is bij de man. Hormonale factoren spelen een beperkte rol, waarbij niet alleen gedacht moet worden aan oestrogenen maar ook aan de geringe hoeveelheden androgenen die door het ovarium worden gemaakt. Wanneer het verlangen ontbreekt – en dat is een frequente klacht – of wanneer de proloog (het 'voorspel') wordt overgeslagen, komt de fysiologische sequentie niet goed op gang. De opwindingsfase blijft achterwege en de actieve aanpassing van de vulva en vagina blijft uit.

Immissio
Bij de coïtus is, na de eerste keer, het binnenkomen ook in de diepte meestal goed mogelijk door de aanpassingsmogelijkheden van de anatomie. Zelden is 'te nauw gebouwd zijn' een anatomische realiteit, evenmin als 'te fors geschapen zijn'. Belangrijker is een goede uit-

wisseling van intimiteit tussen de partners waardoor reflexmatige bevochtiging van de vulva en de vaginawand plaatsvindt. Enig inzicht in de anatomische situatie kan voor de vrouw nuttig zijn om technische problemen te overwinnen.

Orgasme
Bij de coïtus wordt door de vrouw het orgasme niet altijd bereikt, wat door haar niet altijd als een gemis wordt ervaren. Te weinig is dit bekend, waardoor onnodige gevoelens van insufficiëntie ten opzichte van haar partner kunnen ontstaan. Vrouwen kunnen soms onderscheid maken tussen een orgasme vanuit de clitoris, vanuit de vagina of vanuit andere erogene zones. Dit geeft aan dat na grote oncologische ingrepen aan de vulva niet alle seksuele mogelijkheden verloren gaan.

Het veterpotje van Jan Steen, oftewel de *furor uterinus*

Op schilderijen van Jan Steen ziet men nogal eens de afbeelding van een jonge goedgeklede vrouw, gezeten in een stoel. Meestal is ze bleek en kijkt ze wat starend in de verte met verzonken ogen. Vaak is een arts aanwezig die de pols voelt of die ernstig een bokaal met urine bestudeert. En vrijwel altijd ziet men op de voorgrond, vlak bij de voeten van de kwijnende vrouw, een roodbruin stenen potje waarin een gloeiend kooltje met een smeulende veter. Aanvankelijk meende men dat het walmende vetertje een soort zwangerschapstest was. Bij een zwangere zou de onaangename reuk zeker tot braken aanleiding geven. Het tafereel wijst echter veel meer in de richting van een vrouw met onvervulde passie die, smachtend naar een minnaar, in een labiele toestand is geraakt. Vooral in hogere kringen moest een meisje maar afwachten of haar ouders een geschikte partner vonden en niet zelden sleet ze haar jaren binnenshuis. Een dergelijke repressie van natuurlijke gevoelens resulteerde nogal eens in psychische klachten,

waarvoor men vroeger ook de verklaring wel kende. Bij onvervulde functie, zo wist men, ging de uterus als een razende dwalen door het lichaam. Reeds Hippocrates had dit beschreven en hij had geadviseerd om deze *furor uterinus* te behandelen door onaangename dampen te laten opstijgen, waardoor de rust in het vrouwenlichaam terugkeerde.
Ook later, in een tijd dat celibaat en kuisheid als ideaal werden verheerlijkt, werd deze theorie gemakkelijk geaccepteerd. Freud vond gemakkelijk gehoor voor zijn theorie inzake de relatie tussen gekortwiekte seksualiteit en psychische instabiliteit, zeker toen hij het syndroom de naam gaf van *hysterie* ('hustera' = uterus). Zo kon in Londen zelfs een mutilatie als clitoridectomie ingang vinden als therapeutische ingreep. In Nederland was rond 1890 de genitale massage een geaccepteerde gynaecologische techniek en nog in 1910 meende men dat aan elk psychiatrisch ziekenhuis een vrouwenarts verbonden moest zijn. De volgende generaties gynaecologen moesten van deze theorieën niets hebben en seksualiteit en anticonceptie werden uit de gynaecologie verbannen. Pas de ontdekking van de orale anticonceptie maakte het weer mogelijk dat er door gynaecologen genuanceerd over voortplanting en seksualiteit kon worden gesproken.

17.1 Oorzaken

Vele oorzaken kunnen worden teruggebracht tot een van de volgende groepen.

Gebrek aan kennis
Niet zelden bestaat er onbegrip inzake de normale anatomie en fysiologie. Vreemde, onwerkelijke ideeën zijn dan verstrengeld met valse romantiek. Ook bij de man kan een ontstellend onbegrip bestaan, wat de vrouw verhindert naar een goede seksuele relatie te groeien.

Negatieve attitude
Men kan een onderscheid maken tussen een aseksuele en een antiseksuele attitude. Vaak ligt de oorzaak in een belemmerde of ge-

stoorde ontwikkeling in de gezinssituatie van het ouderlijk huis. Schuldgevoelens ten opzichte van aanraken, vooral van de genitalia, kunnen hierdoor veroorzaakt zijn. Ook seksuele ervaringen uit het verleden kunnen een negatieve attitude veroorzaken, evenals rolconflicten in het vrouwzijn.

Relatiestoornissen
Vaak blijkt een communicatiestoornis de kern van de seksuele problematiek te vormen. Als men in het gesprek wat verder komt, is alras duidelijk waarom in deze relatie verlangen en verwachting volledig zijn geblokkeerd.

Organische afwijkingen
Afwijkingen die pijn en dyspareunie veroorzaken, zoals endometriose, hebben een evidente weerslag op het seksueel functioneren. Men moet echter ook denken aan meer gegeneraliseerde afwijkingen, zoals diabetogene neuropathie, of aan aandoeningen die praktische problemen opleveren, zoals reuma of huidafwijkingen. Ook doorgemaakte operaties, zoals een mastectomie, kunnen het beeld van het eigen zelf zodanig negatief beïnvloeden dat onvermogen tot seksualiteit ontstaat.

Medicamenteuze afwijkingen
Medicamenteuze afwijkingen geven eerder bij de man aanleiding tot seksueel disfunctioneren. Bij de vrouw moet men aan deze mogelijkheid denken bij het gebruik van antidepressiva en antihypertensiva.

Psychische oorzaken
Psychische oorzaken, zoals een depressie, kunnen zich het eerst in seksuele disfunctie openbaren.

17.2 Vormen van seksuele disfunctie

17.2.1 Stoornissen in het seksueel verlangen

Een frequente klacht op het gynaecologisch spreekuur is de afwezigheid of vermindering van de zin in seksualiteit. Tegenwoordig vermijdt men het gebruik van de term 'frigiditeit'. Het is een wat verouderd begrip, waarin de misvatting schuilgaat dat de vrouw zonder seksueel verlangen ook emotioneel koud zou zijn. Voorts suggereert dit woord een afwijking bij de vrouw, terwijl er veelal een relatiestoornis tussen de partners aan ten grondslag ligt. Vaak gaat het niet zozeer om een 'verminderd' seksueel verlangen maar om een verschil in seksueel verlangen tussen beide partners. Pas na een uitvoerig gesprek waarbij de seksuele behoefte van de partners is gepeild en een oriëntatie naar relationele aspecten heeft plaatsgevonden, kan men adviseren in welke richting de therapie zal moeten gaan. Hormonale oorzaken komen veel minder voor dan men wel veronderstelt. Toch is deze mogelijkheid te overwegen als de oestrogenen zijn verdwenen, zoals na een ovariëctomie of na de menopauze, als ook de androgenenspiegel is verlaagd. Toediening van testosteron, al dan niet in combinatie met oestrogenen, wordt wel toegepast maar de ervaringen zijn nog gering en het succes is zeer wisselend. Aan de progestativa in ovulatieremmers kan een remmend effect op de mate van initiatief niet geheel worden ontzegd. Veel vrouwen ontdekken dit pas goed als het pilgebruik wordt gestaakt.

17.2.2 Problemen bij de coïtus

Dyspareunie
Van dyspareunie spreekt men als de coïtus voor de vrouw pijnlijk is. Men spreekt van *oppervlakkige* dyspareunie wanneer het binnenkomen pijnlijk is en van *diepe* dyspareunie als juist de frictie of het doorstoten pijnlijk is. Men kan de pijn die soms wordt aangegeven bij of na het orgasme eveneens rekenen tot dyspareunie.
Soms is er een duidelijk somatische oorzaak aantoonbaar, doch dyspareunie kan voor de vrouw ook een gevolg zijn van relationele problematiek. Een vicieuze cirkel wordt gemakkelijk onderhouden: weinig verlangen –

geen lubricatie – achterwege blijven van de reflectoire aanpassing van de vagina – pijnlijke immissio en frictie –verder verlies van het verlangen. Alvorens men op zoek gaat naar psychische en relationele conflicten is een kundig gynaecologisch onderzoek noodzakelijk. Ten onrechte is in het spraakgebruik 'vrijen' een synoniem geworden van de coïtus. Dit zou erop kunnen wijzen dat te vaak een essentiële fase van de seksualiteit wordt overgeslagen.

Vulvaire oorzaken
Het vulvairevestibulitissyndroom (VVS) is vermoedelijk de belangrijkste oorzaak van oppervlakkige dyspareunie. De pijn is hierbij met name gelokaliseerd in het vestibulum, vandaar ook wel de benamingen 'vestibulodynie' of 'vulvodynie'. Vaak zijn de pijnklachten begonnen na een infectie, veelal met Candida, maar vaak ook is er geen duidelijk uitlokkend moment. Het betreft vaak jonge vrouwen tussen de twintig en dertig jaar die al meerdere jaren naar volle tevredenheid seksueel actief zijn geweest. Men denkt dat een door infectie geïnduceerde sensitisatie van afferente zenuwuiteinden met ongecontroleerde afgifte van pijnsignalen een rol speelt. Bij onderzoek is er vaak sprake van gelokaliseerde en circumscripte roodheid op 5 en 7 uur, een positieve wattenstoktest en een verhoogde bekkenbodemtonus. Men spreekt wel van de trias van Friedrich indien al deze drie symptomen aanwezig zijn. Ook hier is er sprake van een vicieuze cirkel van pijn die reflectoire bekkenbodemspiertonus veroorzaakt, die weer aanleiding geeft tot meer pijn. Inzicht in deze vicieuze cirkel en er- en herkenning van het probleem doen soms al wonderen. De verdere behandeling ligt op het gebied van het beter leren ontspannen van de bekkenbodem in combinatie met seksuologische ondersteuning. In een enkel geval wordt het vestibulum chirurgisch verwijderd. De meningen hierover zijn verdeeld.
Verder moet worden overwogen de mogelijkheid van congenitale afwijkingen, een gevoelig episiotomielitteken, een endometriose in een oude ruptuur, een restant van een doorgemaakte Bartholinitis, een vulvaire dystrofie, een atrofische vaginitis door oestrogeengebrek of een vernauwing en verlittekening door een slecht uitgevoerde prolapsplastiek.

Vaginale oorzaken
Infecties met Candida en Trichomonas kunnen een pijnlijke vaginawand veroorzaken zonder dat de infectie gepaard gaat met fluor. De roodheid kan verdenking geven op de diagnose. Atrofie na de menopauze geeft niet alleen dunne slijmvliezen maar ook atrofie van de gewelven. Berucht is de dyspareunie die ontstaat na een prolapsplastiek, waarbij in de vagina een strictuur en soms ook een verkorting kan ontstaan. Na een vaginale uterusextirpatie kan een stukje tuba in de top prolaberen dat imponeert als pijnlijk granulatieweefsel. Na lokale radiotherapie is een strictuur niet altijd te vermijden, hoewel vaselinetampons tijdens en na de behandeling de kans op adhesies kunnen verminderen. Endometriose in het cavum Douglasi kan voelbaar zijn als knobbeltjes in de achterste fornix. Men moet ook op urethrale oorzaken bedacht zijn, zoals een caruncula urethrae en een chronische urethritis.

Overige oorzaken
Afwijkingen aan de uterus geven zelden dyspareunie. Retroflexie geeft alleen klachten bij fixatie, maar waarschijnlijk is de endometriose of de chronische adnexitis die de fixatie veroorzaakt het primaire probleem. Soms liggen de ovaria diep in het cavum Douglasi, voelbaar in het achterste gewelf. Endometriose en chronische adnexitis vormen een frequente oorzaak van dyspareunie en zijn zonder ingrijpende chirurgie moeilijk adequaat te behandelen. Soms kan de coïtus bij aanpassing van de houding minder pijnlijk zijn, zoals bij de coïtus in zijligging of a tergo (van achteren). Bij de ruiterhouding heeft de vrouw niet alleen figuurlijk, maar ook letterlijk de situatie in de hand en bepaalt ze zelf hoe ver de immissio kan plaatsvinden. Vooral na een episiotomie, na een prolapsoperatie en ook bij de

behandeling van vaginisme heeft deze houding duidelijk voordelen.

Dyspareunie wordt vaak als klacht gebracht zonder dat bij gynaecologisch onderzoek een duidelijke verklaring wordt gevonden. Men vindt een drukpijnlijke uterus en een zeer gevoelig parametrium. Vele namen zijn reeds gegeven aan dit *bekkenpijnsyndroom*, wat erop wijst dat er geen goede verklaring bestaat. Men spreekt soms van *parametropathie*, omdat het parametrium zo drukpijnlijk is. Anderen spreken van het *bandenpijnsyndroom* wegens de pijnlijke ligamenten die in het parametrium voelbaar zijn. Deze *pelvicopathie* gaat vaak samen met een hyperactiviteit van de bekkenbodemspieren, zodat relaxatieoefeningen zinvol zijn. Chronische *bekkencongestie* is de diagnostische omschrijving die gebruikt wordt door diegenen die grote waarde hechten aan de veneuze stuwing die men aantreft in het parametrium wanneer een laparotomie wordt verricht. Soms ziet men bij laparoscopie een oppervlakkige scheur in het achterblad van het lig. latum (syndroom van Allen en Masters) die de klachten nauwelijks kan verklaren. Het opdrukken van het parametrium tegen de buikwand is pijnlijk zodat de diagnose *buikwandneuralgie* wel eens ten onrechte wordt gesteld.

Bij laparoscopie vindt men, behoudens een dilatatie van de venen in het lig. latum, ook een vlekkerige verkleuring van de uterus die past bij een onregelmatige doorbloeding. Voorts is er meestal wat sereus vocht in het cavum Douglasi. Laparoscopie om de oorzaak van deze chronische onderbuikspijn op te sporen wordt veel verricht maar heeft slechts beperkte waarde, zeker als met vaginale echografie geen afwijkingen worden gevonden. Het wordt vaak gebruikt als afsluiting van een onderzoek naar de oorzaak van de pijn.

Vaginisme

Men spreekt van vaginisme als bij pogingen tot coïtus de spieren van de bekkenbodem en de adductoren van het bovenbeen zich dusdanig samentrekken dat gemeenschap niet mogelijk is. Men maakt onderscheid tussen de primaire vorm, die bestaat sinds de eerste poging tot de coïtus, en verworven secundair vaginisme.

Primair vaginisme kan jarenlang bestaan en als stil verdriet worden meegevoerd. Het is met geduld meestal goed mogelijk de vrouw inzicht te geven in haar eigen afweermechanismen. Vaak volgt dan eerst een periode waarin geen coïtus is toegestaan om voor de vrouw een rustperiode in te lassen en haar weer veilig te laten voelen. Hierna moet het vaginale taboe geleidelijk door haarzelf worden overwonnen, waarbij de arts als coach optreedt. Een plastische operatie, zoals een verwijdingplastiek, is niet noodzakelijk en zelfs gecontraïndiceerd. Het effect is meestal averechts, ook al door littekenvorming.

Secundair vaginisme kan meestal verklaard worden vanuit de voorgeschiedenis. Het kan ontstaan bij relatiestoornissen, na een traumatische seksuele ervaring, zoals een verkrachting, of na een ongewenste zwangerschap. Ook bij een nieuwe partner kan uit faalangst of bij onverwerkt verlies van de vorige partner een afweer ontstaan.

Er is een duidelijke relatie tussen vaginisme en VVS. Een groot aantal van de vrouwen met vaginisme voldoet ook aan de criteria van VVS, andersom is dit echter lang niet altijd het geval.

Een apart probleem vormt vaginisme wanneer er tevens sprake is van kinderwens. Vaak worden goede resultaten geboekt met homologe zelfinseminatie waarbij het semen met een spuitje door het paar zelf in de vagina wordt gebracht.

'Ik klap helemaal dicht dokter'

Een bleek en ongelukkig meisje zit tegenover me. Een minstens even verlegen jongen, knul nog eigenlijk, zit er opgelaten naast. Schoorvoetend komt het verhaal eruit. Ze is nu 23 jaar en sinds ruim een jaar getrouwd maar het vrijen is nog niet één keer gelukt. Ze hebben het echt wel geprobeerd maar ze 'klapt helemaal dicht' zodra hij maar in de buurt komt. Ze komen beiden uit streng gereformeerde kring en seksualiteit is in beide gezinnen volledig niet aan de orde geweest. Eerdere seksuele relaties zijn er – uiteraard – niet geweest. Onplezierige seksuele ervaringen heeft ze niet gehad, maar seks 'bestond gewoon niet'. Dat het op hun huwelijksnacht niet lukte, verbaasde haar eigenlijk niet zo maar ze had gehoopt dat het daarna snel goed zou komen. Helaas dus niet. Als ik aankondig haar toch even te willen nakijken zie ik haar van kleur verschieten maar dapper gaat ze het kleedhokje in. Het onderzoek blijkt buitengewoon belastend voor haar, ze klapt inderdaad dicht, en veel verder dan inspectie van de vulva kom ik niet. Het jonge paar is goed gemotiveerd om hun probleem op te lossen en na wat voorlichting verwijs hun naar onze vaste seksuologe. Helaas lukt het haar ook niet om deze vicieuze cirkel te doorbreken en na een jaar komen ze weer bij me. Echt veel veranderd is er dus niet, maar ze kunnen er wel beter over praten en hun relatie heeft standgehouden! Ze willen toch graag kinderen, blijkt nu. Ik leg hun uit hoe ze het sperma moeten opvangen en kunnen insemineren met een simpel spuitje. Met behulp van een BTC worden de vruchtbare dagen bepaald, en wonder o wonder: in de eerste cyclus wordt ze zwanger! Ze bloeit enorm op in haar zwangerschap alsof ze alsnog het bewijs wil leveren van haar vrouwzijn. Ik houd m'n hart vast voor de partus maar als ze bevallen is vertelt mijn collega die de partus heeft gedaan dat hij er pas na de bevalling achter kwam dat ze vaginistisch was! Wonderlijk, denk ik, zeker als blijkt dat ze hierna toch weer in haar oude vaginistische reactiepatroon is teruggevallen. Voer voor psychologen!

17.2.3 Problemen met het orgasme

Ongeveer 30 tot 50% van de vrouwen ervaart niet of niet regelmatig een orgasme tijdens de coïtus. Derhalve kan een afwezigheid van het orgasme getalsmatig niet als een afwijking worden bestempeld. Soms is de vrouw onvoldoende op de hoogte van haar anatomie en haar eigen seksuele mogelijkheden. De man heeft vaak een enorme voorsprong opgebouwd in orgasme-ervaring en zal geduld moeten hebben tot de vrouw geleerd heeft wat ze kan verwachten. Bij deze *primaire anorgasmie* kan uitleg over het fysiologisch gefaseerde gebeuren van grote betekenis zijn, wat aangevuld kan worden met goede voorlichting. Orgasmeproblemen komen nogal eens voor bij vrouwen die niet masturberen en/of nooit hebben gemasturbeerd. Masturbatievoorlichting en soms oefeningen kunnen wonderen doen. De jacht naar het orgasme is vaak meer een probleem voor de man dan voor de vrouw.

Bij een *secundaire anorgasmie* spelen meestal relationele factoren een rol. Na een uterusextirpatie zou de innervatie van de vaginatop verstoord raken waardoor anorgasmie zou kunnen optreden. Er is nog veel onzekerheid over de sensitieve receptoren in de voorwand van de vagina, de zogenaamde G-spot. Sommige vrouwen ervaren het gemis aan voelbare uteruscontracties als een kwaliteitsverlies van het orgasme. Na een clitorisextirpatie, zoals noodzakelijk kan zijn bij het vulvacarcinoom, hoort men opvallend weinig klachten over anorgasmie, ook niet wanneer de ingreep op jongere leeftijd geschiedt. Er is nog veel onduidelijk.

Na oncologische ingrepen behoudt de seksualiteit een zeer belangrijke functie in de relatie, als uiting van de onderlinge verbondenheid in de bedreigdheid van het bestaan. Bij de oncologische nacontrole zal men de seksualiteit dan ook bewust bespreekbaar moeten maken.

17.3 Therapie

Als regel ligt het niet in de lijn van de gynaecoloog om een uitgebreide therapie te starten. Zijn of haar rol ligt veel meer in het signaleren van de symptomen, adequate voorlichting, het uitsluiten van organische problematiek en het gericht doorverwijzen naar een seksuoloog. Desalniettemin zijn er gynaecologen met een speciale expertise op het gebied van de seksuologie die de noodzakelijke deskundigheid wel hebben. In sommige maatschappen van gynaecologen is ook een seksuoloog opgenomen. In de opleiding tot gynaecoloog wordt tegenwoordig ruim aandacht besteed aan de seksuologie om in ieder geval een goede signaleringsfunctie te waarborgen.

Kernpunten

- Er is een wezenlijk verschil in seksualiteitsbeleving tussen mannen en vrouwen. Bij mannen is de seksualiteit een doel op zich, voor vrouwen veel meer een middel om intimiteit te beleven.
- Seksuele problemen komen op een gynaecologisch spreekuur en ook bij de huisarts vaak aan de orde; soms direct, soms verpakt als gynaecologische klacht.
- De rol van de huisarts en de gynaecoloog ligt voornamelijk in het herkennen van de klachten, het geven van goede voorlichting en het uitsluiten van organische pathologie.
- Dyspareunie is de meest frequente seksuologische klacht waarmee de gynaecoloog wordt geconfronteerd. Een gedegen kennis van dit probleem is dan ook een vereiste.
- Vulvairevestibulitissyndroom (VVS) is een relatief frequent en invaliderend syndroom en oorzaak van veel verdriet bij veelal jonge vrouwen. De oorzaak en de optimale therapie zijn nog niet goed ontrafeld.

Bijlage

FIGO-stadiëring van gynaecologische maligne tumoren[1]

1 Carcinoom van de vulva

Stadium 0
Carcinoma in situ.

Stadium I
Tumor is beperkt tot de vulva en/of perineum. Grootste diameter 2 cm of minder. Klieren zijn niet palpabel.

Stadium IA
Infiltratiediepte in het stroma niet meer dan 1,0 mm.

Stadium IB
Infiltratiediepte meer dan 1,0 mm.

De infiltratiediepte wordt gemeten vanaf de stroma-epitheelgrens van de aangrenzende, meest oppervlakkige dermale papilla tot het diepste punt van de invasie.

Stadium II
Tumor beperkt tot de vulva en/of perineum. Diameter groter dan 2 cm. Klieren niet palpabel.

Stadium III
Tumor van elke grootte, met uitbreiding:
- overgrijpend op onderste deel van urethra en/of vagina, anus, en/of
- unilaterale lymfekliermetastasen in de lies.

Stadium IV
Tumor van elke grootte.

Stadium IVA
Infiltrerend in bovenste deel van de urethra, blaasmucosa, rectummucosa en/of gefixeerd aan benige bekken en/of bilaterale kliermetastasen in de lies.

Stadium IVB
Metastasen op afstand, waaronder ook kliermetastasen in het kleine bekken.

2 Carcinoom van de vagina

Pre-invasief carcinoom

Stadium 0
Carcinoma in situ, intra-epitheliaal carcinoom.

Invasief carcinoom

Stadium I
Het carcinoom is beperkt tot de vaginawand.

Stadium II
Het carcinoom heeft zich uitgebreid in het subvaginale weefsel, maar niet tot op de bekkenwand.

---

1. Stadiëring van gynaecologische maligne tumoren volgens de International Federation of Gynecology and Obstetrics (FIGO). De meest recente versie is te downloaden van www.figo.org.

Stadium III
Het carcinoom heeft zich uitgebreid tot op de bekkenwand.

Stadium IV
Het carcinoom heeft zich uitgebreid buiten het kleine bekken of heeft de mucosa van blaas of rectum geïnfiltreerd. Een bulleus oedeem als zodanig is geen criterium hiervoor.

Stadium IVA
Tumoruitbreiding naar aangrenzende organen in het kleine bekken.

Stadium IVB
Tumoruitbreiding buiten het kleine bekken.
Een vaginacarcinoom dat zich uitbreidt naar de portio en het gebied bereikt heeft van het os externum moet altijd beschouwd worden als een cervixcarcinoom.
Een tumor die zich heeft uitgebreid naar de labia moet altijd worden geclassificeerd als een vulvacarcinoom.
Een tumor die zich heeft beperkt tot de urethra moet altijd geclassificeerd worden als een urethracarcinoom.

3 Carcinoom van de cervix

De stadiëring moet geschieden op grond van zorgvuldig klinisch onderzoek vóór enige therapie, zo mogelijk onder narcose. Onder klinisch onderzoek vallen conisatie en portioamputatie. De gegevens van lymfografie, arteriografie en laparoscopie kunnen van belang zijn voor het vaststellen van het therapeutisch beleid doch spelen geen rol bij de stadiëring.
Bij twijfel wordt gekozen voor het laagste stadium. Het klinisch stadium mag onder geen beding worden gewijzigd op grond van bevindingen die bij de therapie worden verkregen. Het 'chirurgisch' stadium kan aanzienlijk verschillen van het 'klinisch' stadium (zie fig. 5.2).

Pre-invasief carcinoom

Stadium 0
Carcinoma in situ, intra-epitheliaal carcinoom.

Invasief carcinoom

Stadium I
Het carcinoom is strikt beperkt tot de cervix (uitbreiding naar het corpus wordt niet in overweging genomen).

Stadium IA
Preklinisch carcinoom van de cervix, dat wil zeggen: als de diagnose *alleen* per microscoop is gesteld. Alle macroscopische laesies, zelfs met oppervlakkige invasie, behoren tot stadium Ib.

Stadium IA1
Minimale microscopisch duidelijke stroma-invasie, doch niet meer dan 3 mm diepte of 7 mm breedte.

Stadium IA2
Microscopisch ontdekte laesies die gemeten kunnen worden. De dieptegrens van de invasie mag niet meer bedragen dan 5 mm, gemeten van de basis van het epitheel waarvan het uitgaat, hetzij oppervlakkig of glandulair. De horizontale begrenzing mag de 7 mm niet overschrijden. Grotere laesies moeten gestageerd worden als IB.

Stadium IB
Tumoren met grotere afmetingen dan stadium IA2, of deze nu klinisch zichtbaar zijn of niet.

Stadium IB1
Tumor niet groter dan 4 cm.

Stadium IB2
Tumor groter dan 4 cm diameter.

Ingroei in bloed- of lymfevaten moet afzonderlijk vermeld worden en beïnvloedt het stadium niet. De diagnose stadium IA1 en IA2 moet gebaseerd zijn op microscopisch onderzoek van de gehele laesie, bij voorkeur een conus. Het is meestal niet mogelijk klinisch een uitbreiding naar het corpus vast te stellen, daarom speelt dit geen rol bij de stadiëring.

Stadium II
Het carcinoom breidt zich uit buiten de cervix, maar heeft zich niet uitgebreid tot op de bekkenwand. Het carcinoom kan zich uitbreiden op de vagina, maar niet in het onderste derde gedeelte.

Stadium IIA
Alleen uitbreiding op de vagina, geen duidelijke parametrane uitbreiding.

Stadium IIB
Duidelijke parametrane uitbreiding.

Stadium III
Het carcinoom heeft zich uitgebreid tot op de bekkenwand, bij rectaal onderzoek is er geen tumorvrije ruimte tussen de tumor en de bekkenwand. De tumor breidt zich uit in het onderste derde gedeelte van de vagina.

Alle gevallen met een hydronefrose of niet-functionerende nier, tenzij veroorzaakt door een andere aandoening.

Stadium IIIA
Alleen vaginale uitbreiding tot in het onderste derde gedeelte, doch geen uitbreiding op de bekkenwand.

Stadium IIIB
Uitbreiding tot op de bekkenwand en/of hydronefrose of niet-functionerende nier.

Stadium IV
Het carcinoom heeft zich uitgebreid buiten het kleine bekken of heeft zich klinisch uitgebreid in de mucosa van blaas of rectum. Een bulleus oedeem als zodanig mag niet worden beschouwd als uitbreiding in de mucosa.

Stadium IVA
Uitbreiding van de tumor tot aangrenzende organen.

Stadium IVB
Uitbreiding naar organen op afstand.

Stadium IA (micro-invasief carcinoom) omvat alle gevallen van afwijkend epitheel, waarin histologische vroege stroma-invasie onmiskenbaar is. De diagnose is gebaseerd op microscopisch onderzoek van weefsel, verwijderd door biopsie, conisatie of portioamputatie, of op een verwijderde uterus. Stadiëring als IA op grond van een biopsie is onder voorbehoud door de FIGO toegestaan. Het zou beter zijn wanneer de restrictie bestond dat de stadiëring IA alleen gesteld kan worden wanneer de gehele portio is onderzocht door middel van een conisatie- of portioamputatiepreparaat.

Wanneer de tumor gefixeerd is aan de bekkenwand door een vast geïndureerd, maar niet nodulair parametrium, moet dit worden geclassificeerd als stadium IIB. Plaatsing in stadium III is alleen toegestaan wanneer het parametrium nodulair is tot op de bekkenwand of de tumor zelf zich uitbreidt op de bekkenwand.

Wanneer de hydronefrose of de niet-functionerende nier is veroorzaakt door een stenose van de ureter door tumorgroei, is plaatsing in stadium III toegestaan, zelfs wanneer de andere bevindingen passen bij stadium I of stadium II. De FIGO spreekt zich niet uit op welke wijze gezocht moet worden naar de oorzaak van de afsluiting.

Bulleus oedeem als zodanig mag niet gebruikt worden om een casus te classificeren als stadium IV. Groeven en plooien in de blaaswand mogen geïnterpreteerd worden als tekenen van submukeuze ingroei van de blaas, wanneer ze gefixeerd blijven aan de tumor bij palposcopie (tijdens cystoscopie wordt de blaasbodem vaginaal gepalpeerd).

Wanneer een cytologisch onderzoek van de urine maligne cellen aantoont is verder onderzoek (i.c. biopsie van de blaaswand) noodzakelijk.

4 Endometriumcarcinoom van het corpus uteri

Het moet zeker zijn dat de primaire lokalisatie is gelegen in het corpus uteri. Gevallen van sarcomateuze tumoren en het choriocarcinoom of -sarcoom worden uitgesloten. Soms is het histologisch onmogelijk om vast te stellen of het carcinoom primair afkomstig is van het corpus uteri of van het ovarium. Vaak is het dan mogelijk een beslissing te nemen op grond van de ziektegeschiedenis van de patiënte of van het klinisch onderzoek. In de zeldzame gevallen dat dit onmogelijk is, mogen ze in de statistiek zowel worden gevoegd onder het corpuscarcinoom als onder het ovariumcarcinoom, waarbij ze afzonderlijk moeten worden genoemd. Het vroegere voorstel te classificeren als carcinoma uteri et ovarii is verlaten.

Soms is het moeilijk om te beslissen of de tumor afkomstig is van het corpus of van de cervix. Wanneer een beslissing niet genomen kan worden op grond van een gefractioneerde curettage, hysteroscopie of hysterografie, zal een adenocarcinoom worden gerekend tot een corpuscarcinoom en een plaveiselcelcarcinoom tot een cervixcarcinoom (zie ook fig. 6.9).

In 1988 is de FIGO overgegaan naar een stadiëring op grond van de operatieve gegevens. In die zeldzame gevallen dat de patiënte niet wordt geopereerd, kan in plaats van de chirurgische stadiëring gebruikgemaakt worden van de vroeger gebruikte klinische stadiëring, die hier niet meer wordt vermeld.

Stadium I
Tumor beperkt zich tot het endometrium.

Stadium IA
Invasie van het myometrium minder dan de helft van de dikte van het myometrium.

Stadium IB
Invasie van de uteruswand, meer of gelijk aan de helft van de dikte van het myometrium.

Stadium II
Het carcinoom breidt zich uit naar de cervix, maar niet buiten de uterus.

Stadium IIA
Uitbreiding naar alleen het endocervicale klierepitheel.

Stadium IIB
Uitbreiding naar het cervicale stroma.

Stadium III
Het carcinoom breidt zich uit buiten de uterus, maar niet buiten het kleine bekken.

Stadium IIIA
De tumor breidt zich uit op de serosa en/of adnexa en/of positieve peritoneale cytologie.

Stadium IIIB
Vaginale metastasen.

Stadium IIIC
Metastasen naar bekken en/of para-aortale lymfeklieren.

Stadium IV
Het carcinoom breidt zich uit buiten het kleine bekken of heeft kennelijk de mucosa van blaas of rectum geïnfiltreerd. Een bulleus oedeem als zodanig laat classificatie niet toe.

Stadium IVA
Tumorinvasie van de blaas en/of darmmucosa.

Stadium IVB
Metastasen op afstand, ook intra-abdominaal, en/of metastasen in lieslymfeklieren.

Voor elk stadium moet worden aangegeven om welk tumortype en om welke differentiatiegraad het gaat.
G1 – Hoog gedifferentieerd adenocarcinoom.
G2 – Matig gedifferentieerd adenocarcinoom met deels solide gebieden.
G3 – Voornamelijk solide of geheel ongedifferentieerd carcinoom.
GX – Gradering niet vastgesteld.

5 Tubacarcinoom

Stadium 0
Carcinoma in situ.

Stadium I
Carcinoom beperkt tot de tuba.

Stadium IA
Tumor beperkt tot één tuba met uitbreiding in submucosa en/of muscularis maar niet door de serosa; geen ascites.

Stadium IB
Als in IA, maar beide tubae.

Stadium IC
Als IA of IB, maar met uitbreiding door of op de serosa; of ascites waarin cytologisch maligne cellen.

Stadium II
Tumorgroei in één of beide tubae met uitbreiding in het kleine bekken.

Stadium IIA
Uitbreiding en/of metastasering naar uterus en/of ovaria.

Stadium IIB
Uitbreiding naar andere organen van het kleine bekken.

Stadium III
Tumorgroei in één of beide tubae met peritoneale implantaties buiten het kleine bekken en/of positieve re-troperitoneale of inguïnale klieren. Oppervlakkige levermetastasen classificeren tot III. Voorts ogenschijnlijke beperking tot het kleine bekken, maar histologisch bevestigde uitbreiding naar dunne darm, of omentum.

Stadium IIIA
Tumor is macroscopisch beperkt tot het kleine bekken met negatieve lymfeklieren, maar met histologisch vastgestelde uitbreiding naar abdominale peritoneale oppervlak.

Stadium IIIB
Als IIIa, maar de histologisch bevestigde peritoneale metastasen zijn niet groter dan 2 cm diameter. Negatieve lymfeklieren.

Stadium IIIC
Abdominale metastasen zijn groter dan 2 cm in diameter en/of positieve retroperitoneale of liesklieren.

Stadium IV
Tumor in één of beide tubae met metastasen buiten de buikholte. Bij pleura-exsudaat hoort cytologische bevestiging. Levermetastasen, mits parenchymateus en niet oppervlakkig.

6 Ovariumcarcinoom[2]

In tegenstelling tot de andere gynaecologische tumoren wordt gestageerd niet alleen op grond van de klinische bevindingen, maar ook op grond van de bevindingen bij operatie en het histologisch en cytologisch onderzoek (fig. 9.8).

Stadium I
Tumor beperkt tot de ovaria.

Stadium IA
Tumor beperkt tot *één* ovarium; geen ascites. Geen tumor op het oppervlak, kapsel intact.

Stadium IB
Tumor beperkt tot beide ovaria; geen ascites. Geen tumor op de oppervlakken, kapsels intact.

Stadium IC
Tumor in één of beide ovaria maar met tumor op het oppervlak van één of beide ovaria; of

---

2. Ascites is een intraperitoneale vloeistofophoping die op grond van de mening van de chirurg geacht wordt pathologisch te zijn en/of duidelijk de normale hoeveelheid overschrijdt. Deze cryptische beschrijving geeft aanleiding tot verwarring. In Nederland acht men peritoneale vloeistof zonder positieve cytologie pas acceptabel voor stadium IC als het volume meer dan 1000 ml bedraagt.

met kapselruptuur; of met ascites[2] waarin maligne cellen; of met positief peritoneaal spoelvocht. Het is gewenst afzonderlijk te noteren of de kapselruptuur spontaan is opgetreden of veroorzaakt werd door de operateur.

Stadium II
Tumorgroei in één of beide ovaria met bekkenuitbreiding.

Stadium IIA
Uitbreiding en/of metastasen naar de uterus en/of tubae.

Stadium IIB
Uitbreiding naar andere bekkenweefsels.

Stadium IIC
Tumoruitbreiding als bij IIa of IIb, maar:
– met tumor op het oppervlak van één of beide ovaria,
– of met kapselruptuur,
– of met ascites waarin maligne cellen,
– of met positief peritoneaal spoelvocht.

Stadium III
Tumorgroei in één of beide ovaria met peritoneale implantaties buiten het bekken (er wordt bewust gesproken van implantaties en niet van metastasen, gezien de mogelijkheid van primaire peritoneale woekeringen zoals bij borderline tumoren) en/of positieve retroperitoneale of inguïnale lymfeklieren. Metastasen alleen op het oppervlak van de lever. Ook de tumor beperkt tot het kleine bekken met histologisch vastgestelde maligne uitbreiding naar dunne darm of omentum.

Stadium IIIA
Tumor macroscopisch beperkt tot het kleine bekken met negatieve lymfeklieren maar met histologisch bevestigde microscopische uitzaaiingen op verdere abdominale peritoneale oppervlakte.

Stadium IIIB
Tumor van één of beide ovaria met histologisch bevestigde uitzaaiingen van abdominale peritoneale oppervlakte, echter geen enkele groter dan 2 cm in doorsnede. Lymfeklieren negatief.

Stadium IIIC
Abdominale uitzaaiingen groter dan 2 cm in diameter en/of positieve retroperitoneale of inguïnale lymfeklieren.

Stadium IV
Tumor in één of beide ovaria met metastasen buiten de buikholte. Bij pleuravocht moet de cytologie positief zijn. Levermetastasen mits niet op het oppervlak maar parenchymateus.

7 Trofoblasttumoren[3]

Stadium I
De ziekte is beperkt tot de uterus. Er wordt bewust gesproken over 'ziekte' om de discussie te vermijden of een mola of persisterende trofoblast een maligne tumor is of niet.

Stadium IA
Geen risicofactoren.[4]

---

3. Meestal wordt gesproken van 'gestatie'-trofoblasttumoren ter onderscheiding van de veel zeldzamere primaire trofoblasttumoren die afkomstig zijn van kiemceltumoren zoals maligne teratoom.

4. Als risicofactoren worden beschouwd:
   1 HCG > 100.000 mE/l (serum-ßHCG > 40.000 mE/l);
   2 er zijn meer dan zes maanden verlopen sinds voorafgaande zwangerschap.
   Er wordt dus geen onderscheid gemaakt in de aard van de voorafgaande zwangerschap, wat jammer is omdat de prognose na een voorafgaande à terme zwangerschap duidelijk slechter is dan na een voorafgaande molazwangerschap. Daarom wordt nog steeds gebruikgemaakt van de Bagshawe-score (zie tabel).
   Bij de stadiëring en rapportage dient vermeld te worden of tevoren reeds chemotherapie was gegeven.
   Histologische bevestiging van het choriocarcinoom is *niet* noodzakelijk.
   De zeldzame 'placental site tumor' moet afzonderlijk worden gerapporteerd.

Stadium IB
Een risicofactor.[4]

Stadium IC
Twee risicofactoren.[4]

Stadium II
De tumor breidt zich uit buiten de uterus maar beperkt zich tot de genitalia: adnexa, vagina en lig. latum.

Stadium IIA, IIB, IIC
Afhankelijk van geen, een of twee risicofactoren.[4]

Stadium III
Tumor breidt zich uit naar de longen met of zonder betrokkenheid van de tractus genitalis.

Stadium IIIA, IIIB, IIIC
Afhankelijk van geen, een of twee risicofactoren.[4]

Stadium IV
Alle andere lokalisaties van metastasen.

Stadium IVA, IVB, IVC
Afhankelijk van geen, een of twee risicofactoren.[4]

De *Nederlandse Werkgroep Trofoblasttumoren* gebruikt bij de indeling in laag versus hoog risico de volgende criteria.

Criteria voor *laag* risico:
- geen metastasen, of metastasen zijn beperkt tot de longen en/of de vagina;
- de voorgaande zwangerschap was een mola of non-mola spontane abortus;
- er is geen eerdere chemotherapie gegeven;
- het interval tussen het einde van de voorgaande molazwangerschap en de start van de chemotherapie is minder dan 12 maanden.

Vrouwen met een persisterende trofoblast na een non-mola spontane abortus kunnen veelal in de groep met laag risico worden ingedeeld.

Criteria voor *hoog* risico:
- metastasen naar een of meer van de volgende organen: lever, hersenen, milt, nieren, botten, tractus digestivus; dit gaat nagenoeg altijd gepaard met longmetastasen;
- de voorgaande zwangerschap was à terme: het zogenaamde non-mola choriocarcinoom;
- er is resistentie opgetreden tegen eerder gegeven chemotherapie;
- het interval tussen het einde van de voorgaande zwangerschap en de start van de chemotherapie is meer dan 12 maanden.

Tabel *Prognostische score volgens K.D. Bagshawe*

	prognostische factor	punten 0	1	2	4
A	leeftijd	≤ 39	> 39		
B	voorgaande zwangerschap	mola	abortus EUG	à terme	
C	interval in maanden tussen einde voorgaande zwangerschap en begin behandeling	4	4-6	7-12	> 12
D	HCG (mE/ml)	10^3	10^3-10^4	10^4-10^5	$> 10^5$
E	AB0 bloedgroep ♀ ♂		0 × A A × 0	B × AB ×	
F	grootste tumor, waaronder ook uterustumor	< 3 cm	3-5 cm	> 5 cm	
G	plaats van metastasen	longen vagina	milt nier	tr.GI lever	hersenen
H	aantal metastasen	geen	1-4	4-8	> 8
I	voorafgaande therapie			monochemo	multichemo

Bijlage

Lijst van gynaecologisch interessante websites

Nederlands

www.nvog.nl
De website van de beroepsvereniging van gynaecologen in Nederland. Bevat buitengewoon veel en goede informatie, onder andere richtlijnen en standpunten maar ook lezenswaardige patiënteninformatie en een fraai dia-archief. De moeite dubbel en dwars waard.

www.nhg.artsennet.nl
De website van het Nederlands Huisartsen Genootschap. Onder andere standaarden met veel verwijzingen over gynaecologische onderwerpen. Ook veel patiënteninformatiefolders.

www.anticonceptie-online.nl
Website van de stichting Anticonceptie Nederland. Veel informatie over anticonceptie.

www.endometriose.nl
Hoewel primair voor patiënten bedoeld, is hier ook veel informatie over endometriose te vinden.

www.soa.nl
Bij hoofdstuk 'professionals' is veel informatie te vinden.

www.nisso.nl
Bevat onder andere een fraai overzicht van alle wetteksten op seksuologisch gebied.

www.seksualiteit.nl
Bevat links naar de hulpverlening.

www.seksuologen-nederland.nl
Alle Nederlandse NVVS-seksuologen.

www.vleesboom.nl
Hoewel opgezet voor embolisatie van myomen is hier ook veel nuttige informatie te vinden.

www.medischewebs.nl
Soort medische startpagina met vele links ook voor gynaecologie.

www.nvfb.nl
Website van de bekkenfysiotherapeuten. Onder andere lijst met aangesloten en erkende bekkenfysiotherapeuten die op postcode te zoeken zijn.

www.freya.nl
Website van de patiëntenvereniging van infertiliteitpatiënten, waar veel informatie te vinden is over het onderwerp.

www.descentrum.nl
Deze nog steeds actieve patiëntenvereniging geeft ook professionele informatie.

www.bekkenbodem.net
Van de Stichting Bekkenbodempatiënten. Professionele informatie is nog gering.

www.abortus.pagina.nl
Onderdeel van startpagina.nl. Onder andere adressen van alle abortusklinieken in Nederland.

www.europe.obgyn.net/nederland
Commerciële pagina met vele, soms goede links.

www.oncoline.nl
Bevat onder andere landelijke richtlijnen voor behandeling van gynaecologische tumoren.

www.vvog.be
Nederlandstalige website van de Vlaams-Belgische collega's.

Internationaal

www.figo.org
Website van de wereldorganisatie voor obstetrie en gynaecologie met onder andere de meest recente versie van de oncologische stadiëringen.

www.cochrane.com
Bekend.

www.ncbi.nlm.nih.gov
Het adres van het bekende en veelgebruikte 'Pubmed'.

www.uptodate.com
Heeft veel en goede reviews van gynaecologische onderwerpen. Helaas tegen betaling maar de meeste universiteiten hebben een abonnement.

www.ics.org
Website van de International Continence Society. Bevat veel informatie en abstracts over urine-incontinentie.

www.iuga.org
Website van de International Urogynecological Association.

www.path.uiowa.edu/virtualslidebox
Fraaie site met microscopische pathologieplaatjes, ook van gynaecologische ziektebeelden.

www.issvd.org
De International Society for the Study of Vulvo-vaginal Diseases geeft goede informatie over definities en links naar deelgebieden.

www.igcs.org
De International Gynecological Cancer Society geeft recente FIGO-informatie en links naar deelgebieden.

www.isstd.org
De International Society for the Study of Trophoblastic Diseases geeft goede informatie over mola's, beleid en complicaties, en choriocarcinoom.

Register

aandrangincontinentie 6
aanranding 23
abces
   -, Bartholin- 26
   -, Douglas- 101, 104
   -, para-ovarieel 240
   -, tubo-ovarieel 101, 104
abdominale zwangerschap 195
ablatie, endometrium 75, 157, 241
abortus 177
   -, beleid 182
   -, echoscopie 179
   -, habitueel 182
   -, 'missed' 181
   -, oorzaken 177
   -, septisch 180
abortus completus 180
abortus imminens 179
abortus incipiens 180
abortus incompletus 180
abortus provocatus 183
abortus provocatus lege artis (APLA) 184, 236
achterwandplastiek 235
aciclovir 28
acne 151
actinomycosis 101
acute buik 102, 108, 118, 189, 229
add-back-behandeling 96, 172
adeno-acanthoom 83
adenocarcinoom
   -, cervix 59
   -, endometrium 84
   -, ovarium 109
   -, vagina 49
   -, vulva 32
adenomyosis 96, 158
adenosis 49
adnex-extirpatie 228
adnexitis 99, 240
   -, chronisch 240
adnextumor 118
adoptie 176
à-froid-extirpatie 103
à tergo 250
agenesie

-, ovaria 107, 144
-, vagina 37, 73
agglutinatio labiorum 39
aids 28
AIS 22, 145
alfafoetoproteïne 112, 114
Allen-Masters, syndroom van 251
allergische vulvitis 26
amenorroe 142
   -, analyse 148
   -, primair 142, 147
   -, psychogeen 143
   -, secundair 142, 149
   -, WHO-classificatie 142, 150
ampulla tubae 5, 99
analesfincterreflex 212
androblastoom 111
androgeen insensitiviteitssyndroom (AIS) 22, 145
androgenisatie 22
angina, uterien 157
anorexia nervosa 143
anorgasmie 252
anovulatie 145, 152
   -, hypothalaam 172
anovulatoir syndroom 172
anteponerend bloedverlies 2
ante portam 169, 215
anteversie-flexie 12, 14, 71
anti-androgene hormonen 151
anticoagulantia 154
anticonceptie 215
   -, mammacarcinoom 219
   -, oraal 217
anti-epileptica 218
antofosfolipidesyndroom 182
antilichamen 167, 225
anti-Müller-hormoon (MIF) 21, 144
antiprogesteron 184
anus praeternaturalis 125, 214
anus vestibularis 22
APLA 184, 236
aplasia vaginae 37, 73
appendectomie 163
appendicitis 102, 163, 192
arbor vitae 5

areola mammae *135*
Arias-Stella-fenomeen *154, 189*
arrenoblastoom *111*
arteria uterina *5, 107*
ASA *167*
ascites *113, 125, 259*
Asherman, syndroom van *75, 146, 158, 178*
aspecifieke vaginitis *43*
aspermie *164*
aspirotomie *184*
asthenozoöspermie *164*
atresia hymenalis *37*
atrofische vaginitis *44*
A/V-shunt *154*
axillabeharing *135*
Ayre-spatel *53*
azoöspermie *164, 175*

Bacteroides fragilis 43, 100
Baldy-operatie *71*
balgevoel *198*
ballenkaartje *165*
bandenpijnsyndroom *241, 251*
Barr-lichaampje *144*
Bartholin
   -, abces *26*
   -, cyste *31, 232*
   -, klier *26, 232*
bartholinitis *26*
basaletemperatuurcurve (btc) *133, 152, 167*
Behçet, ziekte van *25*
bekkenbodemgymnastiek *212*
bekkencongestie *251*
bekkennier *117*
bekkenpijnsyndroom *251*
BEP-kuur *111*
besnijdenis *24*
bevolkingsonderzoek *69*
bicarbonaatspoeling *45*
bijhoorn, rudimentair *192*
bijnier
   -, congenitale hyperplasie *22*
   -, tumor *150*
Bilharzia *154*
biopsie
   -, cervix *60*
   -, portio *237*
   -, testis *167*
   -, vulva *29, 232*
blaasfistel *206*
blastocyste *132*
blauwtest
   -, blaasfistel *207*
   -, tuba *169, 227, 238*
blind opzetten *142*
bloeding
   -, contact- *4, 64, 151*
   -, dervings- *152*

-, doorbraak- *152*
-, dysfunctioneel *152, 153, 156*
-, juveniel *137*
-, onttrekkings- *152*
-, ovulatie- *102, 192*
-, postmenopauzaal *84, 138*
-, tussen- *151*
bollewanguterus *170*
Bonnevie-Ullrich, syndroom van *144*
borderline tumoren *109*
Bowen, ziekte van *32*
BRCA-genmutatie *126*
Brenner-tumor *110*
bromocriptine *150*
BTC *133, 152, 167*
buikpijn, chronisch *104, 251*
buikwandneuralgie *251*
buitenbaarmoederlijke zwangerschap zie eug
buis van Gartner *5*
buizen van Müller *21*
buizen van Wolff *21*
Burch-plastiek *210*
burning vulvitis *24, 250*

C-reactief proteïne (CRP) *102*
CA-125 *94*
Call-Exner-lichaampjes *110*
Candida albicans 28, 41
capacitatie *163, 168*
capuchon *20*
carcinoma in situ zie CIS
carcinoom
   -, cervix *58, 256*
   -, chorio- *185, 261*
   -, clear cell-adeno- *49, 110*
   -, embryonaalcel- *112*
   -, endometrioïd *93, 109*
   -, endometrium *91, 117, 257*
   -, mamma *139, 219, 240*
   -, ovarium *84, 258*
   -, tuba *84, 259*
   -, vagina *48, 255*
   -, vulva *31, 255*
caruncula myrtiformis *20, 24*
caruncula urethrae *31, 250*
cavum Douglasi *2, 94, 101*
cervexbrush *52*
cervical hostility *163, 169, 174*
cervicale intra-epitheliale neoplasie (CIN) *59*
cervicale zwangerschap *195*
cervicitis *56*
   -, chronisch *56*
cervix
   -, droog *163*
   -, factor *168*
   -, infiltratiediepte *256*
cervixcarcinoom *58, 256*
   -, biopsie *60*

-, chemotherapie *68*
-, chronische salpingitis *69*
-, endofytisch *63*
-, exofytisch *63*
-, incidentie *58*
-, leiomyoom *69*
-, micro-invasief *66, 256*
-, ovariumtumor *69*
-, radiotherapie *67*
-, screening *69*
-, terminale zorg *125*
-, therapie *64*
-, tonvormig *63*
-, uitbreiding *63*
-, zwangerschap *69, 119*
cervixfactor *168*
cervixinsufficiëntie *185*
cervixpoliep *57*
cervixstenose *61, 146, 158*
chaperonne *9*
checklist
    -, pil *220*
    -, sterilisatie *226*
chemo-radiotherapie *68*
chemoradiatie *67*
chemotherapie
    -, cervixcarcinoom *68*
    -, endometriumcarcinoom *88*
    -, inductie *123*
    -, neo-adjuvante *125*
    -, ovariumtumoren *124*
    -, trofoblasttumor *187*
chlamydia trachomatis (CT) *56, 100, 156, 162*
chocoladecyste *93, 109*
choriocarcinoom *185, 261*
choriongonadotropine (HCG) *131, 179*
chromopertubatie *169, 238*
chromosomaal onderzoek *147, 182*
CIN *59*
circumcisie *24*
CIS *59*
    -, cervix *59*
    -, endometrium *83*
    -, vagina *48, 236*
    -, vulva *31*
cisplatinum *88*
clear cell-adenocarcinoom *49, 110*
climacterium *137*
climacterum praecox *145*
clip-sterilisatie *227*
clitoris *19*
    -, hypertrofie *21*
clomifeen *172*
clue cells *40, 43*
coitus interruptus *215*
colongroeven *121*
colpitis *39*
colpocleisis *203, 235*

colporrhaphia *203, 234*
colposcopie *55, 60*
colposuspensie *245*
colpotomie *104*
combinatiepil *217*
condooms *216*
condylomata acuminata *27, 31, 58*
condylomata lata *31*
congenitale bijnierhyperplasie *22*
congesties *138*
conisatie *61, 238*
contactbloedingen *4, 64, 151*
continuation rate *215*
conversie, perifeer *139*
corpus luteum *108, 131, 192*
craniofaryngioom *142*
CRL-waarde *179*
Crohn, ziekte van *27, 213*
CRP *102*
cryocoagulatie *61, 238*
cryptomenorroe *75, 93, 146*
cryptorchisme *165*
ct zie Chlamydia
culdokèle *199*
curettage *156, 236*
    -, afwijkingen na *74*
    -, gefractioneerd *84*
    -, micro- *132*
    -, Pipelle *72, 85, 236*
    -, VABRA *72, 236*
    -, vacuüm- *182, 236*
Cusco-speculum *12*
cyproteron *27, 151*
cyste
– van Bartholin *31*
    -, chocolade- *93, 109*
    -, dermoïd- *112*
– van Gartner *48*
    -, mesenteriaal *117*
– van Nuck *19, 31*
    -, parovarieel *99*
    -, retentie- *108*
    -, teer- *93*
    -, thecaluteïne- *108*
    -, vagina *48*
cystectomie *239*
cystogram *209*
cystokèle *199*
cystometrie *209*
cytologisch onderzoek *52*
cytolysis *45*
cytostatica zie chemotherapie

danazol *22, 95*
darmobstructie (ileus) *95, 125*
Davidov-plastiek *38*
debulking *123*
deciduale reactie *132*

deciduazakje *189*
decubitusulcus *198*
defecatie, geobstrueerde *198*
defecatiedrang, loos *189*
defecografie *214*
défense musculaire *101, 190*
dehydro-epiandrosteron (DHEA) *150*
dermatitis, allergisch *26*
dermoïdcyste *112*
dervingsbloedingen *152*
DES *49, 163, 178, 191*
descensus uteri *199*
desogestrel *219*
desquamatieve vaginitis *25*
detrustorinstabiliteit *208*
dexamethasonsuppressietest *150*
DHEA *150*
diabetes *218*
diaphragma pelvis *197*
diënestrol *29*
diëthylstilbestrol (DES) *49, 163, 178, 191*
digitatie *6*
dihydrotestosteron *21*
discriminatoire zone (DZ) *179*
diverticulitis *102, 117*
Döderlein-bacteriën *37*
dooierzakje *179*
doorbraakbloedingen *152*
Double Dutch *216*
Douglas-abces *101, 104*
Douglasikèle *199*
down-regulatie *171*
doxorubicine *88*
draagmoeder *50, 174*
drape *9*
DRE *201*
droge ('dry') cervix *163*
drospirenon *218*
duplex *184*
Dutch cap *216*
dynamic rectal examination (DRE) *201*
dysesthesie, vulvoperineaal *30*
dysfunctionele bloeding *152, 153, 156*
dysgenesie *144*
dysgerminoom *111*
dyskariosis *53*
dysmenorroe *75, 94, 157, 241*
dyspareunie *249*
dysplasie, cervix *59*
dystrophia vulvae *29*
DZ *179*

echoscopie *71, 147, 156, 168, 179*
ectocervix *51*
ectopische ureter *45*
ectopische zwangerschap *189*
ectropion *52*
EED *71*

ejaculatie *164*
-, retrograad *165, 169*
ejaculatio ante portam *169, 215*
ejaculatio praecox *166*
elektromyografie *209*
elongatio colli *199*
embryonaalcelcarcinoom *112*
embryotomie *184*
embryotransfer (ET) *174*
endocervix *51*
-, curettage *56, 60*
-, spreider *55*
endofytisch cervixcarcinoom *63*
endometrioïd carcinoom *93, 109*
endometriosis *91, 146*
-, therapie *95*
-, vulva *31*
endometriosis interna *91, 96*
endometritis *163*
endometritis decidualis *183*
endometritis puerperalis *75*
endometritis tuberculosa *76*
endometriumcarcinoom *91, 117, 257*
-, pathologische anatomie *83*
-, stagering *85, 258*
-, therapie *86*
endometriumpoliep *76, 158*
endometriumresectie (ablatie) *72, 75, 157, 241*
endosalpingiosis *97*
enteritis regionalis *102, 213*
enterokèle *199*
enterokèleplastiek *236*
entodermale sinus *112*
enucleatie, myomen *81, 174, 242*
epidermisatie *52*
epididymispunctie *175*
epilatie *150*
episiotomie *250*
epoophoron *5*
erosie *52*
Essure *227*
ET *174*
etonogestrel *221*
etoposide *125, 187*
EUG *188*
-, algoritme *190*
-, risicofactoren *191*
-, therapie *194*
evaporatie *238*
Evra *222*
exenteratie *68*
exofytisch cervixcarcinoom *63*
exstrophia vesicae *22*
exteriorisatie *232*
extra-uteriene zwangerschap, *zie* EUG
extrafasciale uterusextirpatie *243*

Fallope-ring *227*

faraonische besnijdenis *24*
feminisatie, testiculair *22, 144*
fenestratie *119*
fertilisatie in vitro *100, 175*
fibromyomen *77*
fibroom *111*
FIGO-stageringen *255*
Filshie-clip *227*
fimbriae *5, 99*
fimbriolysis *173, 240*
fistel
    -, enterovaginaal *213*
    -, rectoperineaal *213*
    -, rectovaginaal *213, 235, 244*
    -, sigmoïdovaginaal *213*
    -, ureterovaginaal *213*
    -, vesicovaginaal *213, 235, 244*
FitzHugh-Curtis, syndroom van *57*
fluor *39*
    -, bij kinderen *45*
    -, postmenopauze *44, 80*
focale vulvitis *250*
foetale hartactie *179*
foetale pool *179*
folliculaire fase *131*
follikel, persisterend *3, 138, 153*
follikelaspiratie *174*
follikelselectie *131*
follikelstimulerend hormoon (FSH) *130*
follitropine *172*
fornix *5, 37*
fossa navicularis *20*
fossa obturatoria *64*
fourchette *19*
Fox-Fordyce, ziekte van *30*
Frank, methode van *38*
Friedrich, trias van *250*
frigiditeit *249*
frozen pelvis *101*
fructose in semen *167*
FSH *130*
funduspositie *223*

galactorroe *143*
gang van Wolff *5*
Gardnerella *43, 47*
garrulitas vulvae *199*
Gartner-cyste *48*
Geheimratsecken *150*
gender-identiteit *144*
gentiaanviolet *28, 42*
geobstrueerde defecatie *198*
geslachtsdifferentiatie *22*
gestagenen *153*
gestodeen *219*
glandula para-urethralis van Skene *20*
glandula vestibularis major Bartholini *19*
GNRH *82, 131, 171*

GNRH-analoog *96, 171, 172*
GNRH-stimulatietest *147*
gonadal streaks *144*
gonadoreline (GNRH) *82, 131, 171*
gonorroe *56*
    -, salpingitis *99*
granuloma inguinale *25*
granulosacellen *131*
granulosaceltumor *110*
graviditeit, extra-uterien *188*
groeispurt *136*
grootmoedertheorie *137*
G-spot *252*

habituele abortus *182*
haematocolpos *37, 146*
haematometra *61, 146, 241*
haematosalpinx *104, 146*
haemophilus vaginalis *43, 47*
hairless woman *144*
hanenkam *49*
hartactie, foetaal *179*
Hart-lijn *20*
HCG *131, 179*
Hegar-dilatator *236*
herhalingsadvies *70*
hermafroditisme *21*
herpesvulvitis *27*
hersterilisatie *228*
heterotope zwangerschap *193*
hidradenitis *26*
hidradenoom *31*
hidranitis *26*
hirsutisme *150*
HIV *28, 216*
HMG (Humegon) *172*
Hodge-pessarium *202, 210*
Hodgkin, ziekte van *145*
HPV *27, 31, 32, 58, 219*
HRT *140*
HSG *50, 170*
HST *140*
HSV *27*
humaan menopausaal gonadotropine (HMG) *172*
hydatide van Morgagni *5, 99*
hydronefrose *64, 68*
hydrops tubae profluens *105*
hydrosalpinx *101, 105, 117*
hymen *20, 24*
    -, atresie *37*
hyperandrogenisme *149, 150*
hyperinsulinisme *146*
hypermenorroe *2, 151*
hyperplasie *153, 155*
    -, complex *84*
    -, simpel *83*
    -, squameus *30*
hyperprolactinemie *143*

hyperstimulatiesyndroom *171*
hyperthermie *68*
hypertone zoutoplossing *184*
hypertrichosis *150*
hypomenorroe *2, 151*
hypothalame anovulatie *171*
hysterectomie zie uterusextirpatie
hysterosalpingogram (HSG) *50, 170*
hysteroscopie *72, 74, 156, 170, 236*
hysteroscopische sterilisatie *227*
hysterotomie *184*

ICSI *175*
ileus *95, 125*
imiquimod *31*
immissio penis *247*
implantatie
    -, oestradiol *82*
in-vitrofertilisatie (IVF) *100, 175*
incarceratie *178*
incest *8*
incidentie
    -, cervixcarcinoom *58*
    -, endometriumcarcinoom *91*
    -, ovariumcarcinoom *107*
    -, tubacarcinoom *105*
    -, vaginacarcinoom *48*
    -, vulvacarcinoom *31*
incontinentia urinae *205*
incontinentie *205*
    -, dagboek *209*
    -, detrusor *208*
    -, overloop- *206*
    -, sfincter- *205, 244*
    -, stress- *205, 244*
    -, urge- *6, 205*
inductiechemotherapie *123*
infertiliteit *161*
    -, onverklaarde *165*
    -, primair *165*
    -, secundair *165*
    -, sub- *165*
infibulatie *24*
infiltratiediepte (definiëring)
    -, cervix *256*
    -, vulva *255*
infundibulum tubae *5, 99*
inhibine *131, 146*
innestelingsbloeding *2*
inseminatie *175*
inspanningsincontinentie *6*
interceptie *222*
interstitiële zwangerschap *194*
intracytoplasmatische sperma-injectie (ICSI) *175*
intrafasciale uterusextirpatie *243*
intraligamentaire myoom *77*
intra-uteriene inseminatie (IUI) *174, 175*
intra-uterine device (IUD) *75, 100, 222*

inverted papilloma *58*
ischias *64*
isthmica nodosa, salpingitis *101*
isthmus, cavum uteri *71*
isthmus tubae *5*
IUD *75, 100, 222*
IUI *174, 175*
IVF *100, 175*

Jones, operatie van *74*
juveniele bloedingen *137*

Kallmann, syndroom van *142*
kapselruptuur *259*
kat in de kelder-fenomeen *238*
Kelly-procedure *211*
KID *175*
kiemceltumoren *111*
KIH *175*
kinderen
    -, fluor *45*
    -, onderzoek *16*
kinderloosheid *161*
Klinefelter, syndroom van *165*
koilocytose *58*
KOPAC-B *53, 60*
kunstmatige inseminatie *175*
kunstmatige menopauze *96*
Kurzrock-Miller-test *169*

Labhardt-plastiek *235*
labia majora *19*
labia minora *19*
laceratie *51*
Lactacid *44*
LAM-methode *219*
laparoscopie *169, 192, 227, 238*
laparoscopische uterusextirpatie *244*
large loop excision of the transformation zone (LLETZ) *61, 238*
laser *61, 96, 238*
LDH *115*
leiomyoom *69, 77*
leiomyosarcoom *88*
lengtegroei *136*
lentigo *31*
Leptothrix *40*
leukoplakie
    -, cervix *55*
    -, vulva *29*
levatorplaat *197*
leverceladenoom *219*
levonorgestrel *222*
LH *131*
LHRH, *zie* GNRH
LH-surge *131*
LH-test *176*
libido *133, 247*

lichen planus *25*
lichen sclerosus *29, 232*
liesblok *34*
liesbreukoperatie *165*
ligament van Cooper *245*
ligamentum infundibulo-pelvicum *107*
ligamentum latum *107*
ligamentum ovarii proprium *5*
ligamentum rotundum *107*
ligamentum sacro-uterinum *243*
ligamentum suspensorium ovarii *107*
ligamentum teres uteri *107*
lipoid cell tumor *110*
lisexcisie *61, 238*
lithopaedion *195*
lividiteit *13*
LLETZ *61, 238*
LNG-IUD *223*
lubricatie *250*
lues *25*
LUF-syndroom *168*
luteale fase *132*
luteale insufficiëntie *132, 155, 178*
luteïniserend hormoon (LH) *131*
luteinized unruptured follicle (LUF) *168*
luteolysis *131*
luteoma *108*
luteo-placentaire shift *119, 178*
lymfangiografie *116*
lymfokèle *67*
lymphogranuloma venereum *25*

MacIndoe, split-skin volgens *38*
mammacarcinoom *139, 219, 240*
Manchester-plastiek *235*
manometrie *214*
Mantoux-reactie *76*
mapping *32, 232*
marsupialisatie *26, 232*
MAR-test *167*
masculinisatie *22*
mastectomie *249*
mastodynie *158*
maternale sterfte *178*
matronepoliep *76*
Mayer-Rokitansky-Küster, syndroom van *38, 146*
Meigs, syndroom van *124*
melaena *95*
melanosarcoom *32*
menarche *134*
mengtumor, mesodermaal *88*
meno-metrorragie *3*
menopauze *137*
    -, kunstmatig *96*
    -, prematuur *137*
menorragie *2, 151*
menstruatie *129, 132*
    -, retrograad *93*

menstruatieverschuiving *159*
menstruele cyclus, registratie *152*
MESA *175*
mesenteriale cysten *117*
mesodermale mengtumor *88*
mesonephrosbuis *5*
metaplasie, endocervix *52*
methotrexaat
    -, bij EUG *194*
    -, bij trofoblasttumor *187*
metroplastiek *74*
metrorragie *2, 151*
    -, beleid *155*
    -, oorzaken *154*
    -, postmenopauze *84*
metrorragie des jeunes vierges *136, 153*
microchirurgische epididymale sperma-aspiratie (MESA) *175*
microcurettage *132*
micro-invasief cervixcarcinoom *66, 256*
mifepriston *184*
minipil *218*
Mirena *156, 223*
MIS *22, 144*
misoprostol *181*
miskraam *177*
missed abortion *181*
mixed antiglobulin reaction (MAR) *167*
mixed Müllerian tumor (MMT) *88, 110*
Mobiluncus *44*
mola, partieel *185*
mola destruens *185*
mola hydatidosa *185*
molimina menstrualia *37*
molluscum contagiosum *28*
monofasische pil *218*
mons veneris *19*
Monsel-oplossing *56*
Morgagni-hydatide *5, 99*
morning-afterpil *222*
mozaïek *55*
MTX zie methotrexaat
mucineuze tumoren *109*
mucocolpos *37*
mucokèle *109*
Müller, buizen van *21*
Müller-inhiberende factor *144*
multichemotherapie *124*
Multiload *223*
Mycoplasma *44*
myomen *77*
    -, enucleatie *81*
    -, infertiliteit *78*
    -, intraligamentair *77*
    -, submukeus *154, 158, 163, 178*
myxoma zie pseudomyxoma

naevus *31*

Nederlandse Vereniging voor Obstetrie en Gynaecologie (NVOG) *165*
nefrostomie *68*
neo-adjuvante chemotherapie *125*
nervus pudendus *212*
neuromodulatie *211*
Nickerson-medium *42*
norgestimaat *218*
normospermie *166*
Nuck-cyste *19, 31*
Nuvaring *222*
NVOG *165*
nycturnie *206*

OAC *zie* orale anticonceptie
OAC-belastingstest *147*
oedeem, ovarieel *118*
oestradiol *131, 140*
oestrogeentest *147*
oestrogenen
    -, kristallen *140*
    -, mammacarcinoom *139*
    -, pleisters *140*
    -, preparaten *139*
    -, substitutie *126*
Okabayashi-modificatie *66, 244*
oligo(astheno)spermie *164, 175*
oligomenorroe *2, 151*
Olijf *66*
omentum cake *121*
omentum majus *121*
oncogene typen *58*
onthouding, periodiek *216*
ontsnappingsovulatie *218*
onttrekkingsbloeding *152*
oöforectomie *239*
operatieverslag *245*
opstijgingen *138*
orale anticonceptie (OAC) *217*
orchidopexie *165*
orgasme *82, 244, 248*
osteoporose *138, 142*
ostium anatomicum internum *5*
ostium cervicis *51*
ostium histologicum internum *5*
Ovabloc *227*
ovariëctomie, profylactisch *126*
ovarieel oedeem *118*
ovarium, agenesie *107, 144*
ovariumtumor *69, 84, 258*
    -, chemotherapie *124*
    -, familiaal voorkomen *126*
    -, incidentie *58, 107*
    -, terminale zorg *125*
    -, zwangerschap *119*
overactieve blaas *206*
overgangszone *52*
overloopincontinentie *206*

overtijdbehandeling *184, 236*
ovula Nabothi *52*
ovulatie *5, 131*
ovulatiebloeding *102, 192*
ovulatie-inductie *171*
ovulatieremmer *156*
ovulatievoorspelling *176*
oxyuren *28*

paalverwonding *23*
Paget, ziekte van *32*
panhypopituïtarisme *143*
Papanicolaou *52, 69*
papilloma, inverted *58*
papillomavirus (HPV) *27, 31, 32, 58, 219*
paracolpium *15*
parametrium *15*
parametropathie *251*
para-ovarieel abces *240*
paroophoron *5*
parovariële cyste *99*
partiële mola *185*
PCO-syndroom *108, 145, 172*
PCR-test *41*
PCT *168*
Pearl-index *215, 218, 222*
pelveoperitonitis *103, 181*
pelvic inflammatory disease (PID) *99*
pelvic organ prolapse quantification score (POP-Q) *199*
pelvicopathie *241, 251*
perforatie *237, 241*
peridiverticulitis *100, 213*
perifere conversie *139*
perineoplastiek *203, 235*
perineumruptuur *212*
periodieke onthouding *216*
persisterende follikel *3, 138, 153*
persisterende trofoblast *185*
pertubatie, chromo- *169, 238*
PESA *175*
pessarium *201*
pessarium occlusivum *216*
Pfannenstiel-incisie *121*
phimosis fimbriae *163*
pick-up-mechanisme *163*
PID *99*
PIF *131, 172*
pil *217*
    -, bijwerkingen *218*
    -, checklist *220*
    -, eerste, tweede, derde generatie *218*
    -, lactatie *219*
    -, mini- *218*
    -, morning-after- *222*
    -, pilvrije week *218*
    -, prik- *221*
    -, vergeten *218*

-, zevendagenregel *218*
Pipelle-canule *72, 85, 236*
placentarest *154*
plexus lumbosacralis *64*
PMS-syndroom *158*
pockets *170*
podofylline *31*
POF-syndroom *145, 150*
pofmouwen, HSG *50*
poliep
   -, cervix *57*
   -, endometrium *76, 158*
polycysteus ovariumsyndroom (PCO) *108, 145, 172*
polymenorroe *2, 151*
Pomeroy-operatie *227*
pool, foetaal *179*
POP-Q *199*
portio *51*
portioamputatie *238*
portiobiopsie *237*
post-coitum-test (PCT) *168*
postcoïtale anticonceptie *222*
postpilamenorroe *143, 220*
postmenopauze *137*
   -, bloedverlies *84*
   -, fluor *84*
postponerend bloedverlies *2*
preëclampsie *186*
premature menopauze *137*
premature ovarian failure (POF) *145, 150*
premenopauze *137*
premenstruele spanning (PMS) *158*
prikpil *221*
primaire amenorroe *142, 147*
procidentia *199*
profylactische ovariëctomie *126*
progerie *144*
progestagenen *141, 153*
progesteron *129*
progesteronbepaling *168*
progesterontest *147*
prolactin inhibiting factor (PIF) *131, 172*
prolactine *149, 172*
prolaps *197*
prolapsoperatie *233, 249*
pruritus vulvae *30*
psammoomlichaampje *109*
pseudocyesis *144*
pseudo-hermafroditisme *21*
pseudomyxoma peritonei *109*
pseudo-ring *191*
pseudo-zwangerschap *95*
psoriasis *30*
pubarche *135*
pubertas praecox *110*
pubertas tarda *136*
puberteit *134*
pudendusflap *38*

punctie, transvaginaal *100*
pyometra *76*
pyosalpinx *101, 104*

radicale uterusextirpatie *244*
radicale vulvectomie *34, 232*
rectokèle *198*
rectumcarcinoom *213*
rectumfistels *213, 235, 244*
refertilisatie
   -, man *175*
   -, vrouw *229*
reflex, anale sfincter *208*
remnant ovary-syndroom *104, 108*
reservecellen *52*
residual ovary-syndroom *108*
responscyclus *247*
retentiecyste *108*
retrograde ejaculatie *165, 169*
retrograde menstruatie *93*
retroversie-flexie *12, 14, 71*
   -, dyspareunie *249*
   -, dysmenorroe *158*
   -, infertiliteit *163*
   -, spontane abortus *191*
reukstoornis *142*
reuma *249*
Richter-operatie *236*
ringtest *201*
roseolae *25*
rozenkranstuba *101*
rubberknoppessarium *202, 210*
rudimentaire bijhoorn *192*
rugae *37*
ruptuur, perineum *212*

sacrale neuromodulatie *211*
sacropexie *211, 236*
sacroutineria-cardinalia-complex *203*
sactosalpinx *170*
saline infused sonohysterography (SIS) *71*
salpingectomie *240*
salpingitis *99, 191*
   -, chronisch *104, 251*
   -, 'stille' *57, 100*
   -, tuberculeus *106*
salpingolysis *173, 240*
salpingo(neo)stomie *240*
salpingo-oöforectomie *240*
salpingo-oophoritis *107*
salpingostomie *173*
salpingotomie *191, 240*
salpinx *99*
sandwich *71*
sarcoma botryoides *88*
sarcoom, corpus uteri *88*
scabies *28*
schaamluizen *28*

Schauta-operatie 69
schijnzwangerschap 144
schildklierfunctie 156
schildwachtklier 34
schouderpijn 189
SCJ 5, 52
screening, cervixcarcinoom 69
SCST 110
second look 125
sectio caesarea, complicaties 75
sectio parva 184
secundaire amenorroe 143, 149
-, beslisboom 148
seksualiteit, fasen van 247
seksueel misbruik 20, 46
selectieve serotonineheropnameremmer (SSRI) 158
septische abortus 180
septum vaginae 39, 163
sereuze ovariumtumoren 109
serotonineheropnameremmer (SSRI), selectieve 158
Sertoli-Leydig-celtumor 111
sex hormone binding globulin (SHBG) 131, 140
sex cord stromacell tumor (SCST) 110
Seyfferth-speculum 12
sfincterincontinentie 212
SHBG 131, 140
Sheehan, syndroom van 143
Shirodkar-cerclage 238
sigmoïdovaginale fistel 213
SIL 53
Sims-Hühner-test 168
Sims-ligging 15
sinus, entodermaal 112
sinus urogenitalis 21
SIS 71
skeletleeftijd 147
Skene, kliertje van 20
skinning vulvectomy 32
sleutelcellen 40, 43
snuiftest 43
soiling 7
Somalië 24
sonohysterography (SIS), saline induced 71
spatium Retzii 245
sperma
    -, afwijkingen 164
    -, bank 176
    -, normale waarden 164
    -, opgewerkt 175
spermatogenese 164
spermacide stoffen 216
sphincter ani 212
spill 120
Spinnbarkeit 51, 163
spotting 2, 151, 218
squameuze hyperplasie 30

squamo-columnar junction (SCJ) 5, 52
squamous intra-epithelial lesion (SIL) 53
SRY 21
SSRI 158
stagering volgens FIGO 255 e.v.
stageringslaparotomie 123
Stein-Leventhal, syndroom van 108
stenose, cervix 61, 146, 158
sterilisatie
    -, man 225
    -, reversibiliteit 229
    -, vrouw 225
    -, vrouw, complicaties 227
    -, vrouw, hersterilisatie 228
steriliteit 161
stille salpingitis 57, 100, 163
stippeling 55
stompcarcinoom 69
streak gonads 107, 144
stressincontinentie 6, 205, 244
strijkje 52, 69
    -, betrouwbaarheid 54
stromaceltumor 88, 110
stromatosis 97
struma ovarii 107
Stuart-transportmedium 56
Sturmdorff-hechtingen 238
subfertiliteit 161
submukeuze myomen 154, 158, 163, 178
substitutie, oestrogenen 126
subtotale uterusextirpatie 82, 242
sub-vijftig-pil 218
succulentie 51
sulcus nymphohymenalis 19
sunna 24
supravaginale uterusextirpatie 82, 242
suspensieoperatie 210
Swyer, syndroom van 146
syndroom
    -, Allen-Masters 251
    -, androgeen insensitiviteits- (AIS) 22, 145
    -, anovulatoir 172
    -, Arias-Stella 154, 189
    -, Asherman 75, 146, 158, 178
    -, bandenpijn- 241, 251
    -, bekkenpijn- 251
    -, Bonnevie-Ullrich 144
    -, Fitz-Hugh-Curtis 57
    -, hyperstimulatie 171
    -, Kallmann 142
    -, Klinefelter 165
    -, LUF- 168
    -, Mayer-Rokitansky-Küster 38, 146
    -, Meigs 124
    -, PCO- 108, 145, 172
    -, pms- 158
    -, POF- 145, 150
    -, remnant ovary 104, 108

-, residual ovary *108*
-, Sheehan *143*
-, Stein-Leventhal *108*
-, Swyer *146*
-, Turner *146*
synechia vulvae *23*
synechiae *39, 163, 174*

tamoxifen *85*
tampon *132*
tamponziekte *44*
Tanner-indeling *135*
TDF *21*
teercyste *93*
tension-free vaginal tape (TVT) *244*
teratoom *112*
teratozoöspermie *164*
terminale zorg
   -, cervixcarcinoom *125*
   -, ovariumtumor *125*
   -, vulvacarcinoom *125*
tese *175*
testiculaire feminisatie *22, 144*
testiculaire sperma-extractie (TESE) *175*
testis-definiërende factor (TDF) *21*
testisbiopsie *167*
testosteron *21, 150, 175*
thalidomide *178*
theca in- en externa *131*
thecaceltumor *110*
thecaluteïnecysten *108*
thelarche *135*
tijdslijn *89*
TIR *191*
Tompkins-operatie *74*
tonvormig cervixcarcinoom *63*
topotecan *125*
toprecidieven *84*
torsie *105, 192, 229*
Torulopsis glabrata *41*
TOT *245*
totaalextirpatie *242*
totale prolaps *197*
totale ruptuur *212*
trachelectomie *67*
transaxaminezuur *157*
transformatiezone *52*
transmissie *205*
trans obturatorius tape (TOT) *245*
transperitoneale migratie *188*
transplantatietheorie *93*
transvaginale punctie *100*
trauma vulvae *24*
Trélat-speculum *12*
trias van Friedrich *250*
trichloorazijnzuur *31*
Trichomonas *42*
trigonum *2*

triple-incision technique *34*
triploïdie *185*
trofoblast, persisterend *185*
trofoblast in regressie (TIR) *191*
trofoblasttumor *260*
   -, chemotherapie *187*
tuba
   -, carcinoom *84, 259*
   -, chirurgie *173, 240*
   -, functie *169*
   -, pars intramuralis *5*
   -, prolaps *250*
   -, rozenkrans *101*
tuba-oophoritis *101*
tuberculeuze salpingits *106*
tuberculose *25, 100*
tubo-ovarieel abces *101, 104*
tuboperitoneale fistel *228*
tumor
   -, adnex- *118*
   -, borderline *109*
   -, Brenner *110*
   -, endometrioïd *110*
   -, granulosacel- *110*
   -, kiemcel- *111*
   -, lipoid cell *111*
   -, mucineus *109*
   -, sereus *109*
   -, Sertoli-Leydig-cel- *111*
   -, stagering *121*
   -, stromacel- *88, 110*
   -, thecacel- *110*
   -, torsie *118, 192*
   -, trofoblast *260*
tumor-merker *115, 187*
Turner, syndroom van *146*
tussenbloeding *151*
TVT *244*
'tweelokettensysteem' *176*

ulcus, decubitus *198*
ulcus molle Ducreyi *25*
uremie *64, 68*
ureter *5*
   -, ectopisch *45*
ureterovaginale fistel *67, 213*
urethradivertikel *48*
urethradrukprofiel *209*
urethrokèle *199*
urge-incontinentie *6, 205*
urineverlies *6*
urodynamisch onderzoek *208*
uroflowmetrie *208*
uterus, retroversie *12, 14, 71*
uterus arcuatus *74*
uterus bicornis *74*
uterus didelphys *74*
uterus duplex *73*

uterus myomatosus *117, 156*
uterus septus *74*
uterus unicornis (simplex) *74*
uterusanomalie *182*
uterusaplasie (-agenesie) *37, 73*
uterusextirpatie *82, 227, 241*
 -, complicaties *244*
 -, extra
 -, indicatie *241*
 -, intrafasciaal *243*
 -, laparoscopisch *244*
 -, methodieken *243*
 -, radicaal *244*
 -, rudimentair *157*
 -, ruptuur *241*
 -, soorten *242*
 -, subtotaal *82, 242*
 -, supravaginaal *82, 242*
 -, vaginaal *243*

VABRA-curettage *72, 236*
vacuümcurettage *184, 236*
vagina
 -, cysten *48*
 -, septum *39, 163*
vaginablindzakprolaps *199*
vaginacarcinoom *48, 255*
vaginakoepelprolaps *199*
vaginale intra-epitheliale neoplasie (VAIN) *49, 236*
vaginale sterilisatie *227*
vaginale uterusextirpatie *243*
vaginaspoeling *44, 174*
vaginectomie *236*
vaginisme *251*
vaginitis *39*
 -, aspecifiek *43*
 -, atrofisch *44*
 -, desquamatief *25*
vaginitis follicularis *43*
vaginografie *214*
vaginosis *43*
VAIN *49, 236*
vapeurs *138*
varentest *51*
varicokèle *165*
veegtest *46*
Veiels depwater *26*
verkrachting *23*
verlate puberteit *136*
vermageringskuur *143*
verwijdingsplastiek *232*
verzakking *198*
vesicovaginale fistel *206, 235, 244*
vestibulitis *24*
vestibulum *20*
VIN *29, 32*
virgo *20*
virilisatie *22, 150*

vlokkentest *178*
voorwandplastiek *202*
vulvabiopsie *29, 232*
vulvacarcinoom *31, 255*
 -, terminale zorg *125*
vulvaire intra-epitheliale neoplasie (VIN) *29, 32*
vulvairevestibulitissyndroom (VVS) *250*
vulvaplastiek *22*
vulvectomie
 -, radicaal *34, 232*
 -, skinning *32*
vulvitis *24*
 -, focaal *250*
vulvodynie *25, 250*
vulvoperineale dysesthesie *30*
vulvovaginitis *24*
VVS *250*

waterecho *71*
Wertheim-operatie *66, 87, 244*
Wet op de zwangerschapsonderbreking *183*
WHO-classificatie, amenorroe *142*
wigexcisie *146, 172*
Willebrand, ziekte van von *154*
windei *177*
Wolff, gang van *5*

zandbakvulvitis *28*
zedenkit *23*
zeefpessarium *202*
ziekte van
 – Behçet *25*
 – Bowen *32*
 – Crohn *27, 213*
 – Fox-Fordyce *30*
 – Hodgkin *145*
 – Paget *32*
 – von Willebrand *154*
zoutinstillatie *184*
Z-plastiek *203*
zuigcurettage zie vacuümcurettage
zure fosfatase (prostaatfunctie) *167*
zwaailapplastiek *233*
zwangerschap
 -, abdominaal *195*
 -, cervicaal *195*
 -, cervixcarcinoom *69, 119*
 -, ectopisch *189*
 -, extra-uterien *102, 189*
 -, heterotope *193*
 -, interstitieel *194*
 -, ovariumtumor *118*
 -, sterilisatie *228*
zwangerschapsring *179*
zwangerschapstest *179*

GPSR Compliance
The European Union's (EU) General Product Safety Regulation (GPSR) is a set of rules that requires consumer products to be safe and our obligations to ensure this.

If you have any concerns about our products, you can contact us on

ProductSafety@springernature.com

In case Publisher is established outside the EU, the EU authorized representative is:

Springer Nature Customer Service Center GmbH
Europaplatz 3
69115 Heidelberg, Germany

www.ingramcontent.com/pod-product-compliance
Ingram Content Group UK Ltd.
Pitfield, Milton Keynes, MK11 3LW, UK
UKHW050410240426
12048UKWH00020B/1445